儿科常见病中西医诊断与中医适宜技术

ERKE CHANGJIANBING ZHONGXIYI ZHENDUAN
YU ZHONGYI SHIYIJISHU

王世彪　张继学　张淑一 ◎ 主编

甘肃科学技术出版社

图书在版编目(CIP)数据

儿科常见病中西医诊断与中医适宜技术 / 王世彪，张继学, 张淑一主编. -- 兰州 ： 甘肃科学技术出版社，2020.6（2021.9重印）

ISBN 978-7-5424-1554-7

Ⅰ.①儿… Ⅱ.①王… ②张… ③张… Ⅲ.①小儿疾病 — 常见病 — 中西医结合 — 诊疗 Ⅳ.①R72

中国版本图书馆CIP数据核字(2020)第085868号

儿科常见病中西医诊断与中医适宜技术

王世彪　张继学　张淑一　主编

责任编辑　陈学祥
封面设计　麦朵设计

出　版　甘肃科学技术出版社
社　址　兰州市读者大道568号　730030
网　址　www.gskejipress.com
电　话　0931-8125103(编辑部)　0931-8773237(发行部)
京东官方旗舰店　https://mall.jd.com/index-655807.html

发　行　甘肃科学技术出版社　　印　刷　三河市华东印刷有限公司
开　本　787毫米×1092毫米 1/16　印　张　22.25　插　页　2　字　数　490千
版　次　2020年6月第1版
印　次　2021年9月第2次印刷
印　数　1001~1750
书　号　ISBN 978-7-5424-1554-7　定　价　78.00元

编 委 会

主　编：王世彪　　张继学　　张淑一

副主编：高爱梅　　王映联

编　委：李宏伟　　徐全东　　张志琴　　齐世明　　徐　涛

序

母亲是国家的希望，儿童是国家的未来。妇女儿童的身心健康是医疗卫生工作重中之重。近年来，随着科学技术的快速发展，全国妇幼保健事业得到了突飞猛进的发展，其中中医药的介入更是值得一提，各地妇幼保健院积极开展中医药适宜技术，中医药在妇科儿科保健和疾病治疗中，可谓大有可为。目前全国大多数妇幼保健院妇产科门诊中医治疗率达90%以上，入院保胎孕妇全都服用中药方剂，中医辅助治疗妇科常见病、中药辨证施治妇科肿瘤疾病等治疗服务深受患者欢迎，中药贴敷治疗妊娠剧吐也帮助大量就诊孕妇缓解了痛苦，中药安胎、中药通乳、针灸治疗产后排尿困难等服务同样疗效显著，推拿治疗小儿常见病更是疗效显著。近年来，甘肃省白银市妇幼保健院更是充分发挥中医药在妇女保健、儿童保健方面具有的独特优势，加强中医药在妇幼健康领域的应用，推出中医药+妇幼健康服务，将中医药疗法渗透到临床保健各科室，为患者提供针灸、推拿、拔罐、穴位贴敷、点刺放血、耳穴压豆等特色中医疗法，有效治疗多种疾病。在此基础上，该院积极开展"治未病"，构建特色预防保健体系，推出成人督灸、中药熏蒸、中药面膜、中药药浴、推背以及儿童助生长贴、三伏贴、三九贴、中药肚兜、中药药枕等保健项目，受到了广大妇女儿童的青睐。目前，该院临床应用中草药和中成药占比达40%以上，形成涵盖医疗、预防、养生、保健、康复，"无中医不保健"的服务格局，成功创建为全国妇幼保健院中医药特色示范单位。

为了更好指导中医药适宜技术在妇幼保健的临床应用，白银市妇幼保健院发动全院技术力量，由甘肃省名中医、西北民族大学附属医院、甘肃省第二人民医院中医首席专家王世彪主任医师领衔，从2015年开始系统整理研究开发妇幼保健常见病中医适宜技术，经过4年的努力，整理研究了儿科47

种常见病的中医适宜技术，包括中医诊断、鉴别诊断、中草药辨证论治、中成药辨证应用、针刺、艾灸、拔火罐、推拿、穴位贴敷、刮痧、放血、穴位注射、穴位埋线等方面，逐项进行系统整理研究，并进行广泛临床应用验证，形成了《儿科常见病中西医诊断与中医适宜技术》一书。近日，受到邀请希望我能给本书写个序言。通览全书，收录了常见儿科疾病的中医适宜技术。深感其临床实用及指导价值，故而欣然接受并乐意作一点推介工作。书中所述的中医适宜技术，简便验廉，操作方便，简明易懂，重在实用。因此，本书对于妇幼保健院儿科临床工作者特别是基层妇幼医务人员很有指导价值。

2016年10月，原国家卫生计生委与国家发展改革委、教育部、财政部、人力资源与社会保障部联合印发了《关于加强生育全程基本医疗保健服务的若干意见》，要求中西医并重，促进妇幼保健与中医药融合服务，进一步完善以基层医疗卫生机构为基础的妇幼健康服务体系。《意见》在加强生育全程优质服务中要求中西医并重，促进妇幼保健与中医药融合服务。在提供妇幼健康服务的医疗机构积极推广应用中医适宜技术和方法，开展中成药合理使用培训。加强妇幼保健机构中医科室建设，提升妇幼保健机构中医药服务能力。加强妇女儿童疾病诊疗中西医临床协作，提高疑难病、危急重症诊疗水平。充分发挥中医药治未病优势，扩大中医药在孕育调养、产后康复、儿童保健等方面应用，努力减少妊娠并发症以及儿童常见病、多发病的发生。相信本书的出版，对于规范和指导妇幼保健机构常见儿科疾病的中医诊疗和中医适宜技术的应用具有非常现实的意义。故乐为之序。

刘维忠

2020年5月8日

前　言

习近平总书记号召我们要"切实把中医药这一祖先留给我们的宝贵财富继承好、发展好、应用好，在建设健康中国、实现中国梦的伟大征程中谱写新的篇章"。(2015年12月18日习近平总书记在祝贺中国中医科学院成立60周年的贺信中提到)

儿童是人类的未来和希望，儿童的健康直接关系到祖国的前途和发展。小儿疾病具有发病急、诊断难、发展快、变化多等特点，而儿科中医适宜技术又有非常好的效果和优势，它荟萃了中华民族数千年来小儿养育和疾病防治的丰富经验，随着中医学的发展而逐步形成了自己的理论和治疗体系，它在儿科很多病种或某个阶段的治疗中具有西医无法比拟的优势，其优势在于个体化、整体调节、副作用小，并且历史悠久，常用不衰，更具"简""便""廉""验"之特点。从2015年开始，白银市妇幼保健院张淑一院长邀请甘肃省名中医、西北民族大学附属医院、甘肃省第二人民医院中医首席专家王世彪主任医师兼任医院的中医科外聘主任，定期到白银开展中医适宜技术的临床研究、应用和推广，逐步研究开发了很多儿科常见疾病的中医适宜技术，临床应用后效果显著，于是有把这些适宜技术进行整理成册的想法，经大家充分沟通讨论后，白银市妇幼保健院领导非常支持，2018年向甘肃省中医药管理局申报了"常见妇幼疾病中医适宜技术的整理与临床应用"课题，并且获得立项。经过反复多次收集、整理、研究、开发、应用、讨论、凝练，《儿科常见病中西医诊断与中医适宜技术》终于与读者见面了。

本书针对儿科常见病，考虑到基层妇幼保健机构医务人员的特点，注重内容的通俗性、实用性和针对性，坚持体现西医诊断、中医辨证和中医适宜技术治疗为主线，突出中西医对疾病的诊断和中医适宜技术的推广应用，详尽地介绍了儿科常见47种疾病的中西医诊断与中医适宜技术，其内容包括概述、西医诊断、中医诊断、中医适宜技术和健康教育等，其中中医适宜技术包括辨证施药、中成药治疗、针刺治疗、艾灸治疗、拔火罐治疗、药浴疗法、贴敷疗法、耳穴治疗、按摩推拿治疗、穴位治疗、灌肠治疗等数十种技术，每个适宜技术均详细介绍其操作流程、适应证、禁忌证、注意事项、临床应用等，特点是实用性强、简便易行、疗效肯定。

全书共47章，其中由张继学、李宏伟、徐全东负责各种疾病的西医诊断内容的撰写，张淑一、齐世明负责中医诊断内容的撰写，王世彪、徐涛、张志琴负责中医适宜技术内容的撰写，王映联负责中成药治疗内容的撰写，高爱梅负责健康教育内容的撰写，最后由王世彪进行了统筹编辑。

由于编者的水平有限，临床实践尚且不足，时间仓促，遗漏、错误和不足之处在所难免，希望读者批评斧正。

编　者

2020年3月

目　录

第一章　手足口病

手足口病是常见的小儿急性出疹性传染病。临床以手、足等部位的斑丘疹和疱疹，口腔疱疹、溃疡，发热为特征。少数病例可发生心、肺、脑等的严重并发症。古代医籍无此病名，可参见于中医"疮疹""疱疹""温疫"等病证。引发手足口病的肠道病毒有20多种（型），主要为柯萨奇病毒A组16、4、5、9、10型，B组2、5、13型，以及埃可病毒11型和肠道病毒71型。其中普通病例多见为柯萨奇病毒A16型（Cox A16），重症病例多见为肠道病毒71型（EV-A71）。

一、西医诊断

1.诊断依据

根据国家卫生健康委员会发布的《手足口病诊疗指南》（2018年版）（发布时间：2018.05）。

（1）病史：发病前1~2周有手足口病接触史。一年四季均可发病，4~7月为发病高峰。发病年龄以1~5岁多见。

（2）临床表现。

①潜伏期：多为2~10d，平均3~5d。

②临床症状体征：根据疾病的发生发展过程，将手足口病分期、分型为：

第1期（出疹期）：主要表现为发热，手、足、口、臀等部位出疹，可伴有咳嗽、流涕、食欲不振等症状。部分病例仅表现为皮疹或疱疹性咽峡炎，个别病例可无皮疹。

典型皮疹表现为斑丘疹、丘疹、疱疹。皮疹周围有炎性红晕，疱疹内液体较少，不疼不痒，皮疹恢复时不结痂、不留疤。不典型皮疹通常小、厚、硬、少，有时可见瘀点、瘀斑。某些型别肠道病毒如CV-A6和CV-A10所致皮损严重，皮疹可表现为大疱样改变，伴疼痛及痒感，且不限于手、足、口部位。

此期属于手足口病普通型，绝大多数在此期痊愈。

第2期（神经系统受累期）：少数病例可出现中枢神经系统损害，多发生在病程1~5d内，表现为精神差、嗜睡、吸吮无力、易惊、头痛、呕吐、烦躁、肢体抖动、肌无力、颈项强直等。

此期属于手足口病重症病例重型，大多数可痊愈。

第3期（心肺功能衰竭前期）：多发生在病程5d内，表现为心率和呼吸增快、出冷汗、四肢末梢发凉、皮肤发花、血压升高。

此期属于手足口病重症病例危重型。及时识别并正确治疗，是降低病死率的关键。

第4期(心肺功能衰竭期)：可在第3期的基础上迅速进入该期。临床表现为心动过速(个别患儿心动过缓)、呼吸急促、口唇紫绀、咳粉红色泡沫痰或血性液体、血压降低或休克。亦有病例以严重脑功能衰竭为主要表现，临床可见抽搐、严重意识障碍等。

此期属于手足口病重症危重型，病死率较高。

第5期(恢复期)：体温逐渐恢复正常，对血管活性药物的依赖逐渐减少，神经系统受累症状和心肺功能逐渐恢复，少数可遗留神经系统后遗症。部分手足口病例(多见于CV-A6、CV-A10感染者)在病后2~4周有脱甲的症状，新甲于1~2月长出。

大多数患儿预后良好，一般在1周内痊愈，无后遗症。少数患儿发病后迅速累及神经系统，表现为脑干脑炎、脑脊髓炎、脑脊髓膜炎等，发展为循环衰竭、神经源性肺水肿的患儿病死率高。

(3)根据实验室检查、病原学、血清学检查等确诊。

(4)诊断标准：结合流行病学史、临床表现和病原学检查做出诊断。

①临床诊断病例。

流行病学史：常见于学龄前儿童，婴幼儿多见。流行季节，当地托幼机构及周围人群有手足口病流行，发病前与手足口病患儿有直接或间接接触史。

临床表现：符合上述临床表现。极少数病例皮疹不典型，部分病例仅表现为脑炎或脑膜炎等，诊断需结合病原学或血清学检查结果。

②确诊病例。

在临床诊断病例基础上，具有下列之一者即可确诊。

一是肠道病毒(CV-A16、EV-A71等)特异性核酸检查阳性。

二是分离出肠道病毒，并鉴定为CV-A16、EV-A71或其他可引起手足口病的肠道病毒。

三是急性期血清相关病毒IgM抗体阳性。

四是恢复期血清相关肠道病毒的中和抗体比急性期有4倍及以上升高。

2.鉴别诊断

(1)其他儿童发疹性疾病。手足口病普通病例需要与丘疹性荨麻疹、水痘、不典型麻疹、幼儿急疹、带状疱疹以及风疹等鉴别。可根据流行病学特点、皮疹形态、部位、出疹时间、有无淋巴结肿大以及伴随症状等进行鉴别，以皮疹形态及部位最为重要。最终可依据病原学和血清学检测进行鉴别。

(2)其他病毒所致脑炎或脑膜炎。由其他病毒引起的脑炎或脑膜炎如单纯疱疹病毒、巨细胞病毒(CMV)、EB病毒、呼吸道病毒等，临床表现与手足口病合并中枢神经系统损害的重症病例表现相似，对皮疹不典型者，应根据流行病学史尽快留取标本进行肠道病毒，尤其是EV-A71的病毒学检查，结合病原学或血清学检查做出诊断。

（3）脊髓灰质炎。重症手足口病合并急性弛缓性瘫痪（AFP）时需与脊髓灰质炎鉴别。后者主要表现为双峰热，病程第2周退热前或退热过程中出现弛缓性瘫痪，病情多在热退后到达顶点，无皮疹。

（4）肺炎。重症手足口病可发生神经源性肺水肿，应与肺炎鉴别。肺炎主要表现为发热、咳嗽、呼吸急促等呼吸道症状，一般无皮疹，无粉红色或血性泡沫痰；胸片加重或减轻均呈逐渐演变，可见肺实变病灶、肺不张及胸腔积液等。

（5）暴发性心肌炎。以循环障碍为主要表现的重症手足口病病例需与暴发性心肌炎鉴别。暴发性心肌炎无皮疹，有严重心律失常、心源性休克、阿斯综合征发作表现；心肌酶谱多有明显升高；胸片或心脏彩超提示心脏扩大，心功能异常恢复较慢。最终可依据病原学和血清学检测进行鉴别。

3.相关检查

（1）实验室检查。

①血常规及C反应蛋白（CRP）：多数病例白细胞计数正常，部分病例白细胞计数、中性粒细胞比例及CRP可升高。

②血生化：部分病例丙氨酸氨基转移酶（ALT）、天门冬氨酸氨基转移酶（AST）、肌酸激酶同工酶（CK-MB）轻度升高，病情危重者肌钙蛋白、血糖、乳酸升高。

③脑脊液：神经系统受累时，脑脊液符合病毒性脑膜炎和/或脑炎改变，表现为外观清亮，压力增高，白细胞计数增多，以单核细胞为主（早期以多核细胞升高为主），蛋白正常或轻度增多，糖和氯化物正常。

④血气分析：呼吸系统受累时或重症病例可有动脉血氧分压降低，血氧饱和度下降，二氧化碳分压升高，酸中毒等。

⑤病原学及血清学：临床样本（咽拭子、粪便或肛拭子、血液等标本）肠道病毒特异性核酸检测阳性或分离到肠道病毒。急性期血清相关病毒IgM抗体阳性。恢复期血清CV-A16、EV-A71或其他可引起手足口病的肠道病毒中和抗体比急性期有4倍及以上升高。

（2）影像学检查。

①影像学：轻症患儿肺部无明显异常。重症及危重症患儿并发神经源性肺水肿时，两肺野透亮度减低，磨玻璃样改变，局限或广泛分布的斑片状、大片状阴影，进展迅速。

②颅脑CT和/或MRI：颅脑CT检查可用于鉴别颅内出血、脑疝、颅内占位等病变。神经系统受累者MRI检查可出现异常改变，合并脑干脑炎者可表现为脑桥、延髓及中脑的斑点状或斑片状长T_1长T_2信号。并发急性弛缓性麻痹者可显示受累节段脊髓前角区的斑点状对称或不对称的长T_1长T_2信号。

(3)心电图。可见窦性心动过速或过缓，Q–T间期延长，ST–T改变。

(4)脑电图。神经系统受累者可表现为弥漫性慢波，少数可出现棘(尖)慢波。

(5)超声心动图。重症患儿可出现心肌收缩和/或舒张功能减低，节段性室壁运动异常，射血分数降低等。

二、中医诊断

1.诊断要点

(1)病史：发病前1~2周有手足口病接触史。一年四季均可发病，4~7月为发病高峰。发病年龄以1~5岁多见。

(2)临床表现。普通病例表现：多突然起病，发热，口腔(咽、硬腭、颊部、齿龈、舌部、唇内)疱疹、溃疡，手、足部斑丘疹、疱疹，可波及臀部和臂、腿，疱疹周围可有炎性红晕，疱内液体较少。皮疹消退后不留瘢痕或色素沉着。部分病例可伴有咳嗽、流涕、口痛、拒食等症状。一般可在1周内痊愈，预后良好。重症病例表现：可发生脑膜炎、脑炎、脑脊髓炎、肺水肿、循环障碍等严重并发症。

(3)根据实验室检查结果诊断。

2.类证鉴别

(1)需与手足口病普通病例鉴别的病种：水痘，疱疹性咽峡炎，丘疹性荨麻疹。

(2)需与手足口病重症病例鉴别的病种：其他病毒性脑炎，细菌性脑膜炎，肺炎，暴发性心肌炎。

3.证候诊断

(1)常证。

①邪犯肺脾证：前驱症状后出现口腔疱疹，破溃后形成溃疡，疼痛流涎，不欲饮食；手足出现斑丘疹，呈米粒大小，迅速转化为疱疹，疱浆清亮，分布稀疏，疹色红润，根盘红晕不著，发热，流涕。舌质红，苔薄黄腻，脉浮数。

②湿热毒盛证：口腔出现疱疹，并迅速破溃形成溃疡，溃疡灼热疼痛，流涎，拒食；手足出现疱疹，可波及臀部、臂腿部，疱疹分布稠密或成簇出现，疹色紫黯，根盘红晕显著，疱液混浊，疱疹痛痒；可伴持续高热、烦躁、口臭、口渴，小便黄赤，大便秘结；也有的皮疹稀少，体温不高，精神不振。舌质红绛，苔黄腻，脉滑数。

(2)变证。

①邪陷心肝证：壮热持续，烦躁，谵语，精神萎靡，嗜睡，神昏，项强，易惊，肌肉惊跳，抽搐，恶心呕吐；疱疹稠密，疱浆混浊紫黯，疱疹可形小，或可见疱疹数少甚则无疹。舌质红绛，舌苔黄燥起刺，脉弦数有力，指纹紫滞。

②邪毒侵心证：疱疹渐消，心胸痹痛，心悸怔忡，烦躁不宁，唇甲青紫，面白无华，乏力，多汗，四肢不温。舌质紫暗，脉微或见结代，指纹沉紫。

③邪伤心肺证：身热不退，频咳，喘促，胸闷，心悸，不能平卧，烦躁不安，甚则面色苍白，唇指青紫，咯吐粉红色泡沫样痰；疱疹稠密，疱浆混浊，疱疹可波及四肢、臀部、肛周，或可见疱疹稀疏。舌质紫暗，舌苔白腻，脉沉迟或脉微欲绝，指纹沉紫。

④湿毒伤络证：一个肢体或多个肢体肌肉松弛无力，非对称性肢体功能障碍，肢体扪之微热，肌肉可有触痛和感觉过敏，震颤、惊惕；疱疹稠密，疱浆混浊，疱疹可波及肛周、臀部、四肢；可伴低热，呛咳，吞咽困难，跛行，后期肌肉消削。舌质红，苔黄腻，脉濡数或脉数无力，指纹紫。

三、中医适宜技术

1.辨证施药

本病治疗以清热祛湿解毒为基本原则。轻证治以宣肺解表，清热化湿；重证宜分清热重、湿重，分别以清热解毒、利湿化湿为主治疗。若出现邪毒内陷，犯及心、肝、肺诸脏以及经络者，更当及时加强清热解毒，并配伍熄风镇惊、泻肺逐水、宽胸宁心、活血通络等法。同时，本病还常结合其他治法，如中成药、灌肠法、漱口法等。在使用中药注射剂时要注意观察临床不良反应并加以处理。变证患儿病情重且传变迅速，应密切观察病情变化，及早发现以及时处理，并需中西医结合治疗抢救。

（1）常证辨证论治。

①邪犯肺脾证。治法：宣肺解表，清热化湿。主方：甘露消毒丹(《温热经纬》)加减。处方：

滑石 15g(先煎)	黄芩 10g	茵陈 10g	石菖蒲 6g
浙贝母 5g	藿香 4g	连翘 4g	白豆蔻 4g
薄荷 4g(后下)	石膏 10g(先煎)	栀子 3g	金银花 4g
射干 4g	木通 2g		

每日 1 剂，水煎服，每日 2 次。

加减：高热者，加葛根9g、柴胡12g、淡豆豉10g；恶心呕吐者，加紫苏梗9g、竹茹6g；泄泻者，加车前子9g(包煎)、苍术9g；肌肤痒甚者，加蝉蜕9g、白鲜皮15g；恶寒者，加防风9g、荆芥9g。

②湿热毒盛证。治法：清气凉营，解毒化湿。主方：清瘟败毒饮(《疫疹一得》)加减。处方：

石膏 30g(先煎)	地黄 15g	水牛角片 15g(先煎)	黄连 6g
黄芩 9g	栀子 9g	知母 6g	赤芍 9g
玄参 9g	六一散 9g(包煎)	贯众 9g	牡丹皮 12g

每日 1 剂，水煎服，每日 2 次。

加减：偏于湿重者，去地黄、知母、玄参，加广藿香6g、佩兰6g、薏苡仁12g；大便秘结者，加大黄9g(先煎)、玄明粉6g(冲服)；腹胀满者，加枳实9g、厚朴9g；口渴喜饮者，加麦冬9g、芦根15g；烦躁不安者，加连翘9g、淡豆豉9g、莲子芯3g；瘙痒重者，加白鲜皮15g、地肤子10g(包煎)。

若口腔疱疹多，溃疡疼痛流涎，拒食，心烦口渴，口燥唇干，小便黄赤，治以清热泻脾、泻火解毒，用清热泻脾散(《医宗金鉴》)合导赤散(《小儿药证直诀》)加减。处方：

栀子 8g	石膏 10g(先煎)	黄连 6g	地黄 10g
黄芩 6g	茯苓 9g	灯心草 10g	淡竹叶 6g
元参 10g	金银花 12g	天花粉 12g	儿茶 5g(包煎)
葛根 12g	连翘 12g	薏苡仁 10g	

每日1剂，水煎服，每日2次。

后期气阴亏虚而唇干口燥，皮肤干燥，神疲乏力，舌干少津，治以益气养阴、清解余邪，用生脉散(《医学启源》)加味。处方：

人参 9g(另炖)	麦冬 9g	五味子 6g	白术 9g
山药 15g	沙参 9g	地黄 12g	玉竹 9g
天花粉 15g	知母 6g	鳖甲 9g(先煎)	地骨皮 12g

每日1剂，水煎服，每日3次。

(2)变证辨证论治。

①邪陷心肝证。治法：熄风镇惊，清热解毒。主方：羚角钩藤汤(《通俗伤寒论》)合清瘟败毒饮(《疫疹一得》)加减。处方：

羚羊角粉 1~5g(水调服) 或水牛角片 30g(先煎)		钩藤 9g(后下)	
地黄 15g	菊花 9g	黄连 6g	栀子 9g
黄芩 9g	石膏 30g(先煎)	知母 6g	玄参 9g
牡丹皮 9g	甘草 6g		

每日1剂，水煎服，每日2~3次。

加减：热盛者，加寒水石15g(先煎)、大黄9g；烦躁、谵语者，加淡竹叶6g、连翘9g。惊厥者，加服羚珠散；高热神昏者，加服安宫牛黄丸。

②邪毒侵心证。治法：清热化湿，宁心通络。主方：葛根芩连汤(《伤寒论》)合血府逐瘀汤(《医林改错》)加减。处方：

葛根 15g	黄芩 9g	黄连 9g	虎杖 9g
川芎 6g	地黄 9g	赤芍 9g	桔梗 6g
麦冬 12g	党参 12g	桂枝 9g	炙甘草 6g

每日1剂，水煎服，每日2~3次。

加减：胸闷甚者，加薤白9g、瓜蒌9g；心悸、脉结代者，重用炙甘草24g，加苦参12g、丹参12g、桃仁6g、龙骨24g(先煎)。若阳气欲脱者，宜以回阳救逆为主，用参附龙牡救逆汤(《中医儿科学》)加减[人参(另炖)6g、附子9g(先煎)、龙骨15g(先煎)、牡蛎15g(先煎)、白芍10g、炙甘草6g]。

③邪伤心肺证。治法：泻肺逐水，解毒利湿。主方：己椒苈黄丸(《金匮要略》)合参附汤(《世医得效方》)加减。处方：

防己9g	葶苈子9g	桑白皮9g	前胡6g
大黄3g(后下)	川椒目9g	金银花9g	人参6g(另炖)
附子9g(先煎)	车前子9g(包煎)	蚤休9g	炙甘草6g

每日1剂，水煎服，每日2~3次。

加减：咯血者，去附子、椒目、防己，加水牛角片30g(先煎)、地黄9g、青黛3g(包煎)、牡丹皮9g、阿胶9g(烊化)；若见面色灰白、四肢厥冷、汗出脉微者，重用人参至15g、附子15g(先煎)，加山茱萸12g、龙骨20g(先煎)、牡蛎20g(先煎)。

④湿毒伤络证。治法：清热利湿，活血通络。主方：四妙丸(《成方便读》)加减。处方：

苍术9g	黄柏6g	草薢12g	防己6g
薏苡仁24g	蚕砂6g	木瓜9g	牛膝12g
丹参9g	川芎9g		

每日1剂，水煎服，每日2~3次。

加减：胸闷脘痞，舌苔厚腻者，加厚朴6g、茯苓12g、广藿香6g；热邪偏胜，身热肢重，小便涩痛者，加赤小豆15g、蒲公英15g、忍冬藤15g；病久兼有瘀血阻滞者，加鸡血藤15g、赤芍10g、全当归9g、桃仁6g；震颤、惊惕者，加羚羊角粉1~5g(水调服)、钩藤9g(后下)、僵蚕9g。

急性期后湿热清而肢体萎软无力，肌肉消削，跛行，宜补气活血、强筋健骨为主，以补阳还五汤(《医林改错》)为主方，同时配合推拿、针灸等法治疗。处方：

炙黄芪30g	桂枝6g	党参9g	当归9g
红花3g	地龙3g	川芎3g	熟地黄12g
枸杞子9g	牛膝9g	锁阳6g	鸡血藤12g
五加皮9g	鹿角霜9g(先煎)		

每日1剂，水煎服，每日2~3次。

2.中成药治疗

(1)金莲清热泡腾片(金莲花、大青叶、石膏、知母、地黄、玄参、炒苦杏仁)：每片4g。温开水溶解后口服，每服1~3岁1片、>3岁2片，溶于50ml热水中，3次/d。如体温>38.5℃时，每日4次。疗程3~7d。用于邪犯肺脾证。

(2)康复新液(美洲大蠊干燥虫体提取物)：每瓶100ml。口服，每服<1岁3ml、>1岁5ml，3次/d。用于邪犯肺脾证。

(3)小儿豉翘清热颗粒(连翘、淡豆豉、薄荷、荆芥、炒栀子、大黄、青蒿、赤芍、槟榔、厚朴、黄芩、半夏、柴胡、甘草):每袋2g。开水冲服,每服6个月至1岁1~2g、1~3岁2~3g、4~6岁3~4g、7~9岁4~5g、≥10岁6g,3次/d。用于邪犯肺脾证。

(4)蒲地蓝消炎口服液(蒲公英、板蓝根、苦地丁、黄芩):每支10ml。成人剂量:口服,每服10ml,3次/d。建议用法用量:口服,每服<1岁1/3支、1~3岁1/2支、3~5岁2/3支、>5岁1支,3次/d。用于邪犯肺脾证。

(5)蓝芩口服液(板蓝根、黄芩、栀子、黄柏、胖大海):每瓶10ml。口服,每服<1岁3ml、1~5岁5ml、>5岁10ml,3次/d。用于邪犯肺脾证。

(6)开喉剑喷雾剂(儿童型)(八爪金龙、山豆根、蝉蜕、薄荷脑):每瓶15ml。喷口腔疱疹、溃疡处,每次2喷,每日3~5次。用于口腔部疱疹、溃疡。

(7)六神丸(麝香等6味):每1000粒重3.125g。口服,每服1岁1粒、2岁2粒、3岁3~4粒、4~8岁5~6粒、9~10岁8~9粒、成人10粒,3次/d。敷贴用本丸碾成细末,用加工炼制的熟蜂蜜按1:1调匀成稀糊状,均匀涂于疱疹破溃后的溃疡表面,3次/d。用于口腔疱疹、溃疡。

(8)羚珠散(羚羊角粉、珍珠粉、牛黄、僵蚕、胆南星、朱砂、琥珀、冰片、石菖蒲油):每支0.6g。以温开水调服,每服<1岁1/2支、1~3岁1/2~1支、>3岁1支,3次/d。用于邪陷心肝证。

(9)喜炎平注射液(穿心莲内酯磺化物):每支2ml:50mg。肌肉注射,成人每次50~100mg,每日2~3次;小儿酌减或遵医嘱。静脉滴注,成人每日250~500mg,加入5%葡萄糖注射液或0.9%氯化钠注射液中滴注。建议用法用量:5~10mg/(kg·d),加入5%葡萄糖100~250ml中静脉滴注,最大剂量不超过100mg/d。本品使用后需用5%葡萄糖注射液或0.9%氯化钠注射液冲洗输液管后,方可使用第2种药物。用于邪犯肺脾证、湿热毒盛证。

(10)热毒宁注射液(青蒿、金银花、栀子):每支10ml。静脉滴注,3~5岁最高剂量不超过10ml,加入5%葡萄糖注射液或0.9%氯化钠注射液50~100ml稀释,滴速为每分钟30~40滴,1次/d。6~10岁一次10ml,以5%葡萄糖注射液或0.9%氯化钠注射液100~200ml稀释后使用,滴速为每分钟30~60滴,1次/d。11~13岁一次15ml,以5%葡萄糖注射液或0.9%氯化钠注射液200~250ml稀释后静脉滴注,滴速为每分钟30~60滴,1次/d。14~17岁一次20ml,以5%葡萄糖注射液或0.9%氯化钠注射液250ml稀释后静脉滴注,滴速为每分钟30~60滴,1次/d。或遵医嘱。本品使用后需用5%葡萄糖注射液或0.9%氯化钠注射液冲洗输液管后,方可使用第2种药物。用于邪犯肺脾证、邪陷心肝证。

(11)痰热清注射液(黄芩、熊胆粉、山羊角、金银花、连翘):每支10ml。成人剂量:静脉滴注,每次20ml,重症患者可用40ml,加入5%葡萄糖注射液或0.9%氯化钠注射液250~500ml,注意控制滴数在每分钟60滴以内,1次/d。儿童按体重0.3~0.5ml/kg,最高剂量不超过20ml,加入5%葡萄糖注射液或0.9%氯化钠注射液100~200ml,静脉滴注,控制滴数在每分钟30~60滴，1次/d；或遵医嘱。本品使用后需用5%葡萄糖注射液或0.9%氯化钠注射液冲洗输液管后，方可使用第2种药物。用于邪犯肺脾证、邪伤心肺证。

(12)醒脑静注射液(人工麝香、栀子、郁金、冰片)：每支10ml。成人剂量：静脉滴注，每次10~20ml，加入5%~10%葡萄糖注射液或氯化钠注射液250~500ml，1次/d。建议用法用量：0.5~0.6ml/(kg·d)，加入5%葡萄糖注射液或0.9%氯化钠注射液中(2倍稀释)静脉滴注。本品使用后需用5%葡萄糖注射液或0.9%氯化钠注射液冲洗输液管后，方可使用第2种药物。用于邪陷心肝证。

(13)参附注射液(红参、附片)：每支10ml。成人剂量：肌肉注射，每次2~4ml，每日1~2次。静脉滴注，每次20~100ml，用5%~10%葡萄糖注射液250~500ml稀释后使用。静脉推注，每次5~20ml，用5%~10%葡萄糖注射液20ml稀释后使用。建议用法用量：2ml/(kg·d)加入10%葡萄糖注射液100~250ml中静脉滴注，最大剂量不超过20ml。或遵医嘱。新生儿、婴幼儿禁用。本品使用后需用5%葡萄糖注射液或0.9%氯化钠注射液冲洗输液管后，方可使用第2种药物。用于邪毒侵心证、邪伤心肺证。

3.灌肠疗法

药物：羚羊角粉0.15g，钩藤10g，天麻5g，石膏15g，黄连5g，炒栀子5g，大黄5g，菊花10g，薏苡仁10g，全蝎5g，僵蚕10g，牡蛎15g。

用法：上药煎水100ml。1~3岁20ml，3~5岁30~50ml，保留灌肠，1次/d，重症2次/d。

适应证：用于邪犯肺脾证、湿热毒盛证、邪陷心肝证。

4.漱口疗法

(1)选用中成药青黛散、双料喉风散、冰硼散等，一日2~3次漱口。

(2)取黄芩10g，黄连10g，黄柏10g，五倍子10g，薄荷15g，淡竹叶10g。上药煎水100ml，漱口，3次/d。用于口腔部疱疹、溃疡。

5.针灸疗法

(1)针刺或电针治疗。

取穴：上肢取肩髃、曲池、合谷、颈胸部夹脊穴，下肢取髀关、伏兔、足三里、阳陵泉、三阴交、腰部夹脊穴、阴陵泉、大椎、内庭。

操作：毫针针刺或电针治疗，1次/d。用于毒热伤络证。

(2)点灸法治疗。

取穴：大椎、肺俞、曲池、尺泽、关元、气海、足三里、三阴交。

操作：每穴点灸2~4次，2次/d。用于毒热伤络证。

四、健康教育

1.积极预防

(1)一般预防措施：保持良好的个人卫生习惯是预防手足口病的关键。勤洗手，不要让儿童喝生水、吃生冷食物。儿童玩具和常接触的物品应当定期进行清洁消毒。避免儿童与患手足口病儿童密切接触。

(2)每年的高发期做好宣传教育,提高防范意识。饭前便后、外出返回后要洗手,预防病从口入。

(3)流行期间勿带孩子到人群聚集的公共场所。隔离疑似患者,密切接触者检疫21d,衣物置于阳光下暴晒。

(4)要及时对患儿的日常用品、食具和患儿粪便及其他排泄物进行消毒。

(5)接种疫苗:EV-A71型灭活疫苗可用于6月龄至5岁儿童预防EV-A71感染所致的手足口病,基础免疫程序为2剂/次,间隔1个月,鼓励在12月龄前完成接种。

(6)加强医院感染控制:医疗机构应当积极做好医院感染预防和控制工作。各级各类医疗机构要加强预检分诊,应当有专门诊室(台)接诊手足口病疑似病例;接诊手足口病病例时,采取标准预防措施,严格执行手卫生,加强诊疗区域环境和物品的消毒,选择中效或高效消毒剂如含氯(溴)消毒剂等进行消毒,75%乙醇和5%来苏对肠道病毒无效。

2.做好调护

(1)注意休息,保持室内空气流通,清淡而富含维生素的流质或软食,忌食辛辣、过烫等刺激性食物,饮食前后用淡盐水漱口。

(2)注意临床观察,及早发现变证,并及时处理。

(3)保持皮肤清洁,不能搔抓疱疹,以防继发感染。对皮肤破溃感染者,取金黄散或青黛散用麻油调后外涂。

(4)患儿隔离至症状和体征消失后2周。

第二章　流行性腮腺炎

流行性腮腺炎属于中医学之"痄腮"，是由腮腺炎病毒侵犯腮腺引起的急性传染病，是儿童和青少年中常见的呼吸道传染病。成人中也有发病。腮腺的非化脓性肿胀疼痛为突出的病征，病毒可侵犯各种腺组织或神经系统及肝、肾、心、关节等几乎所有的器官。因此，常可以引起脑膜炎、睾丸炎、胰腺炎、乳腺炎、卵巢炎等并发症，病后可获持久免疫力。

一、西医诊断

1.诊断依据

参照《儿科疾病诊断标准·流行性腮腺炎诊断标准》(GB 17016—1997)(贝政平主编，科学出版社，2007年)。

(1)流行病学史。发病前2~3周有与流行性腮腺炎患者接触史或当地有本病流行。

(2)症状体征。

①腮腺或其他唾液腺非化脓性肿胀，含食酸性食物胀痛加剧。

②剧烈头痛、嗜睡、呕吐、脑膜刺激征阳性。脑脊液呈非化脓性改变(与其他病毒性脑炎相似)。

③恶心呕吐，伴中上腹疼痛与压痛，局部肌紧张。

④睾丸肿痛(常为单侧)。

(3)实验室检查可以确诊。

2.鉴别诊断

(1)化脓性腮腺炎。腮腺肿大多为一侧，表皮泛红，疼痛拒按，疼痛剧烈，按压腮部可见口腔内腮腺管口有脓液溢出，无传染性。血白细胞总数及中性粒细胞增高。

(2)与急性淋巴结炎、其他病毒性腮腺炎、其他原因所致的腮腺肿大等相鉴别。

3.相关检查

(1)血常规检查。血白细胞总数正常或稍增高，淋巴细胞相对增高。

(2)血清和尿液中淀粉酶测定。90%患儿早期血清和尿淀粉酶增高。淀粉酶增高的程度常与腮腺肿胀程度相平行。无腮腺肿大的脑膜炎患儿，血和尿中淀粉酶也可升高。血脂肪酶增高有助于腮腺炎的诊断。

(3)病原学检查。从患儿唾液、脑脊液、尿或血中可分离出腮腺炎病毒。用ELISA法检测患者血清中腮腺炎病毒特异性IgM抗体，可以早期快速诊断，用于1月内未接种过腮腺炎减毒活疫苗者。用PCR技术检测腮腺炎病毒RNA，可明显提高可疑患者的诊断率。疑有脑膜脑炎者可做脑脊液检查。

二、中医诊断

1.诊断要点

参照国家中医药管理局1994年发布的中华人民共和国中医药行业标准《中医病证诊断疗效标准》(ZY/T 001.4—94)。一是起病时可有发热，1~2d后以耳垂为中心漫肿，边缘不清，皮色不红，压之有痛感及弹性感，通常先见于一侧，然后见于另一侧。二是腮腺管口或可见红肿。腮腺肿胀持续4~5d开始消退，整个病程1~2周。三是病前有痄腮接触史。四是血白细胞总数可正常，或稍有增高或降低，淋巴细胞可相对增加。五是并发脑膜炎或脑炎者，脑脊液压力增高，细胞数增加，以淋巴细胞为主，氯化物、糖正常，蛋白轻度增高。六是尿和血淀粉酶可增高。

2.类证鉴别

发颐：腮腺肿大多为一侧，表皮泛红，疼痛剧按，疼痛剧烈，按压腮部可见口腔内腮腺管口有脓液溢出，无传染性。血白细胞总数及中性粒细胞增高。

3.证候诊断

(1)常证。

①邪犯少阳证：轻微发热恶寒，一侧或两侧耳下腮部漫肿疼痛，咀嚼不便，或有头痛、咽红、纳少。舌质红，苔薄白或薄黄，脉浮数。

②热毒壅盛证：高热，一侧或两侧耳下腮部肿胀疼痛，坚硬拒按，张口咀嚼困难，或有烦躁不安，口渴欲饮，头痛，咽红肿痛，颌下肿块胀痛，纳少，大便秘结，尿少而黄。舌质红，舌苔黄，脉滑数。

(2)变证。

①邪陷心肝证：高热不退，耳下腮部漫肿疼痛，坚硬拒按，头痛项强，烦躁，呕吐剧烈，或神昏嗜睡，反复抽搐。舌质红，苔黄，脉弦数。

②毒窜睾腹证：腮部肿胀同时或腮肿渐消时，一侧或双侧睾丸肿胀疼痛，或少腹疼痛，痛时拒按，或伴发热，溲赤便结。舌质红，苔黄，脉弦。

③毒结少阳证：腮部肿胀数日后，左胁下、上腹部疼痛较剧，胀满拒按，恶心呕吐，发热，大便秘结。舌质红，苔黄，脉弦数。

三、中医适宜技术

1.辨证施药

（1）常证。

①邪犯少阳证。治法：疏风清热，散结消肿。主方：柴葛解肌汤（《伤寒六书》）或银翘散（《温病条辨》）加减。处方：

柴胡12g	黄芩9g	牛蒡子9g	葛根9g
桔梗6g	连翘9g	金银花9g	赤芍6g
僵蚕5g	羌活6g	板蓝根15g	夏枯草15g

每日1剂，水煎服，每日2次。

加减：发热口渴者，加天花粉12g、知母6g以清热生津；恶寒不明显而里热较重者，加金银花12g、连翘6g、生石膏30g以加强清热之功。

②热毒壅盛证。治法：清热解毒，软坚散结。主方：普济消毒饮（《东垣试效方》）加减。处方：

黄芩15g	黄连15g	柴胡6g	连翘3g
升麻2g	板蓝根3g	牛蒡子3g	马勃3g
桔梗6g	玄参6g	薄荷3g	陈皮6g
夏枯草15g	僵蚕2g	蒲公英15g	甘草6g

每日1剂，水煎服，每日2次。

加减：若大便秘结者，可加酒大黄6g以泻热通便；腮腺炎并发睾丸炎者，加川楝子9g、龙胆草12g以清泻肝热。

（2）变证。

①邪陷心肝证。治法：清热解毒，熄风开窍。主方：清瘟败毒饮（《疫疹一得》）加减。处方：

栀子9g	黄连6g	连翘9g	板蓝根15g
生地黄9g	石膏15g(先煎)	牡丹皮9g	赤芍9g
玄参6g	钩藤9g(后下)	僵蚕5g	炙甘草6g

每日1剂，水煎服，每日2次。

加减：头痛剧烈者，加龙胆草9g、石决明9g(先煎)；恶心、呕吐甚者，加竹茹6g、代赭石9g(先煎)；神志昏迷者，加服至宝丹。

②毒窜睾腹证。治法：清肝泻火，活血止痛。主方：龙胆泻肝汤（《医方集解》）加减。处方：

龙胆草9g	栀子6g	黄芩9g	黄连6g
蒲公英15g	柴胡9g	川楝子9g	荔枝核12g

延胡索9g　　桃仁6g　　赤芍6g　　青皮6g

甘草6g

每日1剂，水煎服，每日2次。

加减：睾丸肿大明显者，加莪术9g、皂角刺9g；伴腹痛、呕吐者，加郁金6g、竹茹5g、半夏7g；腹痛甚者，加香附6g、木香6g；腹胀便秘者，加大黄5g(后下)、枳实7g。

③毒结少阳证。治法：清泄热毒，疏利少阳。主方：大柴胡汤(《伤寒论》)加减。处方：

柴胡9g　　黄芩9g　　姜半夏7g　　蒲公英15g

郁金9　　枳壳7g　　竹茹6g　　川楝子12g

虎杖9g　　大黄6g　　白芍10g　　炙甘草6g

每日1剂，水煎服，每日2次。

加减：大便溏泄者，去大黄，加苍术9g、木香6g；腹痛剧烈者，加川芎6g、红花6g、牡丹皮9g。

2.中成药治疗

(1)复方鱼腥草合剂(鱼腥草、黄芩、板蓝根、连翘、金银花)：清热解毒。用于邪犯少阳引起的腮腺炎者。每支装10ml。口服，一次10~20ml，一日3次。

(2)蓝芩口服液(板蓝根、黄芩、栀子、黄柏、胖大海)：清热解毒，利咽消肿。用于邪犯少阳引起的腮腺炎者。每支装10ml。口服，一次10~20ml，一日3次。

(3)银翘解毒丸(金银花、连翘、薄荷、荆芥、淡豆豉、炒牛蒡子、桔梗、淡竹叶、甘草)：辛凉解表，清热解毒。用于风热侵袭所致的腮腺炎，腮腺肿胀疼痛，发热头痛，咳嗽，口干，咽喉疼痛。每丸重3g。口服，一次1丸，一日2~3次，以芦根汤或温开水送服。

(4)蒲地蓝消炎口服液(蒲公英、苦地丁、板蓝根、黄芩)：清热解毒，抗炎消肿。适用于本病热毒壅盛证，亦用于疖肿、咽炎、扁桃体炎等。每支装10ml。口服，一次10ml，一日3次。如有沉淀，摇匀后服用。

(5)清热解毒口服液(石膏、知母、金银花、连翘、黄芩、栀子、龙胆草、板蓝根、甜地丁、玄参、地黄、麦冬)：清热解毒。适用于本病热毒壅盛证，亦用于热毒壅盛所致发热面赤，烦躁口渴，咽喉肿痛；流感、上呼吸道感染见上述证候者。每支装10ml。口服，一次1~2支，一日3次。服药3d后或服药期间症状无改善，或症状加重，或出现新的严重症状如胸闷、心悸等应立即停药，并去医院就诊。

(6)炎琥宁注射液(穿心莲提取物)：清热解毒。适用于本病热毒壅盛证。每支80mg。临用前，加灭菌注射用水适量使溶解。成人剂量：肌内注射，一次40~80mg，一日1~2次；静脉滴注，一日0.16~0.4g，一日1~2次给药，用5%葡萄糖注射液或5%葡萄糖氯化钠注射液稀释后滴注。儿童酌减或遵医嘱。

(7)喜炎平注射液(穿心莲内酯总酯磺化物)：清热解毒，止咳止痢。适用于本病热毒壅盛证。静脉滴注，125~250mg，用5%葡萄糖注射液或0.9%氯化钠注射液稀释后滴注，一日1次。儿童酌减或遵医嘱。

(8)热毒宁注射液(青蒿、金银花、栀子)：清热，疏风，解毒。适用于本病热毒壅盛证。静脉滴注，0.5~0.8ml/(kg·d)，最大剂量不超过10ml/d，用5%葡萄糖注射液或0.9%氯化钠注射液稀释后滴注，一日1次。本品使用后需用5%葡萄糖注射液或0.9%氯化钠注射液冲洗输液管后，方可使用第2种药物。

3.贴敷疗法

(1)两样膏外敷：取适量两样膏(市售消炎止痛膏和铁箍膏)均匀涂于纱布敷料上，再将整个膏药贴敷于腮部，胶布固定即可。持续贴敷1d，每日换药1次。

(2)洪宝膏外敷：取适量市售洪宝膏均匀涂在患处，用纱布覆盖，贴胶布固定，每日1次，每次6~8h。适用于腮部肿痛者。

(3)青黛膏贴敷：青黛、板蓝根、僵蚕、三棱、莪术各等份，共研细末，以凡士林膏调，外敷患处，每日1次。适用于腮部肿痛者。

(4)《外科正宗》如意金黄散外敷：天花粉5000g，黄柏、大黄、姜黄、白芷各2500g，厚朴、陈皮、苍术、天南星、甘草各1000g研细末备用。治疗时取适量如意金黄散，以醋或茶水调，外敷患处，一日1~2次。适用于腮部肿痛者。

(5)六神丸和跌打丸外敷：取六神丸10粒、跌打丸2丸，共研细末，用醋调成糊状，置黑膏药上外敷患处，每日1换，连续外敷3~5d。适用于腮部肿痛者。

(6)地龙液外敷：取新鲜白头蚯蚓10条，白糖适量，冰片少许。先清洁蚯蚓脏泥(勿用清水清洗)，然后将蚯蚓放入不锈钢盆内，加入白糖适量搅拌，约半小时后成淡灰色黏液，弃去蚯蚓，加入冰片少许、75%酒精少许，制成地龙液，用此液3~10g浸湿消毒纱布外敷患处，5h换药1次。适用于腮部肿痛者。

(7)睾丸肿痛外敷方：取新鲜蒲公英或新鲜败酱草、新鲜芙蓉叶各适量，捣烂；青黛、大黄、皂角刺、荔枝核各10g，研细末。将以上药物混合调匀成药膏，外敷睾丸肿痛部位，并用布带托起睾丸，药干则用清水调湿继续使用，每日1次。适用于睾丸肿痛者。

(8)单味草药外敷方：可以用单味新鲜芙蓉叶、新鲜蒲公英、新鲜败酱草、新鲜马齿苋、新鲜仙人掌、新鲜青木香、七叶一枝花，各捣烂成药膏外敷患处，或加鸡蛋清调成药膏外敷患处，干了再敷，每日2~3次，连用3~5d。

(9)涌泉贴敷方：取吴茱萸9g、大黄6g、胆南星3g、紫花地丁12g，共研细末，每次取药末9g，加醋适量调成药膏，外敷双侧涌泉穴，用胶布或绷带固定，每日换药1次，连用3d。

(10)五枝膏外敷：取榆树枝、桃树枝、柳树枝、桑树枝、槐树枝各等份。制法：春季树枝刚发芽时，采取以上五种嫩枝，剪成寸许，放入锅内，加水煎煮2h后过滤，如此煎煮2次，合并2次的滤液，浓缩成膏，装入瓶中备用。用法：局部先用温水洗净后，涂敷五枝膏，每日2次，连用3~5d。本方具有清热解毒、通经活络、消肿止痛的功效，而且容易采到，制法简便，费用低廉，易于农村推广。

注意事项：腮肿局部已破溃者禁止外用中药贴敷疗法。

4.针刺疗法

(1)体针。

取穴：主穴取翳风、颊车、少商、合谷。配穴取列缺、丰隆、解溪、听会。

操作：主穴为主，效果不明显时酌加配穴。少商以三棱针点刺出血，余穴采用疾徐手法(快速进针至一定深度得气，慢慢提插捻转分层退针)，刺激宜强，反复运针数次促使面部穴位(只取患侧)的针感向病所放散，然后留针30~60min，期间行针2~3次。每日1次，重者每日2次。

(2)电针。

取穴：主穴取阿是穴(患侧耳垂后下方，肿大的腮腺上缘)、合谷、角孙、少商。配穴取曲池、内关。

操作：仅取主穴，高热加曲池，呕吐加内关。先针刺阿是穴，由肿大的腮腺上缘，针呈45°角向中心斜刺，深1~1.5寸；继针刺患侧合谷，得气后，两穴接通G860电针仪，连续波，频率100~120次/min。取针后，双侧少商用三棱针刺血，每穴3~5滴，角孙强刺激不留针，曲池、内关与之同。每日1次，重者每日2次。

(3)耳针。

取穴：主穴取屏尖、面颊。配穴取肾上腺、胃、胰胆、对屏尖。

操作：主穴屏尖每次必取，如果效果不好可酌加1~2个配穴。屏尖穴针法，常规消毒后，以左手拇指、食指挟持耳屏，拇指指切耳屏尖上缘，右手持30号1寸长不锈钢毫针垂直刺入，深度以不刺透屏尖穴内侧皮肤为度，捻转得气后急速出针。余穴采用捻入法进针，留针60~120min，每30min运针1次，反复运针2次后起针，每次取一侧耳穴，两耳交替，每日1次，不计疗程，以愈为期。

(4)皮肤针。

取穴：主穴取手三里、温溜。配穴取颈椎1~5、阿是穴。

操作：主穴指手阳明经手三里至温溜段，用七星针由上到下以中刺激手法循经叩刺3~5遍。疗效不显者可在颈椎1~5两侧皮区各连续叩打2~3行，在腮腺局部肿胀处环形叩打2~3圈，每次5min。每日1次。

5.耳穴压豆疗法

取穴：主穴取腮腺。配穴取耳尖。

操作：先在耳尖穴用三棱针点刺出血1~2滴，然后将王不留行籽贴压于腮腺耳穴上，每日自行按压2~3次，每次50下左右，3~4d换贴1次，7d为1疗程。

6.激光照射疗法

取穴：翳风、颊车、外关、合谷。

操作：每次取穴2~3穴，氦-氖激光器，波长6328Å，输出功率1.5W，每穴照射3min，每日1次。以发病1~2d接受穴位激光照射治疗效果较好。

7.拔罐疗法

取穴：身柱、阿是穴。

操作：①刺络拔罐法。患儿取正坐位，先以1~1.5寸30号毫针刺入阿是穴，深0.8~1寸，得气后用捻转泻法，行针半分钟后即取针，用消毒棉球轻压不使流血。接着让患儿俯卧位，在身柱穴消毒后，用三棱针点刺，一点即出，随之以双拇指挤压针孔，出血一滴。根据患儿年龄大小，选择合适口径的火罐，用闪火法拔火罐，留罐7~10min。隔日1次，不计疗程，以愈为期。

②水罐疗法。患儿取正坐位。在小型抽气罐内装上半瓶左右温水，口朝上，倒扣于阿是穴。紧接罐具，嘱患儿缓慢仰卧，使罐具恢复口朝下的位置，然后抽去罐内气体，使罐具吸附于穴位，令温水充分接触皮肤。如果患儿局部肿胀面积较大，可同时吸拔2~3个。留罐10min左右。去罐时，排空罐内气体，罐口朝上取下。每日吸拔1~2次，不计疗程，以愈为期。

8.灯火灸疗法

取穴：主穴取角孙。配穴取耳尖、列缺。

操作：以主穴为主，效果不显著时，加配穴，每次仅取一穴。一侧患病点灸患侧穴，双侧者灸两侧。以灯心草一根，一端蘸以菜籽油，点燃后，对准穴位，迅速点灸。以发出清脆的"啪"的一声即可。注意灯心草蘸油时不可过多，以免燃烧时，油滴下烫伤皮肤；点燃时灯心与皮肤不能接触太紧，防止灼伤皮肤。施灸后，穴位处可见一绿豆大的白泡，嘱咐患儿家长不要让患儿抓破，白泡可以自行消退。每日1次，5次为1疗程。

9.刺血疗法

(1)耳尖放血。

取穴：耳尖。

操作：将耳尖穴消毒，用三棱针或采血针在耳尖穴上点刺出血，挤出5~8滴血后，用消毒干棉球压迫止血即可，每日1次，3~6次后腮腺肿胀可以消退。

(2)腧穴放血。

取穴：主穴取少商、关冲、少泽。配穴取大墩、合谷、关元、大椎。主穴每次取1~2穴，少商每次必取，配穴随症而取，头痛加合谷，发热不退加大椎，并发睾丸炎加关元、大墩。双侧肿大取双侧，单侧肿大取单侧。

操作：取准穴后，用消毒三棱针(或28号0.5寸毫针)在主穴点刺，并挤压出血3~6滴。然后用消毒棉球按压。配穴大椎、大墩穴亦依上法点刺，合谷、关元以28~30号针刺，得气后施泻法或平补平泻，不留针。轻者隔日施治1次，重者每日1次。对5d以上腮腺肿痛不消者，采用中医综合治疗的方法治疗。

10.温和灸疗法

取穴：患侧角孙、合谷。

操作：用艾条在以上穴位行温和灸，角孙20min，合谷15min，每日1次，连续2~3d。

11.推拿疗法(选其一治疗)

(1)按摩清天河水、退六腑、清胃经、揉小天心、揉牙关、揉耳后高骨。邪犯少阳证者重用清天河水解表泄热；热毒壅盛证者可掐老龙、十宣、揉二扇门以清热开窍、熄风止痉。

(2)患儿仰卧，操作者用中指轻轻按揉颊车穴10次，按揉合谷、风池穴各1min，推天河水500次，退六腑300次，揉涌泉300次，拿两侧肩井穴5次。

(3)患儿坐位或俯卧位，操作者站其左侧，用左手掌扶住患儿前额，右手拇指、中指同时点揉两侧风池穴1min；按揉合谷穴1min，按揉翳风穴10次；患儿仰卧或坐位，操作者一手固定患儿手部，用另一手大拇指推揉双侧外关穴，以局部透热为度；患儿俯卧位，操作者用拇指、食指、中指捏挤大椎穴20次；患儿俯卧位，操作者用全掌横擦双侧肩胛骨内侧缘的部位，以局部透热为度。

随证加减：邪犯少阳证者加以下手法：按揉风府、太阳、曲池穴各1min；提拿肩井穴5次，手法刺激应稍轻。

热毒壅盛证者加退六腑500次、清天河水300次；沿脊柱两旁直擦腰脊部，以热为度；点按双侧曲池穴各1min；按揉、弹拨足三里2~5min。

并发睾丸炎加清肝经、胆经各400次；按揉阳陵泉2min；按揉肝俞、胆俞、小肠俞和心俞各2min；掐揉三阴交2min。

四、健康教育

(1)积极预防。按时接种麻腮风三联减毒活疫苗；流行期间应少去公共场所，有接触史的易感儿应隔离观察，有接触史的集体机构应检疫3周；患儿确诊后应及时隔离治疗，直至腮肿完全消退后3d为止。

(2)患儿衣被、用具等物品应消毒，居室用食醋加水熏蒸，每次30min，每日1次，进行空气消毒。

(3)每餐后用生理盐水漱口或清洗口腔；使用利巴韦林喷剂喷涂口腔，以保持口腔清洁。

(4)保持室内空气新鲜、流通，温度、湿度适宜。

(5)给予易消化、清淡流质饮食或软食，忌食酸、硬、辣等刺激性食物，忌食油腻滋味肥厚食物，忌食海鲜等发物。民间有用蛇蜕一条用清水洗净，烘干研细末，加鸡蛋一枚搅匀，加适量盐，铁锅加热入少量植物油煎成蛋饼，一次性吃完，一般服用后1d即热退，腮部肿胀疼痛明显缓解，病重者可如法多吃2~3d即好。

第三章　水　痘

水痘是常见的小儿急性出疹性传染病，临床以发热，皮肤分批出现皮疹、丘疹、疱疹、结痂同时存在为主要特征。以其形态如痘、色泽明净如水泡而得名。本病传染性强，各年龄儿童均可发病，高发年龄为6~9岁，多流行于冬春季节。本病中医、西医病名一致。

一、西医诊断

1.诊断依据

(1)病史。起病2~3周前有水痘接触史。

(2)临床表现。常证:皮疹可见于全身，呈向心性分布，躯干部较密集，常伴瘙痒感，分批出现、丘疹、疱疹、干痂并见，形态椭圆，大小不一，周围红晕，结痂后不留疤痕，可有发热，多为低热，常伴全身不适、纳差等症状。

变证:多发生在体质虚弱患儿，皮疹稠密，疱疹较大，疹色赤紫，根盘红晕明显，疱浆混浊，紫癜，呕吐，发热，烦躁；或见嗜睡，谵语，神昏，惊厥；或见咳嗽频作，喘促。

先天性水痘:孕母有水痘史，先天性畸形，出生低体质量，皮肤瘢痕，播散性水痘，智力低下。

接种过水痘疫苗或二次感染者，症状较轻微。先天性免疫缺陷，或获得性免疫缺陷，或正在接受免疫治疗的儿童二次感染后，病情危重，预后差。自然病程约1周，轻者可自愈。

(3)根据实验室检查确诊。

2.鉴别诊断

需与水痘鉴别的病种：脓疱疮、带状疱疹、丘疹样荨麻疹、手足口病。

3.相关检查

(1)血常规。白细胞总数正常或稍低，亦可见白细胞总数稍增高，分类计数淋巴细胞可增高。

(2)病原学检查。将疱疹液直接接种入人胎羊膜组织培养分离病毒，单纯-免疫荧光法检测病毒抗原。用聚合酶链反应(PCR)检测患儿呼吸道上皮细胞和外周血白细胞中的特异性病毒DNA，是敏感、快速的早期诊断方法。

(3)血清学检查。体结合抗体高滴度或双份血清抗体滴度4倍以上升高可明确病原。

二、中医诊断

1.诊断要点

参照西医诊断。

2.类证鉴别

参照西医鉴别诊断。

3.证候诊断

(1)常证。

①邪伤肺卫证：全身性皮疹，向心性分布，躯干为多，点粒稀疏，疱疹形小，疹色红润，根盘红晕不显，疱浆清亮，瘙痒感，伴发热，多为低热，头痛，鼻塞，流涕，喷嚏，咳嗽，纳差，偶有轻度腹痛。舌质红，苔薄白或薄黄，脉浮数。

②邪炽气营证：全身性皮疹，可呈离心性分布，疹点密布，痘疹形大，疹色红赤或紫暗，疱浆混浊，口腔、睑结膜、阴部可见疱疹，壮热，烦躁，口渴欲饮，面赤唇红，目赤，口舌生疮，牙龈肿痛，纳差，大便干结，小便短赤。舌质红绛，苔黄腻，脉洪数或滑数。

(2)变证。

①邪陷心肝证：常发生于水痘后期，发热，头痛，呕吐，甚或喷射状呕吐，烦躁不安，神识不清，嗜睡，谵语，狂躁，昏迷，口噤，项强，角弓反张，四肢抽搐。舌质红绛，苔黄燥或黄厚，脉洪数或弦数，指纹紫。

②邪毒闭肺证：发热，咳嗽频作，喉间痰鸣，气急，喘促，鼻煽，胸高胁满，张口抬肩，口唇发绀。舌质红，苔黄腻，脉滑数，指纹紫滞。

③毒染痘疹证：发热，疱浆混浊，疱疹破溃，脓液外流，皮肤焮红肿痛，疱疹出血。舌质红绛，舌苔黄，脉象数，指纹紫滞。

三、中医适宜技术

1.辨证施药

本病治疗，以清热解毒利湿为基本原则。清热宜分清表热、里热，表热宜辛凉宣散，里热应根据在气、营、血分之不同，分别施以清气泻热、清营透热、凉血解毒等法。祛湿亦根据湿邪在表、在里不同，而分别采用芳香化湿、淡渗利湿之法。同时应视湿与热之轻重而治疗有所侧重，目的是使邪热得清，水湿得化，则水痘自除。患儿应饮食清淡，禁止使用水杨酸制剂和激素，对已长期应用激素而感染的患儿应及时减少至维持量。对患儿衣物及生活用品需进行消毒处理。

（1）常证。

①邪伤肺卫证。治法:疏风清热,利湿解毒。主方:银翘散(《温病条辨》)合六一散(《伤寒标本》)加减。处方:

金银花30g	连翘30g	牛蒡子18g	薄荷18g
荆芥穗12g	蝉蜕9g	车前子12g	桔梗18g
滑石180g	甘草30g	淡豆豉15g	芦根30g

每次1剂，研细末，每次取药末9~18g，包煎，日服2~3次。

加减:咽喉肿痛加板蓝根30g、马勃12g、山豆根12g；皮肤瘙痒甚加白鲜皮15g、地肤子12g；咳嗽有痰加浙贝母9g、前胡9g；素体气虚，疹稀色淡，液少皮皱加黄芪24g、薏苡仁18g。

②邪炽气营证。治法:清气凉营，化湿解毒。主方:清胃解毒汤(《痘疹传心录》)加减。处方:

当归9g	黄连6g	黄芩9g	生地黄12g
连翘9g	升麻15g	赤芍6g	牡丹皮9g
紫草9g	栀子9g	车前草12g	天花粉15g
甘草6g	生石膏18g$^{(先煎)}$		

每日1剂，水煎服，每日2~3次。

加减：口舌生疮，大便干结加生大黄6~9g(后下)、玄明粉9~15g(溶入)、瓜蒌9g；口干唇燥，津液耗伤加天花粉15g、麦冬10g、芦根30g。

（2）变证。

①邪陷心肝证。治法:清热解毒，镇惊开窍。主方:清瘟败毒饮(《疫疹一得》)合羚角钩藤汤(《通俗伤寒论》)加减。处方:

生石膏24~36g$^{(先煎)}$	生地黄9~15g	水牛角片12~24g$^{(先煎)}$	黄连3~6g
钩藤9g$^{(后下)}$	羚羊角粉1~3g$^{(吞服)}$	栀子9g	黄芩9g
牡丹皮9g	知母9g	赤芍9g	玄参9g
连翘9g	紫草9g	甘草6g	

每日1剂，水煎服，每日2~3次。

加减：若斑一出，加大青叶24g、升麻5g；大便不通，加大黄9g(后下)；大渴不已,加生石膏30g、天花粉30g;壮热不退加柴胡14g、寒水石30g(先煎)；高热烦躁神昏加服安宫牛黄丸；神昏惊厥加服紫雪丹；神昏谵语痰盛加服至宝丹。

②邪毒闭肺证。治法:清热解毒,开肺定喘。主方:麻杏石甘汤(《伤寒论》)合黄连解毒汤(《外台秘要》)加减。处方:

| 麻黄5g | 苦杏仁9g | 生石膏18g$^{(先煎)}$ | 桑白皮12g |

黄芩9g	紫苏子9g	葶苈子9g^(包煎)	牡丹皮9g
黄连6g	栀子9g	紫草9g	甘草6g

每日1剂，水煎服，每日2~3次。

加减：热重者加虎杖12g、连翘9g、知母6g；咳重痰多加前胡9g、天竺黄6g、浙贝母9g、瓜蒌12g；腹胀便秘加生大黄6g(后下)、玄明粉9g(溶入)、枳实9g、厚朴9g；喘促而面唇青紫加丹参12g、赤芍9g。

③毒染痘疹证。治法:清热解毒，透脓排毒。主方：仙方活命饮(《校注妇人良方》)加减。处方：

金银花9g	当归尾6g	赤芍6g	野菊花9g
天花粉15g	皂角刺6g	白芷9g	紫花地丁15g
甘草6g			

每日1剂，水煎服，每日2~3次。

加减：壮热不退加柴胡10g、葛根12g；大便干结者加生大黄9g(后下)、玄明粉6~9g(溶入)。

2.中成药治疗

(1)板蓝根颗粒(板蓝根)：清热解毒，凉血利咽。用于本病邪伤肺卫证。每袋装10g(相当于饮片14g)。每服0.5袋，一日3~4次，开水冲服。

(2)银翘解毒丸(金银花、连翘、薄荷、荆芥、淡豆豉、炒牛蒡子、桔梗、淡竹叶、甘草)：辛凉解表，清热解毒。用于本病邪伤肺卫证。每丸重3g。每服0.5~1丸，一日2~3次，芦根汤或温开水送服。脾虚便溏者慎用。用药期间不宜同时服用滋补性中成药。用药期间忌食辛辣、油腻、生冷之物。

(3)双黄连颗粒(金银花、黄芩、连翘)：疏风解表，清热解毒。用于本病邪伤肺卫证有发热、咳嗽、咽痛患儿。口服或冲服。无糖颗粒：一次5g，一日3次。6个月以下，一次1~1.5g；6个月至1岁，一次1.5~2g；1~3岁，一次2~2.5g；3岁以上儿童酌量。含糖颗粒用量加倍。风寒感冒，症见恶寒重、发热轻、无汗、头痛、鼻塞、流清涕、喉痒咳嗽者慎用。脾胃虚寒，症见腹痛、喜暖、泄泻者慎用。用药期间不宜服用滋补性中药。用药期间忌辛辣、生冷、油腻食物。

(4)清瘟解毒丸(大青叶、连翘、玄参、天花粉、桔梗、牛蒡子、羌活、防风、葛根、柴胡、黄芩、白芷、川芎、赤芍、甘草、淡竹叶)：清瘟解毒。用于本病邪伤肺卫证、邪炽气营证。每丸重9g。<3岁每服1/2丸，3~6岁1丸，>6岁2丸，一日2次，口服。外感风寒者慎用。用药期间忌辛辣、油腻食物。

(5)黄栀花口服液(黄芩、金银花、大黄、栀子)：清肺泻热。用于本病邪伤肺卫证、邪炽气营证。2.5~3岁每服5ml，4~6岁10ml，7~10岁15ml，>11岁20ml，一日2次，饭后口服，疗程3d。忌食辛辣生冷油腻食物。风寒感冒者不适用。按照用法用量服用，用药3d

症状无改善或服药期间症状加重者，应及时就医。本品含大黄，素体脾胃虚寒、脾胃虚弱及大便次数多者慎用。对本品过敏者禁用，过敏体质者慎用。本品性状发生改变时禁止使用。

(6)小儿豉翘清热颗粒(连翘、淡豆豉、薄荷、荆芥、炒栀子、大黄、青蒿、赤芍、槟榔、厚朴、黄芩、半夏、柴胡、甘草)：疏风解表，清热导滞。用于本病邪伤肺卫证。每袋2g，开水冲服。每服剂量：6月至1岁1~2g，1~3岁2~3g，4~6岁3~4g，7~9岁4~5g，10岁以上6g，每日3次。

(7)羚珠散(羚羊角粉、珍珠粉、牛黄、僵蚕、胆南星、朱砂、琥珀、冰片、石菖蒲油)：清热解毒，镇惊开窍。用于本病邪炽气营证、邪陷心肝证。每支0.6g，温开水调服。每服剂量：<1岁0.5支，1~3岁0.5~1支，>3岁1支，每日3次。

(8)热毒宁注射液(青蒿、金银花、栀子)：清热、疏风、解毒。用于本病邪伤肺卫证、邪炽气营证、毒染痘疹证。静脉滴注，3~5岁最高剂量不超过10ml，溶入5%葡萄糖注射液或0.9%氯化钠注射液50~100ml稀释，滴速为30~40滴/min，一日1次。6~10岁一次10ml，以5%葡萄糖注射液或0.9%氯化钠注射液100~200ml稀释后使用，滴速为30~60滴/min，一日1次。11~13岁一次15ml，以5%葡萄糖注射液或0.9%氯化钠注射液200~250ml稀释后静脉滴注，滴速为30~60滴/min，一日1次。14~17岁一次20ml，以5%葡萄糖注射液或0.9%氯化钠注射液250ml稀释后静脉滴注，滴速为30~60滴/min，一日1次。或遵医嘱。本品使用后需用5%葡萄糖注射液或0.9%氯化钠注射液冲洗输液管后，方可使用第2种药物。个别患者可出现头晕、胸闷、口干、腹泻、恶心呕吐。偶见有全身发红、瘙痒或皮疹等过敏反应。有药物过敏史者慎用。既往有溶血(血胆红素轻度增高或尿胆原阳性者)现象发生者慎用。本药不宜与其他药物在同一容器内混合使用，与青霉素类、氨基苷类和大环内酯类等药物配伍使用时可产生混浊或沉淀。临床试验曾有给本药后实验室检查血总胆红素(T-BIL)、直接胆红素(D-BIL)增高，可能与药物相关，用药后应定期检测血T-BIL、D-BIL。溶液配制浓度不低于1:4(药液:溶媒)。本药滴速过快可能导致头晕、胸闷和局部皮疹。

(9)清开灵注射液(胆酸、珍珠母、猪去氧胆酸、栀子、水牛角片、板蓝根、黄芩苷、金银花)：清热解毒，镇静安神。用于本病邪伤肺卫证、邪炽气营证、邪陷心肝证。肌肉注射：一日1~2ml。静脉滴注：一日10~20ml，以10%葡萄糖注射液200ml或0.9%氯化钠注射液100ml稀释后使用。输液速度:注意滴速勿快，儿童以20~40滴/min为宜。

(10)痰热清注射液(黄芩、熊胆粉、山羊角、金银花、连翘)：清热、化痰、解毒。用于本病邪伤肺卫证、邪炽气营证、邪毒闭肺证。每支10ml。成人剂量：静脉滴注，每次20ml，重症患者可用40ml，加入5%葡萄糖注射液或0.9%氯化钠注射液250~500ml，注意控制滴数在每分钟60滴以内，每日1次。儿童按0.3~0.5ml/kg，最高剂量不超过20ml，加入5%葡萄糖注射液或0.9%氯化钠注射液100~200ml，静脉滴注，控制滴数30~60滴/

min，每日1次。或遵医嘱。本品使用后需用5%葡萄糖注射液或0.9%氯化钠注射液冲洗输液管后，方可使用第2种药物。偶有过敏反应，可见皮疹、瘙痒。本药不得和其他药物混合滴注。如合并用药，在换药时需先冲洗输液管，以免药物相互作用产生不良反应。严格控制输液速度，滴速过快或有渗漏可引起局部疼痛。如病情需要，可和其他抗生素联合使用。使用本药应密切观察病情，如出现不良反应，应立即停药，视情况作相应处理。

(11)双黄连注射液(金银花、黄芩、连翘)：疏风解表，清热解毒。用于邪伤肺卫证、邪炽气营证。冻干粉针剂：静脉滴注。一次60mg/kg，一日1次。临用前，先以适量灭菌注射用水充分溶解，再用氯化钠注射液或5%葡萄糖注射液500ml稀释。注射液：①静脉注射。一次10~20ml，一日1~2次。②静脉滴注。一次1ml/kg，加入生理盐水或5%~10%葡萄糖注射液中滴注。③肌内注射。一次2~4ml，一日2次。本注射剂的不良反应以过敏性反应和输液反应为主，包括严重过敏性休克、呼吸困难、剥脱性皮炎等。注射剂后若出现皮疹，停药后可消失。静脉滴注时偶见轻微血管疼痛，减慢滴速后可消失。静脉滴注时，滴速不宜过快，剂量不宜过大，稀释用溶媒不宜过少，儿童及年老体弱者尤应注意。本注射剂与氨基糖苷类药(庆大霉素、卡那霉素、链霉素)及大环内酯类药(红霉素、白霉素)等配伍时易产生浑浊或沉淀，不得配伍。

(12)喜炎平注射液(穿心莲内酯磺化物)：消热解毒，止咳止痢。用于本病邪伤肺卫证、邪炽气营证。每支50mg。成人剂量：肌肉注射，每次50~100mg，每日2~3次。静脉滴注，每日250~500mg，加入5%葡萄糖注射液或0.9%氯化钠注射液中滴注。儿童剂量按5~10mg/kg(0.2~0.4ml/kg)，最高剂量不超过250mg，以5%葡萄糖注射液或0.9%氯化钠注射液100~250ml稀释后静脉滴注，控制滴数30~40滴/min，每日1次。本品使用后需用5%葡萄糖注射液或0.9%氯化钠注射液冲洗输液管后，方可使用第2种药物。偶有过敏反应，可见皮肤风团、瘙痒、心慌、腹泻。用药后出现过敏反应需及时停药。

(13)复方青黛胶囊(青黛、马齿苋、白芷、土茯苓、紫草、贯众、蒲公英、丹参、粉萆薢、白鲜皮、乌梅、酒制五味子、焦山楂、建曲)：清热解毒，化瘀消斑，祛风止痒。用于血热夹瘀、热毒炽盛证。每粒装0.5g。口服，一次1~3粒，一日3次。如果水痘感染，用本品6粒，去掉胶囊衣，研细末，加麻油适量，调成稀糊状，用棉签蘸药糊外擦患处，每日3~5次。连续2~3d。

(14)冰硼散(冰片、煅硼砂、朱砂、玄明粉)：清热解毒，消肿止痛。适用于水痘感染。塑料袋包装。2g/瓶；3g/瓶。取本品适量，用米醋适量调成稀糊状，外擦患处，每日数次，连续3~5d。

(15)季德胜蛇药片(重楼、干蟾皮、蜈蚣、地锦草等)：清热，解毒，消肿止痛。适用于水痘感染。每片重0.4g。取本品5~10粒，研细末，用米醋适量调成稀糊状，外擦患处，每日数次，连续3~5d。

3.针刺疗法

取穴：大椎、曲池、合谷、丰隆、三阴交穴。

操作：普通针刺，平补平泻，每日1次，每次20min。5次为1疗程。若痘疹紫暗，加血海以除血分湿热；若邪陷营血，高热神昏，加刺水沟、十宣放血，以清营凉血、清心开窍。

4.耳针疗法

取穴：肺、脾、下屏尖、下脚端、神门、脑。

操作：每次选取2~3穴，局部消毒，用毫针刺入，每日1刺。也可以用耳穴贴王不留行籽，每日揉按3次，每次3min。

5.推拿疗法

推小天心300次，揉一窝风200次，推补肾水300次，推清板门300次，揉二人上马200次，推清天河水100次，推补脾土200~300次，推上三关150~200次（上两穴，手法微用力，稍快）。若高热时，推补脾土，上三关两穴暂停用，待高热退到38℃左右后可采用，可使水痘透发迅速；若见水痘透发，则两穴停用。

6.洗浴疗法

(1)蒲公英、黄芩、益母草、苦参各20g，黄连、黄柏各10g，一日1剂，水煎，外洗一日2次。用于毒染痘疹证。

(2)金银花、连翘、六一散、车前子各10g，紫花地丁15g，加水1000ml，煎煮去渣，将药液倒入盆中待凉，让患儿沐浴20~30min，每日1次，连续2~3d。用于水痘痘疹稠密，疱浆清亮，皮肤瘙痒不舒者。

(3)苦参30g、浮萍15g，芒硝25g。水煎外洗，每日2次。

7.外擦疗法

地肤子30g，僵蚕15g，白鲜皮15g，荆芥穗15g，茵陈15g，败酱草15g，白矾15g，白芷9g。共研细末，擦于患处，每日2~3次。

8.灌肠疗法

适用于各型水痘，尤其适用于小儿不能服药时。根据临床辨证选用内服方药，药物按小儿口服量，加水浓煎至所需量(30~100ml/次)，做保留灌肠，保留20~30min。一日1~2次。或用对症的中成药注射剂保留灌肠治疗。

9.药膳疗法

胡萝卜100g，芫荽60g。洗净切碎，加水适量，水煎当茶喝。

四、健康教育

1.积极预防

(1)接种水痘减毒活疫苗，水痘流行期间不去公共场所。

(2)隔离水痘患儿不少于发病后2周。消毒水痘患儿污染的被服、用具及居室。对有接触史的易感儿检疫3周。

(3)正在使用大剂量激素、免疫功能受损、恶性病患儿以及接触过患儿的孕妇、患水痘母亲的新生儿在接触水痘72h内注射丙种球蛋白。

2.合理调护

(1)保持室内空气流通、新鲜，保持皮肤清洁，修剪指甲、防止搔抓，内衣要柔软勤换，以防擦破皮肤。

(2)多饮温开水，饮食宜清淡、易于消化，忌食辛辣炙煿等刺激性食物。

(3)水痘伴发热患儿禁止使用水杨酸制剂。禁止使用糖皮质激素，已用者减至维持量。预防继发感染。密切观察重症水痘患儿病情变化，及早发现变证。

(4)若水痘搔破继发感染，可用青黛30g、煅石膏50g、滑石50g、黄柏15g、冰片10g、黄连10g，共研细末，和匀，拌油适量，调搽患处。

第四章 小儿细菌性痢疾

本病专指18周岁以下人群细菌性痢疾，是由志贺氏菌属引起的急性肠道传染病，简称菌痢。临床特征是腹痛、腹泻、里急后重及黏液脓血样便，伴有发热、全身毒血症状，重者并发中毒性休克和(或)中毒性脑病。志贺氏菌属分为4群：志贺痢疾杆菌(Shigella)(A群)，福氏痢疾杆菌(Flexneri)(B群)，鲍氏痢疾杆菌(Boydii)(C群)和宋内氏痢疾杆菌(Sonnei)(D群)。属于中医"痢疾""肠澼""赤白痢""疫毒痢""噤口痢"等范畴。

一、西医诊断

1.诊断依据

根据中华医学会发布的《临床诊疗指南·小儿内科分册》(北京：人民卫生出版社，2006年)。

(1)病史。多有饮食不洁史，潜伏期1~3d，短至数小时，长达8d。有明显的季节性，7、8、9月为发病高峰期。发病年龄以10岁以下小儿多见，男童多于女童。近年来发病率呈下降趋势。

(2)临床表现。

①急性菌痢：发热，腹痛，腹泻，脓血或黏液便，部分患儿伴有呕吐，里急后重感。查体可见左下腹压痛及肠鸣音亢进。乳幼儿及新生儿症状常不典型。

②中毒性菌痢：起病急骤，病势凶险，初期肠道症状多不明显甚至无腹痛与腹泻，高热或体温不升，惊厥，意识障碍，全身中毒症状明显，周围循环衰竭，中枢性呼吸衰竭，感染性休克，甚至合并弥散性血管内凝血(DIC)等。若抢救及时，预后尚可，极少部分患儿可有生命危险或遗留有后遗症。

③慢性菌痢：病程≥2月，持续或间歇性腹泻伴脓血便，在暴食、冷食或劳累后急性发作，且排除再感染，有乏力、贫血等表现。或症状消失已有2月以上，但粪便培养痢疾杆菌阳性。

(3)实验室检查可辅助诊断。

2.鉴别诊断

急性菌痢与消化不良所致的腹泻、肠套叠、急性食物中毒、阿米巴痢疾及其他肠道感染引起的肠炎相鉴别，中毒性菌痢需与急性出血性坏死性肠炎、大叶性肺炎、流行性乙型脑炎、热性惊厥等其他危重病相鉴别，慢性菌痢与溃疡性结肠炎、肠结核等相鉴别。

3.相关检查

(1)血常规：白细胞总数及中性粒细胞比率增高，慢性期可出现血红蛋白及红细胞减少。

(2)大便常规：肉眼可见黏液，脓血状。镜检见大量脓细胞和红细胞，平均白细胞尤其脓细胞≥15个/HP，可见吞噬细胞。

(3)粪便或肛拭子培养：应在药物治疗前，可培养出痢疾杆菌。

(4)C–反应蛋白：>10mg/L。

(5)重症病例可予血清电解质及二氧化碳结合力测定、血培养、心电图等检查。

二、中医诊断

1.诊断要点

根据汪受传主编的"十一五"国家重点图书、中医药学高级丛书《中医儿科学》(第2版)(人民卫生出版社，2011年)。

(1)下痢赤白脓血，腹痛，里急后重，大便次数增多。

(2)急性痢疾起病急，伴有恶寒、发热、头痛、咳嗽等外感表证；慢性痢疾则反复发作，迁延不愈。

(3)常见于夏秋季节，多有饮食不洁史。

(4)具有传染性。

2.类证鉴别

泄泻：和痢疾同样多发生于夏秋季节，病变部位在胃肠，病因有相同之处，症状都有腹痛，大便次数增多。但是，痢疾有赤白脓血便，里急后重；泄泻大便稀，或如水，或完谷不化，无里急后重。两者之间在一定的条件下，可以互相转化。

3.证候诊断

(1)湿热痢。发热，腹痛，里急后重，大便腥臭，下痢赤白脓血，黏稠如胶冻，滞下不爽，肛门灼热，小便短赤。舌质红，苔黄腻，脉滑数。若出现持续高热，下痢脓血，腹胀如鼓，腹痛，呕逆不能食，精神疲乏，口干，舌质红，少苔或无苔，脉细数，则为噤口痢。

(2)寒湿痢。腹痛拘急，痢下赤白黏冻，白多赤少，清稀而腥，大便次频，食欲不振，肛门后坠，中脘痞闷，头重身困。舌质淡，苔白腻，脉濡缓。

(3)疫毒痢。

①邪毒内闭证：起病急骤，突然高热，腹痛剧烈，壮热口渴，头痛烦躁，谵妄，恶心呕吐，不能饮食，甚至神志昏迷，反复惊厥，大便脓血，气味腥臭，后重感著。舌质

红，苔黄腻，脉滑数。

②内闭外脱证：病情进展迅速，病势凶险，突然出现面色苍白或青灰，皮肤发花，四肢厥冷，冷汗出，尿少，甚者神昏，呼吸浅促不匀，喉中痰鸣。脉微弱或脉微欲绝。

(4)阴虚痢。腹中热痛绵绵，脓血便，或下痢赤白，里急欲便，稠黏难下，虚坐努责，食少，形体消瘦，午后潮热，心烦口干，手足心热，小便短黄。舌质红，少苔，脉细数。

(5)阳虚痢。腹痛绵绵不绝，喜温喜按，痢下赤白清稀或白冻，滑泻不止，无腥臭，肛门坠胀，形寒畏冷，四肢不温，食少神疲，面色苍白。舌质淡，苔白滑，脉迟缓。若时发时止，迁延不愈，食少倦怠，每因饮食不当、受凉、受累诱发，大便次数增多，夹有赤白黏冻，舌质淡、舌苔腻，脉濡软或虚数，则为休息痢。

三、中医适宜技术

1.辨证施药

根据病情寒热虚实而确定治疗原则，热者清之，寒者温之，实者通之，虚者补之，寒热交错者清温并用，虚实夹杂者攻补兼施。若出现邪毒内闭、内闭外脱及噤口痢等危急症候，应结合西医治疗抢救。在使用中药注射剂时要注意观察临床不良反应并加以处理。

(1)湿热痢。治法：清热利湿，行气和血。主方：芍药汤(《素问病机气宜保命集》)加减。处方：

白芍15g	当归9g	黄连9g	槟榔3g
木香3g	炙甘草3g	大黄5g(后下)	黄芩9g
肉桂3g			

每日1剂，水煎服，每日3次。

加减：兼见表证者，加荆芥9g、防风9g、白芷6g；表邪未解，里热已甚者，加葛根9g、马齿苋15g、地锦草12g；热毒甚者，加白头翁9g、苦参9g；湿重于热者，加茯苓12g、苍术9g、厚朴6g、陈皮6g。

噤口痢予益胃汤(《温病条辨》)或开噤散(《医学心悟》)加减。处方：

北沙参9g	麦冬15g	生地黄15g	玉竹6g
人参6g(另炖)	广藿香9g	陈皮6g	木香5g
丁香3g	茯苓12g	高良姜6g	甘草6g

每日1剂，水煎服，每日2次。

(2)寒湿痢。治法：温中散寒，化湿止痢。主方：平胃散(《简要济众方》)合不换金正气散(《太平惠民和剂局方》)加减。处方：

苍术12g	厚朴9g	陈皮9g	炙甘草6g

　　　　广藿香9g　　　　姜半夏7g　　　　鲜生姜6片

　　每日1剂，水煎服，每日2次。

　　加减：暑天感寒湿而痢者，加紫苏叶、吴茱萸各6g；寒积内停，腹痛者，加大黄6g（后下）、槟榔3g、炮姜3g、肉桂3g；面色青灰，四肢厥冷者，加大黄6g、附子6g（先煎、久煎）；寒逆呕恶较剧者，加姜半夏、丁香各5g；中气下陷，脱肛者，加炙黄芪10g、升麻3g、诃子5g。

　　(3)疫毒痢。

　　①邪毒内闭证。治法：清热解毒，凉血止痢。主方：黄连解毒汤（《肘后备急方》）合白头翁汤（《伤寒论》）加减。处方：

　　　　黄连12g　　　　黄芩9g　　　　黄柏9g　　　　栀子9g

　　　　白头翁9g　　　　秦皮9g

　　每日1剂，水煎服，每日3次。

　　加减：腹中满痛拒按，大便臭秽难闻者，加大黄9g（后下）、枳实、芒硝12g（冲服）；壮热狂躁，皮肤紫斑者，加水牛角片30g（先煎）、牡丹皮9g、紫草9g；热极风动，惊厥抽搐者，加羚羊角粉1~3g（冲服）、钩藤9g（后下）、石决明15g（先煎）；神昏痰鸣者，加天竺黄9g、竹沥9g（冲服）。本证亦可急服安宫牛黄丸。病势危急，大便排泄不畅，服药困难者，应及时采用灌肠给药并配合西医抢救治疗。

　　②内闭外脱证。治法：回阳救逆，益气固脱。主方：四逆汤（《伤寒论》）合参附龙牡救逆汤（《中医儿科学》）加减。处方：

　　　　附子15g（先煎）　　　　干姜6g　　　　炙甘草6g　　　　人参9g（另炖）

　　　　龙骨18g（先煎）　　　　白芍6g　　　　牡蛎18g（先煎）

　　每日1剂，水煎服，每日3次。

　　加减：呼吸浅促不匀者，加五味子6g、山茱萸9g；口唇发绀、皮肤有花纹者，加当归6g、丹参9g、赤芍6g、桃仁6g、红花6g。病情危急者，应及时配合西医抢救治疗。

　　(4)阴虚痢。治法：养阴清热，和血止痢。主方：黄连阿胶汤（《伤寒论》）合驻车丸（《备急千金要方》）加减。处方：

　　　　黄连6g　　　　阿胶9g（烊化）　　　　黄芩6g　　　　炒白芍9g

　　　　炮姜6g　　　　当归6g　　　　鸡子黄1枚

　　每日1剂，水煎服，每日3次。

　　加减：口渴，尿少，舌干明显者，加北沙参9g、石斛9g；痢下血多者，加牡丹皮6g、墨旱莲9g；湿热未清，口苦、肛门灼热者，加白头翁6g、秦皮9g；痢久胃气已伤者，加山药15g、陈皮9g、白扁豆6g、莲子6g、焦山楂9g。

　　(5)阳虚痢。治法：温补脾肾，收涩固脱。主方：真人养脏汤（《太平惠民和剂局方》）加减。处方：

人参6g^(另炖)　　当归6g　　炒白术9g　　肉豆蔻6g

肉桂6g^(后下)　　白芍6g　　木香3g　　诃子9g

炙甘草6g

每日1剂，水煎服，每日2次。

加减：积滞未尽者，加枳壳6g、焦山楂9g、焦六神曲9g；痢久脾虚气陷，少气脱肛者，加黄芪12g、柴胡6g、升麻5g、党参9g；浮肿者，加黄芪15g、茯苓12g、大腹皮9g、泽泻6g、薏苡仁10g；滑痢日久，脱肛者，加升麻6g、黄芪15g、诃子6g、赤石脂9g（先煎）。

休息痢可予连理汤（《秘传证治要诀类方》）加减。处方：

人参6g^(另炖)　　炒白术9g　　炮姜6g　　黄连3g

炙甘草6g

每日1剂，水煎服，每日2次。

2.中成药治疗

(1)葛根芩连口服液（葛根、黄芩、黄连、炙甘草）：解肌，清热，止泻。用于本病湿热痢或兼表证。每支10ml。成人剂量：每服10ml，每日2次。建议用法用量：<3岁每服2.5ml，3~6岁每服5ml，6~18岁每服10ml，每日2次。泄泻腹部凉痛者忌服。高血压、心脏病、肾脏病、浮肿的患者，孕妇、哺乳期妇女或正在接受其他治疗的患者，应在医师指导下服用。按照用法用量服用，小儿及年老体虚者应在医师指导下服用。本品治疗因滥用抗生素造成的菌群紊乱病人疗效欠佳。服药3d后症状未改善，或出现其他严重症状时，应去医院就诊。对本品过敏者禁用，过敏体质者慎用。本品性状发生改变时禁止使用。儿童必须在成人监护下使用。请将本品放在儿童不能接触的地方。如正在使用其他药品，使用本品前请咨询医师或药师。

(2)藿香正气口服液（广藿香油、苍术、陈皮、姜制厚朴、白芷、茯苓、大腹皮、生半夏、甘草浸膏、紫苏叶油）：解表化湿，理气和中。用于本病寒湿痢兼表证。每支10ml。成人剂量：每服5~10ml，每日2~3次，用时摇匀。建议用法用量：≤3岁每服5ml，>3岁每服10ml，每日2次。忌烟、酒及辛辣、生冷、油腻食物，饮食宜清淡。不宜在服药期间同时服用滋补性中药。有高血压、心脏病、肝病、糖尿病、肾病等慢性病严重者应在医师指导下服用。儿童、孕妇、哺乳期妇女、年老体弱者应在医师指导下服用。吐泻严重者应及时去医院就诊。严格按用法用量服用，本品不宜长期服用。服药3d症状无缓解，应去医院就诊。本品过敏者禁用，过敏体质者慎用。本品性状发生改变时禁止使用。儿童必须在成人监护下使用。请将本品放在儿童不能接触的地方。如正在使用其他药品，使用本品前请咨询医师或药师。

(3)安宫牛黄丸（牛黄或人工牛黄、水牛角浓缩粉、麝香或人工麝香、珍珠、朱砂、雄黄、黄连、黄芩、栀子、郁金、冰片）：清热解毒，镇惊开窍。用于本病疫毒痢邪毒内闭证。每丸3g。<4岁每服1/4丸、4~6岁1/2丸，每日1次。文献报道不当使用本品致体温过低，亦有个别患者引起过敏反应。本品为热闭神昏所设，寒闭神昏不得使用。本品处方中含麝香，芳香走窜，有损胎气，孕妇慎用。服药期间饮食宜清淡，忌食辛辣油腻之品，以免助火生痰。本品处方中含朱砂、雄黄，不宜过量久服，肝肾功能不全者慎用。在治疗过程中如出现肢寒畏冷、面色苍白、冷汗不止、脉微欲绝、由闭证变为脱证时，应立即停药。高热神昏、中风昏迷等口服本品困难者，应在医生指导下鼻饲给药。孕妇及哺乳期妇女、儿童、老年人使用本品应遵医嘱。过敏体质者慎用。儿童必须在成人的监护下使用。如正在服用其他药品，使用本品前请咨询医师。服用前应除去蜡皮及塑料球壳；本品不可整丸吞服。

（4）喜炎平注射液（穿心莲内酯磺化物）：消热解毒，止咳止痢。用于湿热痢、疫毒痢。每支2ml:50mg，肌肉注射。成人剂量：每次50~100mg，每日2~3次，静脉滴注。建议用法用量：5~10mg/（kg·d），加入5%葡萄糖注射液100~250ml中静脉滴注，最大剂量不超过100mg/d。本品使用后需用5%葡萄糖注射液或0.9%氯化钠注射液冲洗输液管后，方可使用第2种药物。根据上市后监测，本品引起的不良反应较少。个别有以下不良反应：过敏反应：潮红、皮疹、瘙痒、呼吸困难、憋气、心悸、紫绀、血压下降、喉水肿、十分罕见的过敏性休克等；皮肤及其附件：荨麻疹、斑丘疹、红斑疹、局部红肿、血管性水肿等；全身性：畏寒、寒战、颤抖、发热、苍白、多汗、疼痛、乏力、水肿等；消化系统：恶心、呕吐、腹泻、腹痛、腹胀、口干、胃不适、肝生化指标异常等；呼吸系统：胸痛、胸闷、憋气、呼吸急促、咳嗽等；心血管系统：心悸、胸闷、胸痛、心动过速、心律失常等；神经精神系统：头晕、头痛、抽搐、麻木、震颤、眩晕、耳鸣、惊厥、烦躁、嗜睡、失眠等；用药部位：皮疹、疼痛、麻木、瘙痒、静脉炎等。对本品或含有穿心莲内酯总磺化物制剂过敏或有严重不良反应病史者禁用。孕妇禁用。1岁以下儿童禁用。注意事项：本品不良反应包括过敏性休克，应在有抢救条件的医疗机构使用，使用者应接受过过敏性休克抢救培训，用药后出现过敏反应或其他严重不良反应，须立即停药并及时救治。严格按照药品说明书规定的功能主治使用，禁止超功能主治用药。严格掌握用法用量。按照药品说明书推荐剂量使用药品。不超剂量、过快滴注和长期连续用药。本品为中药注射剂，保存不当可能会影响药品质量。用药前和配制后及使用过程中应认真检查本品及滴注液，发现药液出现浑浊、沉淀、变色、结晶等药物性状改变以及瓶身有漏气、裂纹等现象时，均不得使用。严禁混合配伍，谨慎联合用药。本品应单独使用，禁止与其他药品混合配伍使用。如确需要联合使用其他药品时，应谨慎考虑与本品的间隔时间，在换药时建议冲洗输液管，以防药物相互作用。用药前应仔细询问患者情况、用药史和过敏史。有家族过敏史者、过敏体质者、肝肾功能异常患者、老人、哺乳期妇女、儿童、初次使用中药注射剂的患者应慎重使用，并加强监测。1~2周岁以下幼儿使用本品应慎重。加强用药监护。用药过程中，应密切观察用药反应，特别是开始

30min。发现异常，立即停药，采用积极救治措施，救治患者。

(5)清开灵注射液(胆酸、猪去氧胆酸、珍珠母粉、水牛角粉、栀子、板蓝根、黄芩苷、金银花)：清热解毒，化痰通络，醒神开窍。用于本病湿热痢、疫毒痢。每支10ml，肌内注射，每日2~4ml。重症患儿静脉滴注，每日20~40ml。建议用法用量：2~6岁5ml，6~12岁10ml，以10%葡萄糖注射液200ml或0.9%氯化钠注射液100ml稀释后使用。本品使用后需用5%葡萄糖注射液或0.9%氯化钠注射液冲洗输液管后，方可使用第2种药物。不良反应：本品偶有过敏反应，可见皮疹、面红、局部疼痛等。注意事项：有表证恶寒发热者、药物过敏史者慎用。如出现过敏反应及时停药并做脱敏处理。本品如产生沉淀或浑浊时不得使用。如经10%葡萄糖或氯化钠注射液稀释后，出现浑浊亦不得使用。药物配伍：到目前为止，已确认清开灵注射液不能与硫酸庆大霉素、青霉素G钾、肾上腺素、阿拉明、乳糖酸红霉素、多巴胺、山梗菜碱、硫酸美芬丁胺等药物配伍使用。清开灵注射液稀释以后，必须在4h以内使用。输液速度：注意滴速勿快，儿童以20~40滴/min为宜，成年人以40~60滴/min为宜。除按用法用量中说明使用以外，还可用5%葡萄糖注射液、氯化钠注射液按每10ml药液加入100ml溶液稀释后使用。

(6)醒脑静注射液(人工麝香、栀子、郁金、冰片等)：清热解毒，凉血活血，开窍醒脑。用于本病疫毒痢。每支2ml或10ml。建议用法用量：0.4ml/kg，加入10%葡萄糖注射液200ml稀释后滴注，每日1次。本品使用后需用5%葡萄糖注射液或0.9%氯化钠注射液冲洗输液管后，方可使用第2种药物。不良反应有：过敏反应：潮红、皮疹、瘙痒、呼吸困难、憋气、心悸、紫绀、血压下降、过敏性休克等；全身性损害：畏寒、寒战、发热、乏力、疼痛、面色苍白、多汗等；呼吸系统：咳嗽、呼吸急促等；心血管系统：心悸、胸闷、血压升高等；神经精神系统：头晕、头痛、抽搐、昏迷、肢体麻木、烦躁等；皮肤及其附件：风团样皮疹、丘疹、红斑等；胃肠道系统：恶心、呕吐、腹痛、腹泻等；用药部位：注射部位的疼痛、红肿、麻木、皮疹、静脉炎等。禁忌：对本品或含有人工麝香(或麝香)、栀子、郁金、冰片制剂及成分中所列辅料过敏或有严重不良反应病史者禁用。本品含芳香走窜药物，孕妇禁用。注意事项：本品不良反应包括过敏性休克，应在有抢救条件的医疗机构使用，使用者应是具备治疗过敏性休克等严重过敏反应资质或接受过过敏性休克抢救培训的医师，用药后出现过敏反应或严重不良反应立即停药并及时救治。严格按照药品说明书规定的功能主治使用，禁止超功能主治用药。严格掌握用法用量。按照药品说明书推荐剂量使用药品。不得超剂量、过快滴注和长期连续用药。本品为中药注射剂，保存不当可能会影响药品质量；用药前和配制后及使用过程中应认真检查本品及滴注液，发现药液出现浑浊、沉淀、变色、结晶等药物性状改变以及瓶身有漏气、裂纹等现象时，均不得使用。本品为芳香性药物，开启后应立即使用，防止挥发。严禁混合配伍，谨慎联合用药。本品应单独使用，禁忌与其他药品混合配伍使用。如确需要联合使用其他药品时，应谨慎考虑本品的间隔时间以及药物相互作用等问题。

用药前应仔细询问患者情况、用药史和过敏史。过敏体质者、运动员、肝肾功能异常患者、老人、哺乳期妇女、初次使用中药注射剂的患者应慎重使用，如确需使用请遵医嘱，并加强监测。目前尚无儿童应用本品的系统研究资料，不建议儿童使用。加强用药监护。用药过程中，应密切观察用药反应，特别是开始30min，发现异常，应立即停药，采用积极救治措施，救治患者。监测数据显示，有与本品相关的肝生化指标异常病例报告，建议在临床使用过程中注意监测。

3.灌肠疗法

(1)黄连素灌肠。

药物：黄连素片。

用法：用生理盐水清洁灌肠后，取黄连素每次10mg/kg，加生理盐水10ml稀释后深部保留灌肠，保留时间30min，每日2次。同时予以退热，纠正水、电解质紊乱等对症治疗。

(2)中草药汤药灌肠。

药物：黄连2~6g，黄芩3~9g，黄柏3~9g，马齿苋6~15g，白头翁3~9g，金银花6~12g，葛根6~9g，乌梅6~9g，木香3~9g，白芍6~15g，当归6~12g，甘草3~6g。

用法：煎汤100ml，1~3岁20ml，4~5岁30~50ml，保留灌肠，每日1次，重症每日2次。用于本病湿热痢。

4.针灸疗法

(1)普通针刺。

取穴：主穴取天枢、上巨虚、足三里、合谷。配穴取气海、关元、中脘、大肠俞、脾俞。随证选2~3穴。发热加曲池、大椎，里急后重加阴陵泉，腹痛加气海、中脘，呕吐加内关。疫毒痢患儿反复惊厥，可针刺人中、合谷、涌泉穴。

操作：普通针刺，平补平泻，每日1次，每次20min，5次为1疗程。

(2)针灸结合。

取穴：下脘、神阙、关元、天枢、足三里。

操作：前3穴用隔姜灸，后2穴用针刺，紧按慢提，留针30min，隔10min行针1次，每日1次，至细菌培养3次阴性为止。用于慢性菌痢。

(3)隔姜灸配合超短波治疗。

取穴：神阙、关元、足三里穴。

操作：用隔姜灸，连灸3壮至局部皮肤潮红为度，然后再高频室行超短波治疗。

5.穴位按摩疗法

揉长强、揉七节、捏脊、补脾经、大肠经、揉板门，疗程3~5d。用于慢性痢疾。

6.穴位贴敷疗法

药物：白头翁9g，黄连6g，黄柏9g，秦皮10g。腹痛较剧者加木香6g，大便血多加地榆炭9g。

用法：药物研成粉末，每次取药末0.4g，摊在铜钱大小的胶性面上，贴于神阙穴，每日2次。用于急性菌痢。

四、健康教育

1.积极预防

注意饮食卫生，忌生冷、油腻及不洁饮食，养成饭前便后洗手的习惯。患儿食具煮沸消毒15min。尿布和衬裤要煮过或开水浸泡再洗。粪便用1%漂白粉澄清液浸泡或沸水浸泡消毒。禁止与细菌性痢疾患者接触，对接触者应医学观察7d。

2.适宜调护

保持室内安静、清凉通风。患病期间予清淡饮食，以流质、半流质为主。发作严重者应适当禁食。密切观察患儿病情变化，如面色、呼吸、血压、瞳孔等。重证应注意保持肛门周围皮肤清洁、干燥。高热可配合温水或酒精擦浴，头枕冰袋，冷盐水灌肠。惊厥者应将头偏向一侧，用多层纱布包裹压舌板放在上下齿间，以防咬伤舌头。昏迷患儿注意保持呼吸道通畅，吸氧，吸痰，进药以鼻饲或灌肠为宜。

3.对患儿及带菌者要做到早发现、早隔离、早治疗

有消化道症状者隔离至症状消失。连续3次粪便培养阴性为治愈。

第五章　儿童甲型H₁N₁流感

2009年3月，墨西哥暴发"人感染猪流感"疫情，并迅速在全球范围内蔓延。世界卫生组织(WHO)初始将此型流感称为"人感染猪流感"，后将其更名为"甲型H₁N₁流感"。2009年6月11日，WHO宣布将甲型H₁N₁流感大流行警告级别提升为6级，全球进入流感大流行阶段。此次流感为一种新型呼吸道传染病，其病原为新甲型H₁N₁流感病毒株，病毒基因中包含有猪流感、禽流感和人流感三种流感病毒的基因片段。甲型H₁N₁流感病毒属于正黏病毒科(Orthomyxoviridae)，甲型流感病毒属(Influenza virus A)。典型病毒颗粒呈球状，直径为80~120nm，有囊膜。囊膜上有许多放射状排列的突起糖蛋白，分别是红细胞血凝素(HA)、神经氨酸酶(NA)和基质蛋白M₂。病毒颗粒内为核衣壳，呈螺旋状对称，直径为10nm。为单股负链RNA病毒，基因组约为13.6kb，由大小不等的8个独立片段组成。病毒对乙醇、碘伏、碘酊等常用消毒剂敏感；对热敏感，56℃条件下30min可灭活。甲型H₁N₁流感病人为主要传染源，无症状感染者也具有一定的传染性。目前尚无动物传染人类的证据。主要通过飞沫经呼吸道传播，也可通过口腔、鼻腔、眼睛等处黏膜直接或间接接触传播。接触患者的呼吸道分泌物、体液和被病毒污染的物品也可能引起感染。通过气溶胶经呼吸道传播有待进一步确证。本病人群普遍易感，年龄<5岁的儿童(年龄<2岁更易发生严重并发症)。接种甲型H₁N₁流感疫苗可有效预防感染。

一、西医诊断

1.诊断依据

参照原卫生部办公厅印发的《甲型H₁N₁流感诊疗方案(2010年第1版)》执行。

(1)临床表现。潜伏期一般为1~7d，多为1~3d。临床表现：通常表现为流感样症状，包括发热、咽痛、流涕、鼻塞、咳嗽、咯痰、头痛、全身酸痛、乏力。部分病例出现呕吐和/或腹泻。少数病例仅有轻微的上呼吸道症状，无发热。体征主要包括咽部充血和扁桃体肿大。可发生肺炎等并发症。少数病例病情进展迅速，出现呼吸衰竭、多脏器功能不全或衰竭。可诱发原有基础疾病的加重，呈现相应的临床表现。病情严重者可以导致死亡。

(2)根据相关检查诊断。

(3)诊断。诊断主要结合流行病学史、临床表现和病原学检查，早发现、早诊断是防控与有效治疗的关键。

①临床诊断病例：仅限于以下情况做出临床诊断：同一起甲型H₁N₁流感暴发疫情中，未经实验室确诊的流感样症状病例，在排除其他致流感样症状疾病时，可诊断为临床诊断病例。甲型H₁N₁流感暴发是指一个地区或单位短时间出现异常增多的流感样病例，经实验室检测确认为甲型H₁N₁流感疫情。在条件允许的情况下，临床诊断病例可安排病原学检查。

②确诊病例：出现流感样临床表现，同时有以下1种或几种实验室检测结果：甲型H₁N₁流感病毒核酸检测阳性(可采用real-time RT-PCR和RT-PCR方法)；分离到甲型H₁N₁流感病毒；双份血清甲型H₁N₁流感病毒的特异性抗体水平呈4倍或4倍以上升高。

③重症病例：出现以下情况之一者为重症病例：持续高热>3d；剧烈咳嗽，咳浓痰、血痰，或胸痛；呼吸频率快，呼吸困难，口唇紫绀；神志改变：反应迟钝、嗜睡、躁动、惊厥等；严重呕吐、腹泻，出现脱水表现；影像学检查有肺炎征象；肌酸激酶(CK)、肌酸激酶同工酶(CK-MB)等心肌酶水平迅速增高；原有基础疾病明显加重。

④危重病例：出现以下情况之一者为危重病例：呼吸衰竭；感染中毒性休克；多脏器功能不全；出现其他需进行监护治疗的严重临床情况。

2.相关检查

(1)实验室检查。

①外周血象检查：白细胞总数一般不高或降低。

②血生化检查：部分病例出现低钾血症，少数病例肌酸激酶、天门冬氨酸氨基转移酶、丙氨酸氨基转移酶、乳酸脱氢酶升高。

③病原学检查：病毒核酸检测：以RT-PCR(最好采用real-time RT-PCR)法检测呼吸道标本(咽拭子、鼻拭子、鼻咽或气管抽取物、痰)中的甲型H₁N₁流感病毒核酸，结果可呈阳性。病毒分离：呼吸道标本中可分离出甲型H₁N₁流感病毒。血清抗体检查：动态检测双份血清甲型H₁N₁流感病毒特异性抗体水平呈4倍或4倍以上升高。

(2)胸部影像学检查。

合并肺炎时肺内可见片状阴影。

二、中医诊断

1.诊断要点

参照西医诊断。

2.证候诊断

(1)轻症。

①风热犯卫：发热，咳嗽，头痛，鼻塞，喷嚏，流涕，咽红。舌红，苔薄黄，脉浮数。

②湿遏卫气：发热，头身困重，汗出不畅，倦怠乏力，伴见恶心、呕吐，腹痛，便溏不爽，纳呆，口干不欲饮。舌苔厚腻，脉濡数。

（2）重症。

①热毒闭肺：高热气促，咳嗽频作，甚则胸痛，咯吐黄痰，躁扰不安，口唇紫暗，口干口渴，大便干结，小便短黄。舌红，苔黄腻，脉滑数。

②毒盛气营：高热持续不退，口渴，咳嗽，烦躁不安。舌红绛，苔黄，脉细数。

（3）危重症。

①心阳虚衰：突然面色苍白，口唇肢端青紫发绀，呼吸困难加重，额汗不温，四肢厥冷，烦躁不宁，右胁下肝脏肿大。舌淡紫，苔薄白，脉微欲绝。

②邪陷厥阴：壮热，神昏谵语，四肢抽搐，口噤，项强，两目上视。舌红绛，脉细数。

（4）恢复期。

余邪未尽，气阴两伤：低热或无热，神疲乏力，纳差，口渴。舌红少津，脉细数。

三、中医适宜技术

1.辨证施药

（1）轻症治疗。

①风热犯卫。治法：疏风清热。方药：银翘散（《温病条辨》）加减。处方：

金银花20g	连翘12g	牛蒡子10g	薄荷6g
大青叶15g	前胡9g	淡豆豉9g	桔梗9g
荆芥穗12g	柴胡9g	黄芩9g	芦根12g
甘草6g			

每日1剂，水煎服，每日2~3次。

卫气同病者，国医大师朱良春验方银翘白虎汤（《中国中医秘方大全》）加减。处方：

金银花25g	连翘20g	防己25g	木瓜25g
生石膏10g	知母25g	粳米25g	甘草10g

每日1剂，水煎服，每日2次。

表寒里热者，柴葛解肌汤（《伤寒六书》）化裁。处方：

柴胡12g	葛根9g	白芷6g	黄芩9g
羌活6g	白芍6g	桔梗6g	石膏3g
甘草3g			

每日1剂，水煎服，每日2次。

②湿遏卫气。治法：芳香宣化。方药：藿朴夏苓汤（《医原》）或三仁汤（《温病条辨》）加减。处方：

广藿香6g	厚朴3g	姜半夏4.5g	茯苓9g
淡豆豉9g	滑石9g^(包煎)	苦杏仁9g	白豆蔻1.8g
薏苡仁12g	泽泻5g	淡竹叶6g	猪苓5g

每日1剂，水煎服，每日2次。

湿热并重者，甘露消毒丹(《温热经纬》)加减。处方：

黄芩9g	滑石15g^(包煎)	茵陈12g	石菖蒲9g
木通6g	藿香9g	连翘9g	川贝母6g
薄荷6g	射干9g	白蔻仁9g	

每日1剂，水煎服，每日3次。

(2)重症治疗。

①热毒闭肺。治法：清热宣肺，化痰平喘。方药：麻杏石甘汤(《伤寒论》)加味。处方：

麻黄5g	苦杏仁9g	石膏18g^(先煎)	黄芩9g
法半夏9g	鱼腥草12g	紫苏子6g	葶苈6g^(包煎)
甘草6g	大黄6g	牡丹皮9g	

每日1剂，水煎服，每日3次。

阳明腑实者，合小承气汤(《伤寒论》)。处方：

| 酒大黄12g | 厚朴6g | 枳实9g |

水煎服，每日2次。

热毒炽盛者，三黄石膏汤(《伤寒论》)加减。处方：

| 石膏36g^(先煎) | 黄芩21g | 黄连21g | 黄柏21g |
| 麻黄21g | 淡豆豉9g | 栀子9g | |

每日1剂，加葱3根，水煎服，每日2次。

②毒盛气营。治法：清气凉营。方药：清瘟败毒饮(《疫疹一得》)加减。处方：

石膏30g^(先煎)	生地黄15g	知母9g	栀子9g
黄芩9g	水牛角30g^(先煎)	黄连9g	丹皮9g
赤芍9g	连翘9g	桔梗9g	竹叶6g
玄参9g			

每日1剂，水煎服，每日3次。

(3)危重症治疗。

对于临床中出现呼吸衰竭、感染中毒性休克、多脏器功能不全，以及出现其他需进行监护治疗的严重临床情况时，宜在西医急救处理的基础上，采用以下方法治疗。

①心阳虚衰。治法：温补心阳，救逆固脱。方药：参附龙牡救逆汤(《中医儿科学》)加减。处方：

人参12g^(另炖)	附子9g^(先煎)	龙骨15g^(先煎)	牡蛎15g^(先煎)
丹参12g	桃仁9g	白芍9g	甘草9g

每日1剂，水煎服，每日3次。

②邪陷厥阴。治法：平肝熄风，清心开窍。方药：羚角钩藤汤（《重订通俗伤寒论》）合牛黄清心丸（《太平惠民和剂局方》）加减。处方：

羚羊角4.5g^(先煎)	钩藤9g^(后下)	黄芩9g	连翘9g
丹参12g	竹茹6g	浙贝母9g	石菖蒲9g
郁金9g	生地9g	白芍9g	远志6g
菊花9g	桑叶6g	甘草3g	

每日1剂，水煎服，每日3次。

(4)恢复期治疗。

余邪未尽，气阴两伤。治法：清解余邪，益气养阴。方药：沙参麦冬汤（《温病条辨》）加减。处方：

北沙参9g	麦冬9g	玉竹6g	桑叶5g
白扁豆5g	天花粉5g	甘草3g	

每日1剂，水煎服，每日2次。

夜热早凉，热退无汗，能食形瘦，邪留阴分者，青蒿鳖甲汤（《温病条辨》）加减。处方：

青蒿15g^(后下)	鳖甲15g^(先煎)	生地12g	知母9g
丹皮9g			

每日1剂，水煎服，每日2次。

2.中成药治疗

(1)轻症风热犯卫证常用中成药。

①疏风解毒胶囊（虎杖、连翘、板蓝根、柴胡、败酱草、马鞭草、芦根、甘草）：疏风清热，解毒利咽。用于急性上呼吸道感染属风热证，症见发热，恶风，咽痛，头痛，鼻塞，流浊涕，咳嗽等。口服，一次4粒，一日3次。偶见恶心。过敏体质及对本品过敏者禁用。注意事项：目前尚无体温超过39.1℃时、白细胞总数>10×10⁹/L、中性>80%的研究数据。

②小儿肺热咳喘口服液（麻黄、苦杏仁、石膏、甘草、金银花、连翘、知母、黄芩、板蓝根、麦冬、鱼腥草）：清热解毒，宣肺化痰。用于热邪犯于肺卫所致发热、汗出、微恶风寒、咳嗽、痰黄，或兼喘息、口干而渴。每支装10ml。口服，1~3岁一次1支，一日3次；4~7岁一次1支，一日4次；8~12岁每次2支，一日3次，或遵医嘱。大剂量服用，可能有轻度胃肠不适反应。忌辛辣、生冷、油腻食物。不宜在服药期间同时服用滋补性中药。婴儿应在医师指导下服用。风寒闭肺、内伤久咳者不适用。高血压、心脏病患儿慎

用。脾虚易腹泻者应在医师指导下服用。发热体温超过38.5℃的患者，应去医院就诊。服药3d症状无缓解，应去医院就诊。对本品过敏者禁用，过敏体质者慎用。本品性状发生改变时禁止使用。儿童必须在成人监护下使用。请将本品放在儿童不能接触的地方。如正在使用其他药品，使用本品前请咨询医师或药师。运动员慎用。

③小儿豉翘清热颗粒(连翘、淡豆豉、薄荷、荆芥、炒栀子、大黄、青蒿、赤芍、槟榔、厚朴、黄芩、半夏、柴胡、甘草)：疏风解表，清热导滞。用于小儿风热感冒夹滞证，症见发热咳嗽，鼻塞流涕，咽红肿痛，纳呆口渴，脘腹胀满，便秘或大便酸臭，溲黄。每袋装4g。开水冲服，6个月至1岁一次1~2g；1~3岁一次2~3g；4~6岁一次3~4g；7~9岁一次4~5g；10岁以上一次6g；一日3次。

④紫雪(石膏、北寒水石、滑石、磁石、玄参、木香、沉香、升麻、甘草、丁香、制芒硝、精制硝石、水牛角浓缩粉、羚羊角、人工麝香、朱砂)：清热开窍，止痉安神。用于热入心包、热动肝风证，症见高热烦躁、神昏谵语、惊风抽搐、斑疹吐衄、尿赤便秘。每袋装0.3g。口服，一次1.5~3g，一日2次；周岁小儿一次0.3g，5岁以内小儿每增一岁递增0.3g，一日1次；5岁以上小儿酌情服用。

(2)轻症湿遏卫气证常用中成药。

藿香正气水(苍术、陈皮、姜制厚朴、白芷、茯苓、大腹皮、生半夏、甘草浸膏、广藿香油、紫苏叶油)：解表化湿，理气和中。用于外感风寒、内伤湿滞或夏伤暑湿所致的感冒，症见头痛昏重、胸膈痞闷、脘腹胀痛、呕吐泄泻；胃肠型感冒见上述证候者。每支装10ml。口服，一次5~10ml，一日2次，用时摇匀。忌烟、酒及辛辣、生冷、油腻食物，饮食宜清淡。不宜在服药期间同时服用滋补性中药。有高血压、心脏病、肝病、糖尿病、肾病等慢性病严重者应在医师指导下服用。儿童、孕妇、哺乳期妇女、年老体弱者应在医师指导下服用。吐泻严重者应及时去医院就诊。本品含乙醇(酒精)40%~50%，服药后不得驾驶机、车、船和从事高空作业、机械作业及操作精密仪器。严格按用法用量服用，本品不宜长期服用。服药3d症状无缓解，应去医院就诊。对本品及酒精过敏者禁用，过敏体质者慎用。本品性状发生改变时禁止使用。儿童必须在成人监护下使用。请将本品放在儿童不能接触的地方。如正在使用其他药品，使用本品前请咨询医师或药师。

(3)重症热毒闭肺证常用中成药。

①小儿肺热咳喘口服液：见前。

②连花清瘟胶囊(连翘、金银花、炙麻黄、炒苦杏仁、石膏、板蓝根、贯众、鱼腥草、广藿香、红景天、薄荷脑、甘草)：清瘟解毒，宣肺泄热。用于治疗流行性感冒热毒袭肺证。症见：发热或高热，恶寒，肌肉酸痛，鼻塞流涕，咳嗽，头痛，咽干咽痛，舌偏红，苔黄或黄腻。每粒装0.35g。口服，每次4粒，每日3次。

③热毒宁注射液(青蒿、金银花、栀子)：清热、疏风、解毒。用于外感风热所致感

冒、咳嗽，症见高热、微恶风寒、头痛身痛、咳嗽、痰黄；上呼吸道感染、急性支气管炎见上述证候者。每支装10ml。静脉滴注。成人剂量：一次20ml，以5%葡萄糖注射液或0.9%氯化钠注射液250ml稀释后使用，滴速为每分钟30~60滴，一日1次。上呼吸道感染患者疗程为3d，急性气管–支气管炎患者疗程为5d；或遵医嘱。儿童剂量：3~5岁，最高剂量不超过10ml，以5%葡萄糖注射液或0.9%氯化钠注射液50~100ml稀释后静脉滴注，滴速为每分钟30~40滴，一日1次；6~10岁，一次10ml，以5%葡萄糖注射液或0.9%氯化钠注射液100~200ml稀释后静脉滴注，滴速为每分钟30~60滴，一日1次；11~13岁，一次15ml，以5%葡萄糖注射液或0.9%氯化钠注射液200~250ml稀释后静脉滴注，滴速为每分钟30~60滴，一日1次；14~17岁，一次20ml，以5%葡萄糖注射液或0.9%氯化钠注射液250ml稀释后静脉滴注，滴速为每分钟30~60滴，一日1次；或遵医嘱。本品使用后需用5%葡萄糖注射液或0.9%氯化钠注射液冲洗输液管后，方可使用第二种药物。不良反应：个别患者可出现头晕、胸闷、口干、腹泻、恶心呕吐。偶见有全身发红、瘙痒或皮疹等过敏反应。罕见过敏性休克、心悸、静脉炎、紫绀、寒战。其他不良反应：过敏样反应、发热、头痛、呼吸困难、眼睑红肿、口唇肿胀、眶周水肿、潮红、注射部位疼痛。禁忌：对本品或含有青蒿、金银花、栀子制剂及成分中所列辅料过敏或有严重不良反应病史者禁用。注意事项：严格按照说明书规定的功能主治使用，禁止超功能主治用药。用药前应仔细询问患者用药史和过敏史，对过敏体质者、有家族过敏史者、老人、儿童、肝肾功能异常患者等特殊人群和初次使用中药注射剂的患者应慎重使用，加强监测。既往有溶血(血胆红素轻度增高或尿胆原阳性者)现象发生者慎用。本品不良反应包括过敏性休克，应在有抢救条件的医疗机构使用，使用者应接受过过敏性休克抢救培训，用药后出现过敏反应或其他严重不良反应须立即停药并及时救治。同时应妥善保留相关药品，患者使用后残存药液及输液用所有器具，以备追溯不良反应产生的原因。严禁混合用药。本品应单独使用，严禁与其他药物在同一容器内混合使用。谨慎联合用药。本品与青霉素类、氨基甙类和大环内酯类等药物配伍使用时可产生混浊或沉淀。如确需联合使用其他药物，先用5%葡萄糖注射液或0.9%氯化钠注射液(50ml以上)冲洗输液器，或更换新的输液器，并应保持一定的时间间隔，以免药物相互作用产生不良反应。严格掌握用法用量。按照药品说明书推荐剂量、调配要求、滴速、疗程使用药品。不超剂量、滴速、疗程及不长期连续用药。药品稀释应严格按照说明书用法用量配制，稀释液用量须为药液的4倍(含4倍)以上，不得改变稀释液的种类。配药应即配即用，不宜长时间放置。加强用药监护。本品滴速过快可能导致头昏、胸闷和局部皮疹。用药过程中不得超规定滴速使用，同时密切观察用药反应，特别是开始30min，如发现异常，应立即停药，采取积极措施救治患者。本品保存不当可能影响产品质量，使用前请认真检查，如发现本品出现浑浊、沉淀、变色、漏气或瓶身细微破裂者，均不能使用。如经5%葡萄糖注射液或0.9%氯化钠注射液稀释后，出现混浊亦不得使用。临床试验曾有给药后实验室检查血T–BIL、

D-BIL增高，与药物可能相关，用药后请定期检测血T-BIL、D-BIL。临床使用时应遵循原卫生部颁发的《中药注射剂临床使用基本原则》。本品尚无3岁以下儿童用法用量的要求，如确需使用，请遵医嘱，并按照国家卫生行政管理部门发布的《登革热诊疗指南（2014年第2版）》《人感染H₇N₉禽流感诊疗方案（2014年版）》《手足口病诊疗指南（2010年版）》《甲型H₁N₁流感诊疗方案》《中东呼吸综合征病例诊疗方案》等规范使用。

④痰热清注射液（黄芩、熊胆粉、山羊角、金银花、连翘，辅料为丙二醇）：清热、化痰、解毒。用于风温肺热病痰热阻肺证，症见：发热、咳嗽、咯痰不爽、咽喉肿痛、口渴、舌红、苔黄；肺炎早期、急性支气管炎、慢性支气管炎急性发作以及上呼吸道感染属上述证候者。每支装10ml。常用量：成人一般一次20ml，重症患者一次可用40ml，加入5%葡萄糖注射液或0.9%氯化钠注射液250~500ml，静脉滴注，控制滴数每分钟不超过60滴，一日1次；儿童按体重0.3~0.5ml/kg，最高剂量不超过20ml，加入5%葡萄糖注射液或0.9%氯化钠注射液100~200ml，静脉滴注，控制滴数每分钟30~60滴，一日1次；或遵医嘱。不良反应：2014年1月~2015年5月，采用队列研究（cohort study）结合病例-对照研究（case-control study）的设计方案和药物源性前瞻性医院集中监测的形式，对93家医院共计30 322例连续入组的医院、急诊留观患者的痰热清注射液安全性进行了评价（Clinical Tnals gov Identifier:NCT02094638），总体药品不良反应发生率为0.27%，未发生严重不良反应。常见不良反应：个别患者可出现头晕、胸闷、恶心呕吐、腹泻。偶见潮红、皮疹或瘙痒等过敏反应。罕见心悸、寒战、呼吸困难。极其罕见过敏性休克。其他不良反应：过敏样反应、口干、发热、眶周颜面水肿、输液部位不适。禁忌：对本品或含有黄芩、熊胆粉、山羊角、金银花、连翘制剂有过敏或醇类过敏者禁用；过敏体质者或严重不良反应病史者禁用。肝肾功能衰竭者禁用。严重肺心病伴有心衰者禁用。孕妇、24个月以下婴幼儿禁用。有表寒证者忌用。注意事项：本品不良反应包括极其罕见过敏性休克，应在有抢救条件的医疗机构使用。用药过程中应密切观察用药反应，特别是开始5~30min；一旦出现过敏反应或其他严重不良反应，应立即停药并及时救治；同时应妥善保留相关药品，患者使用后残存药液及输液用所有器具、采集患者血样并冷藏，以备追溯不良反应的原因。严格按照药品说明书规定的功能主治使用，禁止超功能主治用药。本品用于风温肺热病属痰热阻肺证及风热感冒等，对寒痰阻肺和风寒感冒属不对症治疗范畴，故而在临床使用过程中要注意寒热辨证合理应用。严格掌握用法用量。按照药品说明书推荐剂量、调配要求、给药速度使用药品。不过快滴注和长期连续用药。稀释溶媒的温度要适宜，确保在输液时药液为室温，一般在20℃~30℃之间为宜。药液稀释倍数不低于1:10（药液:溶媒），稀释后药液必须在4h内使用。用药前应认真检查药品以及配制后的滴注液，发现药液出现浑浊、沉淀、变色、结晶等药物性状改变以及瓶盖漏气、瓶身细微破裂者，均不得使用。本品应单独使用。禁忌与其他药品混合配伍使用。如需联合用药，在换药时需先用5%葡萄糖注射液或0.9%氯化钠注射液（50ml以上）冲洗输液管或更换

新的输液器，并应保持一定的时间间隔，以免药物相互作用产生不良反应。该药在输液过程中，液体应经过过滤器，若发现有气泡，应减慢滴速。严格控制输液速度，儿童以30~40滴/min为宜，成年人以30~60滴/min为宜，滴速过快或有渗漏可引起头晕、胸闷或局部疼痛。用药前应仔细询问患者情况、用药史和过敏史。老人、哺乳期妇女、初次使用中药注射剂的患者应慎重使用，并加强监测。

(4)重症毒盛气营证常用中成药。

①安宫牛黄丸(牛黄、水牛角浓缩粉、麝香、珍珠、朱砂、雄黄、黄连、黄芩、栀子、郁金、冰片)：清热解毒，镇惊开窍。用于热病，邪入心包，高热惊厥，神昏谵语；中风昏迷及脑炎、脑膜炎、中毒性脑病、脑出血、败血症见上述证候者。每丸重3g。口服，一次1丸，一日1次；小儿3岁以内一次1/4丸，4~6岁一次1/2丸，一日1次，或遵医嘱。有文献报道不当使用本品致体温过低，亦有个别患者引起过敏反应。注意事项：本品为热闭神昏所设，寒闭神昏不得使用。本品处方中含麝香，芳香走窜，有损胎气，孕妇慎用。服药期间饮食宜清淡，忌食辛辣油腻之品，以免助火生痰。本品处方中含朱砂、雄黄，不宜过量久服，肝肾功能不全者慎用。在治疗过程中如出现肢寒畏冷、面色苍白、冷汗不止、脉微欲绝、由闭证变为脱证时，应立即停药。高热神昏、中风昏迷等口服本品困难者，当鼻饲给药。孕妇及哺乳期妇女、儿童、老年人使用本品应遵医嘱。运动员慎用。过敏体质者慎用。儿童必须在成人的监护下使用。如正在服用其他药品，使用本品前请咨询医师。服用前应除去蜡皮、塑料球壳及玻璃纸；本品可嚼服，也可分份吞服。

②紫雪：见前。

③清开灵注射液(板蓝根、金银花、栀子、水牛角粉、珍珠母粉、黄芩苷、胆酸、猪去氧胆酸)：清热解毒，化痰通络，醒神开窍。用于热病，神昏，中风偏瘫，神志不清；急性肝炎、上呼吸道感染、肺炎、脑血栓形成、脑出血见上述证候者。肌内注射，一日2~4ml。重症患者静脉滴注，一日20~40ml，以10%葡萄糖注射液200ml或氯化钠注射液100ml稀释后使用。本品偶有过敏反应，可见皮疹、面红、局部疼痛等。注意事项：有表证恶寒发热者、药物过敏史者慎用。如出现过敏反应应及时停药并做脱敏处理。本品如产生沉淀或浑浊时不得使用。如经10%葡萄糖或氯化钠注射液稀释后，出现浑浊亦不得使用。药物配伍：到目前为止，已确认清开灵注射液不能与硫酸庆大霉素、青霉素G钾、肾上腺素、阿拉明、乳糖酸红霉素、多巴胺、山梗菜碱、硫酸美芬丁胺等药物配伍使用。清开灵注射液稀释以后，必须在4h以内使用。输液速度：注意滴速勿快，儿童以20~40滴/min为宜，成年人以40~60滴/min为宜。除按用法用量中说明使用以外，还可用5%葡萄糖注射液、氯化钠注射液按每10ml药液加入100ml溶液稀释后使用。

(5)危重症心阳虚衰证常用中成药。

①生脉注射液(红参、麦冬、五味子)：益气养阴，复脉固脱。用于气阴两亏，脉虚欲脱之证。心悸，气短，四肢厥冷，汗出，脉欲绝。每支装10ml。肌肉注射，每次2~

4ml，每日1~2次。静脉滴注，一次20~60ml，用5%葡萄糖注射液250~500ml稀释后使用，或遵医嘱。新生儿和婴幼儿禁用。临床应用时，滴速不能过快，儿童以20~40滴/min为宜。配制好要在4h内使用。本品不宜与中药藜芦、五灵脂同时应用。

②参附注射液(红参、黑顺片)：回阳救逆，益气固脱。主要用于阳气暴脱的厥脱症(感染性、失血性、失液性休克等)；也可用于阳虚(气虚)所致的惊悸、怔忡、喘咳、胃疼、泄泻、痹症等。每支装10ml。肌内注射，一次2~4ml，一日1~2次。静脉滴注，一次20~100ml(用5%~10%葡萄糖注射液250~500ml稀释后使用)。静脉推注，一次5~20ml(用5%~10%葡萄糖注射液20ml稀释后使用)。或遵医嘱。据文献报道本品偶见不良反应。过敏反应：可表现为瘙痒、皮疹、过敏性皮炎、面色苍白、憋气、呼吸困难、喉水肿、心悸、紫绀、血压下降等，严重者可发生过敏性休克。全身性损害：寒战、发热、乏力、多汗、腰背痛等。神经系统损害：头晕、头痛、失眠、震颤、抽搐、口唇及肢体麻木等。心血管系统：面部潮红、心悸、胸闷、心动过速、心律失常、血压波动等。消化系统损害：恶心、呕吐、腹胀、腹痛、腹泻、呃逆、口干、胃不适、肝功能异常等。呼吸系统损害：口唇紫绀、咳嗽、气短、呼吸急促等。泌尿系统损害：尿潴留、浮肿等。其他：鼻衄、注射部位红肿疼痛、静脉炎、视觉异常等。根据本品已在全国31家医院内主动安全性集中监测显示：不良反应/事件累计发生率为0.92‰，发生率"罕见"状态均为"一般"，无"严重"不良反应/事件。禁忌：对本品有过敏或严重不良反应病史者禁用。新生儿、婴幼儿禁用。注意事项：临床应严格按照中医理论辨证用药。本品主要适用于气虚、阳虚诸证，临床表现主要有：疲乏无力，少气懒言，语言低微，自汗怕冷，舌质淡、胖嫩，脉虚无力等，不能用于实热证、阴虚证。本品益气回阳，也可用于心力衰竭、冠心病、围手术期及肿瘤等属于阳虚、气虚之证者。本品不良反应包括过敏性休克，应在有抢救条件的医疗机构使用。用药过程中，应加强监护，特别是用药开始30min，一旦出现过敏反应或其他严重不良反应须立即停药，予以保持气道畅通、吸氧及使用肾上腺素、糖皮质激素等治疗措施及时救治。用药前仔细询问患者情况、用药史和过敏史。有药物过敏史或过敏体质、年老体弱者、儿童、孕妇及哺乳期妇女、心肺严重疾患者、肝肾功能异常患者、初次使用中药注射剂的患者应慎重使用，如确需使用，请遵医嘱，并加强临床监护。严格掌握用法用量及疗程。按照药品说明书推荐剂量使用。临床应用时，滴速不宜过快，初次使用中药注射剂者、儿童及年老体弱者以20~40滴/min为宜，成年人以40~60滴/min为宜，以防止不良反应的发生。糖尿病患者使用本品，应用0.9%氯化钠注射液稀释后使用。不建议使用说明书外的其他溶媒稀释。本品应单独使用，禁止与其他药品在同一容器内混合配伍使用。谨慎联合用药。如确需联合使用其他药品时，应考虑与本品的间隔时间以及药物相互作用等问题，并应用适量稀释液对输液管道进行冲洗。通过动物试验证明：本品具有改善血流动力学、改善氧代谢和微循环障碍的作用；能够改善心脏功能、改善心律失常；减轻缺血再灌注损伤，改善能量代谢，抑制细胞凋亡；调节

免疫功能失衡等作用。如治疗期间，心绞痛持续发作，宜加服硝酸酯类药物或遵医嘱。本品是中药制剂，保存不当如高温、受冻、碰撞等可能影响产品质量。用药前和配制后及使用过程中应认真检查本品及滴注液，发现药液出现浑浊、沉淀、变色、结晶等药物性状改变以及瓶身有漏气、裂纹等现象时，均不得使用。配置好后，请在4h内使用。本品含有皂苷，摇动时产生泡沫是正常现象，不影响疗效。本品避免直接与辅酶A、Vit K$_3$、氨茶碱、盐酸多柔比星、丹参注射液、注射用奥美拉唑钠、注射用脑蛋白水解物混合配伍使用。本品若需与中药半夏、瓜蒌、贝母、白蔹、白及、五灵脂、藜芦等同时使用，请咨询医师。

③复方丹参注射液(丹参、降香)：扩张血管，增进冠状动脉血流量。用于心绞痛，亦可用于心肌梗死等。肌内注射，一次2~4ml，一日1~2次；静脉注射，一次4ml，用50%葡萄糖注射液20ml稀释后应用，一日1次；静脉滴注，一次10~16ml，用5%葡萄糖注射液100~500ml稀释后应用，一日1次。偶见皮疹、皮肤红肿、瘙痒、恶心、呕吐、寒战、发热、头晕、头痛、腹痛、腹泻、心悸等，可引起严重过敏反应，表现为过敏性休克、呼吸困难、喉水肿等。偶见局部静脉炎。对本品过敏者禁用。本品不得与其他药物混合注射使用。谨慎联合用药，如确需联合使用其他药品时，应谨慎考虑与中药注射剂的时间间隔以及药物相互作用等。本品出现浑浊、沉淀、变色、漏气或瓶身细微破裂，均不能使用。月经期妇女及有出血倾向者慎用。特殊人群(特别是老年患者)用药要加强临床监护。本品无用氯化钠溶液稀释的研究资料。

(6)危重症邪陷厥阴证常用中成药。

①安宫牛黄丸：见前。

②热毒宁注射液：见前。

③醒脑静注射液(人工麝香、郁金、冰片、栀子)：清热解毒，凉血活血，开窍醒脑。用于气血逆乱，脑脉瘀阻所致中风昏迷，偏瘫口歪；外伤头痛，神志昏迷；酒毒攻心，头痛呕恶，昏迷抽搐。脑栓塞、脑出血急性期、颅脑外伤，急性酒精中毒见上述症候者。肌肉注射，一次2~4ml，一日1~2次；静脉滴注，一次10~20ml，用5%~10%葡萄糖注射液或氯化钠注射液250~500ml稀释后滴注，或遵医嘱。本品不良反应包括过敏性休克，应在有抢救条件的医疗机构使用，使用者应是具备治疗过敏性休克等严重过敏反应资质或接受过过敏性休克抢救培训的医师，用药后出现过敏反应或严重不良反应立即停药并及时救治。不良反应有过敏反应：潮红、皮疹、瘙痒、呼吸困难、憋气、心悸、紫绀、血压下降、过敏性休克等。全身性损害：畏寒、寒战、发热、乏力、疼痛、面色苍白、多汗等。呼吸系统：咳嗽、呼吸急促等。心血管系统：心悸、胸闷、血压升高等。神经精神系统：头晕、头痛、抽搐、昏迷、肢体麻木、烦躁等。皮肤及其附件：风团样皮疹、丘疹、红斑等。胃肠道系统：恶心、呕吐、腹痛、腹泻等。用药部位：注射部位的疼痛、红肿、麻木、皮疹、静脉炎等。禁忌：对本品或含有人工麝香(或麝香)、栀子、郁金、

冰片制剂及成分中所列辅料过敏或有严重不良反应病史者禁用。本品含芳香走窜药物，孕妇禁用。注意事项：本品不良反应包括过敏性休克，应在有抢救条件的医疗机构使用，使用者应是具备治疗过敏性休克等严重过敏反应资质或接受过过敏性休克抢救培训的医师，用药后出现过敏反应或严重不良反应立即停药并及时救治。严格按照药品说明书规定的功能主治使用，禁止超功能主治用药。严格掌握用法用量。按照药品说明书推荐剂量使用药品。不得超剂量、过快滴注和长期连续用药。本品为中药注射剂，保存不当可能会影响药品质量；用药前和配制后及使用过程中应认真检查本品及滴注液，发现药液出现浑浊、沉淀、变色、结晶等药物性状改变以及瓶身有漏气、裂纹等现象时，均不得使用。本品为芳香性药物，开启后应立即使用，防止挥发。严禁混合配伍，谨慎联合用药。本品应单独使用，禁忌与其他药品混合配伍使用。如确需要联合使用其他药品时，应谨慎考虑本品的间隔时间以及药物相互作用等问题。用药前应仔细询问患者情况、用药史和过敏史。过敏体质者、运动员、肝肾功能异常患者、老人、哺乳期妇女、初次使用中药注射剂的患者应慎重使用，如确需使用请遵医嘱，并加强监测。目前尚无儿童应用本品的系统研究资料，不建议儿童使用。加强用药监护。用药过程中，应密切观察用药反应，特别是开始30min，发现异常，应立即停药，采用积极救治措施，救治患者。监测数据显示，有与本品相关的肝生化指标异常病例报告，建议在临床使用过程中注意监测。

④牛黄清心丸(牛黄、当归、川芎、甘草、山药、黄芩、炒苦杏仁、大豆黄卷、去核大枣、炒白术、茯苓、桔梗、防风、柴胡、阿胶、干姜、白芍、人参、炒六神曲、肉桂、麦冬、白蔹、炒蒲黄、人工麝香、冰片、水牛角浓缩粉、羚羊角、朱砂、雄黄)：清心化痰，镇惊祛风。用于风痰阻窍所致的头晕目眩，痰涎壅盛，神志混乱，言语不清及惊风抽搐、癫痫。每丸重3g。口服，一次1丸，一日1次。本品处方中含朱砂、雄黄，不宜过量久服，肝肾功能不全者慎用。服用前应除去蜡皮、塑料球壳；本品可嚼服，也可分份吞服。

(7)恢复期余邪未尽，气阴两伤证常用中成药。

养阴清肺口服液(地黄、麦冬、玄参、川贝母、白芍、牡丹皮、薄荷、甘草)：养阴润肺，清热利咽。用于咽喉干燥疼痛，干咳、少痰或无痰。每支装10ml。口服，儿童用量：3岁以内一次服用2.5ml；3~5岁一次服用3.5ml；5~10岁一次服用5ml；10岁以上与成人服用量相同，一次1支(10ml)，一日2~3次。忌烟、酒及辛辣食物。痰湿壅盛患者不宜服用，其表现为痰多黏稠，或稠厚成块。风寒咳嗽者不宜服用，其表现为咳嗽声重，鼻塞流清涕。有支气管扩张、肺脓疡、肺心病的患者及孕妇，应在医师指导下服用。糖尿病患者服用前应向医师咨询。服用3d，症状无改善，应去医院就诊。按照用法用量服用，小儿、年老体虚者应在医师指导下服用。长期服用应向医师咨询。对本品过敏者禁用，过敏体质者慎用。本品性状发生改变时禁止使用。儿童必须在成人的监护下使用。请将本品放在儿童不能接触的地方。如正在使用其他药品，使用本品前请咨询医师或药师。本品贮藏期间有少许沉淀，不影响疗效，摇匀后服用即可。

3.西医治疗

对于发病时即病情严重、发病后病情呈动态恶化的病例，感染甲型H_1N_1流感的高危人群(年龄<5岁的儿童，特别是2岁以下婴幼儿、肥胖儿童和有支气管哮喘、肾病等慢性基础病史患者)应及时给予神经氨酸酶抑制剂进行抗病毒治疗。开始给药时间应尽可能在发病48h以内(以36h内为最佳)。用量用法：奥司他韦：1岁及以上年龄的儿童患者应根据体质量给药。体质量不足15kg者，予30mg，一日2次；体质量15~23kg者，予45mg，一日2次；体质量23~40kg者，予60mg，一日2次；体质量大于40kg者，予75mg，一日2次。疗程为5d。对于吞咽胶囊有困难的儿童，可选用奥司他韦混悬液。扎那米韦：用于7岁以上儿童，用量为10mg，吸入，一日2次，疗程为5d。

四、健康教育

1.合理调护

(1)注意休息，做好隔离。

(2)高热时可用温水浸浴或擦身。

(3)饮食宜清淡易消化，少食多餐，多饮水。

(4)衣被不宜过暖，病人汗出过多时，及时更换。

(5)保持室内通风，避免对流风，注意保暖。

2.生活起居预防

(1)做好室内卫生，保持空气流通；根据气温变化，及时增减衣被。

(2)少去人群密集的公共场所；饮食宜清淡而富有营养。

(3)充分休息，保证睡眠充足，减少学习压力。

(4)保持手部清洁，并用正确方法洗手。

(5)打喷嚏或咳嗽时用纸巾遮住口鼻，不随地吐痰。

(6)尽量避免接触流感样病人，接触时应佩戴口罩。

(7)加强体育锻炼，提高抗病能力。

3.中草药预防

(1)组方1。

药物：银花6g，连翘6g，大青叶6g，苏叶6g。

适应人群：正常体质儿童。

煎服方法：水煎至100~150ml，分2~3次口服，每日1剂，3~5剂为宜。

(2)组方2。

药物：黄芪10g，白术6g，防风6g，连翘6g。

适应人群：气虚体质儿童。平素体弱易感，汗多，面色少华，纳呆食少，便溏。

煎服方法：水煎至100~150ml，分2~3次口服，每日1剂。5~7剂为宜。

（3）组方3。

药物：连翘6g，黄芩6g，薄荷6g，大黄3g，玄参6g。

适应人群：内热体质儿童。平素咽红，口臭，大便干。

煎服方法：水煎至100~150ml，分2~3次口服，每日1剂。3~5剂为宜。

（4）组方4。

药物：藿香6g，苏叶6g，白豆蔻3g，莱菔子6g。

适应人群：痰湿体质儿童。形体偏胖，肌肉松软，平素痰多，易见腹胀便溏，舌苔厚腻。

煎服方法：水煎至100~150ml，分2~3次口服，每日1剂。3~5剂为宜。

（5）服用中草药注意事项。

应在医师的指导下服用。服药时间不宜过长，一般服用3~7d。上述药物剂量为4~7岁儿童参考用量，其他年龄儿童酌情增减。

第六章 小儿感冒

感冒是感受外邪引起的一种常见的外感疾病，临床以发热、恶风寒、鼻塞、流涕、喷嚏、咳嗽为主要特征。普通感冒即急性鼻咽炎，是上呼吸道感染的一个最常见类型，也是儿科容易滥用抗菌药物的疾病，其可发生于任何年龄尤其年幼儿，年均每人可达5~7次。普通感冒影响患儿的健康和学习积极性，可能并发鼻窦炎、中耳炎、气管-支气管炎乃至肺炎等；另一方面，小儿肝脏解毒和肾脏排泄等功能发育尚不完善，用药不当较易引起不良反应，甚至对健康造成的危害甚于疾病本身。本病病毒的病原学地位突出，其中以鼻病毒最常见(30%~50%)，其次为冠状病毒(10%~15%)、呼吸道合胞病毒(5%)、副流感病毒(5%)、腺病毒(<5%)和肠道病毒(<5%)等。营养不良、贫血、维生素AD缺乏、过度疲劳、着凉或缺乏锻炼、居住环境拥挤、大气污染等均是普通感冒的诱因。特应性体质儿童易患普通感冒，而其鼻炎症状又常易与普通感冒相混淆。免疫缺陷病或免疫功能低下的普通感冒患儿症状多较严重。本病属于中医学"感冒"范畴。

一、西医诊断

1.诊断依据

(1)病史：气候骤变，冷暖失调，或与感冒病人接触，有感受外邪病史。

(2)临床表现：发热、恶风寒、鼻塞、流涕、喷嚏、咳嗽等。感冒伴有兼证者，可见咳嗽加剧、喉间痰鸣；脘腹胀满、不思饮食、嗳腐吞酸、大便不调；烦躁不宁、惊惕抽风等表现。

(3)特殊类型感冒：疱疹性咽峡炎可见咽部充血，咽腭弓、悬雍垂、软腭等处有2~4mm大小的疱疹。咽结合膜炎以发热、咽炎、结膜炎为特征。

(4)根据化验检查进行诊断。

2.鉴别诊断

(1)要分清小儿急性上呼吸道病毒感染与急性上呼吸道细菌感染，可通过血常规和C反应蛋白检查初筛，必要时以病原学检测确定。

(2)多种急性传染病的早期都有类似感冒的症状，如麻疹、百日咳、水痘、幼儿急疹、猩红热、流行性脑脊髓膜炎、流行性乙型脑炎等，应结合流行病史、临床表现、实验室检查以及病情演变特点等加以鉴别。

3.相关检查

(1)血象检查：病毒感染者白细胞总数正常或偏低；细菌感染者白细胞总数及中性粒细胞均增高。

(2)病原学检测：取鼻咽部分泌物，运用免疫荧光技术、酶联免疫吸附法(ELISA)、碱性磷酸酶抗碱性磷酸酶桥联酶标法(APAAP)、生物素抗生素ELISA法、单克隆抗体荧光法等方法检测病毒。

二、中医诊断

1.诊断要点

参照国家中医药管理局发布的中华人民共和国中医药行业标准《中医病证诊断疗效标准》(ZY/T 001.4—94)。

(1)以发热恶寒、鼻塞流涕、喷嚏等症为主，多兼咳嗽、发热、头痛、鼻塞、流涕、打喷嚏、咳嗽为主要症状。一年四季可发生。

(2)四时均有，多见于冬春，常因气候变化而发病。

(3)白细胞总数正常或减少，中性粒细胞减少，淋巴细胞相对增加，单核细胞增加。

2.类证鉴别

(1)风温：本病与诸多风温病早期症状相类似，尤其是风热感冒与风温初期颇为相似。风温病势急骤，寒战发热，甚至高热，汗出后热虽暂降，但脉数不静，身热旋即复起，咳嗽胸痛，头痛剧烈，甚至出现神志昏迷、惊厥、谵妄等传变入里的证候。而感冒发热一般不高或不发热，病势轻，不传变，服用解表药后，多能汗出热退，病程短，预后良好。

(2)时行感冒：时行感冒有明显的传染流行性，发病急，病情重，全身症状显著，可以发生传变，化热入里，继发或并发他病。而普通感冒病情轻，全身症状不重，少有传变，在气候变化时发病率可以升高，但无明显流行特点，若感冒一周以上不愈，发热不退或反见加重，应考虑感冒继发他病，传变入里。

(3)肺热病：病情较重，起病急骤，咳喘严重，可有高热，胸部X线检查可见炎性阴影。

(4)鼻鼽：以鼻流清涕、鼻塞、喷嚏等为突出表现，无寒热头痛等全身症状，常于晨间发作，来去迅速。

(5)鼻渊：非新病突起，病程长，反复发作，多流浊涕腥臭，一般无恶寒发热。

(6)其他：麻疹、烂喉丹痧、风疹、白喉、百日咳、春瘟等多种传染病，其早期均有类似感冒的症状，应注意从流行病学等方面加以鉴别。

3.证候诊断

(1)风寒感冒证：恶寒，发热，无汗，鼻塞，流清涕，喷嚏，咳嗽，痰稀白易咯，面色白，头身痛，口不渴，咽无红肿疼痛。舌淡红，苔薄白，脉浮紧，指纹浮红。

(2)风热感冒证：发热，恶风，有汗或少汗，鼻塞，流浊涕，喷嚏，咳嗽，痰稠色白或黄，面色红赤，哭闹不安或烦躁不宁，头痛，口渴，咽红肿痛，小便黄赤。舌质红，苔薄黄，脉浮数，指纹浮紫。

(3)暑邪感冒证：夏季发病，壮热，汗出热不解，头晕头痛，鼻塞，喷嚏，身重困倦，面色红赤，哭闹不安或烦躁不宁，咽红肿痛，口渴欲饮或口干不欲饮，纳呆，恶心呕吐，泄泻，小便短赤。舌质红，苔黄腻，脉数，指纹紫滞。

(4)时疫感冒证：起病急骤，全身症状重。高热寒战，头晕头痛，鼻塞，喷嚏，咳嗽，面目红赤，哭闹不安或烦躁不宁，咽红肿痛，无汗或汗出热不解，肌肉骨节酸痛，腹胀腹痛，或有呕吐，泄泻。舌质红或红绛，苔黄燥或黄腻，脉洪数，指纹紫滞。

(5)感冒夹痰证：感冒兼见咳嗽较剧，痰多，喉间痰鸣。舌苔厚腻，脉浮滑或滑数。

(6)感冒夹滞证：感冒兼见脘腹胀满，不思饮食，口气秽臭，恶心呕吐，吐物酸腐，大便酸臭，或腹痛泄泻，或大便秘结。舌苔垢腻，脉滑。

(7)感冒夹惊证：感冒兼见惊惕、惊叫，烦躁不宁，甚至骤然两目凝视，肢体抽搐，口唇发绀。舌质红，脉浮弦或弦数。

三、中医适宜技术

1.辨证施药

感冒治疗以疏风解表为基本原则。临床上应区分主证和兼证辨证论治。治疗主证时根据不同的证型相应治以辛温解表、辛凉解表、清暑化湿及清热解毒。治疗兼证时应在解表的基础上，分别佐以化痰、消导、镇惊之法，其中兼有寒痰者宜宣肺化痰，兼有热痰者宜清肺化痰。同时，因小儿为稚阴稚阳之体，过汗则耗伤津液，甚则损伤心阳，不利病愈，反致病深转重，故在解表之时发汗不宜太过。如为体虚感冒者可用扶正解表法治疗。

(1)风寒感冒证。治法：辛温解表。主方：荆防败毒散(《摄生众妙方》)加减。处方：

荆芥10g	防风10g	羌活10g	苏叶6g
独活10g	白芷9g	桔梗6g	白前6g
桂枝6g	川芎6g	枳壳6g	茯苓6g
葱白9g	淡豆豉6g	甘草3g	

每日1剂，水煎服，每日2~3次。

加减：头痛明显者加葛根15g；恶寒无汗者加麻黄7g；呕吐者加半夏7g、鲜生姜5片；外寒里热者加黄芩9g、板蓝根15g。

(2)风热感冒证。治法：辛凉解表。主方：银翘散(《温病条辨》)加减。处方：

金银花12g	连翘9g	薄荷6g	牛蒡子9g

淡豆豉9g　　　荆芥9g　　　桔梗6g　　　淡竹叶6g

大青叶12g　　　桑叶9g　　　甘草5g

每日1剂，水煎服，每日2~3次。

加减：高热者加栀子9g、黄芩6g；咽红肿痛者加蝉蜕6g、蒲公英15g、玄参9g；大便秘结者加枳实9g、生大黄6g(后下)。

(3)暑邪感冒证。治法：清暑化湿。主方：新加香薷饮(《温病条辨》)加减。处方：

香薷6g　　　荷叶9g　　　金银花9g　　　连翘6g

薄荷6g　　　藿香9g　　　佩兰9g　　　淡豆豉9g

扁豆花9g　　　六一散6g^(冲服)

每日1剂，水煎服，每日2~3次。

加减：偏热重者加黄连6g、栀子9g；呕吐者加半夏7g、竹茹6g；泄泻者加葛根12g、黄芩9g、黄连6g、苍术9g。

(4)时疫感冒证。治法：清热解毒。主方：银翘散(《温病条辨》)合普济消毒饮(《东垣试效方》)加减。处方：

黄芩15g　　　黄连15g　　　陈皮6g　　　玄参6g

柴胡6g　　　桔梗6g　　　连翘3g　　　板蓝根3g

薄荷3g　　　僵蚕3g　　　升麻2g　　　金银花12g

荆芥9g　　　羌活9g　　　栀子6g　　　牛蒡子3g

贯众9g　　　甘草6g

每日1剂，水煎服，每日2~3次。

加减：高热者加柴胡9g、葛根12g；恶心、呕吐者加竹茹6g。

(5)感冒夹痰证。治法：风寒夹痰者宜辛温解表，宣肺化痰；风热夹痰者宜辛凉解表，清肺化痰。主方：风寒夹痰者荆防败毒散(《摄生众妙方》)合二陈汤(《太平惠民和剂局方》)、三拗汤(《伤寒论》)加减。处方：

麻黄7g　　　荆芥9g　　　防风9g　　　苏叶6g

桔梗6g　　　白前6g　　　杏仁7g　　　半夏9g

茯苓9g　　　橘红15g　　　甘草5g

每日1剂，水煎服，每日2~3次。

风热夹痰者银翘散(《温病条辨》)合桑菊饮(《温病条辨》)、黛蛤散(《卫生鸿宝》)加减。处方：

金银花9g　　　连翘5g　　　薄荷3g　　　牛蒡子5g

荆芥9g　　　桑叶9g　　　菊花9g　　　大青叶15g

黛蛤散3g^(兑入)　　　浙贝6g　　　甘草3g　　　瓜蒌皮6g

每日1剂，水煎服，每日2~3次。

(6)感冒夹滞证。治法：疏风解表兼以消食导滞。主方：风寒夹滞者用荆防败毒散(《摄生众妙方》)和保和丸(《丹溪心法》)加减。处方：

荆芥9g	防风9g	苏叶6g	桔梗6g
白前6g	半夏7g	陈皮9g	焦神曲9g
焦山楂9g	莱菔子6g	炙甘草6g	

每日1剂，水煎服，每日2~3次。

风热夹滞者用银翘散(《温病条辨》)和保和丸(《丹溪心法》)加减。处方：

金银花12g	连翘9g	薄荷6g	牛蒡子3g
大青叶15g	荆芥9g	桑叶9g	焦神曲9g
焦山楂9g	槟榔6g	炙甘草6g	

每日1剂，水煎服，每日2~3次。

(7)感冒夹惊证。治法：解表兼以清热镇惊。主方：银翘散(《温病条辨》)合镇惊丸(《医宗金鉴》)加减，另加用小儿金丹片或小儿回春丹。处方：

金银花12g	连翘9g	薄荷6g	淡豆豉9g
板蓝根12g	蝉蜕6g	防风9g	钩藤10g
白蒺藜9g	僵蚕6g	茯神12g	麦冬12g
石菖蒲9g	甘草6g		

每日1剂，水煎服，每日2~3次。

2.中成药治疗

(1)小儿豉翘清热颗粒(连翘、淡豆豉、薄荷、荆芥、炒栀子、大黄、赤芍、青蒿、槟榔、厚朴、黄芩、半夏、柴胡、甘草)：疏风解表，清热导滞。用于本病风热犯表证和感冒夹滞证。每袋2g。开水冲服，每服6月至1岁1~2g，1~3岁2~3g，4~6岁3~4g，7~9岁4~5g，10岁以上6g，一日3次。

(2)小儿感冒颗粒(广藿香、菊花、连翘、大青叶、板蓝根、地黄、地骨皮、白薇、薄荷、石膏)：清热解表。用于风热感冒证。每袋6g；12g。1岁以内每服6g，1~4岁每服6~12g，5~8岁每服12~18g，9~12岁每服24g，均一日2次。

(3)小儿清热宁颗粒(羚羊角粉、人工牛黄、金银花、黄芩、柴胡、板蓝根、水牛角浓缩粉、冰片)：清热解毒。用于外感温邪，脏腑实热引起的内热高烧，咽喉肿痛，咳嗽痰盛，大便干燥。用于本病风热犯表证。每袋4g。开水冲服，1~2岁4g，一日2次；3~5岁4g，一日3次；6~14岁8g，一日2~3次。

(4)双黄连颗粒(金银花、黄芩、连翘)：疏风解表，清热解毒。用于风热感冒证。每袋装5g(相当于净饮片15g)。口服或开水冲服。6个月以下，一次2~3g；6个月至1岁，一次3~4g；1~3岁，一次4~5g；3岁以上儿童酌量或遵医嘱。

(5)藿香正气口服液(苍术、陈皮、姜制厚朴、白芷、茯苓、大腹皮、生半夏、甘草浸膏、广藿香油、紫苏叶油）：解表化湿，理气和中。用于暑邪感冒证。每支装10ml。每服5~10ml，一日2次。

（6）清开灵颗粒（胆酸、珍珠母、猪去氧胆酸、栀子、水牛角、板蓝根、黄芩苷、金银花）：清热解毒，镇静安神。用于时疫感冒证和夹惊证。每袋装3g（含黄芩苷20mg）。1~3岁每服3g，4岁以上每服6g，均一日2~3次。

（7）午时茶（防风、广藿香、苍术、羌活、紫苏叶、厚朴、柴胡、陈皮、枳实、连翘等19味）：解表和中。用于风寒夹滞证。每袋装2.5g。用开水泡服，每服2.5g，一日2~3次。

（8）清热化滞颗粒（酒炒大黄、焦槟榔、大青叶、北寒水石、焦山楂、薄荷、化橘红、草豆蔻、广藿香、前胡、焦麦芽）：清热化滞，表里双解。用于风热夹滞证。每袋装2.5g。口服，1~3岁每次1袋，4~7岁每次2袋，8岁以上每次3袋，均一日3次。

（9）小儿金丹片（朱砂、橘红、川贝母、胆南星、前胡、玄参、清半夏、大青叶、木通、桔梗、荆芥穗、羌活、西河柳、地黄、炒枳壳、赤芍、钩藤、葛根、牛蒡子、天麻、甘草、防风、冰片、水牛角浓缩粉、羚羊角粉、薄荷脑）：祛风化痰，清热解毒。用于风热感冒夹惊证。每片重0.3g。口服，1岁以上每服0.6g，1岁以下每服0.3g，均一日3次。

（10）炎琥宁注射液（穿心莲提取物）：解热，解毒，镇痛。用于本病风热犯表证、时疫外感证和暑热夹湿证。每支80mg。临用前，加灭菌注射用水适量使溶解。成人剂量：肌内注射，一次40~80mg，一日1~2次；静脉滴注，一日0.16~0.4g，一日1~2次给药，用5%葡萄糖注射液或5%葡萄糖氯化钠注射液稀释后滴注。儿童酌减或遵医嘱。本药的不良反应报道较少，偶见皮疹等过敏反应。报道的穿琥宁不良反应有：肝脏：肝功能损害。胃肠道：恶心、呕吐、腹痛、腹泻。血液：白细胞减少、血小板减少、紫癜。过敏反应：皮疹、瘙痒、斑丘疹、呼吸困难、水肿、过敏性休克，多在首次用药后出现。其他：致热原样反应，表现为寒战、高热、头晕、胸闷、心悸、心动过速、血压下降等。不良反应的处理方法：如出现发热、呼吸短促，应立即停药。如出现过敏性休克，应立即采取相应急救措施。

（11）热毒宁注射液（青蒿、金银花、栀子）：清热、疏风、解毒。用于本病风热犯表证、时疫外感证和暑热夹湿证。每支10ml。3~5岁，最大剂量不超过10ml，以5%葡萄糖注射液或0.9%氯化钠注射液50~100ml稀释后静脉滴注，滴速为每分钟30~40滴；6~10岁，每次10ml，以5%葡萄糖注射液或0.9%氯化钠注射液100~200ml稀释后静脉滴注，滴速为每分钟30~60滴；11~13岁，每次15ml，以5%葡萄糖注射液或0.9%氯化钠注射液200~250ml稀释后静脉滴注，滴速为每分钟30~60滴；14~17岁，每次20ml，以5%葡萄糖注射液或0.9%氯化钠注射液250ml稀释后静脉滴注，滴速为每分钟30~60滴。以上均一日1次。本品使用后需用5%葡萄糖注射液或0.9%氯化钠注射液冲洗输液管后，方可使用第二种药物。个别患者可出现头晕、胸闷、口干、腹泻、恶心呕吐。偶见有全身发红、瘙痒或皮疹等过敏反应。有药物过敏史者慎用。既往有溶血(血胆红素轻度增高或尿胆原阳性者)现象发生者慎用。本药不宜与其他药物在同一容器内混合使用,与青霉素类、氨基苷类和大环内酯类等药物配伍使用时可产生混浊或沉淀。临床试验曾有给本药后实验室检查血总胆红素(T-BIL)、直接胆红素(D-BIL)增高,可能与药物相关,用药后应定期检测血T-BIL、D-BIL。溶液配制浓度不低于1:4(药液:溶媒)。本药滴速过快可能导致头晕、胸闷和局部皮疹。

3.药浴疗法

(1)风寒感冒证。

药物:羌活30g,独活30g,细辛15g,防风30g,苏叶30g,白芷30g,桂枝20g,葱白30g,淡豆豉30g。

用法:诸药煎水3000ml,候温沐浴。一日1~2次。

(2)风热感冒证。

药物:金银花30g,连翘30g,柴胡30g,桑叶30g,大青叶30g,薄荷20g,蝉蜕30g,栀子30g。

用法:诸药煎水3000ml,候温沐浴。一日1~2次。

(3)暑邪感冒证。

药物:香薷30g,金银花50g,连翘50g,柴胡30g,防风30g,淡豆豉30g,扁豆花30g,生石膏50g,鸡苏散50g,板蓝根50g。

用法:诸药煎水3000ml,候温沐浴。一日1~2次。

4.灌肠疗法

主要用于风热感冒,尤其适用于小儿不能服药时。常用药:柴胡、生大黄、薄荷、荆芥、防风、石膏、黄柏、黄芩、金银花、连翘等。外寒里热者可加桂枝、细辛;夹湿者可加藿香、佩兰、苍术;夹滞者可加枳实;夹惊者可加钩藤、蝉蜕。药物按小儿口服量,加水浓煎至所需量(30~100ml/次),做保留灌肠,保留20~30min。一日1~2次。推荐香苏感冒散直肠滴入疗法。

药物:香附12g,苏叶10g,陈皮10g,藿香15g,金银花15g,厚朴10g,白芷10g,半夏10g,桔梗10g,柴胡10g,连翘10g,香薷12g,滑石15g,板蓝根15g,苍术10g,大枣12g,甘草10g。

制法:共研细末,用热茶滤纸包装,30g/包。

功效:疏风清热,解表化湿,宣肺化痰,理气和中。

适应证:四时感冒。不论风寒、风热、夹暑、夹燥皆可,尤以胃肠型感冒、夏令感冒为佳。

用法:香苏感冒散一包加水350~400ml,生姜3片浸泡10min,武火煎开10~20min,文火煎熬浓缩至120~130ml,过滤取汁,装瓶备用。取卧位或俯卧位,6个月至1岁:10ml/

次，1~2岁：15ml/次，2~3岁：20ml/次，3~4岁：25ml/次，4~5岁：30ml/次，5~15岁：35ml/次，直肠滴入或直肠注入药液(插入5~10cm)，2次/d。

5.拔罐疗法

(1)风寒证。

取穴：风门、大椎、肺俞穴。

操作：用闪火法拔火罐，每穴处拔罐5~10min，隔日1次。注意留罐时间不宜太长，防止皮肤烫伤起泡。

(2)风热证。

取穴：大椎穴、肺俞、风门等。

操作：大椎穴处刺络拔罐，肺俞、风门，或大椎至神道及其两旁作推罐。一日1次，每次5~10min。注意留罐时间不宜太长，防止皮肤烫伤起泡。

6.艾灸疗法

取穴：大椎、风门、肺俞。

操作：用艾灸2~5壮，依次灸治，每穴5~10min，以皮肤表面温热为宜。一日1~2次。主要用于风寒感冒证。

7.针刺疗法

(1)方一。

取穴：主穴取风池、大椎、列缺、合谷、外关穴。风寒者，加风门、肺俞穴；风热者，加曲池、尺泽穴；暑湿者，加中脘、足三里穴；邪盛体虚者，加肺俞、足三里穴。

操作：实证针用泻法，风寒者，可加灸，风热者，大椎、少商穴点刺放血；虚证针用补法。

(2)方二。

取穴：主穴取风池、大椎、曲池穴。备穴取迎香、丰隆、天突、肺俞穴。

操作：每次取主穴、备穴各1~2个，中强刺激，每日1~2次。主要用于寒热错杂感冒。

(3)方三。

取穴：主穴取大椎、曲池、外关、合谷。

操作：用泻法，留针15min，一日1次。主要用于风热感冒证。

8.推拿疗法

补脾经1~3min，补肺经1~3min，补肾经1~3min，揉板门1~3min，摩腹3~5min，捏脊4~6遍，按揉足三里2min。如咳嗽时：按揉迎香1~3min，补肺经1~3min，清肝经1~3min，补脾经1~3min，揉板门1~3min，推揉肺俞1~3min，捏脊4~6遍，按揉足三里2min。

9.单方验方

(1)连须葱白5个，生姜5片，紫苏叶10g，淡豆豉6g。水煎服，每日1剂，用于风寒感冒者。

(2)连须葱白2个，生姜5片，陈皮6g，加红糖30g。水煎热服，每日1剂，用于风寒感冒者。

(3)大青叶30g，鸭跖草15g，桔梗6g，甘草6g。水煎服，每日1剂，用于风热感冒者。

四、健康教育

1.饮食调养

养成良好的哺乳习惯，尽量延长夜间喂奶的间隔时间。养成良好饮食习惯，避免偏食，节制零食，按时进食，提倡"三分饥"，防止乳食无度。食物宜细、软、烂、碎，而且应品种多样。

2.起居调摄

保证充足的睡眠时间，逐步养成夜间睡眠、白天活动的作息习惯。养成良好的小便习惯，适时把尿；培养每日定时大便的习惯。衣着要宽松，不可紧束而妨碍气血流通，影响骨骼生长发育。正确理解"饥与寒"。

3.四时调摄

春季注意保暖，正确理解"春捂"；夏季纳凉要适度，避免直吹电风扇，空调温度不宜过低；秋季应避免保暖过度，提倡"三分寒"；正确理解"秋冻"；冬季室内不宜过度密闭保暖，应适当通风，保持空气新鲜。经常到户外活动，多见风日，增强体质。

4.预防措施

普通感冒的密切接触者有被感染的可能，故要注意相对隔离。勤洗手是减少普通感冒的有效方法。普通感冒易发季节可戴口罩，少去人多拥挤的公众场所。导致普通感冒的病毒及血清型众多，且RNA病毒变异频繁，迄今尚未研发出普通感冒疫苗。流感病毒疫苗对普通感冒无效。

第七章　小儿急性扁桃体炎

急性(腭)扁桃体炎是指腭扁桃体的急性非特异性炎症，通常简称急性扁桃体炎，是上呼吸道感染的一种类型，多同时伴有程度不等的咽部黏膜和淋巴组织的急性炎症。该病在春、秋两季及气温变化时容易发病，可发生在任何年龄，多见于学龄前期和学龄期儿童，是小儿耳鼻咽喉科和小儿内科的常见多发病。属于中医学的"乳蛾病"范畴，有急、慢之分，反复发作可诱发"喉痈""痹病""水肿""心悸""怔忡"等病证，因此，急性期要早期积极治疗。

一、西医诊断

1.诊断依据

参照《耳鼻咽喉头颈外科学》(第8版)(田勇泉主编，人民卫生出版社，2013年)中扁桃体炎的诊断标准。

(1)临床表现。①全身症状：多见于急性化脓性扁桃体炎。起病急，可有畏寒、高热、头痛、食欲下降、乏力、全身不适、便秘等。小儿可因高热而引起抽搐、呕吐甚至昏睡。婴幼儿可因肠系膜淋巴结受累而出现腹痛及腹泻。②局部症状：以剧烈咽痛为主，常放射到耳部，伴有吞咽困难。婴幼儿常表现为流涎,拒食。部分患儿下颌下和(或)淋巴结肿大，有时到转头不便。扁桃体肿大较显著，在婴幼儿还可引起呼吸困难。

(2)检查：患者呈急性面容。咽部黏膜呈弥漫性充血，以扁桃体及两腭弓最为严重。腭扁桃体肿大，在其表面可显示黄白色脓点，在隐窝口处有黄白色或灰白色点状豆渣样渗出物，还可形成一片形似假膜，下颌下淋巴结常肿大。

(3)根据实验室检查诊断。

2.鉴别诊断

(1)咽白喉：咽痛轻，查体可见灰白色假膜常超出扁桃体范围，假膜坚韧，不易擦去，强剥易出血，颈部淋巴结多有肿大，呈"牛颈"状，患者精神萎靡、低热、面色苍白、脉搏微弱，呈现中毒症状。外周血白细胞计数一般无变化，假膜涂片可见白喉棒状杆菌。

(2)樊尚咽峡炎：多表现为单侧咽痛，查体可见一侧扁桃体覆盖灰色或黄色假膜，擦去后可见其下有溃疡，牙龈常见类似改变，患侧颈淋巴结有时肿大，全身症状较轻，涂片可见梭形杆菌及樊尚螺旋菌。外周血白细胞计数略有升高。

(3)单核细胞增多症性咽峡炎：咽痛较轻，查体可见扁桃体红肿，有时覆盖有白色假膜，易擦去，全身淋巴结肿大，有"腺性热"，患者高热、头痛、急性病容，有时出现皮疹、肝脾肿大等，咽拭涂片阴性或可查到呼吸道正常定植细菌，外周血检查可见异常淋巴细胞、单核细胞增多可占50%以上，血清噬异凝集试验(+)，有条件可送检EB病毒特异性抗体测定。

(4)粒细胞缺乏性咽峡炎：咽痛程度不一，查体可见坏死性溃疡，其上覆有深褐色假膜，周围组织苍白、缺血，软腭、牙龈有同样病变，颈部淋巴结无肿大，全身情况迅速衰竭，有脓毒性弛张热，咽拭涂片阴性或查到呼吸道正常定植细菌，外周血检查白细胞计数显著减少，粒细胞锐减或消失。

(5)白血病性咽峡炎：一般无咽痛，查体早期可见一侧扁桃体浸润肿大，继而表面坏死，覆有灰白色假膜，常伴有口腔黏膜肿胀、溃疡或坏死。全身淋巴结肿大，急性期体温升高，可有全身性出血，以致衰竭。咽拭涂片阴性或仅查到呼吸道正常定植细菌，外周血液检查白细胞增多，分类以原始白细胞和幼稚白细胞为主。

(6)猩红热：咽痛，查体可见在充血肿胀的扁桃体上出现灰色或褐色假膜，易拭去，下层红，不出血，咽黏膜呈弥漫深红色，软腭上有散在红点，颈部淋巴结肿大，有时化脓，全身他处淋巴结也可能肿大，患者恶寒、高热、头痛及呕吐，可有弥漫细小充血性斑丘疹(12~36h内)、杨梅舌(1~2d后)，咽拭涂片可检出A群β溶血性链球菌。

3.相关检查

(1)血常规及C反应蛋白：细菌性者常伴有外周血白细胞计数增高，中性粒细胞百分比增高和C反应蛋白增高。

(2)病原学检测：病原学检测主要是咽拭培养和药物敏感试验，要重视病原学的研究。由于无症状健康儿童的咽喉部也可有高达40%的正常定植菌的携带阳性率，所以这项检查并不推荐为常规检查，而应根据临床症状和体征做出初步判断后再决定是否需要进行。

(3)其他检查：当怀疑有并发症出现，如咽旁脓肿、咽后脓肿、扁桃体周围脓肿时可以根据病情选择性地进行CT检查或超声检查。考虑有肾脏并发症时，如考虑A群β溶血性链球菌导致的肾小球肾炎等时，应进行尿和肾功能等相关检查。

二、中医诊断

1.诊断要点

参照中华中医药学会《中医儿科常见病诊疗指南·小儿乳蛾》(ZYYXH/T 248—2012)及"十三五"规划教材《中医耳鼻咽喉科学》(刘蓬主编，中国中医药出版社，2016年)急乳蛾的诊断标准。

(1)以咽痛为主症，可表现为咽痛、咽痒，或吞咽困难、咽部异物感。喉核红肿，表面有脓点，颌下淋巴结肿大压痛。

(2)轻者可无全身症状；重者可见发热，恶寒或微恶寒，头身疼痛，咳嗽，口臭，纳呆。

(3)起病较急，病程较短。

2.类证鉴别

(1)烂喉痧：即猩红热。发病急，初期有发热或高热，咽喉红肿疼痛，甚则腐烂，引起梗痛，发热1d后出现朱红色皮疹，特点是呈弥漫性猩红色，经3~7d后，身热渐降，咽喉腐烂、疼痛亦见减轻，皮肤开始脱屑，状如鳞片，约2周后脱尽，如无其他变化，即可恢复健康。病中2~3d时可以见杨梅舌。

(2)喉关痈：是发生在扁桃体周围及其附近的脓肿，病变范围较乳蛾大。临床以局部疼痛、肿胀、化脓，并有恶寒发热、言语不清、饮食呛逆等为特征。病情发展迅速，每致咽喉肿痛，吞咽、呼吸均受影响。它包括西医学的扁桃体周围脓肿咽喉壁脓肿等疾病。本病形成脓肿之前，一般都有类似乳蛾急性发作的症状，这种症状若3~4d后逐渐加重，特别是咽痛加剧、吞咽困难者，应考虑本病。

(3)咽白喉：发病较缓，咽痛轻微，扁桃体及咽部可见灰白色的假膜，不容易擦去，强行擦去容易出血，并很快再生，颈部淋巴结肿大，与乳蛾仅有扁桃体红肿的病变极易区别，咽拭子培养或涂片可检出白喉杆菌。

(4)溃疡性膜性咽峡炎：多以局限性炎症反应和溃疡形成、轻度发热、全身不适及咽痛为主。溃疡多位于一侧扁桃体上端，覆盖较厚污秽的灰白色假膜，周围黏膜充血肿胀，咽拭子涂片可以找到奋森氏螺旋体及梭形杆菌。

3.证候诊断

参考中华中医药学会制定的《中医儿科常见病诊疗指南·小儿乳蛾》(ZYYXH/T 248—2012)。

(1)风热犯肺证：咽痛，渐加剧，咳嗽、吞咽加重，咽干灼热或痒，轻度吞咽困难，伴发热微恶寒，头痛鼻塞，咳嗽咯痰，喉核及周围黏膜红肿，尚未化脓，颌下淋巴结肿大压痛。舌红，苔薄黄，脉浮数。

(2)风寒袭肺证：咽微痛，轻度吞咽困难，伴发热恶寒，喷嚏，鼻塞涕清，头身疼痛，无汗，喉核淡红稍肿，咽黏膜色淡。舌淡红，苔薄白，脉浮。

(3)肺胃热盛证：咽痛明显，吞咽时加剧，牵引耳痛，张口、吞咽困难，伴发热面赤，口渴欲冷饮，口臭，咳吐黄痰，小便短黄，大便秘结，喉核红肿，咽黏膜深红，喉核表面有黄白色脓点，颌下淋巴结肿大压痛。舌红，苔黄或黄腻，脉洪数。

三、中医适宜技术

1.辨证施药

(1)风热犯肺证。治法：疏风清热，利咽消肿。主方：银翘马勃散(《温病条辨》)加减。处方：

金银花15g	连翘30g	马勃6g	射干9g
牛蒡子30g	薄荷9g	蝉蜕6g	桔梗9g

每次1剂，研细末，每次18g，水煎服，每日2次。

加减：如见咽喉不利甚者，加滑石15g、桔梗9g、芦根30g宣肺利湿清热；呼吸急促多痰者，加杏仁7g、车前子9g肃降肺气，化痰利湿。

(2)风寒袭肺证。治法：疏风散寒，利咽消肿。主方：加味香苏散(《医学心悟》)加减。处方：

荆芥9g	白芷6g	紫苏叶9g	陈皮9g
香附6g	桔梗6g	蔓荆子9g	川芎6g
甘草3g	生姜3片		

每日1剂，水煎服，每日2次。

加减：风寒夹热，加石膏15g(先煎)、芦根9g以清热；夹湿者，加藿香6g、厚朴9g、姜半夏6g以化湿；夹暑者，加香薷9g(后下)、金银花9g、连翘9g以清热解暑；咽喉肿痛甚者，加桔梗6g、牛蒡子9g、薄荷6g(后下)以利咽止痛。

(3)胃热盛证。治法：清泻肺胃，利咽消肿。主方：清咽利膈汤(丁甘仁《喉痧症治概要》)加减。处方：

薄荷2.4g	牛蒡子4.5g	射干2.4g	马勃2.4g
生甘草3g	桔梗1.5g	浙贝母9g	瓜蒌皮9g
赤芍9g	僵蚕9g	胖大海2枚	

每日1剂，水煎服，每日2次。

加减：夹伤食者，加神曲9g、焦楂9g、麦芽9g以消食导滞；呕吐者，加姜半夏6g以止呕；火热甚者，加连翘9g、生栀子9g以清热泻火。

2.中成药治疗

(1)银翘解毒丸(金银花、连翘、薄荷、荆芥、淡豆豉、炒牛蒡子、桔梗、淡竹叶、甘草)：疏风解表，清热解毒。用于风热感冒，症见发热头痛、咳嗽口干、咽喉疼痛。每丸重3g。用芦根汤或温开水送服。一次1丸，一日2~3次。忌烟、酒及辛辣、生冷、油腻食物。不宜在服药期间同时服用滋补性中药。风寒感冒者不适用。有高血压、心脏病、肝病、糖尿病、肾病等慢性病严重者应在医师指导下服用。儿童、孕妇、哺乳期妇女、年老体弱及脾虚便溏者应在医师指导下服用。发热体温超过38.5℃的患者，应去医院就诊。

服药3d症状无缓解，应去医院就诊。对本品过敏者禁用，过敏体质者慎用。

(2)黄连上清丸(黄连、姜制栀子、连翘、炒蔓荆子、防风、荆芥穗、白芷、黄芩、菊花、薄荷、酒大黄、酒炒黄柏、桔梗、川芎、石膏、旋覆花、甘草)：散风清热，泻火止痛。用于风热上攻、肺胃热盛所致的头晕目眩、牙齿疼痛、口舌生疮、咽喉肿痛、耳痛耳鸣、大便秘结、小便短赤。大蜜丸每丸重6g。口服，一次1~2丸，一日2次。脾胃虚寒者禁用。忌烟、酒及辛辣食物。不宜在服药期间同时服用滋补性中药。有高血压、心脏病、肝病、糖尿病、肾病等慢性病严重者应在医师指导下服用。服药后大便次数增多且不成形者，应酌情减量。孕妇慎用，儿童、哺乳期妇女、年老体弱者应在医师指导下服用。严格按用法用量服用，本品不宜长期服用。服药3d症状无缓解，应去医院就诊。对本品过敏者禁用，过敏体质者慎用。

(3)清喉咽颗粒(连翘、黄芩、玄参、地黄、麦冬)：养阴，清咽，解毒。用于急性扁桃体炎、咽炎所致的咽喉疼痛。每袋装18g。开水冲服，第一次服18g，以后每次服9g，一日4次。忌烟酒、辛辣、鱼腥食物。不宜在服药期间同时服用温补性中药。孕妇慎用。儿童应在医师指导下服用。脾虚大便溏者慎用。糖尿病患者应在医师指导下服用。属风寒感冒咽痛者，症见恶寒发热、无汗、鼻流清涕者慎用。扁桃体有化脓及全身高热者应去医院就诊。服药3d症状无缓解，应去医院就诊。对本品过敏者禁用，过敏体质者慎用。

(4)牛黄清胃丸(人工牛黄、大黄、菊花、麦冬、薄荷、石膏、栀子、玄参、番泻叶、黄芩、甘草、桔梗、黄柏、连翘、炒牵牛子、沙烫枳实、冰片)：清胃泻火，润燥通便。用于心胃火盛，头晕目眩，口舌生疮，牙龈肿痛，乳蛾咽痛，便秘尿赤。每丸重6g。口服，一次1丸，一日2次。

(5)六神丸(人工麝香、蟾酥、雄黄等6味)：清凉解毒，消炎止痛。用于烂喉丹痧，咽喉肿痛，喉风喉痈，单双乳蛾，小儿热疖，痈疡疔疮，乳痈发背，无名肿毒。每1000粒重3.125g。口服，一日3次，温开水吞服；1岁每次服1粒，2岁每次服2粒，3岁每次服3~4粒，4~8岁每次服5~6粒，9~10岁每次服8~9粒，成年每次服10粒。另可外敷在皮肤红肿处，取丸十数粒，用冷开水或米醋少许，盛食匙中化散，敷搽四周，每日数次常保潮润，直至肿退为止。如红肿已将出脓或已穿烂，切勿再敷。偶见轻微口舌发麻。孕妇及对本品过敏者禁用。过敏体质者慎用。药品性状发生改变时禁止使用。儿童应遵医嘱，且必须在成人监护下使用。请将此药品放在儿童不能接触的地方。本品含蟾酥、雄黄、麝香，运动员慎用。

3.针灸疗法

取穴：少商、商阳。体温高者加曲池，咽喉疼痛明显者加合谷。

操作：可用三棱针或粗针点刺少商、商阳，放血数滴，每日1次；或以耳尖、耳背静脉为主穴，点刺放血1~3滴，体温高者加刺曲池，咽喉疼痛明显者加刺合谷，婴幼儿不留针，年长儿留针15min。适用于所有证型。

4.敷贴疗法

(1)口疮散贴穴方。

药物：吴茱萸、黄连、黄芩、连翘，以2:1:2:2比例研极细粉混合，装瓶备用。

用法：每日临睡前取药粉20g左右，用醋适量调和，捏成小饼状，贴于双足心涌泉穴处后固定，次晨取下，每日1次，3d为1疗程，可用2疗程。适用于临床各型。

(2)釜底抽薪散贴穴方。

药物：吴茱萸、大黄、黄柏、胆南星各3g，研细末，装瓶备用。

用法：每次取药粉6g，用醋适量调和，捏成小饼状，贴于涌泉穴24h。适用于风热犯肺证、肺胃热盛证。

四、健康教育

(1)卧床休息，清淡饮食，多饮水，加强营养及保持排便通畅。

(2)咽痛剧烈或高热时，可口服退热药及镇痛药。

(3)可以局部治疗，包括含漱液及局部含片等，也有一定疗效。较大儿童可以使用复方氯己定含漱液、复方硼砂溶液等进行漱口。含片和局部喷剂也可使用。

(4)饮食调理，忌生冷、辛辣刺激、肥甘厚腻之品。

(5)积极锻炼，强壮体质，预防感冒。

第八章　小儿反复呼吸道感染

小儿反复呼吸道感染是小儿反复感染病毒引起的慢性呼吸道感染性疾病，临床以反复感冒发热、恶风寒、鼻塞、流涕、喷嚏、咳嗽、头痛、全身酸痛为主要特征。临床分为上呼吸道感染和下呼吸道感染，前者是指上呼吸道包括鼻、鼻旁窦、咽、咽鼓管、会厌、喉、环状软骨以上的呼吸道感染，主要包括鼻、咽、喉部的感染，临床一般统称为上感；后者是指环状软骨以下的下呼吸道感染，主要包括急性气管–支气管炎、慢性支气管炎、肺炎、支气管扩张。

反复呼吸道感染指一年以内发生上、下呼吸道感染的次数频繁，超出正常范围(7~10次以上)。临床常表现为反复不断地发生感冒、扁桃体炎、支气管炎、肺炎等。若治疗不当或治疗不彻底，呼吸道感染反复发生，既容易诱生他病，又可导致慢性消耗，损及其他器官及系统免疫功能，使病情日趋复杂，严重影响患儿的健康及生长发育。

本病多发生于学龄前儿童。随着年龄的增长，发病率呈逐年降低趋势。其病因复杂，多数认为免疫功能低下是本病的主要病因，在症状缓解期应用免疫调节剂及补充微量元素，仍是目前西医学治疗本病的主要方法。本病的发病特点：一是病程较长，每次上呼吸道感染可达10d以上(健康儿一般5~7d)，下呼吸道感染可达3周以上(健康儿一般为2周)；二是呼吸道感染反复发作，有的一次未愈，接着下次感染，有的初期是上呼吸道感染，很快发展为下呼吸道感染；三是经治疗后，有的临床症状虽好转，而肺部病灶很难消失。中医属于"咳嗽""肺炎咳喘"等病证范畴。

一、西医诊断

参照中华医学会儿科学分会呼吸学组、《中华儿科杂志》编辑委员会发布的《反复呼吸道感染的临床概念和处理原则》(发布时间：2008.02)，根据年龄、潜在的原因及部位不同，将反复呼吸道感染分为反复上呼吸道感染和反复下呼吸道感染，后者又可分为反复气管–支气管炎和反复肺炎。

具体判断条件见表1：

表1　不同年龄小儿反复呼吸道感染诊断依据

年龄/岁	上呼吸道感染/(次/年)	下呼吸道感染/(次/年)	
		气管-支气管炎	肺炎
0~2	7	3	2
2+~5	6	2	2
5+~14	5	2	2

注：①2次感染间隔时间为7d以上；②上呼吸道感染次数不够，可以将上、下呼吸道感染次数相加，反之则不能，但若反复感染是以下呼吸道为主，则应定义为反复下呼吸道感染；③确定次数需连续观察1年；④肺炎须由肺部体征和影像学证实，2次肺炎诊断期间肺炎体征和影像学改变应完全消失。或按半年内呼吸道感染的次数诊断，半年内呼吸道感染≥6次，其中下呼吸道感染≥3次（其中肺炎≥1次）者即可诊断

二、中医诊断

1.诊断要点

参照中华中医药学会《中医儿科常见病诊疗指南·反复呼吸道感染》(2012年版)中的"诊断"。凡小儿每1年(或半年)上呼吸道感染与下呼吸道感染次数增多，超过了一定范围，即称为反复呼吸道感染，简称复感。

(1)2次感染间隔时间为7d以上。

(2)上呼吸道感染次数不够，可以将上、下呼吸道感染次数相加，反之则不能，但若反复感染是以下呼吸道为主，则应定义为反复下呼吸道感染。

(3)确定次数需连续观察1年。

(4)肺炎须由肺部体征和影像学证实，两次肺炎诊断期间肺炎体征和影像学改变应完全消失。

(5)按半年内呼吸道感染的次数诊断：半年内呼吸道感染≥6次，其中下呼吸道感染≥3次（其中肺炎≥1次）。

2.体质辨识

参照汪受传、虞坚尔主编的全国中医药行业高等教育"十二五"规划教材《中医儿科学》(第9版)(中国中医药出版社，2012)。

(1)气虚质：平素体质虚弱，肌肉不健壮，面色偏黄或白，目光少神，口唇色淡少华，毛发不荣，语音低怯，气短懒言，容易疲乏，精神不振，易出汗，小便调，大便调或溏薄。舌淡红，舌体胖大、边有齿痕，苔薄白，脉细弱，指纹淡。

(2)阴虚质：体形略瘦，面色潮红，皮肤偏干，眼鼻干，唇红微干，口燥咽干，渴喜冷饮，手足心热，急躁好动，盗汗，易便秘。舌红少津、舌苔少或花剥，脉细数，指纹

淡红。

(3)阳虚质：形体虚胖，肌肉松弛，面色偏白，口唇色淡，平素畏冷，手足不温，喜热饮食，性格内向，精神不振，大便多溏，小便清长。舌淡胖边有齿痕，苔润，脉沉迟，指纹淡。

(4)内热质：形体壮实或偏瘦，面色偏红，急躁好动，精神亢奋，怕热，口干喜饮，多食易饥，喜食寒凉，口臭，夜寐欠安，手足心热，小便偏黄，大便较干。舌质红，苔黄，脉滑数，指纹紫红。

(5)痰湿质：形体偏胖，肌肉松软，面色淡黄而暗，眼睑微浮，容易困倦，喜食肥甘厚腻、生冷，多汗且黏，大便正常，或偏溏，或黏腻，小便正常。舌胖，舌苔白腻，脉滑，指纹紫滞。

3.证候诊断

参照汪受传、虞坚尔主编的全国中医药行业高等教育"十二五"规划教材《中医儿科学》(第9版)(中国中医药出版社，2012)及中华人民共和国国家标准《中医临床诊疗术语·证候部分》(GB/T 16751.2—1997)。

(1)肺脾气虚证：屡受外邪，咳喘迁延不已，或愈后又作，面黄少华，纳呆食少，倦怠乏力，或恣食肥甘生冷，肌肉松弛，或大便溏薄，咳嗽多汗，唇口色淡。舌质淡红，脉弱，指纹淡。

(2)气阴两虚证：反复感冒，手足心热，低热，盗汗，神疲乏力，平时多汗，口干喜饮，纳呆食少，肌肉松弛，咽红。舌红少苔或无苔，脉细无力，指纹淡红。

(3)肺胃积热证：反复感冒，口渴，伴口臭或口舌生疮，夜寐欠安，纳差，大便干，咽红。舌红，苔厚或黄，脉滑数。

三、中医适宜技术

1.辨证施药

(1)肺脾气虚证。治法：补益肺脾。主方：玉屏风散(《究原方》)加味。处方：

| 黄芪60g | 防风30g | 白术60g | 党参30g |
| 山药30g | 煅牡蛎30g | 陈皮30g | 甘草30g |

每次1剂，研细末。每天取药末9g，加大枣2枚，水煎服，每日2~3次。

(2)气阴两虚证。治法：益气养阴。主方：玉屏风散(《究原方》)合沙参麦冬汤(《温病条辨》)加减。处方：

黄芪30g	防风10g	白术15g	沙参10g
麦冬10g	玉竹6g	五味子6g	鸡内金9g
焦麦芽9g	焦山楂9g	焦神曲9g	甘草6g

每日1剂，水煎服，每日3次。

(3)肺胃积热证。治法：清宣肺胃。主方：凉膈散(《太平惠民和剂局方》)加减。处方：

连翘9g	栀子9g	黄芩9g	薄荷6g
桔梗6g	牛蒡子6g	芦根12g	大黄6g^(后下)
朴硝9g^(兑入)	竹叶6g	生石膏18g	甘草6g

每日1剂，水煎服，每日2次。

2.中成药治疗

(1)童康片(黄芪、白术、防风、山药、牡蛎、陈皮)：补肺固表，健脾益胃，提高机体免疫功能。用于肺脾气虚证。每素片重0.2g。口服，一次3~4片，一日4次，嚼碎后吞服。

(2)玉屏风口服液或玉屏风颗粒(黄芪、防风、白术)：益气，固表，止汗。用于肺脾气虚证。口服液：一次10ml，一日3次。颗粒：开水冲服，一次5g，一日3次。

(3)生脉饮(人参、麦冬、五味子)：益气敛汗，养阴生津。用于气阴两虚证。口服，一次5~10ml，一日3次。

(4)槐杞黄颗粒(槐耳菌质、枸杞子、黄精，辅料为蔗糖、淀粉、矫味剂)：益气养阴。用于气阴两虚证。每袋装10g。开水冲服，1~3周岁一次半袋，一日2次，3~12周岁一次1袋，一日2次。

(5)养阴清肺糖浆(地黄、玄参、麦冬、甘草、牡丹皮、川贝母、白芍、薄荷脑)：养阴润肺，清热利咽。用于咽喉干燥疼痛，干咳、少痰或无痰。口服，一次10~20ml，一日2次。

(6)黄芪精口服液(黄芪)：补血养气，固本止汗。用于气虚血亏，表虚自汗，四肢乏力，精神不足或久病衰弱，脾胃不壮，反复呼吸道感染者。口服，一次1支，一日2次，早晚服用。

(7)清热化滞颗粒(酒炒大黄、焦槟榔、大青叶、北寒水石、焦山楂、薄荷、化橘红、草豆蔻、广藿香、前胡、焦麦芽)：清热化滞，表里双解。用于肺胃积热证。每袋装2.5g。口服，1~3岁每次1袋，4~7岁每次2袋，8岁以上每次3袋，均一日3次。

3.药浴疗法

(1)药物选择。

①气虚质：黄芪18g，白术9g，党参10g，茯苓15g，陈皮9g，防风10g，浮小麦30g，紫苏叶6g，白芍10g，五味子9g，桂枝10g，生姜9g，荆芥10g，艾叶12g。

②阴虚质：黄芪15g，白术12g，防风10g，白芍12g，五味子9g，地骨皮15g，玄参12g，浮小麦30g，山茱萸15g，生地黄12g，南沙参9g，麦冬9g。

③阳虚质：黄芪30g，白术15g，防风10g，山茱萸15g，淫羊藿12g，菟丝子12g，补骨脂12g，芡实9g，太子参9g，陈皮9g，熟地黄12g，五味子9g，白芍12g，桂枝10g，艾叶

24g。

④痰湿质：黄芪18g，白术15g，防风10g，党参12g，茯苓30g，苦杏仁9g，紫苏子9g，陈皮9g，法半夏9g，苍术10g，莱菔子9g，焦山楂10g，艾叶12g。

（2）制备方法。

将中药装袋备用，药物用10倍于药包的温开水浸泡5~10min，大火煮沸后再文火煮煎20min。根据耐热习惯将滤出的药液根据所需浓度及药液的温度调整液体量，药液温度在38℃~40℃，如果首次泡浴没经验，水温则调到夏天38℃、冬天40℃，并且在泡浴过程中适当调整温度。根据反应调整水温。第1次进水5~8min时根据对水温的感受，及时调整水温，以达到最佳的效果。

（3）药浴方法。

用木质的浴盆、浴缸洗浴或中药药浴箱；浸泡药浴前、中、后应适当补充水分；宜饭前或饭后2h为最佳药浴时段；药浴部位应到达小腿或者除头面部以外的全身；药浴治疗的刺激量以皮肤潮红为宜，适宜的药液温度为38℃~40℃。

（4）时间与疗程。

饭后1h方可入浴；时间根据患儿年龄的大小及体质的强弱适当调整，6月至3岁者5~15min，3岁以上者15~25min；每周药浴2~3次；药浴疗程以1个月为1个疗程，或视病情轻重可增加更多疗程。

（5）禁忌。

对所选药物过敏及有严重过敏史的患儿；有心、脑、肾及造血系统等严重疾病及精神病的患儿；皮肤破损以及过饥过饱的患儿；依从性差者。

（6）注意事项。

药浴前注意室内温度的调节和适宜的室内湿度，及时换取新鲜空气；注意体位舒适、自然，注意药液温度的调节，避免烫伤(可用温度计测量)；药浴时应专心，以避免药液进入口、鼻、眼、耳；药浴后要避风，防止再次感冒，进行药浴局部皮肤的观察处理，并尽快擦干皮肤，注意多休息。

4.敷脐疗法

药物：黄芪30g，女贞子15g，防风10g，白术12g，丁香9g，肉桂9g。共研细末，装瓶密封备用。

用法：用时取药末3g，用藿香正气水调成药饼，贴肚脐眼，外用脱敏胶布固定，保留6~8h。一日1次。4周为1疗程。

5.穴位注射法

药物：黄芪注射液。

取穴：足三里。

操作：双侧足三里穴位注射黄芪注射液。常规注射消毒，得气后注射，每次每穴

0.2~0.3ml。隔3~4d注射1次，一周2次，4周为1疗程。

6.穴位贴敷法

常用小儿复感贴冬病夏治穴位贴敷治疗。

组成：白芥子60g，甘遂40g，皂角40g，元胡60g，生川乌40g，桔梗40g，花椒20g，公丁香10g。

制法：上药粉碎，过100目筛，装入深色瓶中备用。

功效：温阳宣肺，化痰止咳。

适应证：小儿反复性上呼吸道感染者。

用法：取膻中、天突、大椎、肺俞、神阙。每次用药10g，用黄酒调成膏状，分成6等份，排在方块胶布中间。灸治方法，上穴均取，肺俞双侧同用。将药物贴于上穴，每次贴2h左右，贴后皮肤发红，很少起泡。若患儿感贴处皮肤痒，应提前将药物拿掉。每年的初伏、中伏、末伏三日，各治疗1次，共3次，为1个疗程。连续治疗3年。

7.捏脊疗法

操作时用双手的中指、无名指和小指握成半拳状，食指半屈，拇指伸直对准食指前半段，然后顶住患儿皮肤，拇、食指前移，提拿皮肉。自尾椎两旁双手交替向前，推动至大椎两旁，算作捏脊一遍。每次反复捏6遍。每天捏1次，每周治疗5d，4周为1疗程。

四、健康教育

(1)禁洗冷水澡，药浴部位皮肤观察，避免搔抓皮肤。

(2)感冒流行期间不去公共场合，避免接触过敏物质，避免被动吸烟，避免接触传染病患者。

(3)保证日照时间，及时增减衣服，饮食尽量多样、富有营养。

(4)禁食辛辣刺激、肥甘厚腻以及生冷、海鲜鱼虾等食物。

(5)居室空气流通，阳光充足，加强体育锻炼，但避免高强度运动，应劳逸结合，保持心情舒畅，在适宜的室内湿度中活动，汗出过多时用干毛巾擦干。

第九章　儿童社区获得性肺炎

　　社区获得性肺炎(community acquired pneumonia，CAP)是儿童期尤其是婴幼儿常见感染性疾病，是儿童住院的最常见原因，也是5岁以下儿童死亡的首位病因。CAP是指原本健康的儿童在医院外获得的感染性肺炎，包括感染了具有明确潜伏期的病原体而在入院后潜伏期内发病的肺炎，是相对于医院获得性肺炎(hospital acquired pneumonia，HAP)而言。该定义强调：①肺炎，而不是通常泛指的"下呼吸道感染"。CAP是肺实质和(或)肺间质部位的急性感染，引起机体不同程度缺氧和感染中毒症状，通常有发热、咳嗽、呼吸增快、呼吸困难、胸壁吸气性凹陷、肺部湿性啰音和管状呼吸音等呼吸道征象，并有胸部X线片(以下简称胸片)的异常改变。不涉及吸入性、过敏性、尿毒症性等非感染性肺炎。②CAP是在院外发生的，又有与住院关联的时间概念，其包括肺炎发生在社区，但发病在医院，也即入院时处于肺炎潜伏期内的肺炎。③原本健康的儿童，这是出于CAP病原学评估的考虑，免疫抑制患儿的CAP病原学有所不同。此外，鉴于新生儿肺炎的病原学及临床表现有一定的特殊性，不涉及小于28d的新生儿。本病属于中医学的"肺炎喘嗽""风温肺热病""肺痹""肺胀"等病证的范畴。其主要病因病机为感受外邪、肺失宣肃，以及正气内虚、脏腑功能失调、病理产物积聚。一是风热或风寒之邪侵犯机体，首先犯肺，引起肺的宣发肃降功能下降，出现咽痛、咳嗽、咯痰等症状。二是肺本有伏热，外邪入侵，正气与之相搏，热毒充斥于体内，导致出现高热、口干、口渴等症，甚者出现神昏、出血等危候。三是体弱或久病等引起机体正气虚损、脏腑功能失调，导致痰、湿、瘀等病理产物积聚。四是痰浊内生，复感外邪，上干于肺，肺气上逆，出现咳嗽、咯白色稀痰等；痰与热邪搏结，痰热壅盛，出现发热、咯黄稠痰等证候。五是痰热伤阴耗气，日久出现气阴两虚之证，症见咳嗽、痰少、汗出、口干等。

一、西医诊断

1.诊断依据

　　参照中华医学会儿科学分会呼吸学组、《中华儿科杂志》编辑委员会发布的《儿童社区获得性肺炎管理指南》(2013修订，发布时间：2013.10)。

　　(1)有外感病史或传染病史。

　　(2)临床征象。

发热：是CAP的重要症状，腋温>38.5℃伴三凹征，尤其胸壁吸气性凹陷和呼吸增快（除外因哭吵、发热等所致者）应视为病情严重。

呼吸频率（respiratory rate，RR）增快：RR增快提示肺炎，尤其是5岁以下儿童。呼吸增快的判定标准（平静时观察1min）：<2月龄≥60次/min；2月龄至1岁≥50次/min；1~5岁≥40次/min；>5岁≥30次/min。在所有临床征象中，呼吸增快对放射学已诊断肺炎的患儿有最高的敏感度（74%）与特异性（67%）；对1岁以下肺炎患儿RR还有助于提示肺炎严重度：RR>70次/min与低氧血症的相关敏感度为63%、特异度为89%。同样也需除外因发热或哭吵等因素对RR的影响。

胸壁吸气性凹陷：胸壁吸气性凹陷不仅提示肺炎，还提示病情严重。

呼吸困难：呼吸困难对肺炎的提示意义比呼吸增快更大。

喘鸣：病毒性肺炎和MP肺炎常出现喘鸣，因此无胸部影像证据支持的MP肺炎要注意与哮喘相鉴别。喘鸣对判定婴幼儿期肺炎的严重度没有帮助。

湿性啰音等体征：对于3岁以上儿童，胸部湿性啰音和管状呼吸音对诊断肺炎有较高敏感度（75%）和特异度（57%）。

（3）临床征象对病原学的提示。

①细菌性肺炎特征。腋温≥38.5℃；呼吸增快；存在胸壁吸气性凹陷；可有两肺干湿啰音，喘鸣症状少见；临床体征和胸片呈肺实变征象，而不是肺不张征象；可并存其他病原感染。

SP肺炎：表现为发热、咳嗽，可有畏寒、呼吸增快，甚至呼吸困难、胸壁吸气性凹陷和严重中毒症状等，要警惕超抗原反应所致的SP休克。SP肺炎可并发坏死性肺炎和脓胸。

葡萄球菌肺炎：起病时与SP肺炎不易区分，发热、中毒症状明显。易在短时间内形成肺脓肿，早期胸片征象少，而后期胸片的多形性则是其特征：可同时出现肺浸润、肺脓肿、肺大疱、脓胸或脓气胸等。它也可以是年长儿流行性感冒的并发症。同样要警惕超抗原反应所致的休克。

HI肺炎：以婴幼儿为主，起病较缓，常有痉挛性咳嗽，可有喘鸣，全身症状重，中毒症状明显，小婴儿多并发脓胸、脑膜炎甚至脓毒症等，胸片可示粟粒状阴影。常继发于流行性感冒。

大肠埃希菌肺炎：常见于小婴儿，多为双侧支气管肺炎，全身症状极重，常并发脓毒症及休克，体温与脉率不成比例，常有脓胸，但肺脓肿少见，这有别于SA肺炎。

百日咳肺炎：可以是百日咳杆菌导致原发性肺炎，也可以并发或继发其他病原肺炎，尚有部分病例系痉咳后的吸入性肺炎。

②病毒性肺炎特征。多见于婴幼儿；喘鸣症状常见；腋温一般<38.5℃；明显胸壁吸气性凹陷；肺部多有过度充气体征；胸片示肺部过度充气，可存在斑片状肺不张，严重

者可出现大叶肺不张。

腺病毒肺炎：多见于2岁以下婴幼儿，发病有一定季节性，表现为持续高热，与SP性肺炎等严重细菌感染不同的是，多伴有喘鸣，以精神萎靡、面色不佳、肺部密集湿啰音为突出表现，典型的胸部影像学表现为大片肺实变。

③MP肺炎特征。多见于学龄期儿童；主要表现为发热、咳嗽，部分患儿有喘鸣，肺部可出现啰音；胸片呈肺间质浸润性、小叶性、大叶性肺实变和肺门淋巴结肿大。经大环内酯类抗菌药物正规治疗7d及以上，临床征象加重、仍持续发热、肺部影像学所见加重者，可考虑为难治性MP肺炎。

④沙眼衣原体肺炎特征。患儿常有咳嗽，典型者类似百日咳样咳嗽，细湿啰音比喘鸣多见，胸片有浸润阴影。常无发热或仅有低热，部分患儿外周血嗜酸性粒细胞升高。

(4)并发症。

分肺部和肺外并发症，肺部并发症包括胸腔积液或脓胸、脓气胸、肺脓肿、支气管胸膜瘘、坏死性肺炎以及急性呼吸衰竭。肺外并发症包括脑膜炎、脑脓肿、心包炎、心内膜炎、骨髓炎、关节炎以及脓毒症、溶血尿毒症综合征等。

(5)根据相关检查可以确诊。

2.鉴别诊断

社区获得性肺炎需与肺结核、肺癌、急性肺脓肿、非感染性肺部浸润等疾病相鉴别。

3.相关检查

(1)胸部X线检查：肺纹理增多、紊乱，可见小片状、斑片状阴影，或见不均匀的大片状阴影。

(2)周围血象检查：细菌性肺炎白细胞总数及中性粒细胞增多；病毒性肺炎白细胞总数正常或降低，淋巴细胞可增多。

(3)病原学检查：细菌培养、呼吸道病毒检测、肺炎支原体检测等，可获得相应的病原学诊断，病原特异性抗原或抗体检测常有早期诊断价值。

二、中医诊断

1.诊断要点

参照中华人民共和国中医药行业标准《中医病证诊断疗效标准》(ZY/T 001.4—94)肺炎喘嗽的诊断依据。

(1)起病较急，有发热、咳嗽、气促、鼻煽、痰鸣等症，或有轻度发绀。

(2)病情严重时，喘促不安、烦躁不宁、面色灰白、发绀加重，或高热持续不退。

(3)禀赋不足患儿，常病程迁延。新生儿患本病时，可出现不乳、口吐白沫、精神萎靡等不典型临床症状。

(4)肺部听诊：肺部有中、细湿啰音，常伴干性啰音，或管状呼吸音。

(5)血象：大多数白细胞总数增高，分类中性粒细胞增多。若因病毒感染引起者，白细胞计数可减少、稍增或正常。

(6)X线透视或摄片检查：肺部显示纹理增多、紊乱，透亮度降低，或见小片状、斑点状模糊阴影，也可呈不均匀大片阴影。

2.类证鉴别

临床须与外感咳嗽、顿咳、百日咳、哮喘等病证相鉴别。

3.证候诊断

(1)风热闭肺证：咳嗽，喘急，鼻煽，或伴发热重，恶风，鼻塞流涕，咽红。舌质红，苔薄白或薄黄，脉浮数或指纹紫红于风关。

(2)痰热闭肺证：咳嗽痰多，喉间痰鸣，呼吸急促，发热，胸闷纳呆，泛吐痰涎。舌红，苔黄厚，脉滑数或指纹紫于风关。

(3)毒热闭肺证：高热不退，咳嗽剧烈，气急喘憋，便秘溲赤，面赤唇红，烦躁口渴。舌红而干，舌苔黄腻，脉滑数或指纹青紫。

(4)正虚邪恋证(肺脾气虚证与阴虚肺热证)：在肺炎病程恢复期症状减轻，体温趋于正常，但表现有多汗、胃肠功能紊乱、体质虚弱或肺部啰音经久不消者。

①阴虚肺热证：可有低热不退，咳嗽少痰，盗汗，面色潮红，唇红。舌红少津，舌苔花剥、苔少或无苔，脉细数或指纹紫。

②肺脾气虚证：可有咳少痰多，神疲倦怠，面色少华，自汗食少，大便稀溏。唇舌淡红，脉细弱无力或指纹淡红。

三、中医适宜技术

1.辨证施药

(1)风热闭肺证。治法：疏风清热，宣肺开闭。主方：银翘散(《温病条辨》)合麻杏石甘汤(《伤寒论》)加减。处方：

金银花12g	连翘12g	苦杏仁9g	炙麻黄7g
桑白皮12g	黄芩9g	芦根15g	牛蒡子9g
薄荷6g^(后下)	桔梗9g	石膏18g^(先煎)	甘草6g

每日1剂，水煎服，每日2~3次。

加减：头痛目赤者，加菊花9g、桑叶6g(后下)；喘促者，再加麻黄6g，石膏加至30g(先煎)；无汗者，加荆芥9g、防风9g；咽喉肿痛者，加山豆根6g、马勃3g(包煎)；口渴者，加天花粉12g、玄参12g；胸痛明显者，加延胡索9g、瓜蒌15g。

(2)痰热闭肺证。治法：清热涤痰，泄肺开闭。主方：五虎汤(《仁斋直指》)合葶苈大枣泻肺汤(《金匮要略》)加减。处方：

炙麻黄12g	石膏40g^(先煎)	杏仁12g	桑白皮15g

葶苈子9g^(包煎)　　鱼腥草15g　　　瓜蒌壳9g　　　细辛5g

生姜15g　　　　　甘草9g

每日1剂，水煎服，每日3次。

加减：咳嗽带血者，加白茅根9g、侧柏叶9g；咳痰腥味者，加金荞麦根20g、薏苡仁12g、冬瓜子12g；痰鸣喘息而不得平卧者，加射干9g；胸痛明显者，加延胡索9g、赤芍12g、郁金9g；热盛心烦者，加金银花12g、栀子9g、黄连6g；热盛伤津者，加麦冬12g、生地黄15g、玄参12g；兼有气阴两虚者，加太子参15g、麦冬12g、南沙参12g；大便秘结者，加酒大黄9g、枳实9g、桑白皮12g；高热、口渴欲饮、腹胀便结者，加蒲公英30g、败酱草30g、黄芪30g、大黄6g；下利而肛门灼热者，加黄连6g、葛根9g；兼血瘀证，见口唇紫绀、舌有瘀斑、瘀点者，加地龙15g、赤芍9g。

(3)毒热闭肺证。治法：清热解毒，泄肺开闭。主方：黄连解毒汤(《外台秘要》)合三拗汤(《伤寒论》)加减。处方：

炙麻黄9g　　　　杏仁7g　　　　枳壳9g　　　　黄连9g

黄芩6g　　　　　栀子9g　　　　石膏30g^(先煎)　　黄柏6g

知母6g　　　　　甘草6g

每日1剂，水煎服，每日3次。

加减：谵语、烦躁不安者，加服安宫牛黄丸；抽搐者，加用钩藤9g、全蝎6g、地龙12g、羚羊角粉0.6g(冲服)；口唇紫绀，舌有瘀斑、瘀点者，加牡丹皮9g、紫草9g；腑气不通者，加大黄6g(后下)、芒硝9g(冲服)，或大黄颗粒6g鼻饲联合大黄颗粒15g灌肠，每日1次。

(4)正虚邪恋证(肺脾气虚证)。治法：健脾益气,宣肺化痰。主方：人参五味子汤(《幼幼集成》)加减。处方：

人参3g^(另炖)　　　白术4.5g　　　云苓3g　　　　五味子1.5g

麦冬3g　　　　　炙甘草2.4g　　　生姜3片　　　大枣3枚

每日1剂，水煎服，每日3次。

加减：咳嗽明显者，加款冬花9g、紫菀9g；纳差不食者，加六神曲12g、炒麦芽12g；脘腹胀闷者，加木香9g、莱菔子9g；虚汗甚者，加浮小麦18g、煅牡蛎20g(先煎)；寒热起伏，营卫不和者，加桂枝6g、白芍9g。

(5)正虚邪恋证(阴虚肺热证)。治法：清热宣肺，养阴益胃。主方：沙参麦冬汤(《温病条辨》)合养阴清肺汤(《重楼玉钥》)加减。处方：

太子参15g　　南沙参12g　　麦冬12g　　　五味子9g

川贝母9g　　　百合15g　　　山药15g　　　玉竹12g

桑叶6g　　　　天花粉12g　　黄芩12g　　　炙甘草6g

每日1剂，水煎服，每日2~3次。

加减：咳甚者，加百部9g、炙枇杷叶12g、苦杏仁9g；低热不退者，可加银柴胡9g、白薇9g;盗汗明显者,加煅牡蛎20g(先煎)、糯稻根15g;呃逆者,加竹茹6g、炙枇杷叶12g;纳差食少者,加炒麦芽9g、炒谷芽9g;腹胀者,加佛手9g、香橼皮9g。

2.中成药治疗

(1)小儿肺热咳喘口服液(麻黄、苦杏仁、石膏、甘草、金银花、连翘、知母、黄芩、板蓝根、麦冬、鱼腥草):清热解毒,宣肺化痰。用于热邪犯于肺卫所致发热、汗出、微恶风寒、咳嗽、痰黄,或兼喘息、口干而渴。每支装10ml。口服。1~3岁一次1支,一日3次;4~7岁一次1支,一日4次;8~12岁每次2支,一日3次。

(2)金振口服液(山羊角、平贝母、大黄、黄芩、青礞石、石膏、人工牛黄、甘草):清热解毒,祛痰止咳。用于小儿急性支气管炎符合痰热咳嗽者,表现为发热、咳嗽、咳吐黄痰、咳吐不爽、舌质红、苔黄腻等。每支装10ml。口服。6个月至1岁,一次5ml,一日3次;2~3岁,一次10ml,一日2次;4~7岁,一次10ml,一日3次;8~14岁,一次15ml,一日3次。疗程5~7d。风寒咳嗽或体虚久咳者忌服。

(3)琥珀猴枣散(猴枣、珍珠、琥珀、双花、茯苓、薄荷、钩藤、防风、神曲、麦芽、天竺黄、梅片、甘草):清热化痰,安神消积。主治小儿风热引起的发热,咳嗽痰鸣,不思饮食,烦躁易惊,舌质红,苔黄,脉浮数等症。每瓶装0.3g。口服。周岁至4岁一次0.3g,5岁儿童一次0.45~0.6g,周岁以内酌减,一日2~3次。服用本品期间宜戒食生冷、油腻、煎炸、燥热等食物。

(4)热毒宁注射液(青蒿、金银花、栀子):清热,疏风,解毒。用于风热闭肺证。静脉滴注,0.5~0.8ml/(kg·d),最大剂量不超过10ml/d,用5%葡萄糖注射液或0.9%氯化钠注射液稀释后滴注,一日1次。本品使用后需用5%葡萄糖注射液或0.9%氯化钠注射液冲洗输液管后,方可使用第二种药物。

(5)喜炎平注射液(穿心莲内酯总酯磺化物):清热解毒,止咳止痢。用于风热郁肺、痰热郁肺证、毒热闭肺证。静脉滴注,125~250mg,用5%葡萄糖注射液或0.9%氯化钠注射液稀释后滴注,一日1次。儿童酌减或遵医嘱。

(6)养阴清肺糖浆(地黄、玄参、麦冬、甘草、牡丹皮、川贝母、白芍、薄荷脑):养阴润肺,清热利咽。用于咽喉干燥疼痛,干咳,少痰或无痰。口服,一次10~20ml,一日2次。

(7)玉屏风口服液或玉屏风颗粒(黄芪、防风、白术):益气,固表,止汗。用于肺脾气虚证。口服液:一次10ml,一日3次。颗粒:开水冲服,一次5g,一日3次。

(8)生脉饮(人参、麦冬、五味子):益气敛汗,养阴生津。用于气阴两虚证。口服,一次5~10ml,一日3次。

(9)麻杏止咳糖浆(麻黄、苦杏仁、石膏、炙甘草):止咳,祛痰,平喘。用于支气管炎咳嗽及喘息。用于本病风热闭肺证。每瓶装120ml。口服,一次15ml,一日3次。

(10)小儿肺咳颗粒(人参、茯苓、白术、陈皮、鸡内金、酒大黄、鳖甲、地骨皮、北沙参、炙甘草、青蒿、麦冬、桂枝、干姜、淡附片、瓜蒌、款冬花、紫菀、桑白皮、胆南星、黄芩、枸杞子)：健脾益肺，止咳平喘。用于肺脾不足、痰湿内壅所致咳嗽或痰多稠黄，咳吐不爽，气短，喘促，动辄汗出，食少纳呆，周身乏力，舌红苔厚；小儿支气管炎见以上证候者。每袋装3g。开水冲服。一岁以下一次2g(2/3袋)；1~4岁一次3g(1袋)；5~8岁一次6g(2袋)；一日3次。

(11)天黄猴枣散(天竺黄、制天麻、猴枣、珍珠、胆南星、僵蚕、冰片、薄荷脑、体外培育牛黄、珍珠层粉、全蝎)：除痰定惊，祛风清热。用于小儿痰多咳喘，发热不退，惊悸不眠等症。每瓶装0.15g。口服，1~4岁一次0.15g，4岁以上一次0.3g，一日1~2次。

3.药物敷脐疗法

(1)寒咳脐贴。

药物：麻黄、细辛、五味子、罂粟壳各10g，共研细末，装瓶备用。

操作：使用时取药末适量，用蜂蜜适量调匀，外敷于肚脐处，敷料包扎，胶布固定，每日换药1次，至病愈为止。

(2)热咳脐贴。

药物：黄芩20g，鱼腥草15g，青黛、丹参各10g，共研细末，装瓶备用。

操作：使用时取药末适量，用蜂蜜适量调匀，外敷于肚脐处，敷料包扎，胶布固定，每日换药1次，至病愈为止。

4.药浴疗法

(1)寒咳药浴。

药物：鲜生姜数片。

操作：鲜生姜择净切片，放入药罐中，加清水适量，浸泡5~10min后，水煎取汁，放入浴盆中，待温时足浴，每次1剂，每日2~3次，每次10~30min，连续2~3d。

(2)热咳药浴。

药物：麻黄、杏仁、甘草各5g，大力子15g，石膏30g。

操作：将上方如上法水煎取汁足浴，每次15~30min，每日2~3次，每日1剂，连续3~5d。

5.穴位贴敷疗法

(1)急性支气管炎贴。

取穴：神阙、定喘。

灸药制备：将麻黄10g、法半夏10g、白果仁10g、白芥子5g、公丁香5g、肉桂5g。上药研成极细粉末，装入瓶中密封备用。

贴治方法：上穴均取，先以75%的乙醇棉球擦净穴处皮肤，用镊子夹取药末分别敷灸于神阙、定喘穴处(敷灸的药末团约蚕豆大小)，滴2~3滴75%的乙醇于药末团上，使药末湿润，然后用4cm×4cm大小的医用胶布将药末团固定在穴位上，24h后将胶布及药末除去，洗净穴处充血潮红的皮肤。再隔24h后进行第2次敷灸。3次为1疗程。疗程间隔1月。2个疗程后观察疗效。

(2)慢性支气管炎贴。

取穴：肺俞、心俞、膈俞、定喘、膻中、天突。

灸药制备：将白芥子21g、元胡21g、细辛12g、甘遂12g 4味共研末，装瓶备用。

贴治方法：上穴每次取2穴(双侧)，穴位可轮流治疗，患儿取坐位，用生姜汁将药末调成糊状，做成直径1cm圆饼贴在所取穴位上，用麝香膏固定，贴敷4~6h，个别患儿热甚，痒甚可提前取下。每年三伏天治疗，10d 1次，连贴3次，3年1个疗程。

(3)反复上呼吸道感染贴。

取穴：膻中、天突、大椎、肺俞、神阙。

灸药制备：白芥子60g，甘遂40g，皂角40g，元胡60g，生川乌40g，桔梗40g，花椒20g，公丁香10g。上药粉碎，过100目筛，装入深色瓶中备用。每次用药10g，用黄酒调成膏状，分成6等份，排在方块胶布中间。

贴治方法：上穴均取，肺俞双侧同用。将药物贴于上穴，每次贴2h左右，贴后皮肤发红，很少起泡。若患儿感贴处皮肤痒，应提前将药物拿掉。每年的初伏、中伏、末伏三日，各治疗1次，共3次，为1个疗程。连续治疗2年。

(4)敷胸散。

药物：大黄、芒硝各等份，研细末，装瓶备用。

用法：将敷胸散与蒜泥按5:4比例混合，以清水调成糊状。根据敷药面积(一般为8cm×8cm~10cm×10cm)，取大小合适的敷料，将调好的敷胸散，均匀地平摊在敷料上，薄厚适中(0.3~0.5cm)。将摊好的膏药敷在肺部听诊湿啰音密集处或X线检查改变明显处。根据不同年龄选择敷药时间，1~3岁患儿每次10min，4~7岁每次15min，7岁以上每次20min，每日1次，以皮肤潮红为度。敷药后，局部用温水擦拭，保持皮肤清洁。敷胸过程中出现过敏反应者立即停止用药。敷胸散外敷至肺部啰音完全消失。

适应于小儿肺炎，肺炎喘嗽风热闭肺证。

(5)外敷散。

白芥子3g，细辛0.3g，胡椒1g，白附子3g。共研末，姜汁调匀敷于两肺俞穴上，纱布胶布固定，每晚睡前敷上，次晨取下。

(6)中药涌泉贴。

药物：取桃仁、生山栀各10g，胡椒、糯米各10粒。

操作：以上共捣至烂，每晚用蛋清调敷于双足涌泉穴。

适应证：热证咳喘。

6.中药透皮给药疗法

药物：将柴胡、黄芩、板蓝根、川贝、生大黄等制成肺炎药贴。

操作：将以上肺炎药贴固定于治疗仪的两个电极上，然后将贴片粘贴于背部左、右肺俞穴，第6胸椎脊突下旁开1.5寸，或肺部啰音最明显部位，进行治疗，完毕后贴片留置于肺俞穴24h，以确保药物分子渗透于皮内，1次/d，每次30min，7次为1个疗程。

7.药热熨法疗法

药物：白芥子、苏子、莱菔子各40g，生姜5片，食盐250g。以上5药焙干混合共研末，装瓶备用。

操作：将以上药散用纱布袋装好，置微波炉加热至40℃左右，在患儿背部两侧肺区及两侧腋下来回熨烫，以患儿皮肤微红为佳。

8.雾化吸入疗法

口服中药困难者可选择中药雾化吸入治疗，根据不同证型，配取相应的中药雾化药液(辨证汤药)，进行雾化吸入治疗。

9.中药保留灌肠疗法

口服中药困难者可选择中药保留灌肠法，根据不同证型，配取相应的中药液体(辨证汤剂)进行保留灌肠治疗。

10.拔罐疗法

(1)方法一。

取穴：肩胛骨下部(双)。

操作：采用单纯拔罐法。留罐5~10min(要避免起泡)，每日1次，5次为1疗程。若肺部湿啰音明显，且局限于单侧，可单独在患侧拔罐。

(2)方法二。

取穴：以背部及胸部的穴位为主，重点取大椎、身柱、肺俞等。

操作：采用单纯拔罐法。每次取4~5个穴，留罐5~10min。每日1次。拔罐时，最好能在背部及胸部听到啰音较明显的区域上拔罐，效果更好。

(3)方法三。

取穴：大椎、风池、肺俞或肺部啰音明显处(背部及胸部)。

操作：采用刺络拔罐法，或梅花针叩刺拔罐法；发热不高者，可用单纯拔罐法。留罐5~15min，每日1次，5次为1疗程。

(4)方法四。

取穴：大椎、风门、陶道、定喘、肺俞。痰热闭肺证配丰隆、膈俞；热甚者配外关、合谷、尺泽；阴虚肺证型配膏肓俞、太溪、三阴交；肺脾气虚证配脾俞、中脘、气海。

操作：均可用单纯拔罐法，留罐20min，每日1次，5次为1疗程。风热证及痰热闭肺证亦可用刺络拔罐法；阴虚肺热证亦可用针刺后拔罐法；肺脾气虚证亦可罐后加温灸。

(5)方法五。

取穴：大椎、定喘、肺俞、膈俞、听诊啰音较明显的相应区。

操作：采用针刺后拔罐法。先针刺，用泻法，然后拔罐，留罐5~10min。每日1次，5次为1疗程。

(6)方法六。

取穴：大椎、身柱、肺俞、膏肓、曲池、定喘。

操作：采用单纯拔罐法，或刺络拔罐法。留罐5~10min。每日1次，连拔3d。适应于高热、喘促痰鸣，经久不愈者。

(7)方法七。

取穴：中府、定喘、肺俞、风门。高热配大椎、曲池；胸痛配内关；腹胀配足三里。

操作：采用梅花针叩刺后拔罐法。留罐5~10min，每日1次，5次为1疗程。

11. 刮痧疗法

(1)风热闭肺证。

取穴：大椎、合谷、曲池、尺泽、少商、肺俞。

操作：先刮颈项部大椎，后刮上肢外侧曲池、合谷，再刮上肢内侧尺泽、少商，最后刮背部肺俞。刮拭方法采用泻法。

(2)痰热闭肺证。

取穴：太渊、太白、肺俞、脾俞、丰隆、足三里。

操作：先刮上肢内侧太渊，后刮下肢内侧太白，再刮背部肺俞、脾俞，下肢外侧丰隆、足三里，最后刮颈项部定喘穴。刮拭方法采用泻法。

(3)毒热闭肺证。

取穴：尺泽、列缺、肺俞、丰隆、曲池、支沟、大椎、廉泉、天枢。

操作：先刮上肢内侧尺泽、列缺，后刮背部肺俞，再刮下肢外侧丰隆，上肢外侧曲池、支沟，颈项部大椎、廉泉，最后刮腹部天枢。刮拭方法采用泻法。

(4)气虚邪恋证。

取穴：太渊、列缺、肺俞、足三里、气海、膻中。

操作：先刮上肢内侧太渊、列缺，后刮背部肺俞，再刮下肢外侧足三里，腹部气海，颈项部定喘，最后刮胸部膻中。刮拭方法采用补法。

12.针灸疗法

(1)体针治疗。

取穴：肺俞、尺泽、太渊、足三里。

随证配穴：风热闭肺证，配大椎、曲池、鱼际；痰热闭肺证，配膈俞、鱼际、内关；气虚邪恋证，配膏肓、太溪、三阴交。

操作：属实证者，上述诸穴均施以捻转泻法；虚证用平补平泻法。每日1次，留针20min。

(2)耳穴贴压。

取穴：主穴取一侧的支气管区、肺区，配穴取另一侧的缘中、皮质下区、胸椎上段、肾上腺区。

操作：主穴、配穴同时取用，两侧交替。每日1次。

(3)艾灸治疗。

将艾条点燃，对准肺俞穴位，以感觉温热舒适、灸至皮肤潮红为度（一般15~20min为宜），有温通气血、扶正祛邪的作用。

四、健康教育

(1)室内通风，保持安静，尽力避免患儿烦躁、哭闹。

(2)保持呼吸道通畅，必要时吸痰。

(3)必要时吸氧，一般采用40%~50%氧气湿化后经鼻管或面罩给氧。

(4)给予容易消化且富有营养的食物。

(5)密切观察病情变化，做好出入量、体温、脉搏、呼吸、血压等记录。

(6)控制钠、水摄入，输液时避免速度过快、液体量过多，以防止增加心脏负担。

第十章　支原体肺炎

肺炎支原体(Mycoplasma pneumoniae，MP)是儿童社区获得性肺炎的重要病原。MP肺炎(Mycoplasmapneumoniae pneumonia，MPP)临床涉及的病原学诊断、抗菌药物合理应用、难治性MPP诊治及MPP预后和远期管理等问题，已成为儿科实践和研究热点。从概念上，MPP是病因确切的西医诊断，在中医归属于"肺炎喘嗽""外感热病"范畴；随着中医学和现代医学的交流与相互渗透，中医在MPP急性期治疗及早期干预、改善预后等方面的独特作用正逐步显现。MPP的西医诊疗与中医个体化辨证施治相结合，或将可能为MPP的合理诊疗提供新的临床思维。

中医认为，MPP的病因包括外因和内因。外因责之于感受风热之邪；内因责之于小儿肺脏娇嫩、卫外不固。病位在肺，常累及心、肝、脾、肾。总病机为肺气郁闭。病理因素涉及热、痰、毒、瘀等方面。病程中可见常证及变证。MPP初期多为风热之邪由皮毛或口鼻而入，侵犯于肺，肺气郁闭发为风热闭肺证；极期外邪入里化热，灼津炼液成痰，痰热胶结，闭阻肺络发为痰热闭肺证；随着痰化毒解，肺之气阴两伤，恢复期多见阴虚肺热证或肺脾气虚证。另外，在南方地域和长夏季节还可见湿热闭肺证。MPP重症多因邪热炽盛，肺热郁滞不解，蕴生毒热，热深毒亦深，闭阻于肺，则见毒热闭肺证，"毒火盛而蔽其气，瘀其血"，热毒痰瘀互结，进入肺系本脏重症阶段，此阶段热毒痰瘀相互胶结可引发肺不张、坏死性肺炎，也可发生闭塞性细支气管炎等。MPP难治多为素体虚弱，正不胜邪，邪气内伏久留，进一步耗伤气阴，临床主要表现为虚实夹杂证或正虚邪恋证，病情缠绵，此时肺之气阴亏虚为本，痰浊、毒瘀夹杂为标。

一、西医诊断

1.诊断依据

参考《诸福棠实用儿科学》(第8版)(江载芳、申昆玲、沈颖主编，人民卫生出版社，2014年)及中华医学会儿科分会呼吸学组2015年发布的《儿童肺炎支原体肺炎诊治专家共识》支原体肺炎的诊断标准。

(1)新近出现发热，干咳为主，稍有黏痰，可伴有畏寒、头痛、胸痛等症状。婴幼儿症状相对较重，可出现喘息或呼吸困难。

(2)肺部听诊可闻及吸气末固定的中细湿啰音或干啰音，年长患儿肺部体征初期常不明显。

（3）胸部X线检查显示点状、斑片状、节段性、大叶性浸润阴影或间质性改变，伴或不伴胸腔积液。必要时行胸部CT检查。

（4）肺炎支原体检测。肺炎支原体（MP）抗原阳性和（或）单次MP-IgM抗体滴度≥1∶160；或者恢复期和急性期双份血清MP-IgM或IgG抗体滴度呈4倍或4倍以上增高或减低。

2.鉴别诊断

（1）肺结核：肺部正位拍片、CT、痰检，检查结核杆菌可以鉴别。

（2）细菌性肺炎：可以进行肺炎病源谱检查鉴别。

（3）百日咳：其致病菌为百日咳杆菌，临床表现为阵发性痉挛性咳嗽，咳嗽末会出现特殊的吸气吼声，病程比较长，不经过治疗一般为100d左右。

（4）伤寒：其主要为伤寒杆菌引起，属于急性肠道传染病，主要症状为持续的菌血症与毒血症，同时出现发烧、全身中毒症状与消化道症状。

（5）传染性单核细胞增多症：属于EB病毒感染导致，具有自限性，患者会出现不规则发烧、淋巴结肿大、咽喉疼痛等。

（6）间质性肺炎：大多数是病毒所致，以腺病毒和流感病毒引起发病较多见。

3.相关检查

（1）病原学检测：MP感染的确诊依赖于病原学检测，目前尚无确切的支原体血症证据。经典方法是对咽拭子、咽喉或气管吸出物、胸腔穿刺液或肺泡灌洗液等送检MP培养和分离。MP培养条件苛刻，生长缓慢，因而缺乏早期诊断价值。

血清学检测是我国目前临床诊断MP感染的主要方法。单次MP-IgM抗体滴度≥1∶160对MP近期感染或急性感染有诊断价值，恢复期和急性期双份血清MP-IgM或IgG抗体滴度呈4倍或4倍以上增高或减低时，同样可确诊为MP感染。血清学检查结果受病程的影响，MP-IgM须在感染1周后才能被检测到。婴幼儿由于免疫功能尚未发育完善、产生抗体的能力较低，可能出现假阴性。抗体检测对于疾病病情和治疗疗程无意义。冷凝集素抗体检测因其敏感性和特异性有限，目前已被上述抗体检测所替代。

MP核酸检测：包括常规PCR、巢式PCR、多重PCR、实时荧光定量扩增、RNA实时荧光恒温扩增检测技术等，这类技术的最大优势是检测时间短，病程早期敏感度及特异度高。其中实时荧光恒温扩增检测技术最为敏感，可以检测特异性RNA，阳性结果可以反映MP在患者体内的存活情况。

（2）影像学检查：MPP的胸部X线片表现多样。婴幼儿主要表现为双肺间质性肺炎；学龄前期及学龄期患儿以一侧的节段性或大叶性肺炎为主，常出现胸腔积液及肺不张等。重症病变多表现为累及一叶或多叶的节段性或叶性实变，可伴有肺不张、胸腔积液、坏死性肺炎、肺脓肿、气胸等。胸部影像学异常一般在4周左右大部分吸收，8周时完全吸收，也有病程1年后恢复正常的报道。胸部CT常见的征象为伴有支气管充气征的大片实变影、结节状或小斑片状气腔实变影、磨玻璃样阴影，其他有支气管壁增厚、马赛克征、肺不张、树芽征、肺门淋巴结肿大等。

(3)其他辅助检查：血常规检查无特异性。血清C反应蛋白(CRP)水平及鼻咽吸出物中白细胞介素18(IL-18)水平显著升高可能是提示难治的预测指标,乳酸脱氢酶(LDH)升高与IL-18的升高呈显著相关，可作为临床参考。有研究认为，CRP>40mg/L是诊断难治性MPP的参考指标之一，也可作为全身使用糖皮质激素的参考指标之一。D-二聚体增高提示MP感染可能合并有高凝状态，须警惕血栓形成的可能。

二、中医诊断

1.诊断要点

参考《中医儿科学》(马融主编,中国中医药出版社，2016年)、《中西医结合儿科学》(王雪峰主编，中国中医药出版社，2016年)肺炎喘嗽的诊断标准。

(1)起病较急，有发热、干咳、气促、鼻煽等症，或有轻度发绀。

(2)病情严重时，喘促不安、烦躁不宁、面色灰白、发绀加重，或高热持续不退。

2.类证鉴别

临床须与外感咳嗽、顿咳、百日咳、哮喘等病证相鉴别。

3.证候诊断

参考《中医儿科学》(马融主编,中国中医药出版社,2016年)、《中西医结合儿科学》(王雪峰主编，中国中医药出版社，2016年)

(1)急性期。

①常证，风热闭肺证：发热，咳嗽，咽红，气急，有汗，口微渴，痰黄，量少或无。舌红，苔黄，脉浮数。

②常证，痰热闭肺证：高热不退，咳嗽，痰黄黏稠，痰涎壅盛，气急鼻煽，面赤口渴，口周发绀。舌红，苔黄厚，脉滑数。

③常证，毒热闭肺证：高热炽盛，喘憋，咳嗽，烦躁口渴，涕泪俱无，小便短黄，大便秘结。舌红芒刺，苔黄，脉洪数。

④常证，湿热闭肺证：身热不扬，咳嗽，咯痰不爽，食少腹胀，大便黏腻，小便黄。舌红，苔黄腻，脉濡数。

⑤兼证，瘀血阻络证：咳嗽，喘促，气急，胸闷胸痛，口周发绀。舌质暗红有瘀点瘀斑，舌下络脉曲张，脉弦涩。

(2)恢复期。

①阴虚肺热证：干咳，少痰，盗汗，低热，手足心热，面色潮红，咽干。舌红而干，苔剥脱、少苔或无苔，脉细数。

②肺脾气虚证：咳嗽无力，食少纳呆，动则汗出，气短懒言，面白神疲，大便溏。

舌淡，苔薄白，脉细无力。

三、中医适宜技术

1.辨证施药

(1)急性期。

①常证，风热闭肺证。治法：疏风清热，宣肺开闭。主方：麻杏石甘汤(《伤寒论》)合银翘散(《温病条辨》)加减。处方：

麻黄7g	苦杏仁6g	石膏12g(先煎)	连翘9g
金银花9g	桔梗6g	薄荷6g	竹叶6g
荆芥9g	淡豆豉9g	牛蒡子9g	甘草6g

每日1剂，水煎服，每日2次。

②常证，痰热闭肺证。治法：清热涤痰，开肺定喘。主方：麻杏石甘汤(《伤寒论》)合葶苈大枣泻肺汤(《金匮要略》)加减。处方：

麻黄7g	苦杏仁6g	石膏15g(先煎)	甘草6g
葶苈子9g(包煎)	大枣5枚		

每日1剂，水煎服，每日2次。

③常证，毒热闭肺证。治法：清热解毒，泻肺开闭。主方：麻杏石甘汤(《伤寒论》)合黄连解毒汤(《外台秘要》)加减。处方：

麻黄7g	石膏15g(先煎)	苦杏仁7g	黄连9g
黄芩6g	黄柏6g	栀子9g	甘草6g

每日1剂，水煎服，每日2次。

④常证，湿热闭肺证。治法：清热利湿，开肺化痰。主方：麻杏石甘汤(《伤寒论》)合三仁汤(《温病条辨》)加减。处方：

麻黄7g	苦杏仁7g	石膏9g(先煎)	半夏7g
滑石9g	薏苡仁9g	白蔻仁3g	竹叶3g
厚朴3g	白通草3g	甘草5g	

每日1剂，水煎服，每日2次。

⑤兼证，瘀血阻络证。治法：活血，化瘀，通络。主方：桃红四物汤(《医垒元戎》)加减。处方：

当归6g	熟地9g	川芎6g	白芍9g
红花6g	丹参9g	桃仁6g	炙甘草5g

每日1剂，水煎服，每日2次。

(2)恢复期。

①阴虚肺热证。治法：养阴清热，润肺止咳。主方：沙参麦门冬汤(《温病条辨》)加

减。处方：

> 沙参9g　　　麦冬9g　　　玉竹6g　　　桑叶4.5g
>
> 白扁豆4.5g　　天花粉4.5g　甘草3g

每日1剂，水煎服，每日2次。

②肺脾气虚证。治法：补肺健脾，益气化痰。主方：玉屏风散(《究原方》)加减。处方：

> 黄芪15g　　　防风9g　　　白术15g　　　人参9g^(另炖)
>
> 茯苓9g　　　大枣3枚

每日1剂，水煎服，每日2次。

2.中成药治疗

(1)麻杏石甘合剂/颗粒/糖浆(麻黄、苦杏仁、石膏、甘草)：辛凉宣肺，平喘止咳。用于外感身热，咳逆气急，鼻煽，口渴，有汗或无汗。合剂：每支装10ml。口服，一次10~20ml，一日3次，或遵医嘱。颗粒：口服，一次5g(1袋)，一日3次。糖浆：口服，一次15ml，一日3次。忌烟、酒及辛辣、生冷、油腻食物。不宜在服药期间同时服用滋补性中药。高血压、心脏病患者慎服；脾胃虚寒泄泻者慎服。有支气管扩张、肺脓疡、肺心病、肺结核患者出现咳嗽时应去医院就诊。服药3d症状无缓解，应去医院就诊。

(2)养阴清肺合剂/膏/颗粒/口服液(地黄、麦冬、玄参、川贝母、牡丹皮、薄荷、白芍、甘草)：养阴润肺，清热利咽。用于咽喉干燥疼痛，干咳、少痰或无痰。合剂：每瓶装150ml。口服，一次10~20ml，一日3次。膏：每瓶装50g。口服，一次10~20ml，一日2~3次。颗粒：每袋装15g。口服，一次1袋，一日2次。口服液：每支装10ml。口服，一次1支(10ml)，一日2~3次。忌烟、酒及辛辣食物。痰湿壅盛患者不宜服用，其表现为痰多黏稠，或稠厚成块。风寒咳嗽者不宜服用，其表现为咳嗽声重，鼻塞流清涕。有支气管扩张、肺脓疡、肺心病的患者及孕妇，应在医师指导下服用。糖尿病患者服用前应向医师咨询。服用3d症状无改善，应去医院就诊。

(3)生脉饮(红参、麦冬、五味子)：益气，养阴，生津。用于气阴两亏，心悸气短，自汗。用于本病阴虚肺热证。每支装10ml。口服，一次10ml，一日3次。忌不易消化食物。感冒发热病人不宜服用。糖尿病患者及有高血压、心脏病、肝病、肾病等慢性病严重者应在医师指导下服用。儿童、孕妇、哺乳期妇女应在医师指导下服用。心悸气短严重者应去医院就诊。服药4周症状无缓解，应去医院就诊。对本品过敏者禁用，过敏体质者慎用。本品性状发生改变时禁止使用。儿童必须在成人监护下使用。请将本品放在儿童不能接触的地方。如正在使用其他药品，使用本品前请咨询医师或药师。

(4)玉屏风颗粒(黄芪、炒白术、防风)：益气，固表，止汗。用于表虚不固，自汗恶风，面色白，或体虚易感风邪者。每袋装5g。开水冲服，一次5g，一日3次。忌油腻食物。本品宜饭前服用。按照用法用量服用，小儿、孕妇、高血压、糖尿病患者应在医师指导下服用。服药2周或服药期间症状无明显改善，或症状加重者，应立即停药并去医院就诊。对本品过敏者禁用，过敏体质者慎用。本品性状发生改变时禁止使用。儿童必须在成人监护下使用。

（5）百合固金丸（百合、地黄、熟地黄、麦冬、玄参、川贝母、当归、白芍、桔梗、甘草）：养阴润肺，化痰止咳。用于肺肾阴虚，燥咳少痰，咽干喉痛。用于本病恢复期。大蜜丸：每丸重9g。口服，一次1丸，一日2次。忌烟、酒及辛辣、生冷、油腻食物。支气管扩张、肺脓疡、肺心病、肺结核患者出现咳嗽时应去医院就诊。有高血压、心脏病、肝病、糖尿病、肾病等慢性病严重者应在医师指导下服用。儿童、孕妇、哺乳期妇女、年老体弱者应在医师指导下服用。服药期间，若患者发热体温超过38.5℃，或出现喘促气急者，或咳嗽加重、痰量明显增多者应去医院就诊。服药7d症状无缓解，应去医院就诊。

（6）喜炎平注射液（穿心莲内酯总磺化物）：消热解毒，止咳止痢。用于支气管炎、扁桃体炎、细菌性痢疾等。注射液：①肌内注射，成人一次50~100mg，一日2~3次。小儿酌减。②静脉滴注，成人一日250~500mg，以0.9%氯化钠注射液或5%葡萄糖注射液稀释。儿童一日5~10mg/kg（0.2~0.4ml/kg），最高剂量不超过250mg，以0.9%氯化钠注射液或5%葡萄糖注射液100~250ml稀释，滴速控制在每分钟30~40滴，一日1次。禁忌：对本药或含有穿心莲内酯总磺化物制剂过敏或有严重不良反应病史者、妊娠期妇女、1岁以下儿童。不良反应有心血管系统（心悸、胸闷、胸痛、心动过速、心律失常）、呼吸系统（胸痛、胸闷、憋气、呼吸急促、咳嗽）、神经系统（头晕、头痛、抽搐、麻木、震颤、眩晕、耳鸣、惊厥、嗜睡、失眠）、精神烦躁、肝脏（肝生化指标异常）、胃肠道（恶心、呕吐、腹泻、腹痛、腹胀、口干、胃不适）、皮肤（荨麻疹、斑丘疹、红斑疹、局部红肿、血管神经性水肿、多汗）、过敏反应（潮红、皮疹、瘙痒、呼吸困难、憋气、心悸、紫绀、血压下降、喉水肿、过敏性休克）、其他（畏寒、寒战、颤抖、发热、苍白、疼痛、乏力、水肿，用药部位皮疹、疼痛、麻木、瘙痒、静脉炎）等。有家族过敏史者、过敏体质者慎用。肝肾功能异常者慎用。老人、哺乳期妇女、1岁及1岁以上儿童、初次使用中药注射剂者慎用。如用药后出现过敏反应或其他严重不良反应，须立即停药。本药不得超剂量、过快滴注和长期连续用药。用药过程中，应密切观察用药反应，特别是开始30min。发现异常，立即停药，采取积极救治措施。本药应单独使用，禁止与其他药物混合配伍使用。如确需联合使用其他药物，应谨慎考虑与本药的间隔时间，在换药时建议冲洗输液管，以防药物相互作用。

（7）小儿肺热咳喘颗粒/口服液（麻黄、苦杏仁、石膏、甘草、金银花、连翘、知母、黄芩、板蓝根、麦冬、鱼腥草）：清热解毒，宣肺化痰。用于热邪犯于肺卫所致发热、汗出、微恶风寒、咳嗽、痰黄，或兼喘息、口干而渴。颗粒：开水冲服，3岁以下一次3g，一日3次；3岁以上一次3g，一日4次；7岁以上一次6g，一日3次。口服液：口服，1~3岁一次1支，一日3次；4~7岁一次1支，一日4次；8~12岁一次2支，一日3次。风寒闭肺、内伤久咳者不适用。过敏体质者慎用。高血压、心脏病患儿慎用。运动员慎用。用药期间不宜同时服用滋补性中药。用药期间忌辛辣、生冷、油腻食物。

(8)小儿咳喘灵颗粒/泡腾颗粒/泡腾片/口服液(麻黄、金银花、苦杏仁、板蓝根、石膏、甘草、瓜蒌)：宣肺、清热、止咳、祛痰。用于上呼吸道感染引起的咳嗽。颗粒：开水冲服，2岁以内一次1g，3~4岁一次1.5g，5~7岁一次2g；一日3~4次。泡腾颗粒：开水冲服，2岁以内一次1g，3~4岁一次1.5g，5~7岁一次2g；一日3~4次。泡腾片：温水溶解后口服，1~3岁一次1片(溶于30ml温水)，3岁以上至5岁一次1.5片(溶于60ml温水)，5岁以上至7岁一次2片(溶于100ml温水)；一日3次。口服液：口服，2岁以内一次5ml，3~4岁一次7.5ml，5~7岁一次10ml；一日3~4次。过敏体质者慎用。高血压、心脏病患儿慎用。运动员慎用。用药期间不宜同时服用滋补性中药。用药期间忌辛辣、生冷、油腻食物。

(9)肺力咳合剂(黄芩、前胡、百部、红花龙胆、梧桐根、白花蛇舌草、红管药)：清热解毒，镇咳祛痰。用于痰热犯肺所引起的咳嗽痰黄，支气管哮喘，气管炎见上述证候者。口服，成人一次20ml，7岁以内一次10ml，7~14岁一次15ml，一日3次。本药合剂含辅料阿司帕坦，苯丙酮尿症患者不宜使用。

(10)小儿豉翘清热颗粒(连翘、淡豆豉、薄荷、荆芥、炒栀子、大黄、青蒿、赤芍、槟榔、厚朴、黄芩、半夏、柴胡、甘草)：疏风解表，清热导滞。用于小儿风热感冒夹滞证，症见发热咳嗽，鼻塞流涕，咽红肿痛，纳呆口渴，脘腹胀满，便秘或大便酸臭，溲黄。开水冲服，6个月至1岁一次1~2g；1~3岁一次2~3g；4~6岁一次3~4g；7~9岁一次4~5g；10岁以上一次6g；一日3次。

(11)金振颗粒/口服液(山羊角、平贝母、大黄、黄芩、青礞石、石膏、人工牛黄、甘草)：清热解毒，祛痰止咳。用于小儿急性支气管炎符合痰热咳嗽者，表现为发热、咳嗽、咳吐黄痰、咳吐不爽、舌质红、苔黄腻等。颗粒：温水冲服，6个月至1岁一次1g，一日3次；2~3岁一次2g，一日2次；4~7岁一次2g，一日3次；8~14岁一次3g，一日3次。疗程5~7d。口服液：口服，6个月至1岁一次5ml，一日3次；2~3岁一次10ml，一日2次；4~7岁一次10ml，一日3次；8~14岁一次15ml，一日3次。疗程5~7d。风寒闭肺、内伤久咳者不适用。过敏体质者慎用。脾胃虚弱、大便稀溏者慎用。用药期间不宜同时服用滋补性中药。用药期间忌辛辣、生冷、油腻食物。偶见用药后便溏，停药后即可恢复。

(12)清热化湿口服液(酒制黄芩、法半夏、滑石、青蒿、淡豆豉、射干、芦根、炒冬瓜子、薏苡仁、苦杏仁、炒葶苈子、蜜炙枇杷叶、郁金)：清热利湿，化痰止咳。用于儿童急性支气管炎湿热蕴肺证；发热、咳嗽，痰液黏稠，兼见呕恶纳呆，便溏不爽，溲黄，舌红苔腻属上述症候者。口服，1~2岁一次3~5ml；3~5岁一次5~10ml；6~14岁一次20ml；一日3次。本药有解热、止咳、祛痰作用。对菌苗所致家兔发热、角叉菜胶所致大鼠发热有一定的解热作用；对氨水所致小鼠咳嗽有一定止咳作用；小鼠酚红祛痰试验表明有一定祛痰作用。

3.中草药雾化吸入疗法

药物：桑叶15g，知母15g，杏仁10g，前胡10g，白前10g，桔梗6g，金银花20g，鱼腥草20g。

操作：将以上中草药水煎制成雾化剂，进行超声雾化吸入治疗。每次10min，每日2次，5~7d 1疗程。用于急性期各证。

4.中医脐疗法

药物：将中药颗粒剂胡椒、吴茱萸、五倍子、苍术、公丁香按1:2:4:2:1比例配伍，混合备用。

操作：取以上药末5g，加适量姜汁或藿香正气水调和成药饼，以6cm×7cm自黏性无菌敷料封神阙。每天1次，每晚睡前敷脐至次晨约10h。

5.敷胸疗法

药物：大黄粉、芒硝粉与蒜泥按4:1:4比例配伍，以清水调成糊状。

部位：背部肩胛间区及肺部听诊湿啰音密集处或X线检查改变明显处。

操作：取大小合适的敷料，将上药调好均匀平摊于敷料上，薄厚适中(0.3~0.5cm)；将摊好的膏药敷在病变部位，加盖治疗巾，注意保暖。根据不同年龄选择敷药时间：1~2岁患儿每次15min，3~5岁每次20min，5岁以上每次25min，以皮肤潮红为度，每日1次。敷药后，局部用温水擦拭，保持皮肤清洁。

6.穴位贴敷疗法

药物：延胡索、细辛、甘遂各60g，研细末装瓶备用。

穴位：天突、膻中、双肺俞、双膏肓、双定喘。

方法：取以上药末9g，用姜汁调匀，做成5个小药饼，贴于相应穴位，0.5~2h取下即可。

7.拔罐疗法

部位：背部相关穴位，如大椎穴、肺俞、脾俞等。

操作：患者取俯卧位，充分暴露背部皮肤，选用合适大小的罐，急性期肺炎以闪火法拔大椎、肺俞及肺炎病灶处；恢复期拔在双侧肺俞穴、双侧脾俞穴及炎症体表投影处，留罐3~5min取下。

8.中药离子导入疗法

将各证辨证论治的相应中药浓煎剂以棉纱垫浸渗后置于电极片，接通电源，选择导入治疗方式，选择治疗时间20min，选择温度、强度，然后将电极片固定在双侧肺俞穴上，选择开始即可进行治疗，每日1次，3~7d为1个疗程。

9.针刺疗法

取穴：主穴取尺泽、孔最、列缺、合谷、肺俞、足三里。痰热闭肺，加少商、丰隆、曲池、中脘；气虚阳虚，加气海、关元、百会。

操作：平补平泻，虚证加灸，每日1次，每次20min，5~7d 1疗程。

四、健康教育

(1)搞好卫生，保持室内空气新鲜，冬春季节尽量不要带孩子去公共场所。气候寒暖不调时，随时增减衣服，防止感冒。加强体育锻炼，增强体质。

(2)饮食宜清淡富有营养，多喝开水，忌食辛辣刺激性食品，忌肥甘厚腻之品。

(3)生活调护。注意室内通风，保持安静，尽力避免患儿烦躁、哭闹。

(4)密切观察病情变化，做好出入量、体温、脉搏、呼吸、血压等记录。

第十一章　小儿病毒性肺炎

小儿病毒性肺炎是小儿感染病毒所引起的肺部炎症。临床以气喘、咳嗽、咯痰痰鸣、发热为主要特征，肺部听诊可闻及中、细湿啰音，X线全胸片可表现为肺实变浸润阴影，鼻咽部分泌物脱落细胞或血清病毒学检测阳性。小儿病毒性肺炎病原体主要包括：呼吸道合胞病毒、腺病毒、流感病毒、副流感病毒、巨细胞病毒等。其中以呼吸道合胞病毒最多见。属于中医学"肺炎喘嗽"范畴。

一、西医诊断

1.诊断依据

(1)临床表现：气喘，咳嗽，咯痰痰鸣，发热，肺部听诊可闻及中、细湿啰音。

(2)实验室检查确诊。

2.鉴别诊断

除病毒以外的病原体引起的小儿肺炎、哮喘、支气管炎、气道异物等需与小儿病毒性肺炎加以鉴别。

3.相关检查

(1)X线全胸片：可表现为非特异性小斑片状肺实变浸润阴影，以两肺下野、心膈角区及中内带较多。小斑片病灶可部分融合在一起成为大片状浸润影，甚至可类似节段或大叶性肺炎的形态，可同时见有肺间质改变。

(2)病毒学检查：取鼻咽部分泌物脱落细胞或血清，运用IgM抗体间接免疫荧光技术、酶联免疫吸附法(ELISA)、碱性磷酸酶抗碱性磷酸酶桥联酶标法(APAAP)、生物素抗生素ELISA法、单克隆抗体荧光法等方法检测病毒。

(3)血常规：白细胞计数可减少、正常或稍增高，增高者一般不超过12×10^9/L。

二、中医诊断

1.诊断要点

参考中华人民共和国中医药行业标准《中医诊断疗效标准》(国家中医药管理局发布，南京大学出版社，1994年)肺炎喘嗽的诊断标准。

(1)起病较急，有发热、咳嗽、气促、鼻煽、痰鸣等症，或有轻度发绀。

(2)病情严重时，喘促不安、烦躁不安、面色灰白、发绀严重，或高热持续不退。

(3)禀赋不足患儿，常病程迁延。新生儿患病时，可出现不乳、口吐白沫、精神萎靡等不典型临床症状。

(4)肺部听诊：肺部有中、细湿啰音，常伴干性啰音，或管状呼吸音。

(5)血象：大多数白细胞总数增高，分类中性粒细胞增多。若因病毒感染引起者，白细胞计数可减少、稍高或正常。

(6)X线透视或摄片检查：肺部显示纹理增多、紊乱，透亮度降低，或见小片状、斑点状模糊阴影，也可呈不均匀大片阴影。

2.类证鉴别

临床须与外感咳嗽、顿咳、百日咳、哮喘等病证相鉴别。

3.证候诊断

(1)常证。

①风寒郁肺证：恶寒发热，头身疼痛，无汗，鼻塞流清涕，喷嚏，咳嗽，气喘鼻煽，痰稀白易咯，或闻喉间痰嘶，咽不红，口不渴，面色淡白，纳呆，小便清。舌淡红，苔薄白，脉浮紧，指纹浮红。

②风热郁肺证：发热恶风，头痛有汗，鼻塞流清涕或黄涕，咳嗽，气喘，咯黄痰，或闻喉间痰嘶，鼻翼煽动，声高息涌，胸膈胀满，咽红肿，口渴欲饮，纳呆，面色红，烦躁不安。舌质红，苔薄黄，脉浮数，指纹浮紫。

③痰热郁肺证：发热，有汗，咳嗽，咯痰黄稠或喉间痰鸣，气急喘促，鼻翼煽动，声高息涌，呼吸困难，胸高胁满，张口抬肩，口唇紫绀，咽红肿，面色红，口渴欲饮，纳呆，便秘，小便黄少，烦躁不安。舌质红，苔黄腻，脉滑数，指纹紫滞。

④毒热闭肺证：壮热不退，咳嗽剧烈，痰黄稠难咯或痰中带血，气急喘促，喘憋，呼吸困难，鼻翼煽动，胸高胁满，胸膈满闷，张口抬肩，鼻孔干燥，面色红赤，口唇紫绀，涕泪俱无，烦躁不宁或嗜睡，甚至神昏谵语，呛奶，恶心呕吐，口渴引饮，便秘，小便黄少。舌红少津，苔黄腻或黄燥，脉洪数，指纹紫滞。

⑤阴虚肺热证：咳喘减少或减轻，时有低热，手足心热，干咳，痰量少或无痰，咯痰带血，面色潮红，口干、口渴欲饮，神疲倦怠，夜卧不安，形体消瘦，盗汗，便秘，小便黄少，病程迁延。舌红少津，苔少或花剥，脉细数，指纹淡红。

⑥肺脾气虚证：久咳、咳痰无力，痰稀白易咯，气短，乏力，动则气喘，或有低热，面色少华，神疲乏力，形体偏瘦，自汗，纳差，口不渴，便溏，病程迁延，反复感冒。舌质淡红，舌体胖嫩，苔薄白，脉无力或细弱，指纹淡。

(2)变证。

①心阳虚衰证：面色苍白，唇指紫绀，呼吸浅促，四肢不温，多汗，胁下痞块，心悸动数，虚烦不安，神萎淡漠，小便减少。舌质淡紫，脉疾数、细弱欲绝，指纹紫滞。

②邪陷厥阴证：壮热不退，口唇紫绀，气促，喉间痰鸣，烦躁不安，谵语狂躁，神识昏迷，口噤项强，角弓反张，四肢抽搐。舌质红绛，脉细数，指纹紫。

三、中医适宜技术

1.辨证施药

本病的治疗，以开肺化痰、止咳平喘为主法。开肺以恢复肺气宣发肃降功能为要务，宣肃如常则肺气郁闭可解，咳喘自平。若痰多壅盛者，需降气涤痰；喘憋严重者，治以平喘利气；气滞血瘀者，佐以活血化瘀；肺与大肠相表里，壮热炽盛时，可用通下药以通腑泄热。出现变证者，或温补心阳，或开窍熄风，随证施治。病久肺脾气虚者，宜健脾补肺益气为主；若是阴虚肺燥，余邪留恋，宜甘凉养阴润肺化痰，兼清余邪。同时，本病还常结合其他治法，如中成药、雾化吸入、药物外治等，变证必要时须中西医结合治疗。患儿应忌食油腻及刺激性食品，少进甘甜，防止助热生痰。

(1)常证。

①风寒郁肺证。治法：辛温宣肺，止咳平喘。主方：华盖散(《太平惠民合剂局方》)加减。处方：

紫苏子9g	麻黄7g	苦杏仁7g	防风9g
桑白皮9g	桔梗6g	陈皮6g	制半夏7g
茯苓9g	甘草6g		

每日1剂，水煎服，每日2次。

加减：恶寒身痛加桂枝7g、白芷9g；咳嗽痰多加白前6g、远志6g；高热加生石膏15g(先煎)、黄芩9g。

②风热郁肺证。治法：辛凉宣肺，清热化痰。主方：偏表证，身热较甚而咳喘不剧，银翘散(《温病条辨》)加减。

金银花9g	连翘9g	淡竹叶6g	荆芥7g
淡豆豉7g	薄荷6g^(后下)	桔梗6g	桑叶9g
牛蒡子6g	大青叶12g	蚤休6g	甘草5g

每日1剂，水煎服，每日2次。

偏里证，热邪偏重，频咳、气促、痰多，麻杏石甘汤(《伤寒论》)加减。处方：

炙麻黄7g	苦杏仁7g	前胡6g	款冬花6g
浙贝母6g	生石膏15g^(先煎)	薄荷6g^(后下)	黄芩9g
贯众9g	甘草6g		

每日1剂，水煎服，每日2次。

加减：若壮热烦渴，重用生石膏30g(先煎)，加知母9g；喘息痰鸣加葶苈子9g(包煎)、瓜蒌皮6g、枳壳6g；咽喉红肿疼痛加射干9g、板蓝根15g、芦根9g。

③痰热郁肺证。治法：清热涤痰，开肺定喘。主方：麻杏石甘汤(《伤寒论》)合葶苈大枣泻肺汤(《金匮要略》)加减。处方：

炙麻黄7g	生石膏18g^(先煎)	苦杏仁7g	葶苈子7g^(包煎)
紫苏子7g	桑白皮9g	黄芩9g	金荞麦15g
贯众9g	天竺黄6g	甘草6g	

每日1剂，水煎服，每日2次。

加减：热重加栀子12g、虎杖15g，伴大便干加用生大黄9g(后下)；痰壅喘急便秘加用礞石滚痰丸(包煎)；咳嗽重加前胡6g、款冬花9g；痰多加鲜竹沥10ml (冲服)、浙贝母9g、制胆南星6g、猴枣散3g(另吞服)；紫绀加丹参9g、赤芍9g；高热惊惕加服紫雪；喘甚便秘痰涌而病情较急者加服牛黄夺命散。

④毒热闭肺证。治法：清热解毒，泻肺开闭。主方：黄连解毒汤(《外台秘要》)合麻杏石甘汤(《伤寒论》)加减。处方：

炙麻黄7g	苦杏仁7g	前胡6g	黄芩6g
黄连9g	栀子9g	生石膏15g^(先煎)	玄参9g
连翘9g	虎杖9g	甘草6g	

每日1剂，水煎服，每日2次。

加减：热毒重加蒲公英15g、败酱草15g；伴便秘腹胀加生大黄9g(后下)、玄明粉9g(溶入)；烦躁不宁加钩藤9g(后下)、白芍10g；口干鼻燥，涕泪全无加北沙参9g、麦冬6g、生地黄12g。

⑤阴虚肺热证。治法：养阴清肺，润肺止咳。主方：沙参麦冬汤(《温病条辨》)加减。处方：

北沙参12g	麦冬9g	玉竹6g	桑白皮9g
百合15g	地骨皮9g	天花粉15g	生地黄12g
玄参9g	川贝母5g	甘草5g	

每日1剂，水煎服，每日2次。

加减：低热加青蒿9g、知母6g、黄芩6g；咳甚加紫菀9g、百部9g、枇杷叶6g；干咳不止加五味子6g、乌梅5g；盗汗加煅龙骨15g(先煎)、煅牡蛎15g(先煎)、酸枣仁9g。

⑥肺脾气虚证。治法：补肺益气，健脾化痰。主方：人参五味子汤(《中医儿科学》)加减。处方：

生晒参3g^(另炖)	白术4.5g	茯苓6g	炙黄芪15g
防风9g	半夏7g	陈皮6g	五味子6g
焦神曲9g	甘草5g	鲜生姜3片	大枣3枚

每日1剂，水煎服，每日2次。

加减：多汗或动则汗出加煅龙骨12g(先煎)、煅牡蛎12g(先煎)、浮小麦15g；咳嗽较甚加百部、紫菀、款冬花各9g；纳谷不香加炒谷芽、炒麦芽各9g。

（2）变证。

①心阳虚衰证。治法：温补心阳，救逆固脱。主方：参附龙牡救逆汤（《中医儿科学》）加减。处方：

人参9g^(另炖)　　附子9g^(先煎)　　煅龙骨12g^(先煎)　　煅牡蛎12g^(先煎)

白芍10g　　　　炙甘草9g

每日1剂，水煎服，每日3次。

加减：面色唇舌青紫，右胁肋下痞块明显加红花6g、丹参9g；呼吸不整或叹息样呼吸加山茱萸9g、炙麻黄7g、熟地黄12g。静脉滴注参附注射液。

②邪陷厥阴证。治法：清心开窍，平肝熄风。主方：羚角钩藤汤（《通俗伤寒论》）加减合牛黄清心丸（《太平惠民和剂局方》）。处方：

羚羊角粉4.5g^(吞服)　　钩藤9g^(后下)　　桑叶6g　　菊花9g

生地黄15g　　　　白芍9g　　　虎杖9g　　黄芩9g

生石膏15g^(先煎)　　郁金9g　　　茯神9g　　浙贝母6g

石决明15g　　　　竹茹6g　　　甘草3g

每日1剂，水煎服，每日3次。

加减：高热神昏加服安宫牛黄丸或至宝丹；抽搐加僵蚕6g、蒺藜9g；痰多加天竺黄6g、胆南星9g、石菖蒲9g，静脉滴注清开灵注射液。

2.中成药治疗

（1）通宣理肺口服液（紫苏叶、前胡、桔梗、苦杏仁、麻黄、甘草、陈皮、制半夏、茯苓、炒枳壳、黄芩）：解表散寒，宣肺止嗽。用于风寒郁肺证。每支10ml。口服，7岁以上儿童服量减半，3~7岁儿童服量为1/3。

（2）羚羊清肺散（羚羊角粉、板蓝根、连翘、金银花、水牛角浓缩粉、石膏、冰片、川贝母、炒僵蚕、朱砂、赤芍、知母、天花粉、琥珀、甘草、栀子、芦根、桔梗）：清热解毒，祛痰止咳。用于风热郁肺证、痰热郁肺证。每袋1g。口服，每服0.5~1g，一日2次；周岁以下小儿酌减。

（3）儿童清肺口服液（麻黄、蜜炙桑白皮、黄芩、苦杏仁、石膏、甘草、瓜蒌皮、板蓝根、法半夏、浙贝母、橘红、炒紫苏子、葶苈子、紫苏叶、细辛、薄荷、蜜炙枇杷叶、白前、前胡、石菖蒲、天花粉、煅青礞石）：疏风清热，宣肺化痰。用于痰热郁肺证。每支10ml。口服，每服20ml，6岁以下每服10ml，一日3次。

（4）天黄猴枣散（天竺黄、制天麻、猴枣、珍珠、胆南星、僵蚕、冰片、薄荷脑、牛黄、珍珠层粉、全蝎）：疏风清热，宣肺化痰。用于痰热郁肺证。每瓶0.3g。口服，每服1~4岁0.15g，4岁以上0.3g，一日1~2次。

（5）安宫牛黄丸（牛黄、郁金、水牛角片、黄芩、黄连、雄黄、栀子、朱砂、冰片、麝香、珍珠、金箔）：清热解毒，豁痰开窍。用于毒热闭肺证、邪陷厥阴证。口服。丸剂：每丸重3g。每服1丸，一日1次，小儿3岁以内每服1/4丸、4~6岁每服1/2丸，一日1次。散剂：每瓶装1.6g。每服1瓶，一日1次，小儿3岁以内每服1/4瓶、4~6岁每服1/2瓶。或遵医嘱。温开水送服。

（6）玉屏风口服液（颗粒）（黄芪、白术、防风）：益气，固表，止汗。用于肺脾气虚证。每支10ml。口服，每服小于1岁3ml或2g、1~5岁5~10ml或2.5~5g、6~14岁10ml或5g，一日3次。

（7）清开灵注射液（胆酸、珍珠母、猪去氧胆酸、栀子、水牛角片、板蓝根、黄芩苷、金银花）：清热解毒，镇静安神。用于痰热郁肺证、毒热闭肺证、邪陷厥阴证。每支10ml。成人剂量：肌内注射，一日2~4ml。静脉滴注，一日20~40ml，以10%葡萄糖注射液200ml或0.9%氯化钠注射液100ml稀释后使用。儿童酌减或遵医嘱。注意滴速勿快，儿童以20~40滴/min为宜。

（8）痰热清注射液（黄芩、熊胆粉、山羊角、金银花、连翘）：清热、解毒、化痰。用于风热郁肺证、痰热郁肺证。静脉滴注，一次20ml，重症患者可用40ml，加入5%葡萄糖注射液或0.9%氯化钠注射液250~500ml，注意控制滴数在60滴/min，一日1次。儿童按体重0.3~0.5ml/kg，最高剂量不超过20ml，加入5%葡萄糖注射液或0.9%氯化钠注射液100~200ml，静脉滴注，控制滴速每分钟30~60滴，一日1次；或遵医嘱。

（9）炎琥宁注射液（穿心莲提取物）：清热解毒。用于风热郁肺、痰热郁肺证、毒热闭肺证。每支80mg。临用前，加灭菌注射用水适量使溶解。成人剂量：肌内注射，一次40~80mg，一日1~2次；静脉滴注，一日0.16~0.4g，一日1~2次给药，用5%葡萄糖注射液或5%葡萄糖氯化钠注射液稀释后滴注。儿童酌减或遵医嘱。

（10）喜炎平注射液（穿心莲内酯总酯磺化物）：清热解毒，止咳止痢。用于风热郁肺、痰热郁肺证、毒热闭肺证。静脉滴注：125~250mg，用5%葡萄糖注射液或0.9%氯化钠注射液稀释后滴注，一日1次。儿童酌减或遵医嘱。

（11）热毒宁注射液（青蒿、金银花、栀子）：清热，疏风，解毒。用于风热郁肺、痰热郁肺证、毒热闭肺证。静脉滴注：0.5~0.8ml/(kg·d)，最大剂量不超过10ml/d，用5%葡萄糖注射液或0.9%氯化钠注射液稀释后滴注，一日1次。本品使用后需用5%葡萄糖注射液或0.9%氯化钠注射液冲洗输液管后，方可使用第2种药物。

（12）参附注射液（红参、附片）：回阳，益气，固脱。用于心阳虚衰证。每支10ml。成人剂量：静脉缓慢滴注1~2ml/(kg·d)，用5%~10%葡萄糖注射液250ml稀释后使用，婴幼儿建议按照1:5的稀释倍数使用。儿童酌减或遵医嘱。

3.药浴疗法

参考小儿感冒药浴疗法。

4.中药灌肠疗法

药物：麻黄、前胡、甘草各3g，苦杏仁5g，生石膏、大青叶、板蓝根各10g，金银花、玄参、百部各6g。

用法：水煎浓缩成200ml药液备用。治疗前清洁灌肠，取臀高左侧卧位，先将导管用热水(70℃左右)加温后，前端涂无菌润滑剂，轻轻插入肛门6~8cm深，连接准备好的中药煎剂(60~80ml，装入无菌输液瓶)，插入不可过深，过深患儿会因不适而躁动，过浅药液滴入直肠易引起排便反射药液不易保留。药液温度应保持在35℃~40℃为宜，与体内温度相近，有利于药液的保留和吸收。灌注的速度以15~30滴/min为宜，过快会刺激肠蠕动，致使药液随大便排出而无效。滴注过程中每15~20min变换1次体位，以减少患儿疲劳躁动，并利于药液吸收。

适应证：主要用于风热郁肺、痰热郁肺证、毒热闭肺证。

5.直肠滴入疗法

组成：麻黄3g，杏仁6g，生石膏12g，甘草6g，款冬花6g，桑白皮6g，全瓜蒌15g，黄芩6g，海浮石12g，葶苈子6g，金银花10g，连翘6g，鱼腥草15g，板蓝根15g，麦冬6g，茯苓6g，大枣10g，浙贝母10g。

制法：共研细末，用热茶滤纸包装，30g/包。

功效：清热解毒，宣肺化痰，止咳平喘。

用法：肺炎滴肠散一包加水350~400ml，浸泡1min，武火煎开10~20min，文火煎熬浓缩至120~150ml过滤取汁，装瓶备用。取卧位或俯卧位，6个月至1岁：10ml/次，1~2岁：15ml/次，2~3岁：20ml/次，3~4岁：25ml/次，4~5岁：30ml/次，5~15岁：35ml/次，直肠滴入或直肠注入药液(插入5~10cm)，2次/d。

适应证：初期小儿上呼吸道感染、肺炎、支气管炎、支气管哮喘。

附：直肠注入的操作方法

直肠注入是采用一次性注射器(10~30ml)拔去针头，接上一次性导尿管(PVC管)，通过直肠注入给药来达到治疗疾病的目的的一种新的临床给药技术，是除口服和注射之外的第三种重要给药途径。

使用时，将药物加入玻璃杯用热水适当加温并搅拌均匀(控制药液温度在35℃~40℃之间)，吸取药液后要留有3ml左右空气(方便将药液全部推入肛门内)，接上导尿管，在导尿管前端涂上石蜡油或其他润滑剂，插入患者肛门，将药液缓慢推入直肠内(推入时，不要用力过大，要缓慢地将药液推入直肠内，因为用力过大或过快容易产生便意感，小儿还可能迅速将药物排出)，然后用左手捏紧导尿管以防止药液反流，在拔出导尿管时让患者家属迅速用面巾纸按压住患者肛门，让患者保持体位休息5min左右就可以了。

6.拔罐疗法

取穴：大椎、肺俞穴。

操作：在大椎、肺俞穴拔罐，一日1次，用于风寒郁肺证。在肺俞、阿是穴拔火罐，一日1次，佐治啰音、吸收不良。注意：留罐时间不宜太长，防止皮肤烫伤。

7.艾灸疗法

取穴：大椎、风门、肺俞。

操作：每穴用艾灸1~2壮，依次灸治，每穴5~10min，以皮肤表面温热为宜。一日1~2次。主要用于风寒郁肺证。

8.敷贴疗法

药物：肉桂、公丁香、川乌、草乌、乳香、没药各15g，红花、当归、川芎、赤芍、透骨草各30g。高热、气喘者，可加用黄芩、黄连、大黄各10g。

用法：药物研细末，每次取药末15g，用凡士林调成药膏，敷贴于肺俞穴或啰音处，胶布固定，约2h取下，一日1次，7d为1疗程。主要用于肺部湿性啰音明显者。

四、健康教育

(1)保持环境清洁整洁，经常通风换气，使空气流通，但是要避免穿堂风。

(2)康复初期要减少活动，注意休息，避免着凉。家人如患感冒或其他呼吸道疾病，要尽量和小儿隔离。

(3)保持患儿呼吸道畅通，家长要及时清除鼻腔内分泌物，有痰液妨碍患儿呼吸时要轻拍后背，让患儿把痰液咳出，不会咳的要吸出痰液，防止黏稠痰液堵塞呼吸道及奶汁、药物等呛入引起窒息。室内要保持一定的湿度，避免空气干燥，这样有利于痰液咳出。

(4)增加营养和水分，饮食宜清淡、容易消化，同时保证一定量的优质蛋白，多喝汤类食物。如果患儿食欲减退，应该少量多餐，哺乳期婴幼儿应该增加每天喂奶的次数，以加强营养与体力。

(5)小儿肺炎预防尤其重要。小儿抵抗力低，尽量不要带小儿到人多的公共场所，避免接触感染。按程序给孩子进行计划免疫，因流感等传染病都可以使小儿机体抵抗力下降而引起肺炎，所以要非常重视计划免疫。天气晴朗时多带孩子到户外活动，锻炼身体，练习对寒冷气候的适应能力，扶助正气，增强抵抗力。

第十二章　小儿急性支气管炎

　　小儿急性支气管炎是咳嗽为主要临床症状的感染性疾病，病前多有感冒病史，好发于冬春二季，常因气候变化而发病。临床以起病较急，有发热、咳嗽、气促、鼻煽、痰鸣等症，或有轻度发绀，病情严重时，喘促不安，烦躁不宁，面色灰白，发绀加重，或高热持续不退等为主要特征。本病属于中医之"咳嗽"范畴。

一、西医诊断

1.诊断依据

　　(1)症状：以咳嗽为主症。大多先有上呼吸道感染症状，逐渐出现明显的咳嗽，也可忽然出现频繁而较深的干咳，以后渐有支气管分泌物。轻者无明显病容，重者可有发热、头痛、胸痛、纳差、乏力，也可伴有腹痛、呕吐、腹泻等消化道症状。

　　(2)体征：肺部呼吸音粗，可闻干、湿啰音，以不固定的中等湿啰音为主。

　　(3)实验室检查：外周血象检查一般白细胞正常或偏低，升高者可能继发细菌感染。胸部X线检查多阴性或仅见两肺纹理增粗、紊乱。

2.鉴别诊断

　　应注意与过敏性咳嗽鉴别。过敏性咳嗽主要表现为持续或反复发作性的剧烈咳嗽，多呈阵发性咳嗽，晨起较明显，活动或哭闹时加重，遇到冷空气时打喷嚏、咳嗽，但痰很少，夜间一般比白天严重，咳嗽时间长，通常持续3个月，以花粉季节为主。同时临床上还应注意与肺炎早期、毛细支气管炎、支气管哮喘、支气管异物、肿物压迫等疾病相鉴别。

3.相关检查

　　(1)实验室检查：外周血象检查一般白细胞正常或偏低，升高者可能继发细菌感染。病毒感染者血白细胞总数正常或偏低；细菌感染者血白细胞总数及中性粒细胞增高。

　　(2)胸部X线检查：显示正常，或肺纹理增粗，肺门阴影增深。

二、中医诊断

1.诊断要点

参照国家中医药管理局1994年发布的《中华人民共和国中医药行业标准·中医病证诊

断疗效标准》《中医儿科病证诊断疗效标准·咳嗽》(ZY/ T 001.1~001.9—94)制定。

(1)好发于冬春二季，常因气候变化而发病。

(2)病前多有感冒病史。

(3)咳嗽为主要临床症状。

(4)肺部听诊：两肺呼吸音粗糙，或闻及干啰音。

(5)血象检查：病毒感染者血白细胞总数正常或偏低；细菌感染者血白细胞总数及中性粒细胞增高。

(6)X线检查：胸片显示正常，或肺纹理增粗，肺门阴影增深。

2.类证鉴别

临床上应注意与肺炎早期、毛细支气管炎、支气管哮喘、支气管异物、肿物压迫等疾病相鉴别。

3.证候诊断

(1)风寒袭肺证：咳嗽，痰稀色白，鼻塞流清涕。或伴恶寒，无汗，咽部不红。苔薄白，脉浮紧。

(2)风热犯肺证：咳嗽，痰黄而稠，鼻塞，流浊涕，发热恶风，咽红而肿。舌尖红，苔薄白或微黄，脉浮数。

(3)痰热壅肺证：咳嗽，痰黄白黏稠，咯吐不爽，咳时面赤唇红，或伴发热口渴，咽喉痛。舌质红，苔黄腻，脉滑数。

(4)痰湿蕴肺证：咳嗽，痰多色白如泡沫，咳时喉有痰声，或呼吸气粗，多不发热。苔白腻，脉滑。

三、中医适宜技术

1.辨证施药

(1)风寒袭肺证。治法：疏风散寒，宣肺止咳。主方：杏苏散(《温病条辨》)加减。处方：

杏仁9g	苏叶9g	荆芥9g	白前9g
金沸草15g	姜半夏7g	桔梗6g	茯苓9g
橘皮6g	枳壳6g	甘草3g	生姜3片
大枣3枚			

每日1剂，水煎服，每日2次。

加减：恶寒无汗加麻黄7g；苔腻、痰多加陈皮6g、莱菔子9g；腹胀便秘加全瓜蒌6g、枳壳6g；有化热之势加黄芩9g、大青叶9g。

(2)风热犯肺证。治法：疏风解热，宣肺止咳。主方：桑菊饮(《温病条辨》)加减。处方：

桑叶7.5g	菊花3g	前胡6g	大青叶9g
杏仁6g	连翘5g	桔梗6g	薄荷2.5g
芦根6g	甘草2.5g		

每日1剂，水煎服，每日2次。

加减：肺热重加金银花9g、黄芩6g；咽红肿痛加土牛膝根12g、玄参9g；咳嗽重加枇杷叶10g、桑白皮12g；痰多加浙贝母6g、瓜蒌皮6g；便秘加牛蒡子6g、莱菔子9g；风热夹湿证，加薏苡仁9g、半夏7g、茯苓10g。

(3)痰热壅肺证。治法：清热化痰，肃肺止咳。主方：清金化痰汤(《医学统旨》)加减。处方：

黄芩12g	山栀子12g	知母15g	桑白皮15g
瓜蒌15g	浙贝母9g	麦冬9g	橘红9g
茯苓9g	桔梗9g	甘草3g	

每日1剂，水煎服，每日2次。

加减：有汗而喘加炙麻黄7g；痰多色黄、黏稠难咯加瓜蒌皮12g、葶苈子9g；发热加生石膏15g(先煎)、虎杖9g；心烦口渴加生石膏15g(先煎)、栀子9g、竹叶6g；大便秘结加瓜蒌仁9g、制大黄6g(后下)。

(4)痰湿蕴肺证。治法：燥湿化痰，宣肺止咳。主方：三拗汤(《太平惠民合剂局方》)合二陈汤(《太平惠民合剂局方》)加减。处方：

炙麻黄7g	杏仁6	苏子6g	白前6g
姜半夏7g	陈皮6g	茯苓9g	甘草6g

每日1剂，水煎服，每日2次。

加减：痰涎壅盛加白芥子、莱菔子各6g；湿盛加苍术、厚朴各9g；咳嗽重加款冬花、百部、枇杷叶各6g；纳谷不香加焦神曲、麦芽、焦山楂各9g；若面色不华加党参、白术各9g。

2.中成药治疗

(1)午时茶(防风、广藿香、苍术、羌活、紫苏叶、厚朴、柴胡、陈皮、枳实、连翘等19味)：解表和中。用于风寒袭肺证。每袋装2.5g。每服2.5g，一日2~3次。

(2)杏苏止咳冲剂(姜制半夏、紫苏叶、陈皮、前胡、杏仁、桔梗、茯苓、炙甘草)：宣肺气，散风寒，止咳祛痰。用于风寒袭肺证。每服1~2袋，一日3次。

(3)止咳桑杏颗粒(桑白皮、杏仁)：清肺化痰，止咳平喘。用于风热犯肺证。每服1~2袋，一日3次。

(4)急支糖浆(金荞麦、四季青、鱼腥草、前胡等)：清热，化痰，止咳。用于风热犯肺证。每次5~10ml，每日3次。

(5)金振口服液(羚羊角、平贝母、大黄、黄芩、牛黄、青礞石、生石膏、甘草)：清热解毒，祛痰止咳。用于痰热壅肺证。每次5~10ml，每日3次。

(6)蛇胆川贝液(蛇胆、川贝母)：祛风止咳，除痰散结。用于痰热壅肺证。每次5~10ml，每日3次。

(7)橘红痰咳液(化橘红、蜜炙百部、茯苓、制半夏、白前、甘草、苦杏仁、五味子)：理气化痰，润肺止咳。用于痰湿蕴肺证。每次5~10ml，每日3次。

(8)半夏露(生半夏、枇杷叶、泡远志、款冬花、桔梗、麻黄、陈皮、甘草等)：止咳化痰，用于痰湿蕴肺证。每次5~10ml，每日3次。

(9)喜炎平(穿心莲内酯总酯磺化物)：清热解毒，止咳止痢。用于支气管炎，扁桃体炎，细菌性痢疾等。肌内注射，一次25~50mg，一日2~3次；静脉滴注，儿童一日按体重5~10mg/kg(0.2~0.4ml/kg)，最高剂量不超过250mg，以5%葡萄糖注射液或0.9%氯化钠注射液100~250ml稀释后静脉滴注，控制滴速每分钟30~40滴，一日1次。本品引起的不良反应较少，偶见皮疹、瘙痒、发热、寒战、疼痛、烦躁，罕见呼吸急促、紫绀、心悸、抽搐等。绝大部分停药后均能恢复正常。

(10)热毒宁注射液(青蒿、金银花、栀子)：清热，疏风，解毒。用于上呼吸道感染(外感风热证)所致的高热、微恶风寒、头身痛、咳嗽、痰黄等症。静脉滴注，儿童剂量：3~5岁,最高剂量不超过10ml，以5%葡萄糖注射液或0.9%氯化钠注射液50~100ml稀释后静脉滴注，滴速为每分钟30~40滴，一日1次；6~10岁，一次10ml,以5%葡萄糖注射液或0.9%氯化钠注射液100~200ml稀释后静脉滴注，滴速为每分钟速30~60滴，一日1次； 11~13岁，一次20ml(2支)，以5%葡萄糖注射液或0.9%生理盐水注射液250ml稀释后静脉滴注，滴速为30~60滴/min，1次/d，疗程3d。

(11)痰热清(黄芩、熊胆粉、山羊角、金银花、连翘等)：清热，解毒，化痰。用于风温肺热病属痰热阻肺证，症见：发热、咳嗽、咯痰不爽、口渴、舌红、苔黄等。可用于急性支气管炎，急性肺炎(早期)出现的上述症状。儿童用量0.3~0.5ml/kg，最大量一次20ml，1次/d，疗程3d。

3.敷贴疗法

(1)温肺化痰贴。

药物：白芥子、延胡等各20g，甘遂、细辛等各10g，肉桂5g。

制法：将上药研细末，装瓶备用。

功效：温通经络、散寒祛痰、扶正固本、调整脏腑。

适应证：防治小儿支气管炎、哮喘，使正气恢复，机体免疫力增强，控制哮喘发作。

用法：取上述药末少许，加入凡士林调成膏状，做成直径1.5cm的药饼，备用。将温肺化痰膏药饼放置胶贴中央，将胶贴敷贴于患者肺俞、心俞、膈俞等穴位。3h后揭去胶贴，用棉球擦净腧穴部皮肤。每隔3d敷贴1次，每次2~3h，10次为1个疗程。

注意事项：①可根据贴药后的感觉而缩短或延长贴药时间，敷后局部有蚁走感或皮肤出现发红、灼热、疼痛可提前取下，反之如贴后皮肤微痒舒适者可酌情延长贴药时间。②敷贴后一部分患者局部都会起泡，泡内为淡黄色液体，时间短的几小时即可消失，长的可持续数天水泡才完全吸收结痂，不需特殊处理，或可在水泡表面涂一些氧氟沙星凝胶。③如果敷贴后局部反应比较强烈的人则不适合该疗法。④6个月以下婴儿、孕妇、有严重心肺功能疾患、对药物过敏、短时间敷贴即会大量起泡的人、皮肤长有疮、疖以及皮肤有破损、发热、腹泻病人不宜用本疗法。

(2)止咳平喘贴。市售膏药，膏贴于天突、膻中、双肺腧、双定喘穴。用于小儿支气管炎各证型症见咳嗽、气喘明显者。

(3)小儿急支贴。

药物：麻黄10g，法半夏10g，白果仁10g，白芥子5g，公丁香5g，肉桂5g。

制法：上药研成极细粉末，装入瓶中密封备用。

功效：解表宣肺，化痰止咳。

适应证：小儿急性支气管炎。

用法：取神阙、定喘。上穴均取，先以75%的乙醇棉球擦净穴处皮肤，用镊子夹取药末分别敷灸于神阙、定喘穴处(敷灸的药末团约蚕豆大小)，滴2~3滴75%的乙醇于药末团上，使药末湿润，然后用4cm×4cm大小的医用胶布将药末团固定在穴位上，24h后将胶布及药末除去，洗净穴处充血潮红的皮肤。再隔24h后进行第2次敷灸。3次为1疗程。疗程间隔1月。

(4)小儿慢支贴。

药物：白芥子 21g，元胡 21g，细辛 12g，甘遂12g。

制法：上药共研末，装瓶备用。

功效：温肺定喘。

适应证：小儿慢性支气管炎咳嗽。

用法：取肺俞、心俞、膈俞、定喘、膻中、天突。上穴每次取2穴(双侧)，穴位可轮流治疗，患儿取坐位，用生姜汁将药末调成糊状，做成直径1cm圆饼贴在所取穴位上，用麝香膏固定，贴敷4~6h，个别患儿热甚、痒甚可提前取下。每年三伏天治疗，10d 1次，连贴3次。

4.敷脐疗法

(1)风寒咳嗽脐贴。

药物：紫苏叶、杏仁、前胡、桔梗、陈皮、半夏、枳壳、甘草各3g。

用法：共碾细末，与生姜12g共同捣烂如泥，调和成膏状，敷于神阙穴，盖以纱布，胶布固定。每天换药1次。用于风寒咳嗽。

(2)风热咳嗽脐贴。

药物：桑叶、菊花、薄荷、连翘、杏仁、桔梗、甘草各3g。

用法：共碾细末，与蜂蜜12g调和成膏状，敷于神阙穴，盖以纱布，胶布固定。每天换药1次。用于风热咳嗽。

(3)痰热咳嗽脐贴。

药物：麻黄、杏仁、石膏、甘遂、白芥子、明矾各等量。

用法：共碾细末，与陈醋调和成膏状，敷于神阙穴，盖以纱布，胶布固定。每天换药1次。用于痰热咳嗽。

(4)痰湿咳嗽脐贴。

药物：麻黄、白芥子、细辛、肉桂、丁香、延胡、苍耳子各等量。

用法：共碾细末，取药适量，敷于神阙穴，盖以纱布，胶布固定。每天换药1次。用于痰湿咳嗽。

5.拔罐疗法

取穴：风门、大椎、肺俞、膏肓穴。

操作：在穴位拔火罐，一日1次。风门为风邪出入门户，善治外感咳嗽。膏肓具有通宣理肺、益气补虚之效，善治内伤久咳。大椎是手足三阳经和督脉交会穴，肺俞是肺气在背部输注之处，皆治一切咳喘。拔罐法可以通过负压作用促进局部炎症吸收，开泄腠理毛窍，使病邪从皮毛而出，具有温热作用，可复其阳气，散其病邪。

四、健康教育

1.一般护理

(1)保持室内空气新鲜、流通，温度、湿度适宜。

(2)注意休息，保持室内安静，保证充足的睡眠。

(3)经常变换体位及拍打背部，促进痰液的排出。

(4)避免与煤气、烟尘等接触，减少不良刺激。

2.饮食护理

(1)给予易消化、富营养之食品。

(2)婴幼儿尽量不改变原有的喂养方法，咳嗽时应停止喂哺或进食，以防食物呛入气管。

(3)年长儿饮食宜清淡，不给辛辣、油腻食物，少给生冷、过甜、过咸之品。

第十三章 小儿慢性咳嗽病

咳嗽是儿童呼吸系统疾病最常见的症状之一。临床上引起咳嗽的原因复杂，尤其是儿童的慢性咳嗽，其诊断有一定的难度，久治不愈则影响患儿身心健康和学习生活，并给家长和社会带来额外的经济负担。根据病程的长短，儿童咳嗽分为急性咳嗽(病程在2周以内)、迁延性咳嗽(病程在2~4周)和慢性咳嗽(病程超过4周)。本病是指咳嗽为主要或唯一的临床表现，病程>4周、胸部X线片未见明显异常者。中医学认为，咳嗽既是肺系疾病中的一个症状，又是独立的一种疾病。慢性咳嗽属于中医学"久咳""顽咳"的范畴。咳嗽病名始见于《黄帝内经》，并在咳嗽的病因认识上，提出"五脏六腑皆令人咳，非独肺也"的观点。古人最初对咳嗽分类亦以脏腑命名，这与现代医学慢性咳嗽的解剖学分布观点不谋而合。咳嗽的辨证类型繁多，明代《景岳全书》执简驭繁，将咳嗽分外感咳嗽和内伤咳嗽两大类，一直沿用至今。总之，均是肺失宣降、肺气上逆而作咳嗽。中医中药对咳嗽的治疗有悠久的历史和丰富的经验，临床上可见有些不明原因顽固性慢性咳嗽经中药治疗后缓解的例子。中医治疗慢性咳嗽的优势，首先是以三因制宜为特征，体现高度个体化、精准化的辨证论治；其次是通过多环节、多靶点的复方发挥效应；第三是遵循"急则治其标,缓则治其本"的原则，是一种标本兼治的综合管理模式。

一、西医诊断

1.诊断依据

参照中华医学会儿科学分会呼吸学组、《中华儿科杂志》编辑委员会发布的《中国儿童慢性咳嗽诊断与治疗指南》(2013年修订，发布时间：2014.03)。

(1)咳嗽症状持续>4周。

(2)病史与体格检查。详细询问病史，尽可能寻出引起慢性咳嗽的病因包括物理、化学、生物的原因等，这对病因诊断具有重要作用。注意咳嗽的性质，如犬吠样、雁鸣样、断续性或阵发性等，注意咳嗽的加重因素及其伴随症状。慢性咳嗽伴痰者，应注意有无支气管扩张以及潜在的基础疾病如囊性纤维变和免疫缺陷病等。体格检查肺部及心脏，有无甲床紫绀、杵状指等。注意评估患儿的生长发育情况、呼吸频率、胸廓有无畸形等。

(3)辅助检查。放射学检查、肺功能、支气管镜、诱导痰或支气管肺泡灌洗液细胞学检查和病原微生物分离培养。

(4)特异性咳嗽。特异性咳嗽指咳嗽伴有能够提示特异性病因的其他症状或体征，即咳嗽是这些诊断明确疾病的症状之一。例如咳嗽伴随呼气性呼吸困难、听诊有呼气相延长或哮鸣音者，往往提示胸内气道病变如气管支气管炎、哮喘、先天性气道发育异常(如气管支气管软化)等；伴随呼吸急促、缺氧或紫绀者提示肺部炎症；伴随生长发育障碍、杵状指(趾)者往往提示严重慢性肺部疾病及先天性心脏病等；伴随有脓痰者提示肺部炎症、支气管扩张等；伴随咯血者提示严重肺部感染、肺部血管性疾病、肺含铁血黄素沉着症或支气管扩张等。

(5)非特异性咳嗽。指咳嗽为主要或唯一表现，X线胸片未见异常的慢性咳嗽。目前临床上的慢性咳嗽主要就是指这一类咳嗽，又称"狭义的慢性咳嗽"。儿童非特异性咳嗽的原因具有年龄特点，需要仔细地系统评估、详尽地病史询问和体格检查，对这类患儿需要做胸X线片检查，年龄适宜者应作肺通气功能检查。

①呼吸道感染和感染后咳嗽：近期有明确的呼吸道感染史。咳嗽呈刺激性干咳或伴少量白色黏痰。X线胸片检查无异常。肺通气功能正常。咳嗽通常具有自限性。咳嗽时间超过8周，应考虑其他诊断。

②咳嗽变异性哮喘：持续咳嗽常在夜间和(或)清晨发作，运动、遇冷空气后咳嗽加重，临床上无感染征象。支气管扩张剂诊断性治疗可使咳嗽症状明显缓解。支气管激发试验提示气道高反应性。有过敏性疾病史及其阳性家族史。过敏源检测阳性可辅助诊断。

③上气道咳嗽综合征：咳嗽以清晨或体位改变时为甚，常伴有鼻塞、流涕、咽干、有异物感、反复清咽，少数患儿诉有头痛、头晕、低热等。鼻窦区可有压痛，鼻窦开口处可有黄白色分泌物流出，咽后壁滤泡增生，呈鹅卵石样，有时可见咽后壁黏液样物附着。抗组胺药和白三烯受体拮抗剂、鼻用糖皮质激素等有效。鼻窦炎所致者，鼻窦X线平片或CT片可见相应改变。

④胃食管反流性咳嗽：阵发性咳嗽，多发生于夜间。咳嗽多出现在饮食后，喂养困难，部分患儿伴有上腹部或剑突下不适、胸骨后烧灼感等。婴儿除引起咳嗽外，还可致窒息。可以导致患儿生长发育延迟。

⑤心因性咳嗽：多见于年长儿。日间咳嗽为主，专注于某件事情或夜间休息时咳嗽消失。常伴有焦虑症状。不伴有器质性疾病，心因性咳嗽只能在除外抽动性疾病，并经过行为干预或心理治疗后咳嗽得到改善才能诊断。

2.鉴别诊断

(1)先天性呼吸道疾病：主要见于婴幼儿，尤其是1岁以内。包括有先天性食管气管瘘、先天性血管畸形压迫气道、喉-气管-支气管软化和(或)狭窄、支气管-肺囊肿、原发性纤毛运动障碍、胚胎源性纵隔肿瘤等。一旦明确这些疾患引起的慢性咳嗽，就归属特异性咳嗽。

(2)异物吸入：咳嗽是气道异物吸入最常见的症状，明确诊断则应归属特异性咳嗽。异物吸入是儿童尤其是1~3岁儿童慢性咳嗽的重要原因。研究发现有70%的气道异物吸入患者表现为咳嗽，其他症状尚有呼吸音降低、喘鸣等，可有窒息史。咳嗽通常表现为阵发性剧烈呛咳，也可仅表现为慢性咳嗽伴阻塞性肺气肿或肺不张，异物一旦进入小支气管以下，可以无咳嗽，也即所谓进入"沉默区"。

(3)特定病原体引起的呼吸道感染：多种病原微生物如百日咳杆菌、结核杆菌、病毒、肺炎支原体和衣原体等引起的呼吸道感染也可导致小儿慢性咳嗽，一旦明确诊断，则归属特异性咳嗽。在我国，百日咳是一种被严重低估的小儿急性呼吸道传染病，尤其在尚未接种白百破(DPT)疫苗的3月龄以下婴儿和DPT疫苗产生的抗体水平已不足以有效保护者(学龄期儿童)。

(4)迁延性细菌性支气管炎(protract/persistent bacterial bronchitis, PBB)：PBB是引起婴幼儿期和学龄前期儿童特异性慢性咳嗽的病因之一，需要引起儿科临床医师的关注。曾有称其为化脓性支气管炎、迁延性支气管炎和支气管扩张前期等，是指由细菌引起的支气管内膜持续的感染。引起PBB致病菌主要是流感嗜血杆菌(特别是未分型流感嗜血杆菌)和肺炎链球菌等，极少由革兰阴性杆菌引起。PBB的发生与细菌在气道中形成生物被膜以及气道的黏液纤毛清除功能障碍、全身免疫功能缺陷和气道畸形(例如气道软化)等密切相关。PBB临床特征和诊断线索：①湿性(有痰)咳嗽持续>4周；②胸部高分辨CT片可见支气管壁增厚和疑似支气管扩张，但很少有肺过度充气，这有别于哮喘和细支气管炎；③抗菌药物治疗2周以上咳嗽可明显好转；④支气管肺泡灌洗液检查中性粒细胞升高和(或)细菌培养阳性；⑤除外其他原因引起的慢性咳嗽。

3.相关检查

(1)影像学检查：慢性咳嗽患儿应常规做胸部X线检查，依据胸部X线片有无异常，决定下一步的诊断性治疗或检查。如果胸部X线片仍不能明确诊断或病情复杂的患儿，可以行胸部CT检查以明确诊断。对怀疑增殖体肥大/肿大的患儿，可以摄头颈部侧位片，了解增殖体增大的情况。鼻窦部CT片若显示鼻窦黏膜增厚4mm以上，或窦腔内有气液平面，或模糊不透明，则是鼻窦炎的特征性改变。考虑到放射线对儿童可能的损害，鼻窦部CT不宜列为常规检查，而对其结果的解释尤其在1岁以下小儿也需慎重，因为儿童鼻窦发育尚不完善(上颌窦、筛窦出生时虽存在但很小，额窦、蝶窦5~6岁才出现)、骨结构不清晰，单凭影像学容易造成"鼻窦炎"的过多诊断。

(2)肺功能：5岁以上患儿应常规行肺通气功能检查，并可根据第1s用力呼气量进一步做支气管舒张试验或支气管激发试验，以助CVA、NAEB和AC的诊断与鉴别诊断。

(3)鼻咽喉镜检查：对怀疑有鼻炎、鼻窦炎、鼻息肉、增殖体肥大/肿大的患儿，可以做鼻咽喉内窥镜检查明确诊断。

(4)支气管镜检查：对怀疑气道发育畸形、气道异物(包括气道内生异物、痰栓)等引起的慢性咳嗽可以做支气管镜检查及灌洗。

(5)诱导痰或支气管肺泡灌洗液细胞学检查和病原微生物分离培养，可以明确或提示呼吸道感染病原，也可根据嗜酸性粒细胞百分率明确NAEB的诊断。

(6)血清总IgE、特异性IgE和皮肤点刺试验：对怀疑与过敏相关的慢性咳嗽、了解患儿有无特应性体质等有一定参考价值。

(7)24h食管下端pH监测：是确诊GERC的金标准。对怀疑GERC患儿，应进行此项检查。

(8)呼出气NO(eNO)测定：eNO的升高与嗜酸粒细胞相关性气道炎症有关，测定eNO可作为辅助诊断CVA、EB的非侵入性检查方法。

(9)咳嗽感受器敏感性检测：怀疑AC时可行此项检测，在儿童期该技术尚需在开展中积累经验。

二、中医诊断

1.诊断要点

参照中华人民共和国中医药行业标准《中医病证诊断疗效标准》(ZY/T 001.4—94)"十五"国家级规划教材《中医儿科学》、新世纪全国高等医药院校规划教材《中西医结合儿科学》。

(1)咳嗽症状持续>4周。

(2)咳嗽为主要临床症状。

(3)肺部听诊：两肺呼吸音粗糙，或有少量散在的干、湿性啰音。

(4)X线摄片或透视检查，示肺纹理增粗。

(5)排除先天性呼吸道疾病如先天性气管食管瘘、先天性血管畸形压迫气道、喉气管支气管软化和(或)狭窄、支气管肺囊肿、纤毛运动障碍、纵隔肿瘤等。

2.类证鉴别

(1)肺胀：肺胀是多种慢性肺系疾病反复迁延而致，除咳嗽症状外，并有胸部膨满，喘咳上气，烦躁心慌，甚则肢体浮肿，面色晦暗。病机为肺脾肾功能失调，痰浊、水饮与瘀血互结。病情缠绵，经久难愈。

(2)肺痈：以咳吐大量腥臭脓血痰为特征，多伴有咳嗽、胸痛、发热等症。病机为热壅血瘀、蕴毒化脓而成痈。根据病变病理演变过程，可分为初期、成痈期、溃脓期和恢复期。

(3)肺痨：以干咳，或痰中带血，或咯血痰为特征，常伴有低热、盗汗、消瘦等症状。其发病是由于体质虚弱、气血不足、痨虫侵肺所致。

(4)肺癌：咳嗽持续、顽固不愈，反复咯血痰，或不明原因的胸痛、气急、发热，伴消瘦、乏力等。其病机为脏腑阴阳气血失调、正气虚弱，外邪入侵，痰、湿、气、瘀、毒等搏结日久，积渐而成。

(5)外感咳嗽：多为新病，起病急，病程短，兼证有恶寒、发热、头痛等，多由气候突变或调摄失宜导致。

3.证候诊断

(1)痰热壅肺证：咳嗽痰多，色黄黏稠，难以咯出，甚至喉间痰鸣，发热口渴，烦躁不宁，尿少色黄，大便干结。舌质红，苔黄腻，脉滑数或指纹紫。

(2)痰湿蕴肺证：咳嗽重浊，痰多壅盛，色白而稀，喉间痰声漉漉，胸闷，神乏困倦，纳呆。舌淡红，苔白腻，脉滑。

(3)肝火犯肺证：咳嗽阵作，气逆，咳时面赤，痰黄黏稠，难以咯出，症状可随情绪波动而增减，平素急躁易怒。舌红，苔薄黄少津，脉弦。

(4)肺脾气虚证：咳嗽反复不已，咳而无力，痰白色稀，面色少华，倦怠乏力，大便不实。舌淡嫩，边有齿痕，脉细无力。

(5)阴虚肺热证：干咳无痰，或痰少而黏，或痰中带血，不易咯出，口渴咽干，喉痒，声音嘶哑，午后潮热或手足心热。舌红，少苔，脉细数。

(6)外寒内饮证：咳嗽气逆，喉中痰鸣，痰白质稀，易咯出，口不渴，四肢水肿，食欲减退。舌淡，苔白腻或白滑，脉弦滑。

三、中医适宜技术

1.辨证施药

(1)痰热壅肺证。治法：泻肺清热，化痰止咳。主方：清金化痰汤(《医学统旨》)加减。处方：

黄芩4.5g	山栀子4.5g	桔梗6g	知母3g
桑白皮3g	瓜蒌仁6g	贝母6g	麦门冬9g
橘红9g	茯苓9g	甘草3g	

每日1剂，水煎服，每日2次。

加减：痰多色黄、黏稠难咯出加瓜蒌皮6g、胆南星6g、葶苈子9g清肺化痰；咳重、胸胁疼痛加郁金9g、青皮6g理气通络；心烦口渴加石膏15g(先煎)、竹叶9g清新除烦；大便秘结加瓜蒌仁6g、制大黄6g润肠通便。

(2)痰湿蕴肺证。治法：清肺燥湿，化痰止咳。主方：三拗汤(《伤寒论》)合二陈汤(《太平惠民和剂局方》)加减。处方：

麻黄6g	杏仁6g	陈皮6g	半夏7g
茯苓9g	甘草6g		

每日1剂，水煎服，每日2次。

加减：痰涎壅盛加苏子、莱菔子、白芥子各6g利气化痰；湿盛加苍术、厚朴各9g燥湿健脾、宽胸行气；咳嗽重加款冬花6g、百部9g、枇杷叶6g宣肺化痰；纳呆者加焦神曲、麦芽、焦山楂各9g醒脾消食。

(3)肝火犯肺证。治法：清肺泻肝，理气止咳。主方：泻白散(《小儿药证直诀》)加减。处方：

> 桑白皮10g　　地骨皮10g　　炙甘草3g

每日1剂，研细末，加粳米30g、水300ml，水煎至200ml，饭前喝。

加减：胸闷气逆加瓜蒌9g、桔梗6g、枳壳5g、旋覆花9g(包煎)利气降逆；痰黏难咯加知母、贝母各6g清热豁痰；热盛伤津、咽燥口干加沙参、麦冬、天花粉各9g养阴生津敛肺。

(4)肺脾气虚证。治法：健脾补肺，益气化痰。主方：玉屏风散(《究原方》)合六君子汤(《医学正传》)加减。处方：

> 人参9g^(另炖)　　黄芪15g　　白术9g　　茯苓9g
>
> 防风9g　　陈皮3g　　半夏5g　　甘草6g

每日1剂，水煎服，每日2次。

加减：气虚重加黄芪至30g、黄精9g益气补虚；咳重痰多加杏仁、川贝母、炙枇杷叶各6g化痰止咳；食少纳呆加焦山楂、焦神曲各9g和胃消食。

(5)阴虚肺热证。治法：养阴润肺，兼清余热。主方：沙参麦门冬汤(《温病条辨》)加减。处方：

> 沙参9g　　玉竹6g　　甘草3g　　桑叶4.5g
>
> 麦冬9g　　生扁豆4.5g　　天花粉4.5g

每日1剂，水煎服，每日2次。

加减：阴虚重加地骨皮9g、石斛6g、阿胶9g养阴清热；咳嗽重加炙紫菀6g、川贝母、炙枇杷叶各6g润肺止咳；咳重、痰中带血加仙鹤草12g、白茅根15g、藕节炭9g清肺止血。

(6)外寒内饮证。治法：解表散寒，温肺化饮。主方：小青龙汤(《伤寒论》)加减。处方：

> 麻黄6g　　石膏15g^(先煎)　　杏仁7g　　厚朴6g
>
> 半夏6g　　甘草6g

每日1剂，水煎服，每日2次。

加减：表寒重加桂枝7g、细辛3g解表散寒；痰鸣气逆重加射干9g、葶苈子6g、苏子3g祛痰降气平喘；痰黏色黄加黄芩9g、前胡6g、瓜蒌7g清化痰热。

2.中成药治疗

(1)金振口服液(山羊角、平贝母、大黄、黄芩、青礞石、石膏、人工牛黄、甘草)：清热解毒，祛痰止咳。用于小儿急性支气管炎符合痰热咳嗽者，表现为发热、咳嗽、咳吐黄痰、咳吐不爽、舌质红、苔黄腻等。每支装10ml。口服，6个月至1岁一次5ml，一日

3次；2~3岁一次10ml，一日2次；4~7岁一次10ml，一日3次；8~14岁一次15ml，一日3次。疗程5~7d，或遵医嘱。不良反应：偶见用药后便溏，停药后即可复常。风寒咳嗽或体虚久咳者忌服。忌辛辣、生冷、油腻食物。不宜在服药期间同时服用滋补性中药。脾胃虚弱、大便稀溏者慎用。婴儿及糖尿病患儿应在医师指导下服用。风寒闭肺、内伤久咳者不适用。发热体温超过38.5℃的患者，应去医院就诊。服药3d症状无缓解，应去医院就诊。对本品过敏者禁用，过敏体质者慎用。本品性状发生改变时禁止使用。儿童必须在成人监护下使用。请将本品放在儿童不能接触的地方。如正在使用其他药品，使用本品前请咨询医师或药师。

(2)童康片(黄芪、白术、防风、山药、牡蛎、陈皮)：补肺固表，健脾益胃，提高机体免疫功能。用于体虚多汗，易患感冒，倦怠乏力，食欲不振。用于本病肺脾气虚咳嗽。每素片重0.2g。口服，一次3~4片，一日4次，嚼碎后吞服。忌油腻食物。本品宜饭前服用。按照用法用量服用，小儿及孕妇应在医师指导下服用。服药2周或服药期间症状未明显改善，或症状加重者应立即停药并到医院就诊。对本品过敏者禁用。过敏体质者慎用。

(3)养阴清肺口服液(地黄、麦冬、玄参、川贝母、白芍、牡丹皮、薄荷、甘草)：养阴润肺，清肺利咽。用于阴虚肺燥，咽喉干痛，干咳少痰，或痰中带血。用于本病阴虚肺热咳嗽。每支装10ml。口服，3岁以内一次服用2.5ml；3~5岁一次服用3.5ml；5~10岁一次服用5ml；10岁以上与成人服用量相同。忌烟、酒及辛辣食物。痰湿壅盛患者不宜服用，其表现为痰多黏稠，或稠厚成块。风寒咳嗽者不宜服用，其表现为咳嗽声重，鼻塞流清涕。有支气管扩张、肺脓疡、肺心病的患者及孕妇，应在医师指导下服用。糖尿病患者服用前应向医师咨询。服用3d症状无改善，应去医院就诊。对本品过敏者禁用，过敏体质者慎用。本品性状发生改变时禁止使用。儿童必须在成人的监护下使用。请将本品放在儿童不能接触的地方。如正在使用其他药品，使用本品前请咨询医师或药师。本品贮藏期间有少许沉淀，不影响疗效，摇匀后服用即可。

(4)小青龙口服液(麻黄、桂枝、白芍、干姜、细辛、炙甘草、法半夏、五味子)：解表化饮，止咳平喘。用于风寒水饮，恶寒发热，无汗，喘咳痰稀。每支装10ml。口服，一次10~20ml，一日3次。用时摇匀。忌烟、酒及辛辣、生冷、油腻食物。不宜在服药期间同时服用滋补性中药。内热咳喘及虚喘者不适用。支气管扩张、肺脓疡、肺心病、肺结核患者出现咳嗽时应去医院就诊。高血压、心脏病患者慎用。有肝病、糖尿病、肾病等慢性病严重者应在医师指导下服用。儿童、孕妇、哺乳期妇女、年老体弱者应在医师指导下服用。服药期间，若患者发热体温超过38.5℃，或出现喘促气急者，或咳嗽加重、痰量明显增多者应去医院就诊。严格按用法用量服用，本品不宜长期服用。用药3d症状无缓解，应去医院就诊。对本品过敏者禁用，过敏体质者慎用。本品性状发生改变时禁止使用。儿童必须在成人监护下使用。请将本品放在儿童不能接触的地方。如正在使用其他药品，使用本品前请咨询医师或药师。运动员慎用。

(5)玉屏风颗粒(黄芪、炒白术、防风)：益气，固表，止汗。用于表虚不固，自汗恶风，面色白，或体虚易感风邪者。用于本病肺脾气虚证。每袋装5g。开水冲服，一次5g，一日3次。忌油腻食物。本品宜饭前服用。按照用法用量服用，小儿、孕妇、高血压、糖尿病患者应在医师指导下服用。服药2周或服药期间症状无明显改善，或症状加重者，应立即停药并去医院就诊。对本品过敏者禁用，过敏体质者慎用。本品性状发生改变时禁止使用。儿童必须在成人监护下使用。

(6)槐杞黄颗粒(还尔金)(槐耳清膏、枸杞子、黄精)：益气养阴。适用于气阴两虚引起的儿童体质虚弱，反复感冒或老年人病后体虚，头晕，头昏，神疲乏力，口干气短，心悸，易出汗，食欲不振，大便秘结。用于本病阴虚咳嗽或咳嗽变异性哮喘。每袋装10g。开水冲服，成人每次1~2袋，一日2次；儿童1~3周岁一次半袋，一日2次；3~12周岁一次1袋，一日2次。偶见轻微腹泻。糖尿病患者禁服。忌辛辣、生冷、油腻食物。感冒发热病人不宜服用。本品宜饭前服用。高血压、心脏病、肝病、肾病等慢性病患者应在医师指导下使用。服药2周症状无缓解，应去医院就诊。对本品过敏者禁用，过敏体质者慎用。儿童必须在成人监护下使用。

(7)生脉饮(红参、麦冬、五味子)：益气，养阴生津。用于气阴两亏，心悸气短，自汗。用于本病气阴虚证。每支装10ml。口服，一次10ml，一日3次。忌不易消化食物。感冒发热病人不宜服用。糖尿病患者及有高血压、心脏病、肝病、肾病等慢性病严重者应在医师指导下服用。儿童、孕妇、哺乳期妇女应在医师指导下服用。心悸气短严重者应去医院就诊。服药4周症状无缓解，应去医院就诊。对本品过敏者禁用，过敏体质者慎用。

3.针刺疗法

取穴：主穴取肺俞、中府、列缺、太渊。痰湿蕴肺证，加足三里、丰隆；痰热郁肺证，加尺泽、天突；肝火犯肺，加行间、鱼际；肺脾气虚证，加膏肓、太溪。

操作：实证针用泻法，虚证针用平补平泻。每日1次，每次20min。10次1疗程。

4.艾灸疗法

取穴：选穴大椎、肺俞(或风门)、膏肓。

操作：采用麦粒灸，3~5d治疗1次，5次为1个疗程；或予艾条灸，每日1次，每次5~10min，以皮肤潮红为度，也可与针刺配合应用，适用于慢性支气管炎。

5.拔罐疗法

取穴：两侧肺腧穴、定喘穴、膏肓穴。

操作：背部患者取俯卧位，充分暴露背部皮肤，涂液状石蜡油或白凡士林，依患儿胖瘦程度选用直径2.5~4.5cm的玻璃火罐，用闪火法拔于两侧肺俞穴、定喘穴、膏肓穴，每天拔罐1次，连续3d。用于咳嗽、痰多、肺部啰音及干鸣音难以消退者。

6.药物敷脐疗法

药物(纳气敷脐散)：取中药颗粒剂胡椒、吴茱萸、五倍子、苍术、公丁香按1:2:4:2:1比例配伍好备用。

操作：以上药末加姜汁或藿香正气水适量调和成药饼，以6cm×7cm自黏性无菌敷料封神阙。每天1次，每晚睡前敷脐至次晨约10h。适用于气虚咳嗽者。

7.敷胸疗法

药物：大黄150g，芒硝300g。研细末，装瓶备用。

操作：取以上药末30g，均匀地平摊在敷料上，薄厚适中。患儿取合适体位，尽量取俯卧位，将摊好的膏药敷在肺部听诊湿啰音密集处或X线检查改变明显处。根据患儿年龄确定治疗时间，一般5~20min，以皮肤潮红为度，每日1次。

8.隔药艾灸疗法

药物：苍耳子70g，辛夷150g，白芷300g，薄荷15g。研细末装瓶备用。

操作：用时取以上药末10g，用甘油和醋调成糊样，放入直径大约1cm的圆形木制模具里，做成圆形药饼，隔药饼艾灸百会穴，皮肤感觉温热为度，每次20~30min，每日1次，3次为1疗程，每周1疗程，连续3个疗程。本方法适用于鼻后滴漏综合征。

9.中药直肠推入保留灌肠疗法

药物：各型咳嗽的辨证论治内服方药。

操作：将治疗各型咳嗽的方药，运用煎药机煎取药汁，并制成100ml/袋，将袋装药物放入恒温器内，并将药物加热，温度控制在38℃左右，灌肠时用20ml或50ml注射器抽取适量适温药液，在注射器顶端连接一次性灌肠软管，用石蜡棉润滑肛周及灌肠软管，将软管另一端缓慢插入肛门，将药液缓缓推入，推入时间1~2min，推入时观察患儿耐受情况，推完后抽出灌肠软管，并嘱家长平抱患儿，捏紧肛门，使药物充分吸收。

注意事项：直肠给药深度6~10cm，推入液体的温度控制在36.5℃~38℃，温度过高或过低均会刺激直肠黏膜，造成局部损伤及迷走神经兴奋导致排便，不利于药物吸收，对于有肛周疾病、严重腹胀及不配合者不予应用。

10.三伏/三九贴敷疗法

药物：白芥子40%、细辛40%、甘遂10%、延胡10%。

制备：药物制备过程要求在无菌、清洁、常温环境下进行，或者在当地医疗机构的专用制剂室完成。采用洁净药材，将药物烘干，粉碎，研细末，过80~120目筛，备用。

药膏制备：将上药加入姜汁调成较干稠膏状，制成贴敷膏。做成直径2cm左右的药饼，药物含量0.2g，药物应在使用的当日制备，或者置冰箱冷藏室备用。

操作：①体位：取舒适自然易于操作的体位。②取穴：贴敷的部位一般以经穴为主，临床常用的穴位有双侧肺俞、膻中、天突、定喘、膏肓等。③操作方法：将药膏贴于1.5cm×2.5cm的无菌纱布上，贴于固定穴位上，用脱敏胶布固定。④具体贴敷时间，根据患者皮肤反应而定，一般每次贴药时间为0.5~2h。但要考虑患儿的体质和耐受能力，一般以患者能够耐受为度，患儿如自觉贴药处有明显不适感，或贴敷时或敷后局部皮肤出现灼热、疼痛、红肿、起泡等应减少贴敷时间，可自行取下。⑤疗程：一般在每年农历三伏和三九天(夏季、冬季)的初、中、末期进行贴敷治疗。每年共贴6次，连续3年为1疗程。

注意事项：①贴药后不要过分活动，以免药物移动、脱落。②贴敷后皮肤有明显色素沉着为正常反应。③贴敷后皮肤反应不明显，说明皮肤对药物耐受程度较好，不影响疗效。④皮肤对药物特别敏感、过敏性皮肤或瘢痕皮肤和以往贴敷中敷药处易出现大水泡的患者，敷药后有灼热疼痛感觉时，应立即取下药膏，少数患儿局部可出现水泡，严禁抓挠，水泡处可外敷美宝湿润烧伤膏。

11.远红外止咳贴疗法

药物：由远红外陶瓷粉和医用压敏胶等组成的穴位贴膏，通过远红外线刺激肺俞穴和大椎穴，起到化痰止咳作用。适用于久咳虚寒证，亦可用于久咳的冬病夏治。

操作：先用温湿毛巾擦洗穴位周围皮肤，拆封后慢慢将保护层揭下，将其贴于肺俞穴和大椎穴之上。1d更换1次，每次贴敷10~12h，3~7d为1疗程。

12.敷贴合离子导入疗法

药物：黄芩150g，白芥子100g，细辛45g，甘遂45g。研细末，装瓶备用。

操作：取以上药末15g，用生姜汁调制成干湿适中的稠糊状，做成直径为2~3cm、厚度为0.5cm的药饼。将做好的药饼以纱布包裹敷在患者双侧的定喘、肺俞、膏肓穴上。配合药物离子导入仪作离子导入治疗，将电极板放置在药饼上，电流强度为5mA左右，每次治疗时间为20min，每周治疗2次，连续治疗3周。

四、健康教育

(1)注意气候变化，做好防寒保暖，避免受凉，尤其在气候反常之时更要注意调摄。

(2)咳嗽痰多，饮食不宜肥甘厚味，以免蕴湿生痰。风热、风燥、肺阴虚咳嗽，不宜食辛辣香燥之品，以免伤阴化燥助热。

(3)痰多者应尽量鼓励患者将痰排出。咳而无力者，可翻身拍背以助痰排出，必要时吸痰，但操作时要避免刺激或损伤咽部。

(4)增强体质，对慢性久咳的气虚患儿，应嘱其进行适当的体育锻炼，以提高肺的通气功能，增强抗病能力。

(5)药物预防。可根据患者体质，辨证用药。对于平素自汗，易于感冒属肺卫不固者，可服玉屏风散；对于气阴两虚者，可服生脉饮。

第十四章　小儿咳嗽变异性哮喘

本病专指18周岁以下人群的咳嗽变异性哮喘，是一种特殊类型的哮喘，咳嗽是其唯一或主要临床表现，无明显喘息、气促等症状或体征，但有气道高反应性。古代医籍无此病名，可参见于中医现代文献"哮咳""风咳"等。

一、西医诊断

1.诊断依据

(1)持续咳嗽>4周，通常为干咳，常在夜间和(或)清晨发作，运动、遇冷空气后咳嗽加重，临床上无感染征象或经过较长时间抗菌药物治疗无效。

(2)支气管舒张剂诊断性治疗咳嗽症状明显缓解。

(3)肺通气功能正常，支气管激发试验提示气道高反应性。

(4)有过敏性疾病病史，以及过敏性疾病阳性家族史，过敏源检测阳性可辅助诊断。

(5)除外其他疾病引起的慢性咳嗽、支气管炎、鼻窦炎、胃食管反流、慢性上气道咳嗽综合征、嗜酸性粒细胞支气管炎等。

2.鉴别诊断

需与小儿咳嗽变异性哮喘鉴别的病种有支气管炎、鼻窦炎、胃食管反流、慢性上气道咳嗽综合征、嗜酸性粒细胞支气管炎等。

3.相关检查

(1)肺通气功能检查正常，支气管激发试验提示气道高反应性。

(2)过敏源检测阳性可辅助诊断

二、中医诊断

1.诊断要点

(1)持续咳嗽>4周，通常为干咳，常在夜间和(或)清晨发作，运动、遇冷空气后咳嗽加重，临床上无感染征象或经过较长时间抗菌药物治疗无效。

(2)支气管舒张剂诊断性治疗咳嗽症状明显缓解。

(3)肺通气功能正常，支气管激发试验提示气道高反应性。

(4)有过敏性疾病病史，以及过敏性疾病阳性家族史、过敏源检测阳性可辅助诊断。

(5)除外其他疾病引起的慢性咳嗽。

2.类证鉴别

参考西医疾病诊断。

3.证候诊断

(1)发作期。

①风寒袭肺证：咳嗽，呈阵发性呛咳，少痰或无痰，以夜间、晨起明显，咽痒。舌淡红，苔薄白，脉浮紧，指纹红。

②风热袭肺证：咳嗽，呈阵发性呛咳，少痰或无痰，以夜间、晨起明显，咽痛。舌红，苔白或薄黄，脉浮数，指纹紫。

(2)缓解期。

痰邪蕴肺证：咳嗽减轻，有痰，色白或黄，喉中痰鸣，纳少，大便不实。舌淡红，苔白或白腻，脉滑，指纹滞。

(3)稳定期。

肺脾肾虚证：咳嗽消失，倦怠乏力，汗出易感，纳呆，或大便稀溏，四肢不温，夜间多尿或尿频。舌淡，苔薄白，脉沉弱，指纹淡。

三、中医适宜技术

1.辨证施药

本病治则为消风止咳固本。发作期以咳嗽为主要表现，风寒袭肺证治以疏风散寒、解痉止咳，风热袭肺证治以疏风清热、解痉止咳；缓解期患儿咳嗽明显减轻，痰多为主要表现，治以健脾化痰止咳；稳定期治以益气固本截痰。

(1)发作期。

①风寒袭肺证。治法：疏风散寒，解痉止咳。主方：小青龙汤(《伤寒论》)加减。处方：

麻黄6g	细辛3g	苦杏仁7g	炙甘草6g
法半夏7g	白芍9g	五味子5g	

每日1剂，水煎服，每日2次。

加减：清涕者，加苍耳子、防风各9g；咽痒者，加蝉蜕3g、麦冬9g；咳重者，加白前、款冬花各9g。

②风热袭肺证。治法：疏风清热，解痉止咳。主方：桑菊饮(《温病条辨》)加减。处方：

桑叶9g	菊花9g	连翘6g	苦杏仁6g
薄荷6g^(后下)	桔梗6g	紫苏子6g	前胡6g
地龙6g	甘草3g		

每日1剂，水煎服，每日2次。

加减：咽痛者，加锦灯笼、射干各9g；咳重者，加川贝母5g、白屈菜15g；便干者，加莱菔子9g、枳实6g；痰多者，加冬瓜子、瓜蒌各6g。

(2)缓解期。

痰邪蕴肺证。治法：健脾化痰止咳。主方：二陈汤(《太平惠民和剂局方》)加减。处方：

橘红9g	茯苓6g	清半夏6g	白前6g
紫苏子5g	桃仁6g	苦杏仁6g	白屈菜15g
莱菔子6g	款冬花6g	炙甘草5g	

每日1剂，水煎服，每日2次。

加减：咳痰黄稠、舌苔黄腻者，加浙贝母、胆南星各6g；大便稀溏者，去桃仁、苦杏仁，加山药、麸炒薏苡仁各10g。

(3)稳定期。

肺脾肾虚证。治法：益气固本截痰。主方：玉屏风散(《医方类聚》)合肾气丸(《金匮要略》)加减。处方：

炙黄芪15g	白术9g	防风6g	熟地黄9g
山药12g	山茱萸9g	桂枝6g	茯苓9g
补骨脂9g	太子参9g	煅牡蛎12g^(先煎)	大枣3枚

每日1剂，水煎服，每日2次。

加减：偏于肺气虚者，加党参、黄精各9g；偏于肺阴虚者，加玉竹、五味子各6g；偏于脾气虚者，加陈皮6g、麸炒薏苡仁12g；偏于肾气虚者，加桑椹9g、海螵蛸3g；食少者，加佛手、焦山楂各9g；便干者，加莱菔子、枳实各9g。

2.中成药治疗

(1)小儿治哮灵片(地龙、麻黄、侧柏叶、射干、紫苏子、黄芩、北刘寄奴、白鲜皮、苦参、甘草、细辛、川贝母、橘红、僵蚕、冰片)：止哮，平喘，镇咳，化痰，强肺，脱敏。用于本病发作期风寒袭肺证、风热袭肺证。片剂，每片重0.094g。<3岁每次2~4片，3~6岁每次4~6片，7~12岁每次6~8片，口服，每日3次，或遵医嘱，温开水送服。

(2)小儿热咳清胶囊(蜜炙麻黄、荆芥、炒苦杏仁、百部、蜜炙紫菀、蜜炙桑白皮、白前、瓜蒌仁、川贝母、生石膏、知母、黄芩、地骨皮、炒枳壳、陈皮、桔梗、甘草)：疏风清肺，宣肺止咳。用于本病发作期风热袭肺证。每粒重0.4g。4~6岁每次0.8g，7~14岁每次1.2g，口服，每日3次，或遵医嘱，温开水送服。忌食辛辣、生冷、油腻食物。婴幼儿不宜服用。患有高血压、心脏病等疾患者均应慎用。脾虚易腹泻者慎服。风寒袭肺咳嗽不适用，症见发热恶寒、鼻流清涕、咳嗽痰白等。服药3d症状无缓解，应去医院就诊。对本品过敏者禁用，过敏体质者慎用。本品性状发生改变时禁止使用。儿童必须在成人监护下使用。

(3)小儿白贝止咳糖浆(白屈菜、平贝母、瓜蒌、矾制半夏)：清热解毒，化痰止咳。

用于本病缓解期痰邪蕴肺证。口服液：每支10ml。<6月每次1~5ml，6~12月每次5~15ml，1~3岁每次20ml，4~6岁每次20~25ml，7~9岁每次25~30ml，>9岁每次30~50ml，口服，每日3次。本品不良反应有腹泻、恶心、皮疹等症状。肝功能异常者禁用；有心律失常者禁用。本品处方中的白屈菜为有毒药材，文献报道白屈菜的不良反应主要有：头疼、头晕、口干、视物不清、耳鸣、意识不清、烦躁、谵语、间歇性痉挛、瞳孔散大、对光反射消失、感觉障碍、尿潴留、昏迷等。文献报道显示，白屈菜中含有的白屈菜生物碱可致急性肝损伤、延长犬心室肌的心脏动作电位、可能导致致命性心律失常。用药期间注意定期监测肝功能、心电图等。《中华人民共和国药典》(2015版一部)中白屈菜的用法与用量项下推荐的成人用量为9~18g，根据本品用法用量的规定，现儿童最大日服药量(150ml)折合白屈菜日服生药量为15g，接近药典规定的成人日用量的上限，因此，切勿超量服用，不宜长期服用。

(4)玉屏风颗粒(黄芪、炒白术、防风)：益气，固表，止汗。用于本病稳定期肺脾肾虚证属肺脾气虚者。每袋重5g。1~3岁每次1/3袋，4~7岁每次1/2袋，>7岁每次1袋，开水冲服，每日3次，或遵医嘱。忌油腻食物。本品宜饭前服用。按照用法用量服用，小儿、孕妇、高血压、糖尿病患者应在医师指导下服用。服药2周或服药期间症状无明显改善，或症状加重者，应立即停药并去医院就诊。对本品过敏者禁用，过敏体质者慎用。本品性状发生改变时禁止使用。儿童必须在成人监护下使用。

3.穴位贴敷疗法

药物：白芥子7g，延胡索7g，细辛4g，甘遂4g。

操作：采用伏九贴，即"三伏"的一伏、二伏、三伏及"三九"的一九、二九、三九的第1d穴位贴敷。药物研细末，用鲜生姜汁与醋适量搅匀，制成3g的块状软膏。选取天突、膻中、肺俞、膈俞穴，每次贴敷2~4h。如在贴敷过程中出现皮疹、肤痒等过敏情况，应停止贴敷，并做相应处理。

4.拔罐疗法

取穴：定喘、风门、肺俞、心俞、天突。

操作：穴位拔火罐，每穴留罐5~10min。适用于3岁以上发作期、缓解期的患儿。

四、健康教育

1.预防为主

饮食宜清淡、营养、易于吸收，不食辛辣刺激、咸寒、炙煿食物；居室内保持适宜的温度和湿度，空气新鲜；远离灰尘、花粉、油漆、香烟、油烟等刺激性气味；根据气候变化增减衣物，防止感冒。

2.适宜调护

避免接触过敏源；适当做户外活动，避免剧烈运动。

第十五章　儿童支气管哮喘

支气管哮喘是一种以慢性气道炎症和气道高反应性为特征的异质性疾病，以反复发作的喘息、咳嗽、气促、胸闷为主要临床表现，常在夜间和(或)凌晨发作或加剧。呼吸道症状的具体表现形式和严重程度具有随时间而变化的特点，并常伴有可变的呼气气流受限。临床上以反复发作呼气性呼吸困难伴有哮鸣音为特点。发病以秋冬气候改变时为多见，属于中医学的"哮证"范畴。20余年来我国儿童哮喘的患病率呈明显上升趋势，1990年全国城市14岁以下儿童哮喘的累积患病率为1.09%、2000年为1.97%、2010年为3.02%。哮喘严重影响儿童的身心健康，也给家庭和社会带来沉重的精神和经济负担。

一、西医诊断

1.诊断依据

参照中华医学会儿科学分会呼吸学组、《中华儿科杂志》编辑委员会发布的《儿童支气管哮喘诊断与防治指南》(2016年版，发布时间：2016.03)。

(1)反复发作喘息、咳嗽、气促、胸闷，多与接触变应原、冷空气、物理、化学性刺激、呼吸道感染以及运动等有关，常在夜间和(或)清晨发作或加剧。

(2)发作时在双肺可闻及散在或弥漫性、以呼气相为主的哮鸣音，呼气相延长。

(3)上述症状和体征经抗哮喘治疗有效或自行缓解。

(4)除外其他疾病所引起的喘息、咳嗽、气促和胸闷。

(5)临床表现不典型者(如无明显喘息或哮鸣音)，应至少具备以下一项：①支气管激发试验或运动激发试验阳性；②证实存在可逆性气流受限：支气管舒张试验阳性：吸入速效β_2-受体激动剂[如沙丁胺醇(Salbutamol)]后15min第1s用力呼气量(FEV_1)增加≥12%或抗哮喘治疗有效；使用支气管舒张剂和口服(或吸入)糖皮质激素治1~2周后，FEV_1增加≥12%；③最大呼气流量(PEF)每日变异率(连续监测1~2周)20%。

符合第1~4条或第4、5条者，可以诊断为哮喘。

2.分期标准

参照中华医学会儿科分会呼吸学组制定的《儿童支气管哮喘诊断与防治指南》(2008年版)将哮喘分为三期：急性发作期、慢性持续期和临床缓解期。

(1)急性发作期：突然发生喘息、咳嗽、气促、胸闷等症状，或原有症状急剧加重，两肺听诊闻及哮鸣音。

(2)慢性持续期：近3个月内不同频度和(或)不同程度地出现过喘息、咳嗽、气促、胸闷等症状。

(3)临床缓解期：经过治疗或未经治疗症状、体征消失，肺功能恢复到急性发作前水平，并维持3个月以上。

3.鉴别诊断

(1)毛细支气管炎：也有呼吸困难和喘息，但多见于<1岁小婴儿，冬春两季发病较多，肾上腺素无显著疗效，病原为呼吸道合胞病毒。若反复发作喘息，则应怀疑为哮喘病的开始，并进行变应原的检查。

(2)支气管淋巴结核：可引起哮喘样呼吸困难，但结核菌素试验阳性，X线胸片显示肺门有结节性致密影，周围可见浸润。

(3)呼吸道内异物：可出现持久的哮喘样呼吸困难，但以吸气性呼吸困难为主，而哮喘以呼气性呼吸困难为主，且呼吸道异物者既往无反复气喘发作病史，X线检查及支气管镜可协助诊断。

(4)支原体肺炎：部分本病患儿表现为喘息、肺部出现哮鸣音。可通过支原体抗体检测、X线检查协助诊断。

4.相关检查

(1)肺通气功能检测。肺通气功能检测是诊断哮喘的重要手段，也是评估哮喘病情严重程度和控制水平的重要依据。哮喘患儿主要表现为阻塞性通气功能障碍，且为可逆性。多数患儿，尤其在哮喘发作期间或有临床症状或体征时，常出现FEV_1(正常≥80%预计值)和FEV_1/FVC(正常≥80%)等参数的降低。对疑诊哮喘儿童，如出现肺通气功能降低，可考虑进行支气管舒张试验，评估气流受限的可逆性；如果肺通气功能未见异常，则可考虑进行支气管激发试验，评估其气道反应性；或建议患儿使用峰流量仪每日2次测定峰流量，连续监测2周。如患儿支气管舒张试验阳性、支气管激发试验阳性，或PEF日间变异率≥13%均有助于确诊。

(2)过敏状态检测。吸入变应原致敏是儿童发展为持续性哮喘的主要危险因素，儿童早期食物致敏可增加吸入变应原致敏的危险性，吸入变应原的早期致敏(≤3岁)是预测发生持续性哮喘的高危因素。因此，对于所有反复喘息怀疑哮喘的儿童，均推荐进行变应原皮肤点刺试验或血清变应原特异性IgE测定，以了解患儿的过敏状态，协助哮喘诊断。也有利于了解导致哮喘发生和加重的个体危险因素，有助于制定环境干预措施和确定变应原特异性免疫治疗方案。但必须强调过敏状态检测阴性不能作为排除哮喘诊断的依据。外周血嗜酸性粒细胞分类计数对过敏状态的评估有一定价值。

(3)气道炎症指标检测。嗜酸性粒细胞性气道炎症可通过诱导痰嗜酸性粒细胞分类计数和呼出气一氧化氮(FeNO)水平等无创检查方法进行评估。

诱导痰嗜酸性粒细胞分类计数：学龄期儿童通常能配合进行诱导痰检查操作。诱导痰嗜酸性粒细胞水平增高程度与气道阻塞程度及其可逆程度、哮喘严重程度以及过敏状态相关。

FeNO检测：FeNO水平与过敏状态密切相关，但不能有效区分不同种类过敏性疾病人群(如过敏性哮喘、变应性鼻炎、变应性皮炎)，且哮喘与非哮喘儿童FeNO水平有一定程度重叠，因此FeNO是非特异性的哮喘诊断指标。目前有研究显示，反复喘息和咳嗽的学龄前儿童，上呼吸道感染后如FeNO水平持续升高4周以上，可作为学龄期哮喘的预测指标。另外，也有研究显示，具有非特异性呼吸道症状的患儿，FeNO>$50×10^{-9}$(>50ppb)提示吸入性糖皮质激素(ICS)短期治疗反应良好。由于目前缺乏低FeNO水平的患儿停用ICS治疗后长期转归的研究，因此，不推荐单纯以FeNO水平高低作为决定哮喘患儿是否使用ICS治疗，或ICS升/降级治疗的依据。

虽然尚无前瞻性研究证实诱导痰嗜酸性粒细胞分类计数和FeNO等无创气道炎症指标在儿童哮喘诊断中的确切价值，但这些指标的连续监测有助于评估哮喘的控制水平和指导优化哮喘治疗方案的制定。

(4)胸部影像学检查。哮喘诊断评估时，在没有相关临床指征的情况下，不建议进行常规胸部影像学检查。反复喘息或咳嗽儿童，怀疑哮喘以外其他疾病，如气道异物、结构性异常(如血管环、先天性气道狭窄等)、慢性感染(如结核)以及其他有影像学检查指征的疾病时，依据临床线索所提示的疾病选择进行胸部X线平片或CT检查。

(5)支气管镜检查。反复喘息或咳嗽儿童，经规范哮喘治疗无效，怀疑其他疾病，或哮喘合并其他疾病，如气道异物、气道局灶性病变(如气道内膜结核、气道内肿物等)和先天性结构异常(如先天性气道狭窄、食管-气管瘘)等，应考虑予以支气管镜检查以进一步明确诊断。

(6)哮喘临床评估工具。此类评估工具主要基于临床表现进行哮喘控制状况的评估，临床常用的哮喘评估工具有：哮喘控制测试(Asthma Control Test，ACT)、儿童哮喘控制测试(Childhood Asthma Control Test，C-ACT，适用于4~11岁儿童)、哮喘控制问卷(Asthma Control Questionnaire，ACQ)和儿童呼吸和哮喘控制测试(Test for Respiratory and Asthma Control in Kids，TRACK)等，应根据患儿年龄和就诊条件，选用合适的评估工具，定期评估。

二、中医诊断

1.诊断要点

参照中华人民共和国中医药行业标准《中医病症诊断疗效标准·中医儿科病症(哮喘)诊断疗效标准》(1994年)。

(1)发作前有喷嚏、咳嗽等先兆症状，或突然发作。发作时喉间痰鸣，呼吸困难，伴呼气延长；咯痰不爽，甚则不能平卧、烦躁不安等。

(2)常因气候转变、受凉，或接触某些过敏物质等因素诱发。

(3)可有婴儿期湿疹史，或家族过敏史。

(4)两肺布满哮鸣音，呼气延长，或闻及湿性啰音，心率增快。

(5)实验室检查白细胞总数正常，嗜酸性粒细胞可增高，可疑变应原皮肤试验常呈阳性。大部分患儿特异性IgE明显升高。伴肺部感染时，白细胞总数及中性粒细胞可增高。

2.类证鉴别

(1)哮病与喘证：哮病和喘证都有呼吸急促、困难的表现。哮必兼喘，但喘未必兼哮。哮以声响言，喉中哮鸣有声，是一种反复发作的独立性疾病；喘以气息言，为呼吸急促、喘息气短，是多种肺系急慢性疾病的一个症状。可以从症状特点及有无复发鉴别两者的不同。

(2)哮病与支饮：支饮亦可表现痰鸣气喘的症状，大多由于慢性咳嗽经久不愈，逐渐加重而成咳喘，病情时轻时重，发作与间歇的界限不清，以咳嗽和气喘为主，与哮病之间歇发作，突然起病，迅速缓解，喉中哮鸣有声，轻度咳嗽或不咳有明显的差别。

3.证候诊断

(1)急性发作期。

①寒性哮喘证：咳嗽气喘，喉间哮鸣，痰多白沫，鼻流清涕，面色淡白，形寒肢冷。舌淡，苔白，脉浮滑。

②热性哮喘证：咳嗽气喘，喉间哮鸣，痰稠色黄，鼻流浊涕，发热面红，口干咽红。舌红，苔薄黄或黄腻，脉滑数。

③外寒里热证：咳嗽气喘，喉间哮鸣，痰黏色黄，鼻流清涕。舌红，苔薄白或薄黄，脉浮紧或滑数。

④虚实夹杂证：咳喘持续发作，喘促胸满，端坐抬肩，不能平卧，面色晦滞带青，畏寒肢冷，神疲纳呆，小便清长。舌淡，苔薄白，脉无力。

(2)慢性持续期和临床缓解期。

①痰瘀内伏证：喘息、气促、胸闷等症状缓解，咳嗽减轻，痰液减少，面色如常，二便调，纳增，夜寐安。舌淡或淡暗，苔薄腻，脉弦滑。

②肺气亏虚证：乏力自汗，易于感冒，面色淡白。舌淡，苔薄白，脉细无力。

③脾气亏虚：食少便溏，倦怠乏力，面色少华。舌淡，苔少，脉缓无力。

④肾气亏虚证：动则气促，面色淡白，形寒畏冷，下肢欠温，小便清长。舌淡，苔薄，脉细无力。

三、中医适宜技术

1.辨证施药

(1)急性发作期。

①寒性哮喘证。治法：温肺化痰，降气平喘。主方：小青龙汤(《伤寒论》)加减。处方：

炙麻黄7g	桂枝6g	干姜6g	细辛3g
五味子6g	苏子6g	制半夏6g	白芍6g
甘草5g			

每日1剂，水煎服，每日2次。

②热性哮喘证。治法：清肺化痰，降气平喘。主方：麻杏石甘汤(《伤寒论》)加减。处方：

炙麻黄7g	杏仁7g	生石膏15g^(先煎)	地龙6g
葶苈子6g	炙甘草6g		

每日1剂，水煎服，每日2次。

③外寒里热证。治法：解表清里，止咳定喘。主方：大青龙汤(《伤寒论》)加减。处方：

炙麻黄9g	桂枝3g	生石膏9g^(先煎)	杏仁3g
白芍6g	黄芩6g	五味子6g	生姜5g
大枣5枚	甘草5g		

每日1剂，水煎服，每日2次。

④虚实夹杂证。治法：温肺平喘，补肾纳气。主方：参附龙牡汤(《方剂学》)加减。处方：

人参9g^(另炖)	制附子12g^(先煎)	细辛3g	煅龙骨10g^(先煎)
煅牡蛎10g^(先煎)	苏子6g	白芍5g	甘草5g

每日1剂，水煎服，每日3次。

(2)慢性持续期和临床缓解期。

①痰瘀内伏证。治法：燥湿化痰，理气活血。主方：二陈汤 (《太平惠民合剂局方》)加桃仁。处方：

陈皮6g	姜半夏7g	茯苓9g	桃仁7g
甘草5g			

每日1剂，水煎服，每日2次。

②肺气亏虚证。治法：益肺固表。主方：玉屏风散(《丹溪心法》)加减。处方：

生黄芪30g	白术12g	防风10g	甘草6g

每日1剂，水煎服，每日3次。

③脾气亏虚证。治法：健脾化痰。主方：六君子汤(《医学正传》)加减。处方：

党参12g　　白术9g　　茯苓9g　　陈皮3g

制半夏5g　　甘草6g

每日1剂，水煎服，每日2次。

④肾气亏虚证。治法：补肾益气。主方：金匮肾气丸(《金匮要略》)加减。处方：

制附子6g^(先煎)　　肉桂6g　　熟地15g　　山药15g

山茱萸10g　　茯苓10g　　泽泻9g　　丹皮9g

甘草6g

每日1剂，水煎服，每日2次。

2.中成药治疗

(1)咳喘宁口服液(麻黄、石膏、苦杏仁、桔梗、百部、罂粟壳、甘草，辅料为聚山梨酯80、乙酰磺胺酸钾、阿司帕坦)：宣通肺气，止咳平喘。适用于热性哮喘证，久咳、痰喘见于痰热证候者，症见咳嗽频作、咯痰色黄、喘促胸闷。每支装10ml。口服，一次10ml，一日2次。

(2)金振口服液(羚羊角、平贝母、大黄、黄芩、青礞石、生石膏、人工牛黄、甘草)：清热解毒，祛痰止咳。用于痰热咳喘证，表现为发热、咳嗽、咳吐黄痰、咳吐不爽、舌质红、苔黄腻等。每支装10ml。口服，6个月至1岁，一次5ml，一日3次；2~3岁，一次10ml，一日2次；4~7岁，一次10ml，一日3次；8~14岁，一次15ml，一日3次。疗程5~7d，或遵医嘱。偶见用药后便溏，停药后即可复常。

(3)玉屏风颗粒或玉屏风冲剂(黄芪、炒白术、防风，辅料为糊精、甘露醇、矫味剂、黏合剂)：益气，固表，止汗。适用于肺气亏虚证。每袋装5g。开水冲服，一次5g，一日3次。

(4)童康片(黄芪、白术、防风、山药、牡蛎、陈皮，辅料为糖粉、硬脂酸镁)：补肺固表，健脾益胃，提高机体免疫功能。用于肺脾气虚咳喘证。每素片重0.2g。口服，一次3~4片，一日4次。嚼碎后吞服。

(5)金匮肾气丸(地黄、山药、酒炙山茱萸、茯苓、牡丹皮、泽泻、桂枝、炙附子、去头牛膝、盐炙车前子)：温补肾阳，化气行水。适用于肾气亏虚证。每丸重6g。口服，一次1~2丸，一日2次。

(6)养阴清肺口服液(地黄、川贝母、麦冬、白芍、玄参、薄荷、牡丹皮、甘草，辅料为甜菊素、山梨酸)：养阴润肺，清热利咽。用于阴虚肺热咳喘证。每支10ml。口服，一次1支(10ml)，一日2~3次。

(7)还尔金颗粒(槐耳菌质、枸杞子、黄精，辅料为蔗糖、淀粉、矫味剂)：益气养阴。用于气阴两虚证。每袋装10g。开水冲服，1~3周岁一次半袋，一日2次；3~12周岁一次1袋，一日2次。

3.针刺疗法

(1)发作期实证针刺。

取穴：定喘、肺俞、尺泽、列缺、丰隆、天突。风寒加风池、风门；痰热加合谷、内庭。

操作：每次选穴4~6个，均用泻法留针，风寒在背部腧穴可以加艾条灸或隔姜灸，也可以拔火罐。风热者强刺激间歇留针，每隔5min行针1次，30min，待哮喘稍平后再出针。针刺天突时，患儿采用平卧位，头向后仰，在天突处先进针0.1~0.2寸，然后针柄靠喉结，针尖紧沿胸骨柄后面刺入0.5~1寸。每日1次，10d为1个疗程，中间休息1周。

(2)发作期虚证针刺。

取穴：定喘、肺俞、膏肓、太渊、肾俞、太溪。肺气不足加气海、足三里；肺肾两虚加命门、关元。

操作：每次选穴4~6个，诸穴针用补法，刺激宜轻，取穴宜少，可久留针，背腧穴可以拔火罐和配合艾灸治疗。每日1次，10d为1个疗程，中间休息1周。

(3)慢性持续期针刺。

取穴：主穴取肺俞(双)、定喘(双)、风门(双)。配穴：气喘急促明显者取任脉的天突、膻中；胸闷、咳嗽、痰多者取肺经的中府(双)、尺泽(双)、列缺(双)、鱼际(双)；咳喘乏力、动则尤甚者取胃经的足三里(双)、脾经的三阴交(双)、肾经的太溪(双)。

操作：根据患者的病情及所选穴位，选择适合的体位。行针时根据针刺部位，行提插捻转手法，以患者得气为度，根据患者的病情施以补法或平补平泻手法。肺俞、风门、中府应斜刺，不可向内深刺，以免伤及肺脏，引起气胸。每次留针30min，每隔10min行针1次。一般针后于大椎、肺俞之间加拔一个大号火罐，留罐10min。在慢性持续期，双侧肺俞可接电针，以加强刺激，波型用疏密波，频率为20Hz；强度以针柄轻微颤动、患者能耐受为度。

疗程：每日1次或隔日1次，10次为1个疗程，疗程之间可休息1~3d。

(4)临床缓解期针刺。

取穴：大椎、肺俞、足三里。肾虚者，加肾俞、脾俞、中脘。

操作：每次选2~3穴，用较轻刺激，间日治疗1次。

4.中药辨证穴位贴敷

取穴：主穴取肺俞(双)、大椎、膻中、天突。慢性持续期可酌加定喘、中府(双)、风门(双)；临床缓解期可酌加膏肓(双)、肾俞(双)、关元、足三里(双)。

药物：仙灵脾、补骨脂、黄精、黄芪、怀山药、川芎、法半夏各10g，白芥子30g。肾阳虚加用附子、核桃肉各10g；肾阴虚去补骨脂，加用麦冬15g，将白芥子改为斑蝥5g。慢性持续期在上方的基础上根据辨证调整，偏热者可酌加清宣肺热之药，如鱼腥草、柴胡、地龙、冰片、葶苈子、桑白皮、黄芩各10g；偏寒者酌加疏散肺寒之药，如麻黄、细辛、荆芥、北杏仁、五味子、延胡索、甘遂各10g。

用法：以上各药研末，加入姜汁等介质处理后混合成膏（糊），切成等大（1cm×1cm）的小药饼，用纱布覆盖，胶布固定。根据患者的耐受程度，每次贴敷4~8h。（注：药物的加工工艺、贴敷介质和规格可因医生经验、地域特色而有所差别，但均以能充分发挥药效、贴敷牢固为原则）

疗程：一周1次，4周为1个疗程。

5.拔罐疗法

取穴：两侧肺俞穴、定喘穴、膏肓穴。

操作：患者取俯卧位，充分暴露背部皮肤，涂液状石蜡油或白凡士林，依患儿胖瘦程度选用直径2.5~4.5cm的玻璃火罐，用闪火法拔于两侧肺俞穴、定喘穴、膏肓穴，每天拔罐1次，连续3d。用于咳嗽、痰喘、肺部啰音及干鸣音难以消退者。

6.艾灸疗法

（1）寒性哮喘灸法。

取穴：大椎、风门、肺俞。

操作：用艾柱灸1~2壮，依次灸治，每穴5~10min，以皮肤表面温热为宜。一日1~2次。

（2）临床缓解期灸法。

取穴：主穴取肺俞（双）、风门（双）、膏肓俞（双）、膻中、大椎。脾虚酌加脾俞（双）、足三里（双）；肾虚酌加肾俞（双）、气海、关元。

操作：温和灸。持艾条距皮肤2~3cm处悬灸，以皮肤出现红晕，同时患者感到热力徐徐深入体内而不感到灼痛为度，每次选用3~4个穴位，每穴灸5~10min。

疗程：每日或隔日灸1次，5次为1个疗程，可连续灸治4~8个疗程。

注意事项：对于艾烟过敏或不耐受的患者，应禁用本法。一般空腹、过饱、极度疲劳和对灸法恐惧者，应慎施。应在通风环境中进行。

（3）热敏灸法。

取穴：热敏点（发生热敏化现象的部位）。

操作：①患者体位：选择舒适、充分暴露病位的体位。②探查工具：特制艾条（精艾绒）。③探查部位：背部足太阳膀胱经两外侧线以内，肺俞穴和膈俞穴两水平线之间的区域；前胸第1肋间隙、第2肋间隙自内向外至6寸的范围内。④探查方法：用点燃的2根艾条在距离选定部位皮肤表面3cm左右的高度，手行调控施行温和灸，当患者感受到艾灸发生透热、扩热、传热作用，或感到局部不热远处热、表面不热深部热和非热感觉中类热敏灸反应中的一种或一种以上感觉时，即为发生腧穴热敏化现象，该探查点为热敏点。重复上述步骤，直至所有热敏化腧穴被查找出来，详细记录其位置。⑤治疗方法：

手持艾条，在探查到的热敏化腧穴中，选取1个热敏化现象最为明显的穴位，以色笔标记并进行悬灸，以腧穴热敏化现象为标准。对已探查出的热敏点逐个悬灸。

疗程：在热敏点上进行悬灸，每次治疗时间以上述区域腧穴热敏现象消失为度（至少30min，即便热敏现象不消失也不超过90min）。患者初诊开始，每日1次，连续治疗1周，然后隔日1次，共治疗3个月。

注意事项：热敏灸法的特点是探取热敏点，强调灸感，激发热敏灸感和经气传导，并施以个体化的饱和消敏灸量，从而提高止哮、改善肺功能的疗效。在治疗中应注意：①因在治疗中需要患者袒露背部，故患者治疗时一定要避风保暖，若出汗多则要让患者稍事休息，待汗收后方开始治疗，以免不慎受邪，诱发哮喘发作。②因治疗过程中产生大量艾烟，应设立专门的灸疗室，以适宜热敏化悬灸疗法的开展。③调定灸态，包括静（环境安静，心神安静）、松（患者肌肉放松）、匀（患者呼吸匀而慢）、守（意守施灸点：一是指患者集中注意力体会施灸点的感觉，二是指医者必须将艾条固定在热敏化腧穴上施灸）。④哮喘患者须按平时哮喘治疗药物用药。

7.隔药灸疗法

药物：方用《济生方》苍耳散：辛夷15g，苍耳子7g，白芷30g，薄荷2g。烘干研末，用甘油醋调成糊样备用。

操作：将苍耳散药糊放入直径大约1cm的圆形木制模具里，做成圆形药饼，隔药饼艾灸百会穴，皮肤感觉温热为度，每次20~30min，每日1次，3次为1疗程，每周1疗程，连续3个疗程（本方法对于鼻后滴漏综合征效果更好）。

8.穴位注射疗法

取穴：肺俞（双）、大椎。可酌情选用定喘（双）、天突、足三里（双）等，将上述穴位交替使用。

药物：黄芪注射液。

操作：取黄芪注射液2ml，每个穴位注射1ml，双侧肺俞交替使用。针尖向脊柱方向斜刺1~1.5cm，待患者有胀感后，回抽针筒，待无血后缓慢推注药液。

疗程：每周2次，根据气候、环境等变化以及患者的病情确定疗程，一般2~3个月为1个疗程，可连续治疗2年。

注意事项：穴位注射的特点是针刺和药物并用，以局部取穴为主，选穴少而精，以增强局部血液循环，改善营养代谢。黄芪注射液的主要成分为黄芪多糖和黄芪皂苷，能调整和改善机体的免疫水平，对防止疾病复发有一定的作用。适应于慢性缓解期。治疗中应注意：①操作过程中应注意无菌操作。②穴位注射处发红、疼痛，24h后可给予热敷。③本方案要在西药治疗的基础上进行。

9.穴位埋线疗法

取穴：主穴取肺俞（双）、脾俞（双）、肾俞（双）、足三里（双）、丰隆（双）。肺虚型加中府(双);肺脾两虚型加章门(双);肺肾两虚型加京门(双)。

操作:①取腹部、腿部穴位时,患者仰卧位;取背部穴位时,患者俯坐位或俯卧位。②穴位皮肤常规消毒,将0号1cm铬制羊肠线装入一次性8号无菌注射针头前端内,腹部穴位在其局部下方向上平刺,背部穴位向脊柱斜刺,腿部穴位直刺,得气后边推针芯边退针管,使羊肠线埋入穴位皮下,线头不得外露。消毒针孔后,外敷无菌敷料,胶布固定24h(注:所有针具、羊肠线须符合穴位埋线技术操作规范国家标准GB/T 21709.10—2008)。

疗程:根据羊肠线吸收的情况,每1~2周治疗1次,4~8次为1个疗程。

注意事项:穴位埋线疗法结合机械、生物学和化学刺激,具有速效和续效两种作用。针具刺激产生的针刺效应和埋线时渗血起到的刺血效应能刺激穴位局部血管床的增加,改善血液循环,起到改善肺功能、缓解哮喘症状、增强免疫功能的作用。适应于慢性缓解期。治疗中应注意:①本方案可与其他针灸方法配合使用。②对于恐惧疼痛的患者,可在埋线前以1%利多卡因在穴位处给予浸润麻醉。③个别患者埋线部位如出现硬结,可在局部热敷以使其消散。④本方案治疗脾虚型疗效优于肾虚型。

10.耳针疗法

发作期取穴定喘、内分泌、皮质下,毫针强刺激,留针30min,每日治疗1~2次;缓解期取穴脾、肾、内分泌、肝、皮质下、交感,王不留行贴压。

11.膏方疗法

方药:玉屏风散、人参五味子汤、四君子汤、补肾地黄丸、二陈汤等。胶类主要用阿胶,配料主要为冰糖、料酒等。

制作方法:将药浸一宿,武火煎取三汁,沉淀沥清;文火收膏,加入料酒烊化的阿胶、冰糖,熬至滴水成珠为度。

服用方法:一般在冬至前2周开出膏方,冬至后开始服用,每次一汤匙,2次/d,用温开水调服。每料膏方约服2个月。

注意事项:期间如遇感冒、食滞、腹泻等需暂停数天。

12.冬病夏治和冬病冬治

(1)药物制备。

采用洁净药材,基本药物组成:白芥子、延胡索各21g,细辛、甘遂各12g,将药物烘干,粉碎,研细末,过80~120目筛,备用。药膏制备方法:将上药加入姜汁调成较干稠膏状,制成贴敷膏。做成直径2cm左右的药饼,药物含量0.2g,药物应在使用的当日制备,或者置冰箱冷藏室备用。药物制备过程要求在无菌、清洁、常温环境下进行,或者在当地医疗机构的专用制剂室完成。

(2)治疗方法。

①体位:取舒适自然易于操作的体位。

②取穴:贴敷的部位一般以经穴为主,临床常用的穴位有双侧肺俞、膻中、天突、

定喘、膏育等。

③操作方法：将药膏贴于1.5cm×2.5cm的无菌纱布上，贴于固定穴位上，用脱敏胶布固定。具体贴敷时间根据患者皮肤反应而定，一般每次贴药时间为0.5~2h，但要考虑患儿的体质和耐受能力，一般以患者能够耐受为度，患儿如自觉贴药处有明显不适感，或贴敷时或敷后局部皮肤出现灼热、疼痛、红肿、起泡等应减少贴敷时间，可自行取下。

④疗程：一般在每年农历三伏和三九天(夏季、冬季)的初、中、末期进行贴敷治疗。每年共贴6次，连续3年为1疗程。

(3)注意事项。贴药后不要过分活动，以免药物移动、脱落。贴敷后皮肤有明显色素沉着为正常反应。贴敷后皮肤反应不明显，说明皮肤对药物耐受程度较好，不影响疗效。皮肤对药物特别敏感、过敏性皮肤或瘢痕皮肤和以往贴敷中敷药处易出现大水泡的患者，敷药后有灼热疼痛感觉时，应立即取下药膏，少数患儿局部可出现水泡，严禁抓挠，水泡处可外敷碘伏消毒。

四、健康教育

1.生活调摄

尽力祛除发病诱因。注意居室空气流通，温度、湿度适宜，避免接触刺激性气体、灰尘、花粉、寒冷空气等。饮食宜清淡而富营养，忌生冷肥甘厚味、海鲜发物、辛辣等食物，戒除烟酒。保持心情舒畅，避免不良情绪的影响。注意适时增减衣物，防止寒冷刺激，预防感冒。

2.加强锻炼

劳逸适当，防止过度疲劳，根据身体情况，作适当的体育锻炼，逐步增强体质，以提高抗病能力。

3.健康宣教

根据不同对象和具体情况，采用适当的、灵活多样的方式对患者及其家属进行系统教育。并开展长期的管理，提高哮喘患者对于疾病的认识，更好地配合治疗和预防，提高患者防治依从性。

4.哮喘管理

哮喘对患儿及其家庭、社会有很大的影响。虽然目前哮喘尚不能根治，但通过有效的哮喘防治教育与管理，建立医患之间的伙伴关系，可以实现哮喘临床控制。做好哮喘管理与防治教育是达到哮喘良好控制目标最基本的环节。目标是有效控制哮喘症状，维持正常的活动能力；减少哮喘发作的风险，减少肺损伤及药物不良反应。

一是建立医生与患儿及家属间的伙伴关系。以医院专科门诊为基础，建立哮喘之家、哮喘俱乐部、哮喘联谊会等组织，与患儿及家属建立伙伴关系，让哮喘患儿及其亲属对哮喘防治有一个正确、全面地认识和良好的依从性，坚持治疗，有问题及时沟通。

二是确定并减少与危险因素接触。许多危险因素可引起哮喘急性加重，被称为"触发因素"，包括变应原、病毒感染、污染物、烟草烟雾及药物等。通过临床变应原测定及家长的日常生活观察寻找变应原，尽可能避免或减少接触危险因素，以预防哮喘发病和症状加重。减少患儿对危险因素的接触，可改善哮喘控制并减少治疗药物需求量。

三是建立哮喘专科病历。建立哮喘患儿档案、制定长期防治计划，定期(1~3个月)随访。随访内容包括检查哮喘日记，检查吸药技术是否正确，监测肺功能。评估哮喘控制情况、维持用药情况，指导治疗。

四是评估、治疗和监测哮喘。哮喘管理中通过评估、治疗和监测来达到并维持哮喘控制。大多数患儿通过医患共同制定的药物干预策略，能够达到此目标。初始治疗以患儿哮喘的症状为依据，部分患儿可以采用强化初始治疗方案，治疗方案的调整以患儿的哮喘控制水平为依据，包括准确评估哮喘控制、持续治疗以达到哮喘控制，以及定期监测哮喘控制及药物的副作用这样一个持续循环过程，直至停药观察。

哮喘控制评估的客观手段是肺通气功能测定，尽可能在哮喘诊断、长期控制治疗前、治疗后1~3个月进行肺通气功能测定。每天进行简易PEF测定，并记录在哮喘日记中，有利于日常症状的评估，但是PEF测定的临床价值并不完全等同于肺通气功能。一些经过临床验证的哮喘控制评估工具，如儿童哮喘C-ACT和ACQ等具有临床实用价值，可用于评估哮喘控制水平。作为肺通气功能的补充，既适用于医生，也适用于患儿自我评估哮喘控制，患儿可以在就诊前或就诊期间完成哮喘控制水平的自我评估。这些问卷是有效的儿童哮喘控制评估方法，并可增进医患双向交流，提供连续评估的客观指标，有利于哮喘长期监测。

在哮喘长期管理治疗过程中，尽可能采用客观地评估哮喘控制的方法，连续监测，提供可重复的评估指标，从而调整治疗方案，确定维持哮喘控制所需的最低治疗强度，维持哮喘控制，降低医疗成本。

5.哮喘防治教育

(1)哮喘早期预防：母亲怀孕及婴儿出生后避免接触香烟环境。提倡自然分娩。鼓励母乳喂养。出生1年内婴儿尽量避免使用广谱抗生素。

(2)教育内容：哮喘的本质、发病机制。避免触发、诱发哮喘发作的各种因素的方法。哮喘加重的先兆、发作规律及相应家庭自我处理方法，制定哮喘行动计划。哮喘行动计划以症状或峰流速或二者结合作为判断病情的标准。哮喘行动计划应用3个区带描述哮喘的控制水平，采用交通信号灯的颜色，绿色、黄色和红色分别提示在不同情况下需要应用的药物和采取的行动。自我监测，掌握PEF的测定方法，记哮喘日记。应用儿童哮喘控制问卷判定哮喘控制水平，选择合适的治疗方案。常用的儿童哮喘控制问卷有ACT、C-ACT和ACQ等。了解各种长期控制及快速缓解药物的作用特点、药物吸入装置使用方法(特别是吸入技术)及不良反应的预防和处理对策。哮喘发作的征象、应急措施和急诊指征。心理因素在儿童哮喘发病中的作用。

6.教育方式

(1)门诊教育。是最重要的基础教育和启蒙教育，是建立医患合作关系的起始点。通过门诊的个体化教育，使患儿及其家属初步了解哮喘的基本知识，学会应用吸入药物。

(2)集中教育。通过座谈、交流会、哮喘学校(俱乐部)、夏(冬)令营和联谊会等进行集中系统的哮喘防治教育。

(3)媒体宣传。通过广播、电视、报纸、科普杂志、书籍等推广哮喘知识。

(4)网络教育。应用电子网络或多媒体技术传播哮喘防治知识。通过中国哮喘联盟网(www.chinaasthma.net)、全球哮喘防治创议(GINA)网(www.ginasthma.org)等和相关互动多媒体技术传播哮喘防治信息。

(5)定点教育。与学校、社区卫生机构合作，有计划开展社区、患儿、公众教育。

(6)医生教育。注意对各级儿科医生的教育。普及普通儿科医生的哮喘知识，更新和提高专科医生的哮喘防治水平，定期举办哮喘学习培训班。

第十六章　儿童病毒性心肌炎

儿童病毒性心肌炎是病毒侵犯心肌，引起心肌细胞变性、坏死和间质性炎症。近年来发病逐渐增多，各年龄均发病，但以学龄前及学龄儿童多见，好发于夏、秋季。多数病例在起病前1~2周或同时有上呼吸道感染或消化道感染的前驱病史。临床表现轻重不一，轻者仅似"感冒"样表现，或表现为乏力、多汗、心悸、胸闷等不适。重者很快出现心力衰竭、心源性休克、严重心律失常甚至猝死。本病若得到及时有效的综合治疗，绝大多数患儿预后良好。病毒性心肌炎在古代医籍中无专门记载，根据本病的主要临床证候，属中医学心悸、怔忡、风温、胸痹等范畴。

一、西医诊断

1.诊断依据

参照1999年9月全国小儿心肌炎、心肌病学术会议制订的《病毒性心肌炎诊断标准（修订草案）》中小儿病毒性心肌炎的诊断标准。

（1）临床诊断依据。

①心功能不全、心源性休克或心脑综合征。

②心脏扩大（X线、超声心动图检查具有表现之一）。

③心电图改变：以R波为主的2个或2个以上主要导联（Ⅰ、Ⅱ、avF、V5）的ST-T改变持续4d以上伴动态变化，窦房传导阻滞、房室传导阻滞，完全性右或左束支阻滞，成联律、多形、多源、成对或并行性早搏，非房室结及房室折返引起的异位性心动过速，低电压（新生儿除外）及异常Q波。

④CK-MB升高或心肌肌钙蛋白（cTn）阳性。

（2）病原学诊断依据。

①确诊指标：自患儿心内膜、心肌、心包（活检、病理）或心包穿刺液检查，发现以下之一者可确诊心肌炎由病毒引起：分离到病毒；用病毒核酸探针查到病毒核酸；特异性病毒抗体阳性。

②参考依据：有以下之一者结合临床表现可考虑心肌炎系病毒引起：自患儿粪便、咽拭子或血液中分离到病毒，且恢复期血清同型抗体滴度较第一份血清升高或降低4/5以上；病程早期患儿血中特异性IgM抗体阳性；用病毒核酸探针自患儿血中查到病毒核酸。

（3）确诊依据。

①具备临床诊断依据2项，可临床诊断为心肌炎。发病同时或发病前1~3周有病毒感染的证据支持诊断者。

②同时具备病原学确诊依据之一，可确诊为病毒性心肌炎，具备病原学参考依据之一，可临床诊断为病毒性心肌炎。

③凡不具备确诊依据，应给予必要的治疗或随诊，根据病情变化，确诊或除外心肌炎。

④应除外风湿性心肌炎、中毒性心肌炎、先天性心脏病、结缔组织病以及代谢性疾病的心肌损害、甲状腺功能亢进症、原发性心肌病、原发性心内膜弹力纤维增生症、先天性房室传导阻滞、心脏自主神经功能异常、β受体功能亢进及药物引起的心电图改变。

（4）病程分期标准。

①急性期：新发病，症状及检查阳性发现明显且多变，一般病程在半年以内。

②迁延期：临床症状反复出现，客观检查指标迁延不愈，病程多在半年以上。

③慢性期：进行性心脏增大，反复心力衰竭或心律失常，病情时轻时重，病程1年以上。

（5）病情分型标准。

参照《诸福棠实用儿科学》（第8版），本病急性期可分为轻、中、重三型。

①轻型：可无症状或仅有一过性心电图ST-T的改变，或有非特异性症状，精神不好、无力、食欲缺乏、第一心音减弱，或有奔马律，心动过速，心界大都正常，病情较轻，经治疗于数天或数周内痊愈，或呈亚临床经过。

②中型：除以上症状外，多有充血性心力衰竭，起病多较急、患儿拒食、面色苍白、呕吐、呼吸困难、干咳。儿童可诉心前区疼、头晕、心悸，可有急性腹痛及肌痛、呼吸困难、端坐呼吸、烦躁不安、面色发绀、心界扩大、心音钝、有奔马律或心律失常。双肺出现啰音，肝大有压疼，而水肿往往不著。可并发神经系统及肾脏损伤。如及时治疗，多数病例经数月或数年后可获痊愈，部分患儿于急性期死于急性充血性心力衰竭，或迁延未愈，遗留心肌损害。

③重型：可因严重心律失常，如完全性房室传导阻滞、室性心动过速、心室颤动致晕厥发作或猝死；或暴发心源性休克，患儿烦躁不安、呼吸困难、面色苍白、末梢发绀、皮肤湿冷、多汗、脉搏细弱、血压下降或不能测出、心动过速、有奔马律；部分患儿以严重腹痛或肌痛发病，病情进展急剧，如抢救不及时，可于数小时或数天内死亡。重型也有以急性或慢性充血性心力衰竭起病，症状如中型病例，部分因急性心力衰竭急速发展未能控制而死亡，少数病例从急性转为慢性，因感染或过劳，心力衰竭反复发生，迁延数年，心脏明显增大，呼吸困难，肝大，水肿明显，心力衰竭难于控制而死亡。慢性经过者，常并发栓塞现象，或心律失常。脑栓塞者有偏瘫、失语，肾栓塞有血尿等症状。

2.鉴别诊断

(1)风湿性心肌炎：多见于5岁以后学龄前和学龄期儿童，有前驱感染史，除心肌损害外，病变常累及心包和心内膜，临床有发热、大关节肿痛、环形红斑和皮下小结，体检心脏增大，窦性心动过速，心前区可听到收缩期反流性杂音，偶可听到心包摩擦音。抗链"O"增高，咽拭子培养A族链球菌生长，血沉增快，心电图可出现一度房室传导阻滞。

(2)β受体功能亢进症：多见于6~14岁学龄女童，疾病的发作和加重常与情绪变化(如生气)和精神紧张(如考试前)有关，症状多样性，但都类似于交感神经兴奋性增高的表现。体检心音增强，心电图有T波低平、倒置和S-T改变，普萘洛尔试验阳性，多巴酚丁胺负荷超声心动图试验心脏β受体功能亢进。

(3)先天性房室传导阻滞：多为三度阻滞，患儿病史中可有晕厥和阿-斯综合征发作。心电图提示三度房室传导阻滞，QRS波窄，房室传导阻滞无动态变化。

(4)自身免疫性疾病：多见全身型幼年型类风湿性关节炎和红斑狼疮。全身型幼年型类风湿关节炎主要临床特点为发热、关节疼痛、淋巴结、肝脾肿大、充血性皮疹、血沉增快、C-反应蛋白增高、白细胞增多、贫血及相关脏器的损害。累及心脏可有心肌酶谱增高，心电图异常。对抗生素治疗无效而对激素和阿司匹林等药物治疗有效。红斑狼疮多见于学龄女童，可有发热，皮疹，血白细胞、红细胞和血小板计数减低，血中可查找到狼疮细胞，抗核抗体阳性。

(5)皮肤黏膜淋巴结综合征：多见于2~4岁幼儿，发热，眼球结膜充血，口腔黏膜弥散性充血，口唇皲裂，杨梅舌，浅表淋巴结肿大，四肢末端硬性水肿，超声心动图提示冠状动脉多有病变。需要注意的是，冠状动脉损害严重时，可出现冠状动脉梗死心肌缺血，此时心电图可出现异常Q波，此时应根据临床病情和超声心动图进行鉴别诊断。

3.相关检查

(1)心肌酶学改变。

①肌酸激酶(CK)及其同工酶(CK-MB)，心肌炎早期升高。

②乳酸脱氢酶(LDH)及其同工酶(LDH_1、LDH_2)，病毒性心肌炎是升高，尤其LDH_1升高明显。

③心肌肌钙蛋白(cTn)是评价心肌损害特异性、敏感性指标。

(2)心电图检查。

急性期心电图异常改变，常见ST-T改变，T波平坦、双向或倒置，期前收缩，经常出现二联律、三联律，房室传导阻滞及Q-T间期延长，异常Q波。

(3)心内膜及心肌活检。

(4)病毒学检查。

①病毒分离。

②血清学检查。双份血清检测特异性抗体效价4倍升高有意义。

二、中医诊断

1.诊断要点

发病前1~3周内有上呼吸道感染、腹泻、呕吐、腹痛、发热等前驱症状。随后出现面色苍白、乏力、多汗、厌食、胸闷、恶心、呕吐、上腹部不适；症状严重时可有水肿、气促、活动受限。突发心力衰竭、肺水肿、严重心律失常、心源性休克、心脑综合征。检查患儿心脏大小正常或增大，心率增快或减慢、心音减弱，第一心音低钝，频发早博，甚至胎心音或奔马律。个别病例心前区可听到Ⅰ~Ⅲ级收缩期杂音，心包摩擦音或心包积液体征。

2.类证鉴别

(1)风热感冒：风温初期与风热感冒颇相似。但是风温病势急骤，寒战发热甚至高热，汗出后热虽暂降，但脉数不静，身热旋即复起，咳嗽胸痛，头痛较剧，甚至出现神志昏迷、惊厥、谵妄等传变入里的证候。而感冒发热一般不高或不发热，病势轻，不传变，服解表药后，多能汗出热退，脉静身凉，病程短，预后良好。

(2)惊悸与怔忡：心悸可分为惊悸与怔忡。大凡惊悸发病，多与情绪因素有关，可由骤遇惊恐、忧思恼怒、悲哀过极或过度紧张而诱发，多为阵发性，病来虽速，病情较轻，实证居多，可自行缓解，不发时如常人。怔忡多由久病体虚、心脏受损所致，无精神等因素亦可发生，常持续心悸，心中惕惕，不能自控，活动后加重，多属虚证，或虚中夹实。病来虽渐，病情较重，不发时亦可兼见脏腑虚损症状。惊悸日久不愈，亦可形成怔忡。

(3)心悸与奔豚：奔豚发作之时，亦觉心胸躁动不安。奔豚与心悸的鉴别要点为：心悸为心中剧烈跳动，发自于心；奔豚乃上下冲逆，发自少腹。

(4)心悸与卑慄：《证治要诀》描述卑慄症状为："痞塞不欲食，心中常有所歉，爱处暗室，或倚门后，见人则惊避，似失志状。"其病因在于"心血不足"。卑慄之胸中不适由于痞塞。心悸则缘于心跳，有时坐卧不安，但不避人，无情志异常。卑慄为一种以神志异常为主的病证，一般无促、结、代、疾、迟等脉象出现。心悸是指病人自觉心中悸动，惊惕不安，甚则不能自主的一种病症，临床一般多呈发作性，每因情志波动或劳累过度而发作，且常伴胸闷、气短、失眠、健忘、眩晕、耳鸣等症。病情较轻者为惊悸；病情较重者为怔忡。

(5)胸痹与悬饮：悬饮、胸痹均有胸痛，但胸痹为当胸闷痛，并可向左肩或左臂内侧等部位放射，常因受寒、饱餐、情绪激动、劳累而突然发作，历时短暂，休息或用药后得以缓解。悬饮为胸胁胀痛，持续不解，多伴有咳唾、转侧、呼吸时疼痛加重，肋间饱满，并有咳嗽、咯痰等肺系证候。

(6)胸痹与真心痛：真心痛乃胸痹的进一步发展；症见心痛剧烈，甚则持续不解，伴有汗出、肢冷、面白、唇紫、手足青至节、脉微或结代等危重急症。

3.证候诊断

参考《中医儿科常见病诊疗指南》(中华中医药学会发布，2012年)中小儿病毒性心肌炎的证候诊断标准拟定。本病病位主要在心，涉及肺、脾、肾，总属本虚标实之证。以下证候可以单独出现，也可以兼夹出现。

(1)标实证。

①热毒犯心证：低热不退，或反复发热，咽红肿痛，咳嗽，肌痛，皮疹。舌质红，苔薄，脉浮数或滑数。

②湿毒侵心证：发热起伏，汗出不解，全身疼痛，咽喉红肿，恶心呕吐，腹痛，泄泻，纳呆，倦怠乏力，胸闷腹胀。舌质红，苔腻，脉濡数或濡缓。

③气滞血瘀证：面色暗滞，口唇发青，心中刺痛，心悸怔忡，乏力盗汗，胸中窒闷，心脏扩大。舌质隐青或有瘀斑，苔薄，脉涩或弦细或结代促。

④痰湿痹阻证：胸闷憋气或长出气，心悸气短，头晕目眩，食少纳呆，胸痛。舌体胖，苔白腻，脉濡滑或结代。

(2)本虚证。

①气阴虚损证：明显乏力，头晕，多汗，心悸，心烦，口干舌燥。舌质淡或红，苔少，脉细数无力或结代。

②阳气虚弱证：面色苍白，四肢发凉，心悸，气短，乏力，自汗，甚则肢体浮肿、尿少、胸闷气急。舌质淡或淡胖，苔薄白，脉迟缓无力或结代。

③气血不足证：面色苍白或萎黄，心悸怔忡，乏力，头晕，自汗气短。舌质淡，苔薄，脉细或结代。

三、中医适宜技术

1.辨证施药

(1)标实证。

①热毒犯心证。治法：疏风清热，解毒护心。主方：银翘散(《温病条辨》)加减。处方：

野菊花9g	大青叶15g	射干9g	玄参6g
生地12g	赤芍9g	丹皮9g	川连5g
玉竹9g	炙甘草9g		

每日1剂，水煎服，每日2次。

加减：偏风热，加薄荷6g、荆芥穗9g、金银花9g、连翘9g；偏热毒，加贯众9g、虎杖6g、重楼9g。

②湿热侵心证。治法：化湿清热，解毒宁心。主方：葛根黄芩黄连汤(《伤寒论》)加

减。处方：

> 葛根12g　　　黄芩6g　　　黄连6g　　　甘草12g
>
> 焦神曲9g

每日1剂，水煎服，每日2次。

加减：偏湿重，加厚朴9g、茵陈6g、茯苓12g、藿香9g；偏热重，加苦参9g、板蓝根15g。

③气滞血瘀证。治法：活血化瘀，养血通脉。主方：血府逐瘀汤（《医林改错》）加减。处方：

> 当归9g　　　生地6g　　　桃仁6g　　　红花6g
>
> 柴胡9g　　　生山楂9g　　赤芍9g　　　川芎9g
>
> 枳壳6g　　　炙甘草9g

每日1剂，水煎服，每日2次。

加减：偏气滞，加厚朴6g、降香9g；偏血瘀，加丹参9g、生山楂9g、三七5g(冲服)、片姜黄9g。

④痰湿痹阻证。治法：化痰理气，宽胸通阳。主方：二陈汤（《太平惠民和剂局方》）合瓜蒌薤白半夏汤（《金匮要略》）加减。处方：

> 瓜蒌9g　　　薤白6g　　　半夏7g　　　陈皮6g
>
> 茯苓12g　　　枳壳6g　　　郁金9g　　　甘草9g

每日1剂，水煎服，每日2次。

加减：偏痰湿，加炒白术9g、桂枝6g、橘红6g、炒薏米12g；偏水湿，加葶苈子9g、泽泻6g、猪苓9g。

(2)本虚证。

①气阴虚损证。治法：益气养阴。主方：生脉散（《备急千金要方》）加减。处方：

> 太子参9g　　　麦冬9g　　　五味子6g　　玉竹6g
>
> 黄精9g　　　炙甘草9g

每日1剂，水煎服，每日2次。

加减：偏气虚，加黄芪12g、党参9g；偏阴虚，加生地9g、玄参6g。

②阳气虚弱证。治法：温阳益气。主方：桂枝甘草龙骨牡蛎汤（《伤寒论》）合麻黄附子细辛汤（《伤寒论》）加减。处方：

> 桂枝9g　　　煅龙骨9g(先煎)　　煅牡蛎9g(先煎)　　炙麻黄7g
>
> 黄芪9g　　　制附子6g(先煎)　　细辛3g　　　炙甘草9g

每日1剂，水煎服，每日2次。

加减：阳虚重，加淫羊藿9g、鹿角霜9g。心阳虚衰，用参附龙牡汤（《正体类要》）加减。

③气血不足证。治法：益气养血复脉。主方：炙甘草汤（《伤寒论》）加减。处方：

> 炙甘草15g　　生熟地各9g　　麦冬9g　　　阿胶珠9g(烊化)

当归9g　　　太子参9g　　　苦参9g　　　　桂枝6g

每日1剂，水煎服，每日2次。

加减：脉结代(过早搏动)，加甘松9g、苦参9g、羌活6g。

2.中成药治疗

(1)生脉饮(红参、麦冬、五味子)：益气复脉，养阴生津。每服5~10ml，一日2次。用于气阴两虚证，心悸气短，脉微虚汗等。

(2)生脉饮注射液(红参、麦冬、五味子)：益气复脉，养阴生津。每次2~4ml，加入10%葡萄糖注射液100~250ml中，静脉滴注。一日1次，2周为1疗程。用于气阴两虚证。

(3)丹参注射液(丹参)：活血化瘀，行气止痛。每次2~4ml，加入10%葡萄糖注射液100~250ml中，静脉滴注。一日1次，2周为1疗程，用于心脉瘀滞证。

(4)参脉注射液(人参、麦冬)：每次10~20ml，加入50%葡萄糖注射液20~30ml中，缓慢静脉注射，每隔15~60min重复1次，连续用3~5次。血压回升稳定后，以30~60ml加入10%葡萄糖注射液中，缓慢静脉滴注。用于心肾阳虚，阳气欲脱，血压下降者。

(5)参附注射液(红参、黑附片、丹参)：每次2ml，肌肉注射，一日2次。或每次8~16ml，加入50%葡萄糖注射液30~40ml中，静脉注射。1~2次后，用30~60ml加入；10%葡萄糖注射液250~500ml中，静脉滴注，一日1~2次。用于心阳虚衰，阳气欲脱者。

(6)复方丹参片(丹参、三七、冰片)：活血化瘀、行气止痛。每次1~2片，每日2~3次。适用于气滞血瘀而致心悸胸闷、胸痛如针刺等症。

3.针刺疗法

(1)方一。

取穴：主穴取心俞、巨阙、间使、神门、血海，配穴取大陵、膏肓、丰隆、内关。

操作：用补法，得气后留针30min，隔日1次。

(2)方二。

取穴：主穴取心俞、巨阙、间使、神门，配穴取内关、足三里、三阴交(温针灸)。

操作：用补法，得气后留针30min，隔日1次。用于心肌炎心律失常。

(3)方三。

取穴：主穴取内关、列缺、合谷、心俞、神门、足三里、三阴交、阴陵泉等。

操作：上述穴位交替适用，平补平泻，留针15min，每日1次，7d为1疗程。适用于配合较好的学龄儿童，脉结代不齐者。

4.耳针疗法

(1)方一。

取穴：心、交感、神门、皮质下。

操作：隔日1次，耳针治疗。或用王不留行籽压穴，用橡皮膏固定，每日按压2~3次。

(2)方二。

取穴：主穴取心、肝、肾。配穴取脾、胃、小肠、神门、交感。

操作：主穴用电针，配穴用王不留行籽粘布上贴压，每日针刺1次，按压6次，两耳交替，10d为1个疗程，每疗程间隔3d。

5.推拿疗法

开天门、推坎宫、运太阳，各100次；清肺经、清天河水，各300次；擦膻中，按弦走搓摩，各2min；摩腹3min，捏脊5次；补胃经、补脾经、补肾经，各300次；揉内关、足三里、神门、心俞、膈俞、脾俞、胃俞等穴，各2min。以上手法可随证加减。每次治疗20~30min，隔日1次。用于心肌炎。

6.穴位贴敷疗法

药物：黄芪30g、沙参15g、丹参15g、党参24g、苦参12g、冰片3g。以上药物研细末装瓶备用。

操作：每次取以上药末9g，用新鲜姜汁调成4个药饼。选取膻中、厥阴俞、巨阙、心俞等穴位。患者取坐位，穴位局部常规消毒后，取药贴于相应穴位，2~4h后取下即可，隔日1次，14d为1个疗程。用于心肌炎过早搏动。

7.穴位注射疗法

以益气或益气养阴类中药注射剂，如生脉注射液、丹参注射液等进行穴位注射治疗。主穴取足三里，每次每穴注射1~2ml，隔日1次，15次为1个疗程。用于心肌炎迁延期。

四、健康教育

1.预防为主

平素增强体质，积极预防呼吸道或肠道病毒感染。避免过度疲劳，不宜作剧烈运动。

2.病后护理

(1)急性期应卧床休息，一般需3~6周，重者宜卧床6个月至1年。待体温稳定3~4周后，心衰控制，心律失常好转，心电图改变好转时，可逐渐增加活动量。

(2)密切观察患儿病情变化，一旦发现患儿心率明显增快或减慢、严重心律失常、呼吸急促、面色青紫，应立即采取各种抢救措施。

3.饮食调理

饮食宜清淡和富有营养，忌食过于甘肥厚腻及辛辣之品，不饮浓茶。鼓励摄入低盐、清淡、易消化及富含维生素和蛋白质的食物，忌暴饮暴食，忌过于肥甘厚腻或辛辣刺激之品。

第十七章 小儿鼻炎

小儿鼻炎是常见的鼻部疾病，临床以突然和反复发作的鼻痒、喷嚏、清水样涕、鼻塞等为特征，常伴发过敏性结膜炎、湿疹、哮喘、腺样体肥大、鼻窦炎、鼻出血、中耳炎及睡眠呼吸障碍等疾病。本病的发病特点是同年龄段男性儿童发病率高于女性；6~18岁儿童青少年中，年幼儿童发病率高于年长儿童；城镇儿童比农村儿童更易罹患本病。属于中医之"鼻鼽"，在古代中医文献中还有鼽、鼽嚏等别称。西医学的变应性鼻炎、血管运动性鼻炎、嗜酸性粒细胞增多性非变应性鼻炎等疾病可参考本病辨证施治。

一、西医诊断

1.诊断依据

（1）病史：本病可常年发病，亦可呈季节性发作，春、秋、冬三季多发。具有反复发作的病史，部分患儿可有荨麻疹、湿疹、支气管哮喘等过敏性疾病史或家族史。

（2）临床表现：症状有鼻痒、喷嚏、清水样涕、鼻塞等症状出现2项及2项以上，每天症状持续或累计1h以上。可伴有眼痒、结膜充血等眼部症状。症状严重的患儿可有所谓"变应性敬礼"动作，即为减轻鼻痒和使鼻腔通畅而用手掌或手指向上揉鼻。

体征：发作期常见鼻黏膜苍白、灰白或浅蓝色，水肿，少数鼻黏膜充血，鼻甲肿大，鼻腔水样分泌物。症状严重的患儿可出现：①变应性黑眼圈，由于下眼睑肿胀而出现的下睑暗影；②变应性皱褶，由于经常向上揉搓鼻尖而在鼻梁皮肤表面出现横行皱纹。在间歇期以上特征不明显。

（3）根据实验室相关检查。

2.鉴别诊断

（1）普通感冒：主要依据临床症状和体征进行诊断，但须排除其他疾病，儿童多种传染病的前驱期症状与普通感冒相似，如麻疹、流行性脑脊髓膜炎、百日咳、猩红热、脊髓灰质炎、乙型脑炎、手足口病等，应结合传染病的流行病史、接触史、症状、体征以及实验室资料等综合分析，并密切观察病情演变加以鉴别。实验室检查中，病毒感染者外周血白细胞数正常或偏低，淋巴细胞比例相对增加，部分患儿白细胞数和淋巴细胞数下降。合并细菌感染者外周血白细胞数、中性粒细胞数增高，可伴有C-反应蛋白等急相反应指标增高。

(2)肥厚性鼻炎：持续性鼻塞常较重，鼻涕不多，呈黏液性或黏脓性，一般有不同程度的头痛、头晕和嗅觉减退。

(3)过敏性鼻炎：鼻塞程度轻重不一，多为突发性。鼻涕清稀，量多，常伴有鼻痒、喷嚏频发等症状。

(4)血管运动性鼻炎：症状与变异性鼻炎相似，发作突然，消退迅速。有明显的诱发因素。

(5)流行性感冒：全身症状较重，如高热、寒战、头痛、全身关节及肌肉酸痛等，上呼吸道症状反而不明显。

(6)急性传染病：一些呼吸道急性传染病，如麻疹、猩红热、百日咳等早期可出现急性鼻炎症状。这些疾病除有急性鼻炎表现外，尚有其本身疾病的表现，且全身症状重，如高热、寒战、头痛、全身肌肉酸痛等。通过详细的体格检查和对病程的严密观察可鉴别之。

(7)鼻白喉：儿童尤要注意鉴别本病，鼻白喉有血涕、全身症状重，常并发咽白喉。

(8)非变应性鼻炎伴嗜酸粒细胞增多综合征：是一类以嗜酸粒细胞增多为特征的非变应性鼻炎，其发病机制不明，主要症状与慢性鼻炎相似，但症状较重，常伴有嗅觉减退或丧失。变应原检测阴性，鼻激发试验阴性；嗜酸粒细胞异常增多，其判断标准为鼻分泌物中嗜酸粒细胞数超过粒细胞和单核细胞数(除外上皮细胞)的20%，外周血嗜酸粒细胞数>5%。

(9)感染性鼻炎：由病毒或细菌感染引起，病程短，一般7~10d。常伴有发热、头痛、乏力、四肢酸楚等全身症状。变应性检测阴性，嗜酸粒细胞数正常。急性细菌感染者，外周白细胞总数及中性粒细胞数增加。

(10)激素性鼻炎：人体内分泌激素水平发生生理和病理改变时出现的鼻部症状，发病与性激素、甲状腺素、垂体激素等有关，常见症状为鼻塞、流涕。变应性检测阴性，嗜酸粒细胞数正常。

(11)脑脊液鼻漏：多有外伤史，表现为清水样涕，但无鼻塞鼻痒和喷嚏。鼻腔漏出液含糖量高，与脑脊液相同。变应性检测阴性，嗜酸粒细胞数正常。

(12)阿司匹林不耐受三联征：是一种机制不明的气道高反应性疾病，常伴有鼻息肉和支气管哮喘。水杨酸制剂或其他解热镇痛药可诱发鼻炎和哮喘发作，可伴有荨麻疹和血管性血肿等。鼻息肉手术后极易复发，哮喘不易控制。变应性检测阴性，嗜酸粒细胞数增多。以往有明确病史，阿司匹林激发试验阳性。

3.相关检查

(1)血常规检查：白细胞总数正常，嗜酸性粒细胞可增高。

(2)鼻腔分泌物嗜酸性粒细胞检查可呈阳性，鼻腔分泌物肥大细胞(嗜碱粒细胞)可呈阳性。

(3)皮肤点刺试验、血清总IgE检测、血清特异性IgE检测、血清学过敏原抗体检测均有助于本病的诊断。

二、中医诊断

1.诊断要点

参考中华人民共和国中医药行业标准《中医病证诊断疗效标准》(ZY/T 001.6—94)鼻鼽的诊断依据、证候分类、疗效评定。

(1)以阵发性鼻痒、连续喷嚏、鼻塞、鼻涕清稀量多为主要症状，伴失嗅、眼痒、咽喉痒等症。

(2)起病迅速。症状一般持续数分钟至数十分钟。间歇期无喷嚏及鼻塞。可并发荨麻疹、哮喘等病。

(3)常因接触花粉、烟尘、化学气体等致敏物质而发病，有时环境温度变化亦可诱发。

(4)鼻腔检查黏膜多苍白，少数充血，鼻甲肿胀。发作时有较多清稀分泌物。

(5)有条件时做鼻分泌物涂片检查、变应原皮试、血清或鼻分泌物IgE检查等，有助明确诊断。

2.类证鉴别

(1)伤风感冒：本病除有鼻塞、咳嗽、头痛等一般感冒症状以外，还有畏寒、低热、无汗，肌肉酸痛，流清鼻涕，吐白色稀薄的痰，咽喉红肿疼痛，口不渴或口渴喜热饮，舌质淡，苔薄白。

(2)鼻窒：即鼻塞，鼻窍不利。由风寒或风热引起肺气不宣所致。因风寒者，鼻塞不通而发热恶寒，头身疼痛，苔白，脉浮；因风热者鼻塞不通而发热口渴，鼻流浊涕。

(3)鼻渊：重症名脑漏，又名脑寒、脑崩、控脑砂等。主症为鼻流浊涕不止。因风寒者，鼻塞不闻香臭，鼻涕增多，常觉鼻中辛酸；因风热者，更见鼻流浊涕不止，色黄腥臭；因胆移热于脑，形成脑漏，则鼻塞鼻酸，鼻流浊涕，如髓如脓，腥臭难闻，甚则头晕目眩，头痛健忘；若鼻中血水淋漓，腥臭难闻，头目眩晕，形体消瘦者，已成控脑砂，有癌变可疑。

(4)鼻风：指新生儿因鼻塞不能吃奶，多为感受风寒所致。

(5)鼻痔：即鼻息肉。症见鼻塞，头昏痛，嗅觉减退，若双侧鼻窍被息肉所堵，则鼻形如蛙状。

3.证候诊断

(1)肺气虚寒证：鼻痒，喷嚏频频突发，流清涕，鼻塞，嗅觉减退，畏风怕冷，自汗，气短懒言，语声低怯，面色苍白，或见咳嗽痰稀，鼻黏膜淡红或苍白，下鼻甲肿大，鼻道水样分泌物。舌质偏淡或淡红，苔薄白，脉虚弱。

(2)肺经伏热证：鼻痒，喷嚏频频突发，流清涕或黏稠涕，鼻塞，嗅觉减退，可伴有咳嗽、咽痒、口干烦热，或见鼻衄，鼻黏膜偏红，鼻甲肿胀，鼻腔干燥，咽红。舌质红，苔黄，脉数。

(3)脾气虚弱证：鼻痒，喷嚏频频突发，流清涕，鼻塞，嗅觉减退，面色萎黄，食少纳呆，消瘦，腹胀，大便溏薄，四肢倦怠乏力，鼻黏膜淡红或苍白，下鼻甲肿大，鼻道水样分泌物。舌淡胖，苔薄白，脉弱。

(4)肾阳不足证：鼻痒，喷嚏频频突发，流清涕，鼻塞，嗅觉减退，面色苍白，形寒肢冷，腰膝酸软，神疲倦怠，小便清长，鼻黏膜苍白，鼻道水样分泌物。舌质淡，苔白，脉沉细。

三、中医适宜技术

1.辨证施药

(1)肺气虚寒证。治法：温肺散寒，益气固表。主方：温肺止流丹(《辨证录》)疡医大全加减。处方：

人参6g^(另炖)	炙黄芪15g	白术9g	防风9g
桂枝9g	苍耳子9g	荆芥6g	细辛3g
辛夷6g	白芷9g	桔梗6g	甘草6g

每日1剂，水煎服，每日2次。

加减：鼻痒甚加蝉蜕5g、乌梅9g；喷嚏多加蒺藜9g、五味子6g；流涕多加苍术9g、鱼脑石15g；畏风寒加炙麻黄7g、干姜6g；多汗加煅龙骨12g(先煎)、煅牡蛎12g(先煎)。

(2)肺经伏热证。治法：清宣肺气，通利鼻窍。主方：辛夷清肺饮(《外科正宗》)加减。处方：

辛夷1.8g	黄芩3g	栀子3g	麦门冬3g
百合3g	石膏3g^(先煎)	知母3g	甘草1.5g
枇杷叶3片	升麻0.9g	菊花3g	薄荷3g

每日1剂，加水400ml，煎至320ml，饭后服，每日3次。

加减：鼻痒喷嚏加蒺藜9g、徐长卿12g；咽红肿加金银花9g、败酱草12g；鼻流浊涕加黛蛤散3g、苍术9g；鼻流脓涕加胆南星6g、鱼腥草9g、龙胆草9g；咽痒加蝉蜕3g、牛蒡子9g；咳嗽加桔梗6g、前胡6g；鼻干无涕去石膏、知母，加南沙参6g、黄精9g、乌梅6g、五味子6g。

(3)脾气虚弱证。治法：益气健脾，升阳通窍。主方：补中益气汤(《内外伤辨惑论》)加减。处方：

黄芪18g	人参6g^(另炖)	白术9g	当归3g
茯苓9g	炙甘草9g	升麻6g	橘皮6g

柴胡6g　　　　辛夷5g　　　　白芷6g

每日1剂，水煎服，每日3次。

加减：大便溏薄加苍术9g、益智仁9g；畏风恶寒加桂枝7g、川芎6g；清涕如水量多加苍术9g、干姜7g；脘腹饱胀加砂仁3g、木香3g；食欲不振加焦山楂9g、炒谷芽9g；多汗加碧桃干9g、浮小麦15g。

(4)肾阳不足证。治法：温补肾阳，通利鼻窍。主方：金匮肾气丸(《金匮要略》)加减。处方：

熟地黄15g　　　山药15g　　　　山茱萸15g　　　茯苓10g

泽泻9g　　　　牡丹皮6g　　　　肉桂9g　　　　熟附片9g$^{(先煎)}$

细辛3g　　　　苍耳子9g　　　　辛夷6g

每日1剂，水煎服，每日3次。

加减：大便溏薄加肉豆蔻6g、补骨脂9g；小便清长加益智仁9g、乌药6g；鼻痒多嚏加乌梅6g、五味子6g；清涕长流加苍术9g、桂枝9g；畏风易感加炙黄芪15g、白术12g、防风10g；多汗加煅龙骨12g(先煎)、煅牡蛎12g(先煎)。

2.中成药治疗

(1)辛芩颗粒(细辛、黄芩、荆芥、白芷、桂枝、苍耳子、石菖蒲、黄芪、白术、防风)：益气固表，祛风通窍。用于肺气不足、风邪外袭所致的鼻痒、喷嚏、流清涕，易感冒；过敏性鼻炎见上述证候者。每包5g；10g；20g。成人剂量：每服1袋，每日3次，开水冲服。建议用法用量：每服2~3岁2.5g、4~12岁5g，每日3次。温水冲服。20d为1疗程。

(2)通窍鼻炎颗粒(片)(炒苍耳子、防风、黄芪、白芷、辛夷、炒白术、薄荷)：散风固表，宣肺通窍。用于风热蕴肺、表虚不固所致的鼻塞时轻时重、鼻流清涕或浊涕、前额头痛；慢性鼻炎、过敏性鼻炎、鼻窦炎见上述证候者。颗粒剂，每包2g；片剂，每瓶36片。成人剂量：每服1包或5~7片，每日3次。建议用法用量：颗粒剂每服5~8岁1g、8岁以上2g，每日3次；片剂每服2~5岁2片、5~10岁3片、10~15岁4片、15~17岁5片，每日3次。

(3)鼻康片(羊耳菊、鱼腥草、绣线菊、大蓟根、漆姑草、路路通、鹅不食草)：清热解毒，疏风消肿，利咽通窍。用于风热所致的急慢性鼻炎、鼻窦炎及咽喉炎。每片0.36g。成人剂量：每服4~5片，每日3次，饭后服。建议用法用量：每服4~6岁2片、6~12岁3片，每日3次。饭后服。

(4)辛夷鼻炎丸(辛夷、薄荷、紫苏叶、甘草、广藿香、苍耳子、鹅不食草、板蓝根、山白芷、防风、鱼腥草、菊花、三叉苦)：祛风宣窍，清热解毒。用于风热上攻、热毒蕴肺所致的鼻塞、鼻流清涕或浊涕、发热、头痛；慢性鼻炎、过敏性鼻炎、神经性头痛见上述证候者。每瓶30g，每袋装3g。成人剂量：每服3g，每日3次。建议用法用量：每服4~6岁2g、6~12岁3g，每日2次。

3.体针疗法

取穴：主穴选迎香、印堂、风池、风府、合谷等；配穴上星、足三里、禾髎、肺俞、脾俞、肾俞、三阴交。

操作：每次主穴、配穴各选1~2穴，用补法，留针20min。

4.艾灸疗法

(1)督灸：在患儿督脉的上星、神庭、囟会、前顶穴灸治，每次2~4h，每日1次，4d为1个疗程，治疗3~4个疗程，每个疗程之间停1d。

(2)温和灸：取穴阳白、迎香。用艾条温和灸30min，至额部微微出汗，艾灸距离以患儿感到温热为度，每日1~2次，5次为1疗程，注意灸后避风。

5.耳穴贴压疗法

取穴：神门、内分泌、内鼻、肺、脾、肾、肾上腺、皮质下等穴。

操作：每次取3~5穴，用王不留行籽贴压耳穴，两耳交替。

6.穴位敷贴疗法

药物：白芥子12g，细辛6g，辛夷6g，甘遂9g，冰片3g。

用法：诸药研粉，用鲜生姜汁调成膏状，敷贴于大椎、迎香、肺俞等穴位。每次贴敷3~6h。每日1次。10次1疗程。

7.穴位按摩疗法

取穴：印堂、太阳、中府、尺泽、合谷、风池、迎香等。

操作：首先按摩经穴，用手指交替地按摩印堂穴50次，再按摩太阳穴1min，之后按摩中府、尺泽、合谷、风池穴1min。按捏鼻子，可每天有空时在鼻子两侧从上往下不断按摩、揉捏，然后再轻轻按住迎香穴1min。

四、健康教育

(1)锻炼身体，增强免疫能力，防止受凉。

(2)注意室内卫生，经常除尘去霉，勤晒被褥，避免与宠物接触。

(3)注意观察，寻找诱发因素，若有发现，应尽量避免。在寒冷、扬花季节出门戴口罩，减少和避免各种尘埃、花粉的刺激；避免接触或进食易引起机体过敏之物，如鱼虾、海鲜、羽毛、兽毛、蚕丝等，忌辛辣刺激食物。

(4)按揉双侧迎香穴各100遍，每日1~2次。

第十八章 新生儿黄疸病

新生儿黄疸病属于中医"胎黄病"，指新生儿出现的黄疸，又名胎黄，医学上专指未满月(出生28d内)新生儿的黄疸，由于胆红素代谢异常，引起血中胆红素水平升高，以出现于皮肤、黏膜及巩膜的黄疸为临床特征。本病分为生理性黄疸和病理性黄疸。生理性黄疸在出生后2~3d出现，4~6d达到高峰，7~10d消退，早产儿持续时间较长，除有轻微食欲不振外，无其他临床症状。若出生后24h即出现黄疸，每日血清胆红素升高超过5mg/dl或每小时>0.5mg/dl，持续时间长，足月儿>2周，早产儿>4周仍然不退，甚至继续加重或消退后又重复出现或生后一周至数周内才开始出现黄疸，均为病理性黄疸。

一、西医诊断

1.诊断依据

参照第7版《诸福棠实用儿科学》(胡亚美、江载芳主编，人民卫生出版社，2002年)。

(1)生理性黄疸特点。一般生后2~3d出现黄疸，4~5d达高峰，足月儿血清胆红素<221μmol/L(12.9mg/dl)，在2周内消退，早产儿血清胆红素<257μmol/L(15mg/dl)，结合胆红素<25μmol/L(1.5mg/dl)。足月儿在生后2周消退，早产儿在生后3~4周消退。在生理性黄疸期间一般情况良好，不伴有其他症状。

(2)病理性黄疸特点。①黄疸出现过早：黄疸出现在24h以内；②血胆红素程度过重：足月儿>221μmol/L(12.9mg/dl)，早产儿>257μmol/L(15mg/dl)，或每日升高>85μmol/L(5mg/dl)；③黄疸持续过长：足月儿>2周，早产儿>4周；④血清结合胆红素>25.6~34μmol/L(1.5~2mg/dl)；⑤黄疸退而复现或进行性加重；出现以上任何一条均为病理性黄疸。

2.鉴别诊断

新生儿黄疸首先区别生理性和病理性，病理性黄疸需注意鉴别其发病的原因：溶血性黄疸(包括ABO溶血、RH溶血等)，梗阻性黄疸(先天性胆道闭锁等)，感染引起(如肝细胞性黄疸、新生儿肺炎、败血症等)，代谢异常引起(如母乳性黄疸、先天性甲状腺功能减低等)。

3.相关检查

(1)血清胆红素测定。血清总胆红素和结合胆红素有助于评估黄疸程度是否与血中胆红素水平相符；依据结合胆红素/总胆红素比值，可初步判断黄疸的性质及可能原因。

(2)溶血性黄疸。怀疑溶血因素引起的黄疸，应当检查周围血中血红蛋白含量、红细胞计数、红细胞比容(压积)、网织红细胞计数、改良直接抗人球蛋白(改良Coomb's)试验、G-6-PD活性。

(3)感染性黄疸。考虑细菌感染时，可检查周围血中的白细胞计数，血、大便或小便培养及分泌物涂片查细菌，并检查急性相蛋白(如CRP)和降钙素原(PCT)，做胸部X线摄片、大便或小便常规检查，必要时查脑脊液。若考虑病毒感染时，应做肝功能、TORCH检查。

(4)阻塞性黄疸。依据大便颜色、尿二胆、肝胆B超检查，可确定有无胆管阻塞。

(5)代谢性黄疸。除外其他原因，停止哺乳，若新生儿血中胆红素在24~48h内下降50%以上，则应考虑母乳因素所致的黄疸。有条件时，可检测母乳和新生儿粪便中β-葡萄糖醛酸苷酶(β-GD)活性。

二、中医诊断

1.诊断要点

参照中华人民共和国中医药行业标准《中医病证诊断疗效标准》(ZY/T 001.4—94)及中华中医药学会发布的《中医儿科常见病诊疗指南·胎黄病》(2011年版)。

主要表现为黄疸出现早(出生24h内)，发展快，黄色明显，可消退后再次出现，或黄疸出现迟，持续不退。肝脾常见肿大，精神倦怠，不欲吮乳，大便或呈灰白色。血清胆红素显著增高。尿胆红素阳性及尿胆原试验阳性或阴性。母子血型测定，以排除ABO或Rh血型不合引起的溶血性黄疸。肝功能可正常。肝炎综合征应作肝炎相关抗原抗体系统检查。

2.类证鉴别

分清生理性与病理性黄疸。生理性黄疸生后2~3d出现，5~7d最重，10~14d消退。黄疸轻度，浅黄色，从巩膜开始，缓慢延展到面部，大便色黄，尿不黄，没有其他症状，肝功能正常，胆红素升高(<220.2μmol/L)。早产儿生理性黄疸可延迟至4周消退，胆红素<256.5μmol/L。病理性黄疸生后24h内出现的黄疸，超过14d不退。黄疸中度和重度，黄疸橙黄色，可波及躯干、四肢；或黄疸深暗，波及手心、脚心。精神不好，有躁动、尖声哭闹、吮乳无力、肌张力减低、呕吐、不吃奶等症状，或精神、饮食正常，但是大便色泽变浅呈白陶土色，尿色深黄，染尿布，肝功能异常，胆红素升高(>220.2μmol/L)。

3.证候诊断

(1)常证。

①湿热郁蒸证：面目皮肤发黄，颜色鲜明，状如橘色，烦躁啼哭，或有发热，小便黄赤，大便秘结。舌红，苔黄厚腻，指纹紫滞。

②寒湿阻滞证：面目皮肤发黄，颜色晦暗，精神倦怠，不欲吮乳，时时啼哭，四肢

欠温，腹胀便溏，或大便灰白，小便短少。唇舌偏淡，苔白腻，指纹淡。

③瘀积发黄证：面目皮肤发黄，颜色晦滞，日益加重，部分患儿28d后皮肤黄疸仍绵延不退，深黄晦暗如烟熏，腹部胀满，青筋暴露，右胁下痞块质硬，大便秘结或灰白，唇色黯红，或衄血。舌红，可见瘀点或瘀斑，苔黄腻，指纹紫。

(2)变证。

①胎黄动风证：黄疸迅速加重，面目深黄，嗜睡，神昏，抽搐，两目凝视，尖叫。舌质红，苔黄腻，指纹青紫。

②胎黄虚脱证：黄疸迅速加重，面色苍黄，伴四肢厥冷、浮肿、气促、胸腹欠温、神昏。舌淡，苔白，脉微欲绝，指纹淡紫。

三、中医适宜技术

1.辨证施药

本病治疗以利湿退黄为基本原则。根据病因的不同有所侧重，湿热郁蒸证宜清热利湿退黄，寒湿阻滞证宜温中化湿退黄，瘀积发黄证宜行气化瘀消积，胎黄动风证宜平肝熄风退黄，胎黄虚脱证宜大补元气、温阳固脱。变证患儿病情重，且传变迅速，应密切观察病情变化，及早发现，及时处理，必要时还需采用西医方法治疗，如换血、手术以及补液等疗法。在使用中药注射剂时要注意观察临床不良反应并加以处理。

(1)常证。

①湿热郁蒸证。治法：清热利湿退黄。主方：茵陈蒿汤(《伤寒论》)加味。处方：

茵陈15g	栀子9g	大黄6g(后下)	泽泻6g
车前子9g(包煎)	黄芩6g	金钱草15g	炙甘草6g

每日1剂，水煎服，每日3次。

加减：黄疸明显者，加虎杖9g、龙胆9g；水肿者，加猪苓6g、茯苓9g、滑石9g(包煎)；呕吐者，加姜半夏7g、竹茹6g；腹胀者，加厚朴9g、枳实6g；面目晦暗者，加丹参9g、桃仁5g、红花5g、赤芍6g；泄泻者，加茯苓9g、苍术9g。

②寒湿阻滞证。治法：温中化湿退黄。主方：茵陈理中汤(《伤寒全生集》)加味。处方：

茵陈12g	干姜9g	白术9g	甘草6g
党参9g	薏苡仁12g	茯苓9g	

每日1剂，水煎服，每日3次。

加减：四肢厥冷者，加附子9g(先煎、久煎)；水肿尿少者，加茯苓9g、猪苓9g；肝脾肿大者，加三棱6g、莪术6g；腹胀、呕吐者，加陈皮9g、枳实6g、姜半夏6g、生姜7g；食少纳呆者，加焦六神曲9g、砂仁3g(后下)；面色晦黯，舌质紫暗者，加川芎7g、丹参9g。

③瘀积发黄证。治法：行气化瘀消积。主方：血府逐瘀汤(《医林改错》)合茵陈五苓

散(《金匮要略》)加减。处方：

<table>
<tr><td>柴胡9g</td><td>郁金9g</td><td>枳壳6g</td><td>当归9g</td></tr>
<tr><td>赤芍9g</td><td>丹参9g</td><td>茵陈9g</td><td>茯苓9g</td></tr>
<tr><td>白术9g</td><td>泽泻6g</td><td>猪苓9g</td><td>桂枝6g</td></tr>
</table>

每日1剂，水煎服，每日3次。

加减：热重者，加生地黄9g、丹参9g；寒盛者，加干姜6g，必要时可加附子9g(先煎、久煎)。

(2)变证。

①胎黄动风证。治法：平肝熄风退黄。主方：羚角钩藤汤(《通俗伤寒论》)加减。处方：

<table>
<tr><td>羚羊角粉1~3g^(冲服)</td><td>钩藤9g^(后下)</td><td>天麻6g</td><td>茵陈15g</td></tr>
<tr><td>大黄6g^(后下)</td><td>车前子9g^(包煎)</td><td>石决明12g^(先煎)</td><td>牛膝9g</td></tr>
<tr><td>僵蚕6g</td><td>栀子9g</td><td>黄芩6g</td><td></td></tr>
</table>

每日1剂，水煎服，每日3次。

加减：便血者，加地榆9g、槐花6g；肌衄者，加茜草6g、藕节9g。

②胎黄虚脱证。治法：温阳补虚固脱。主方：参附汤(《世医得效方》)合生脉散(《医学起源》)加味。处方：

<table>
<tr><td>人参9g^(另炖)</td><td>附子9g^(先煎)</td><td>干姜9g</td><td>五味子6g</td></tr>
<tr><td>麦冬9g</td><td>茵陈15g</td><td>金钱草15g</td><td></td></tr>
</table>

每日1剂，水煎服，每日3次。

加减：四肢厥冷者，加桂枝9g、细辛3g；面色苍白者，加炙黄芪18g、当归6g。

2.中成药治疗

(1)清肝利胆口服液(茵陈、金银花、栀子、厚朴、防己)：清利肝胆湿热。适用于湿热内蕴证黄疸。每支装10ml。口服，一次10~30ml，一日2次，10d为1疗程。

(2)茵栀黄口服液(茵陈提取物、栀子提取物、黄芩苷、金银花提取物)：清热解毒，利湿退黄。有退黄疸和降低谷丙转氨酶的作用。适用于湿热内蕴证黄疸。也可用于湿热毒邪内蕴所致急性、迁延性、慢性肝炎和重症肝炎(1型)。也可用于其他型重症肝炎的综合治疗。每支10ml(含黄芩苷0.4g)。口服，一次10ml(1支)，一日3次。

(3)藏茵陈颗粒(藏茵陈)：清热解毒，舒肝利胆，退黄。适用于湿热内蕴证黄疸。也可用于急慢性肝炎、慢性胆囊炎。每袋装3g。开水冲服，一次3g，一日3次。

(4)肝苏颗粒(扯根菜)：降酶，保肝，退黄，健脾。适用于脾虚湿困证黄疸。也可用于慢性活动性肝炎、乙型肝炎、急性病毒性肝炎。每袋装9g(含原药材16.7g)。口服，一次9g，一日3次，小儿一次3~6g，一日3次。

(5)四磨汤口服液(木香、枳壳、槟榔、乌药)：顺气降逆，消积止痛。本品加太子参免煎颗粒适用于脾虚湿困证黄疸。也可用于婴幼儿乳食内滞证，症见腹胀、腹痛、啼哭不安、厌食纳差、腹泻或便秘；中老年气滞、食积证，症见脘腹胀满、腹痛、便秘；以及腹部手术后促进肠胃功能的恢复。每支装10ml。口服，成人一次20ml，一日3次，疗程1周；新生儿一次3~5ml，一日3次，疗程3d；幼儿一次10ml，一日3次，疗程3~5d。

(6)血府逐瘀口服液(桃仁、红花、当归、川芎、地黄、赤芍、牛膝、柴胡、枳壳、桔梗、甘草)：活血化瘀，行气止痛。用于气血瘀滞证黄疸。每支10ml。口服，一次0.5~1支，一日3次，或遵医嘱。

(7)茵栀黄注射液(茵陈、栀子、黄芩苷、金银花)：清热、解毒、利湿、退黄。用于肝胆湿热，面目悉黄，胸胁胀痛，恶心呕吐，小便黄赤；急性、迁延性、慢性肝炎，属上述的证候者。每支装10ml。静脉滴注，一次10~20ml，用10%葡萄糖注射液250~500ml稀释后滴注；症状缓解后可改用肌内注射，一日2~4ml。

3.灌肠疗法

药物：用配方颗粒剂，茵陈15g、栀子10g、大黄6g、白芍10g、白术10g、茯苓10g、郁金10g。

用法：将上述药物用开水15ml左右混匀，晾到37℃左右，将药液置于输液袋内，连接输液管(去针头)，将输液管末端插入肛门内8~10cm，然后滴注药液到直肠部位以上的结肠内。注意臀部抬高及右侧卧位，以扩大药液与结肠黏膜的接触面积，利于药物充分吸收，10~20滴/min；最好使药液保留在肠道内达2h以上，以便药物充分吸收，达到更好的治疗目的。用于湿热郁蒸证。3~5d为1个疗程。

4.药浴疗法

药物：茵陈20g、田基黄20g、垂盆草15g、大黄20g(后下)、虎杖20g、黄芩20g、郁金20g、茯苓20g、甘草10g。

制备：取处方药物洗净，加水浸泡20min，煎煮3次，同时提取挥发油，每次沸后2h，合并煎液，过滤，滤液浓缩至需要量，加入5%薄荷醇，滤过，滤液静置24h，吸取上清液，加入挥发油，分装灭菌。

用法：每次取100ml，用温水稀释至5000~10 000ml，浸泡20~30min(浸泡前，将防水脐贴贴于脐部)，边浸泡可边轻拍皮肤，每日2次。用于湿热郁蒸证。

5.敷贴疗法

按不同证候，分别将内服药物按一定的比例配制成糊状药饼，取一人份，放置于患儿穴位处，外以医用胶贴固定，每次贴敷20min，每日2次。常用穴位：巨阙、大横等。

6.指揉华佗夹脊疗法

中医理论认为人体体表的特定部位与其内脏器官系统存在着密切的对应关系，通过指揉华佗夹脊穴，振奋人体阳气；气满则泻，促进肠道蠕动。

7.腹部抚触疗法

喂奶后1h安静状态、室温26℃~28℃下进行。腹部抚触时反射性地引起副交感神经的兴奋，使胃泌素和胰岛素水平明显升高，增进食欲，并且通过吸吮-结肠反射间接增加肠蠕动，加快胎粪的排出，减少胆红素重吸收。

8.蓝光箱内光照疗法

适用于间接胆红素升高为主的患儿。患儿裸体卧于光疗箱中，用单光(20W蓝色荧光灯管8支平列排成弧形，管间距离2.5cm，距患儿35~50cm)，或用双光(上下各6个管，下方距患儿25~35cm)照射,持续12~24h/d，连续或隔天进行，胆红素下降到120μmol/L以下，停止光疗。光照时婴儿双眼用黑色眼罩保护，以免损伤视网膜，除会阴、肛门部用尿布遮盖外，其余均裸露。

四、健康教育

1.中西医结合治疗

黄疸较重时，可静脉补充适量葡萄糖，或采用光照疗法。对症治疗药物包括保肝药物如葡醛内酯、促肝细胞生长素、谷胱甘肽等，根据病情需要可选择白蛋白、肝酶诱导剂等退黄。母乳性黄疸，暂停母乳3~5d；病毒性肝炎，应予抗病毒治疗等。注意监测黄疸患儿的凝血功能，出现凝血异常时，应及时补充血小板及纤维蛋白原；严重感染者，注意纠正缺氧及酸中毒；直接胆红素增高，黄疸持续时间长者，应注意补充脂溶性维生素A、D、E、K。

2.护理调摄

密切观察患儿皮肤颜色的变化，及时了解黄疸加重或消退时间。提倡新生儿早期开奶，增加哺乳次数以增强肠蠕动，减少胆红素的吸收。注意观察患儿的全身症状，如有无精神萎靡、嗜睡、吸吮困难、惊惕不安、两目直视、四肢强直或抽搐等，以便及早发现变证。保持病室环境清洁、安静、舒适、温湿度适宜，加强皮肤护理，防止破损感染。

3.积极预防

(1)孕妇孕期注意饮食，不过饥过饱，不过食生冷，并忌酒和辛热之品。

(2)有娩出新生儿溶血病患儿史或孕期检查可能娩出患黄疸患儿的孕妇，可在妊娠期间服用茵栀黄颗粒等作为预防。

(3)应密切观察新生儿出生后皮肤颜色的变化，及时了解黄疸出现及消退时间，早开奶，促使胎粪早排，鼓励婴儿多接触阳光，鼓励并坚持母乳喂养。

(4)手术室、产妇和新生儿室严格执行护理操作规程，做好病室空气消毒工作，积极预防感染。

(5)注意保暖，做好婴儿脐部、臀部卫生，防止皮肤破损感染。

(6)严密观察胎黄婴儿体征，做到早发现、早治疗、早康复。

第十九章　性　早　熟

　　性早熟(precocious puberty)是小儿常见的内分泌疾病之一。女孩在8岁之前、男孩在9岁之前出现性发育征象即为性早熟。按发病机制和临床表现分为中枢性(促性腺激素释放激素依赖性，真性)性早熟和外周性(非促性腺激素释放激素依赖性，假性)性早熟，以中枢性性早熟最常见。性早熟可影响最终身高，导致心理问题。不完全性(部分性)性早熟是中枢性性早熟的特殊类型，为孤立的性发育表现，不伴有其他性征的发育。包括单纯性乳房早发育、单纯性阴毛早现和单纯性早初潮。最常见的类型为女孩单纯性乳房早发育。

　　古代医籍无此病名，现代本病中医和西医病名一致。

一、西医诊断

1.诊断依据

　　参照2010年原卫生部医政司《性早熟诊疗指南(试行)》。

　　(1)第二性征提前出现(符合定义的年龄)，并按照正常发育程序进展。女童：乳房发育，身高增长速度突增，阴毛发育，一般在乳房开始发育2年后初潮呈现；男童：睾丸和阴茎增大，身高增长速度突增，阴毛发育，一般在睾丸开始增大后2年出现变声和遗精。

　　(2)有性腺发育依据，女童单侧卵巢容积≥1~3ml，并可见多个直径≥4mm的卵泡，可认为卵巢已进入青春发育状态；子宫长度>3.4~4cm可认为已进入青春发育状态，可见子宫内膜影提示雌激素呈有意义的升高。男童睾丸容积≥4ml。

　　(3)发育过程中呈现身高增长突增。

　　(4)促性腺激素检测。

　　①基础性激素测定。基础促黄体生成激素(LH)有筛查意义，如LH<0.1IU/L提示未有中枢性青春发动，LH>3.0~5.0IU/L可肯定已有中枢性发动。凭基础值不能确诊时需进行激发试验。雌激素和睾酮水平升高有辅助诊断意义。

　　②促性腺激素释放激素(GnRH)激发试验。以GnRH 2.5~3.0μg/kg(最大剂量100μg)皮下或静脉注射，于注射的0、30、60和90min测定血清LH和尿促卵泡素(FSH)水平。如用化学发光法测定，激发峰值LH>3.3~5.0IU/L是判断真性发育界点，同时LH/FSH比值>0.6时可诊断为中枢性性早熟。目前认为以激发后30~60min单次的激发值，达到以上标准

也可诊断。如激发峰值以FSH升高为主，LH/FSH比值低下，结合临床可能是单纯性乳房早发育或中枢性性早熟的早期，后者需定期随访，必要时重复检查。

(5)可有骨龄提前，但无诊断特异性。

2.鉴别诊断

需与特发性中枢性性早熟及不完全性性早熟鉴别的病种。下丘脑、垂体器质性病变所致的中枢性性早熟，先天性甲状腺功能减低症伴性早熟，先天性肾上腺皮质增生症，肾上腺皮质肿瘤，卵巢或睾丸肿瘤，McCune-Albright综合征(性早熟合并多发性骨纤维发育不良和皮肤异常色素沉着)，外源性性激素所致的假性性早熟。

3.相关检查

(1)血清激素水平测定。血清黄体生成素(LH)、尿促卵泡素(FSH)、雌二醇(E_2)、泌乳素(PRL)、睾酮(T)等性激素水平随着性早熟的进程而明显增高。促性腺激素释放激素(GnRH)激发试验可以帮助鉴别是否为中枢性性早熟。怀疑先天性甲状腺功能减低症伴性早熟应检查血甲状腺功能。

(2)骨龄(左手包括腕关节X线摄片)。中枢性性早熟患儿骨龄往往较实际年龄提前，但是单纯性乳房早发育患儿的骨龄常无增速或呈轻度增速。

(3)骨密度。中枢性性早熟患儿骨密度常高于同龄儿童。

(4)超声检查。女孩应查子宫、卵巢、乳腺B超，男孩应查睾丸B超，可判断乳腺、子宫、卵巢、睾丸的发育程度以及排除器质性病变。怀疑肾上腺增生或器质性病变时可行腹部B超检查。

(5)核磁共振成像(MRI)。怀疑中枢神经系统病变时行头颅MRI平扫，重点观察下丘脑及垂体部位，必要时行增强扫描。

(6)CT扫描。协助排除腹部及盆腔占位性病变。

(7)颅骨及四肢X线摄片。怀疑McCune-Albright综合征时行颅骨及四肢长骨X线摄片可协助诊断。

二、中医诊断

1.诊断要点

女孩在8岁之前、男孩在9岁之前出现性发育征象。一般女孩先有乳房发育，阴唇发育，色素沉着，接着阴道分泌物增多，出现阴毛、腋毛，最后月经来潮。男孩先睾丸增大，继之阴茎增粗，可有阴茎勃起，阴囊皮肤皱褶增加、着色，出现阴毛、腋毛、痤疮以及胡须、喉结，变声，甚至有夜间遗精。患儿同时伴有线性生长加速。

2.类证鉴别

参考西医鉴别诊断。

3.证候诊断

(1)痰热内结证：女童乳房及外生殖器发育，阴道分泌物增多，阴毛、腋毛出现，月经来潮。男童阴茎和睾丸增大，阴茎勃起，腋毛、痤疮出现，声音低沉，甚至可有夜间泄精。形体偏胖，脾气急躁，烦热，胸闷喜叹息，大便干结。舌红苔腻，脉滑数。

(2)阴虚火旺证：女童乳房及内外生殖器发育，月经提前来潮；男童生殖器增大，声音变低，有阴茎勃起。颧红潮热，盗汗，头晕，五心烦热。舌红少苔，脉细数。

(3)肝郁化火证：女童乳房及内外生殖器发育，月经来潮；男童阴茎及睾丸增大，声音变低沉，面部痤疮，有阴茎勃起和射精。胸闷不舒或乳房胀痛，心烦易怒，嗳气叹息。舌红苔黄，脉弦细数。

三、中医适宜技术

1.辨证施药

(1)痰热内结证。治法：化痰清热。主方：温胆汤(《三因极一病证方论》)和二陈汤(《太平惠民和剂局方》)加减。处方：

制半夏6g	陈皮6g	茯苓9g	知母6g
黄柏6g	山慈菇9g	三棱6g	海藻9g
昆布6g	柴胡9g	生麦芽12g	

每日1剂，水煎服，每日3次。

加减：乳房硬结明显者，可加橘核9g、浙贝母9g、麦芽12g、山慈菇9g、皂角刺9g；阴道分泌物多者，加椿皮9g、芡实6g；外阴瘙痒者，加地肤子9g、白鲜皮9g、椿皮9g。本证日久，郁而化热，可成痰热互结证，湿重于热者，见大便稀溏，喜静懒言，带下清稀色白，舌质淡，加白术12g、白扁豆9g健脾渗湿；热重于湿者，见大便秘结，带下黄浊、口苦、面部痤疮，舌质红，加栀子9g、黄芩6g、薏苡仁12g清热燥湿。

(2)阴虚火旺证。治法：滋阴降火。主方：知柏地黄丸(《医宗金鉴》)加减。处方：

知母6g	生地12g	玄参9g	龟板9g(先煎)
山药12g	黄柏6g	龙胆草9g	牡丹皮9g
泽泻6g	茯苓9g		

每日1剂，水煎服，每日3次。

加减：阴虚明显者，加玄参6g、鳖甲9g(先煎)、天冬6g；盗汗者，加五味子9g、浮小麦15g；五心烦热、潮热者，加地骨皮、莲子心各9g；君相火旺、心烦不宁者，加黄连6g、酸枣仁9g、百合12g、栀子9g；月经来潮者，加墨旱莲15g、仙鹤草15g、白茅根12g；伴口苦、心烦等肝火旺者，选加栀子6g、夏枯草9g、龙胆草9g。

(3)肝郁化火证。治法：疏肝泻火。主方：丹栀逍遥散(《内科摘要》)加减。处方：

柴胡9g	枳壳9g	牡丹皮9g	栀子6g

龙胆草9g　　　夏枯草12g　　　生地12g　　　当归9g

白芍9g　　　甘草5g

每日1剂，水煎服，每日3次。

加减：乳房胀痛者，加郁金、青皮各9g；带下黄臭者，加黄芩、椿皮各9g；热证甚者，加黄连7g；便秘者，加决明子9g、火麻仁12g；肺中积热，面部痤疮者，加金银花12g、淡豆豉9g、大黄6g、黄芩6g。

2.中成药治疗

(1)竹沥膏(竹沥)：清热化痰。适用于本病痰热内结证。口服，每次15g，每日2次。

(2)安神温胆丸(制半夏、陈皮、竹茹、炒酸枣仁、枳实、制远志、五味子、人参、熟地黄、茯苓、朱砂、甘草、大枣)：和胃化痰，安神定志。适用于本病痰热内结证。每45粒重7.5g。口服，一次7.5g，一日2次。

(3)知柏地黄丸(知母、黄柏、熟地黄、制山茱萸、牡丹皮、山药、茯苓、泽泻)：滋阴清热。适用于本病阴虚火旺证。口服，一次8丸，一日3次。

(4)大补阴丸(熟地黄、盐炒知母、盐炒黄柏、制龟甲、猪脊髓)滋阴降火。适用于本病阴虚火旺证。3g/袋。口服，一次3g，一日2~3次。

(5)丹栀逍遥丸(牡丹皮、炒焦栀子、酒制柴胡、酒炒白芍、当归、茯苓、土炒白术、薄荷、蜜炙甘草)：舒肝解郁，清热调经。适用于本病肝郁化火证。每袋装6g(每20丸重0.2g)。口服，一次6~9g，一日2次。

(6)龙胆泻肝丸(龙胆、柴胡、黄芩、炒栀子、泽泻、木通、盐炒车前子、酒炒当归、地黄、炙甘草)：清肝胆，利湿热。适用于本病肝郁化火证。每8丸重1.23g(相当于原生药材3g)。口服，一次4~8丸，一日2次。

3.耳针疗法

取穴：内分泌、卵巢、睾丸、肝、肾。

操作：取以上耳穴进行耳针治疗。隔日1次，4周1疗程。

4.体针疗法

取穴：三阴交、血海、肾俞、肝俞、太冲。

操作：普通针刺，平补平泻，隔日1次，4周1疗程。

5.耳穴贴压疗法

取穴：交感、内分泌、肾、肝、神门、脾。

操作：先将耳郭用75%酒精消毒，以探棒找阳性反应点，然后将带有王不留行的胶布贴于阳性反应点处，手指按压，使耳郭有发热胀感。每日按压5次，每次5min，1周换贴1次，两耳交替。用于阴虚火旺证、肝郁化火证。

6.推拿疗法

(1)痰热内结证：用清肾经、下推七节骨、关元配三阴交、天河水配二马、双点门、横擦肾俞。

(2)阴虚火旺证：用清脾经、清肾经、揉天枢与中脘、捏脊、清天柱骨、推期门、肾俞配足三里、双点门。

(3)肝郁化火证：用清肝经、清心经、搓摩胁肋、涌泉推拿法、腹部按摩法、调五脏法。

四、健康教育

1.预防为主

(1)母亲孕期慎用含激素的食品及药物，哺乳期不服避孕药物。

(2)儿童勿服用人参、鹿茸、紫河车等补品补药。需控制摄入快餐食品、膨化油炸食品等食物。需避免摄入或接触的物质有保健品、牛初乳、蜂王浆、避孕药、女性护肤品、女性化妆品、花粉、鸡胚、蚕蛹等。

(3)避免接触涉性影视、书籍、网络。

(4)减少接触各种"环境内分泌干扰物"，如洗涤剂降解产物壬基酚、合成树脂原料双酚A和塑料增塑剂邻苯二甲酸二乙基己酯等。

2.调摄护理

(1)对患儿家长需详细解释该病的发病原因和及时治疗对患儿预后的重要性。

(2)对患儿需做好心理安慰，解除心理压力。

(3)患儿宜按预防部分所述控制饮食，加强体育锻炼，控制使用含激素物质。

第二十章　小儿厌食病

小儿厌食症，属于小儿消化功能紊乱范畴。其病因多种多样：全身性疾病的影响（包括胃动力不足—功能性消化不良引起的厌食）；药物影响；微量元素锌、铁、硒缺乏；某些内分泌素不足（如甲状腺功能低下、肾上腺皮质激素相对不足）；气候影响；喂养不当；神经性厌食（不属于消化功能紊乱症）等。国外流行病学调查显示，婴儿和学龄前儿童厌恶进食的发生率为12%~34%。若厌食时间过长，营养摄入不足，可见患儿体质量不增，甚则生长发育迟缓、多种维生素与微量元素缺乏、贫血、营养不良、佝偻病等，给患儿的健康和家庭带来很大的负担。中医学认为，厌食是小儿时期常见的一种脾胃病证，多由平素饮食不节，或因喂养不当，或长期偏食等伤及脾胃，致使脾胃运化失常所致。本病可发生于任何季节，但夏季暑湿当令时，可使症状加重。各年龄儿童皆有发病，城市儿童发病率较高，以1~6岁的小儿为多见。患儿除食欲不振外，一般无其他明显不适，预后良好。

一、西医诊断

1.诊断依据

参照Chatoor主编的《婴儿及年幼儿童喂养障碍的诊断与治疗》和《实用儿科学》(第7版)(胡亚美主编，人民卫生出版社，2002年)中的厌食症诊断依据。

(1)拒绝摄入足够的食物至少持续1个月。

(2)拒食通常发生在开始使用勺子喂食或自己进食时，通常在6个月至3岁，绝大多数6岁以前发生。

(3)几乎从不表示饥饿，对食物和进食不感兴趣，但对玩耍、探索和(或)与养护人互动有强烈的兴趣。

(4)有明显的生长发育迟滞，常常表现为体质量无明显增加或明显减少。

(5)拒食不是发生在创伤性事件之后。

(6)拒食不是由于潜在的躯体疾病所致。

2.鉴别诊断

(1)习惯不良：除家庭环境和病史中有明确饮食习惯不良外，必须排除有关疾病因素，方能诊断，并注意纠正不良习惯，要循序渐进，正确诱导和鼓励。

(2)缺铁性贫血：缺铁也可以出现厌食，但是其贫血由缺铁导致，经血红蛋白、血清铁、总铁结合力和血清铁蛋白等检查可以确诊。

(3)钩虫病：对钩虫病流行区小儿有贫血、异食癖和精神食欲差者，应检查大便常规找钩虫卵，确诊后及时驱虫治疗并给予铁剂。

3.相关检查

(1)血红蛋白水平。

(2)血清电解质、血糖、血气、血浆渗透压反映机体内环境是否平衡。

(3)肝肾功能、血清心肌酶谱等监测全身各脏器功能损伤程度。

(4)必要时做电子胃镜检查。

二、中医诊断

1.诊断要点

参照中华人民共和国中医药行业标准《中医病证诊断疗效标准》(ZY/T 001.4—94)(国家中医药管理局发布，南京大学出版社，1994年)中医儿科病证厌食诊断疗效标准、新世纪全国高等中医药院校规划教材《中医儿科学》和中国中医药高等教育学会儿科分会制定的小儿厌食症诊疗标准。

(1)有喂养不当、病后失调、先天不足或情志失调史。

(2)以纳呆，甚则拒食为主症，或长期食欲不振，厌恶进食，食量明显少于同龄正常儿童。

(3)面色少华，形体偏瘦，但精神尚好，活动如常。

(4)病程在1个月以上

(5)排除因各种疾病、药物引起的食欲低下。

2.类证鉴别

临床应与积滞鉴别。厌食以较长时间食欲不振为主症，其他无特殊不适；积滞有伤乳伤食史，除食欲不振、不思饮食外，还伴有脘腹胀满、嗳吐酸腐、大便酸臭等症。

3.证候诊断

(1)脾虚食积证：食少，纳呆，懒言，面色萎黄，大便不实，夹有不消化食物残渣。舌质淡，苔薄白，指纹淡红，现于风关，脉缓无力。

(2)脾胃不和证：食欲不振，甚则厌恶进食，常伴有嗳气泛恶，脘腹饱胀，大便不畅。舌质淡红，苔白腻或微黄，指纹淡红，现于风关，脉濡缓或滑数。

(3)脾胃阴虚证：食少、纳呆，口舌干燥，喜冷饮。面色黄无光泽，皮肤干燥，便秘或大便干结，小便黄赤。舌质红，少津，苔少或花剥，指纹淡紫，现于风关，脉细数。

(4)脾虚肝旺证：厌食或拒食，性躁易怒，好动多啼，咬齿磨牙，便溏溲少。舌光苔净，指纹淡紫，现于风关，脉细弦。

三、中医适宜技术

1.辨证施药

(1)脾虚食积证。治法：健脾消食。方药：异功散(《小儿药证直诀》)加味。处方：

人参6g	白术6g	茯苓6g	甘草6g
陈皮6g	佩兰6g	砂仁3g	神曲6g
鸡内金6g			

每次1剂，研细末，每取6g，加鲜生姜5片、大枣2枚，水煎，饭后温服。

(2)脾胃不和证。治法：运脾开胃。方药：不换金正气散(《太平惠民和剂局方》)加减。处方：

厚朴30g	苍术30g	陈皮30g	枳壳30g
藿香30g	神曲30g	炒麦芽30g	焦山楂30g
姜半夏30g	炙甘草30g		

每次1剂，研细末，每次取药末6g、鲜生姜3片、大枣2枚，水煎去渣，饭前热服，每日2次。

(3)脾胃阴虚证。治法：滋脾养胃。方药：增液汤(《温病条辨》)加减。处方：

沙参12g	麦冬9g	玉竹9g	石斛9g
乌梅6g	白芍6g	焦山楂9g	炒麦芽9g
甘草6g			

每日1剂，水煎服，每日2次，饭前温服。

(4)脾虚肝旺证。治法：疏肝健脾。方药：逍遥散(《太平惠民和剂局方》)加减。处方：

当归9g	茯苓9g	柴胡9g	白芍9g
薄荷4g	白术9g	焦山楂7g	炒麦芽7g
甘草4g	生姜9g		

每日1剂，水煎服，每日2次。

2.中成药治疗

(1)健儿消食口服液(黄芪、炒白术、陈皮、麦冬、黄芩、炒山楂、炒莱菔子)：健脾益胃，理气消食。用于小儿饮食不节损伤脾胃引起的纳呆食少，脘胀腹满，手足心热，自汗乏力，大便不调，以致厌食、恶食。每支10ml。口服，3岁以内一次半支~1支，3岁以上一次1~2支；一日2次，用时摇匀。患儿平时应少吃巧克力及带颜色的饮料，和油腻厚味等不易消化的食品。对本品过敏者禁用，过敏体质者慎用。本品性状发生改变时禁止使用。儿童必须在成人监护下使用。请将本品放在儿童不能接触的地方。如正在使用其他药品，使用本品前请咨询医师或药师。

(2)小儿健脾化积口服液(人参、黄芪、白术、茯苓、黄精、焦山楂、麦芽、炒六神曲、谷芽、炒鸡内金、莱菔子、伸筋草、草豆蔻、广藿香、木香、枳壳、香附、苍术、槟榔、桔梗、苦杏仁、乌梅、大黄、功劳叶、瓜蒌子、紫草、甘草):益气健脾,消食化积。适用于脾虚夹滞所致的不思饮食,精神不振,形体消瘦,大便干结等症的辅助治疗。每支装10ml。口服,1~7岁每次10ml,一日2次;8~14岁每次10ml,一日3次。连服2周。感冒发热慎用;服药期间忌食冰冷、油腻饮食;自购药品时建议在医生指导下服用。

(3)小儿胃宝丸(炒山楂、炒山药、炒麦芽、炒六神曲、焙鸡蛋壳):消食化积,健脾养胃。用于伤食伤乳,呕吐泄泻,脾虚胃弱,消化不良。每丸重0.5g。口服,一次2~3粒,一日3次。忌食生冷、辛辣食物。便秘者慎用。节制饮食,不要偏食。服药一周后症状无明显改善或出现不良反应时应向医师咨询。按照用法用量服用,3岁以上儿童每次5~6粒,一日3次。对本品过敏者禁用,过敏体质者慎用。本品性状发生改变时禁止使用。儿童必须在成人监护下使用。请将本品放在儿童不能接触的地方。如正在使用其他药品,使用本品前请咨询医师或药师。

(4)小儿香橘丸(木香、陈皮、米泔炒苍术、炒白术、茯苓、甘草、去皮白扁豆、麸炒山药、莲子、麸炒薏苡仁、炒山楂、炒麦芽、麸炒六神曲、姜厚朴、麸炒枳实、醋香附、砂仁、法半夏、泽泻):健脾和胃,消食止泻。用于脾虚食滞所致的呕吐便泻,脾胃不和,身烧腹胀,面黄肌瘦,不思饮食。每丸重3g。口服,一次1丸,一日3次。周岁以内小儿酌减。服用前应除去蜡皮、塑料球壳;本品可嚼服,也可分份吞服。

(5)小儿消食片(炒鸡内金、山楂、炒六神曲、炒麦芽、槟榔、陈皮):消食化滞,健脾和胃。用于食滞肠胃所致积滞,症见食少、便秘、脘腹胀满、面黄肌瘦。薄膜衣片:每片重0.4g。口服或咀嚼。薄膜衣片:1~3岁一次2~3片,3~7岁一次3~5片,成人一次5~6片,一日3次。忌食生冷辛辣食物。婴儿应在医师指导下服用。脾虚泄泻、大便溏薄、次数多者应慎用或不用。按照用法用量服用,服药1周症状不改善或服药期间症状加重者应及时就医。对本品过敏者禁用,过敏体质者慎用。本品性状发生改变时禁止使用。

(6)小儿健胃糖浆(沙参、玉竹、麦冬、山药、荷叶、炒麦芽、山楂、白芍、陈皮、牡丹皮、稻芽):健脾消食,清热养阴。用于脾胃阴虚所致的食欲减退,消化不良。每支装10ml。口服,一次10ml,一日3次。忌食辛辣食物、各种饮料以及巧克力等。饮食要定时,不要偏食。服药一周后症状无明显改善或出现不良反应时应向医师咨询。按照用法用量服用,婴儿用量应咨询医师。对本品过敏者禁用,过敏体质者慎用。

(7)逍遥颗粒(柴胡、当归、白芍、炒白术、茯苓、炙甘草、薄荷、生姜):疏肝,健脾,养血。用于肝气不舒,胸胁胀痛,头晕,目眩,食欲减退。每袋装6g。开水冲服,一次1袋,一日2次,或遵医嘱。

(8)健儿乐颗粒(山楂、竹心、钩藤、白芍、甜叶菊、鸡内金):健脾消食,清心安神。用于脾失健运,心肝热盛所致厌食,夜啼,症见纳呆食少,消化不良,夜惊夜啼,夜眠不宁。每袋装5g。口服，3岁以下小儿一次5g，一日2次；3~6岁一次10g，一日2次；7~12岁一次10g，一日3次。患儿平时应少吃或不吃巧克力及带颜色的饮料，以及油腻厚味等食品。服药1~2周症状无改善者，应及时到医院咨询医师。对本品过敏者禁用，过敏体质者慎用。本品性状发生改变时禁止使用。

(9)小儿康颗粒(太子参、山楂、葫芦茶、槟榔、麦芽、榧子、白芍、白术、茯苓、乌梅、蝉蜕、陈皮)：健脾开胃，消食导滞，驱虫止痛，安神定惊。用于食滞虫痢，烦躁不安，精神疲倦，脘腹胀满，面色萎黄。每袋装10g。温开水送服，周岁以下小儿每次1/2袋，1~4岁小儿每次1袋，4岁以上儿童每次2袋，一日3次。

(10)消食健儿冲剂(南沙参、山药、白术、九香虫、谷芽、麦芽)：健脾消食。用于小儿慢性腹泻，食欲不振及营养不良等症。每袋装10g。开水冲服，3岁以下一次5g，一日3次；3岁以上一次10g，一日3次。

3.针灸疗法

取穴：脾俞、胃俞、中脘、章门、足三里。乳食停滞者，加天枢、上脘以消食导滞；痰湿中阻者，加丰隆以化痰燥湿；胃阴不足者，加太溪、公孙以养胃阴。

操作：中等刺激，用平补平泻法，留针15min，以运脾醒胃，每日1次。

4.针刺四缝穴疗法

取穴：左右手第二、三、四、五指掌面，近端指横纹中点。

操作：令患儿伸手，仰掌，双手共取穴1个，皮肤局部消毒后，用三棱针点刺穴位，深0.5mm，刺后用手挤出少许淡黄色或透明黏液，或者少许血液即可，然后用消毒干棉球拭干，按压片刻即可。1周1次，连续3次为1疗程。

5.推拿疗法

(1)脾虚食积证：推脾经5min，运内八卦3min，推大肠3min，推三关6min，退六腑2min，按揉足三里6min，逆时针摩腹3min，捏脊10遍。每日1次。

(2)脾胃不和证：推脾经3min，清胃经3min，运内八卦5min，推三关3min，退六腑2min，按揉天枢3min，按揉足三里5min，顺时针摩腹5min，捏脊10遍。每日1次。

(3)脾胃阴虚证：推脾经3min，清胃经5min，揉板门3min，按揉足三里5min，按揉涌泉3min，捏脊10遍。每日1次。

6.捏脊疗法

穴位：腰背夹脊穴，当第1胸椎至第5腰椎棘突下两侧，后正中线旁0.5寸，一侧17穴，左右共34穴。

操作：患儿俯卧，在施术部位均匀地撒少许按摩粉；医者两手半握拳，两食指抵于背脊之上，再以两手拇指伸向食指前方，合力夹住肌肉提起，而后食指向前，拇指向后退，作翻卷动作，两手同时向前移动，自长强穴起，一直捏至大椎穴止，如此反复6遍，捏到第3遍后，每捏3次，将皮肤提起1次。

疗程：每日1次，10次为1疗程。

禁忌证：发热，皮肤有感染破损、皮疹、皮下出血者。

注意：操作用力要均匀适度，勿伤患儿皮肤。

7.药物敷脐疗法

(1)三术进食膏。

药物：苍术、白术、莪术各等份。

用法：诸药研细末装瓶备用。每取药末1g，用料酒调成糊状，置于3cm×3cm方形胶贴上，敷于脐上，每日1贴，贴2~3h后揭掉。适用于各种证型。

(2)健脾开胃外敷散。

药物：青皮、枳壳、神曲、胡黄连、五谷虫、三棱、莪术各等份。

用法：诸药研细末装瓶备用。每晚取药末3g，用纱布包好敷于患儿脐部，夜敷晨起揭掉。

8.穴位贴敷疗法

常用清降膏。

药物：吴茱萸、山栀子各等份。

用法：诸药研末，装瓶备用。每取药末1g，用料酒调成糊状，置于3cm×3cm方形胶贴上，外敷涌泉穴，一日1次，5d 1个疗程。每次贴敷2~4h。适用于脾胃不和证。

9.耳针疗法

取穴：脾、胃、肝、小肠、心等穴。

操作：耳针刺或将胶布粘王不留行籽按压在穴位上，隔日治疗1次，双耳轮换，10d为1疗程，嘱每日按压3~5次，每次3~4min，以稍感疼痛为度。

10.隔药艾灸疗法

药物：大黄、半夏、蜀椒、麦芽、炒白术、连翘、枳实各等份，研细粉，贮瓷罐存放备用。

用法：用时取药粉适量，用醋调成泥状，涂在单层纱布上制成厚0.3~0.4cm，面积为3~4cm²范围的圆形泥饼，敷盖于神阙穴上，另用陈艾绒根据年龄大小，做成黄豆至蚕豆大小艾炷，将艾炷置于药饼正中点燃，以局部有温热感、患者能耐受为度。婴幼儿治疗时，术者可提起纱布，用手触试温度，以免烫伤，每次灸3~6壮，每日1次，7d为1个疗程。

11.刮痧疗法

循经刮拭背部以督脉及膀胱经为主，循经刮拭前胸任脉，刮拭三关、六腑、天河水等穴，每周1次。适用于脾胃不和证。禁忌证及注意事项：医生手法轻柔无痛，皮肤破溃者不宜刮痧。

12.脉冲离子导入经皮给药疗法

取穴：中脘、足三里、脾俞等穴。

操作：将配套药贴固定在两个电极板上，然后分别贴敷于中脘、足三里、脾俞等穴，调整所需参数，治疗10~20min后取下电极板（根据年龄大小和病情轻重确定时间），药贴在穴位上保留10min取下，每日1次，连续3d为1疗程。

四、健康教育

1.饮食调护

注意生活起居及饮食环境，养成良好的饮食习惯，做到"乳贵有时，食贵有节"。饮食定时适量，荤素搭配，不强迫进食，"节甘进蔬"，饭前勿食糖果饮料，少食肥甘厚味、生冷坚硬等不易消化食物。遵照"胃以喜为补"的原则，先从小儿喜欢的食物着手，诱导开胃，待其食欲增进后，再按营养的需求供给食物。

2.情志调摄

加强精神调护，保持良好情绪，饭菜多样化，讲究色香味，以促进食欲。

3.健康宣教

向家长宣教，指出本病可导致生长发育迟缓、易感等危害，防治、早治本病，坚持治疗，避免变证发生。

第二十一章　儿童功能性消化不良

儿童功能性消化不良(functional dyspepsia，FD)是一组以反复发作的餐后饱胀、早饱、厌食、嗳气、恶心、呕吐、上腹痛、上腹烧灼感或反酸为主要表现而经各项检查排除器质性、系统性或代谢性疾病的一组常见临床症候群。既往临床上还称之为非溃疡性消化不良、特发性消化不良或原发性消化不良。罗马Ⅲ标准对FD的诊断更加明确及细化：指经排除器质性疾病，反复发生的上腹痛、烧灼感、餐后饱胀或早饱达半年以上，且近2个月有症状。在我国，此病有逐年上升的趋势，以消化不良为主诉的成人患者约占普通内科门诊的11%、占消化专科门诊的53%。我国儿科患者中FD的发病率尚无规范统计，但已经成为儿科消化门诊常见的就诊原因。中医认为以餐后饱胀不适、早饱为主症者，应属于中医"痞满""积滞"的范畴；以上腹痛、上腹烧灼感为主症者，应属于中医"胃痛"范畴。

一、西医诊断

1.诊断依据

依据中华医学会儿科学分会消化学组、《中华儿科杂志》编辑委员会制定的《中国儿童功能性消化不良诊断和治疗共识》(发布时间：2012.06)诊断标准。

有消化不良症状至少2个月，每周至少出现1次，并符合以下3项条件：

(1)持续或反复发作的上腹部(脐上)疼痛或不适、早饱、嗳气、恶心、呕吐、反酸。

(2)症状在排便后不能缓解，或症状发作与排便频率或粪便性状的改变无关(即除外肠易激综合征)。

(3)无炎症性、解剖学、代谢性或肿瘤性疾病的证据可以解释患儿的症状。

此外，在FD的诊断中要注意与胃食管反流、肠易激综合征的鉴别。对于主诉表达清楚的年长儿童(>4岁)，可以参考罗马Ⅲ标准，并根据主要症状的不同将FD分为餐后不适综合征(表现为餐后饱胀或早饱)和上腹痛综合征(表现为上腹痛或烧灼感)两个亚型。

2.对消化不良症状的评估

临床症状包括上腹痛、腹胀、早饱、嗳气、厌食、烧心、反酸、恶心和呕吐。症状可反复发作，也可在相当一段时间内无症状；可以某一症状为主，也可多个症状叠加。症状的评估为是否进行相关检查以及后续治疗的选择提供重要依据。

对于消化不良患儿需详细询问病史和全面体格检查。要了解症状的严重程度与出现频率，其与进餐、排便的关系，尤其注意有否消化不良的报警症状：消瘦、贫血、夜间痛醒、持续呕吐、不明原因的体重减轻等。对有报警症状者要及时行相关检查以排除器质性疾病。

3.鉴别诊断

(1)胃食管反流：功能性消化不良中的反流亚型与其鉴别困难，胃食管反流疾病具有典型和不典型反流症状，胃镜证实有不同程度地食管炎症改变，24h食管pH监测有酸反应，无内镜下食管炎表现的患儿属于反流样消化不良或为食管反流性疾病不宜确定，但是两者治疗上是相同的。

(2)胃轻瘫：许多全身性或消化系统疾病均可引起胃排空功能的障碍造成胃轻瘫。较常见的原因有糖尿病、尿毒症、结缔组织病等，在诊断功能性消化不良时要仔细诊断。

(3)消化性溃疡：具有溃疡症状的器质性消化不良包括十二指肠溃疡、十二指肠直肠炎、幽门管溃疡、糜烂性胃窦炎等等，在诊断消化不良时要予以鉴别诊断。

4.相关检查

(1)辅助检查：对初诊的消化不良患儿应在采集病史与体检基础上有针对性选择辅助检查：①血常规；②粪便隐血试验；③上消化道内镜/胃肠钡餐检查；④肝胆胰腺B超；⑤肝肾功能；⑥空腹血糖；⑦甲状腺功能；⑧胸部X线检查。其中①~④为第一线检查，⑤~⑧为可选择性检查。多数根据第一线检查即可基本确定FD的诊断。对经验治疗或常规治疗无效的FD患儿可行幽门螺杆菌(Hp)等检查。

(2)胃功能检查：对症状严重或常规治疗效果不佳的FD患儿，可进行胃电图、胃排空、胃肠道压力检测等胃肠功能性检查，对其胃动力及感知功能进行评估，指导调整治疗方案。

二、中医诊断

1.诊断要点

根据国家中医药管理局制定的《中医病证诊断疗效标准》(ZY/T 001.4—94)"积滞"的诊断依据。

(1)以不思饮食，食而不化，腹部胀满，大便溏泄或便秘为特征。

(2)可伴有烦躁不安、夜间哭闹或呕吐等症。

(3)有伤乳食史。

(4)大便化验检查有不消化食物残渣及脂肪滴。

2.类证鉴别

(1)厌食：多由喂养不当，脾胃运化功能失调所致，以长期食欲不振，厌恶进食为主症，无明显的消瘦，精神尚好，病在脾胃，不涉及他脏，一般预后良好。

（2）疳证：临床必有形体消瘦，伴见面色无华、毛发干枯、精神萎靡或烦躁。饮食异常可见食欲不振，或食欲亢进，或喜食异物。疳气证和干疳证则一般没有脘腹胀满。厌食、积滞均以脾胃病变为主，一般不涉及他脏，而疳证则常涉及五脏。

3.证候诊断

（1）脾虚气滞证：胃脘痞闷或胀痛，食少纳呆，纳少泛恶，嗳气呃逆，疲乏无力。舌淡，苔薄白，脉细弦。

（2）肝胃不和证：胃部胀痛，两胁胀满，每因情志不畅而发作或加重，痞塞不舒，心烦易怒，善太息。舌淡红，苔薄白，脉弦。

（3）脾胃湿热证：脘腹痞满或疼痛，口干口苦，身重困倦，恶心呕吐，小便短黄，食少纳呆。舌苔黄厚腻，脉滑。

（4）脾胃虚寒证：胃寒隐痛或痞满，喜温喜按，泛吐清水，食少纳呆，神疲倦怠，手足不温，大便溏薄。舌淡，苔白，脉细弱。

（5）寒热错杂证：胃脘痞满或疼痛，遇冷加重，肢冷便溏，嗳气纳呆，嘈杂反酸。舌淡，苔黄，脉弦细滑。

三、中医适宜技术

1.辨证施药

（1）脾虚气滞证。治法：健脾和胃，理气消胀。主方：四君子汤（《太平惠民和剂局方》)和香砂枳术丸（《摄生秘剖》）加减。处方：

党参12g	炒白术9g	茯苓12g	炙甘草6g
枳实9g	姜厚朴9g	木香6g	砂仁3g
醋元胡6g	法半夏7g		

每日1剂，水煎服，每日2次。

（2）肝胃不和证。治法：理气解郁，和胃降逆。主方：柴胡疏肝散（《景岳全书》）加减。处方：

柴胡9g	枳壳6g	川芎9g	制香附9g
苏梗6g	白芍9g	陈皮6g	法半夏7g
生甘草5g			

每日1剂，水煎服，每日2次。

（3）脾胃湿热证。治法：清热化湿，理气和中。主方：连朴饮（《霍乱论》）加减。处方：

黄连6g	姜厚朴9g	石菖蒲6g	法半夏7g
黄芩9g	陈皮6g	芦根9g	茵陈6g
生薏苡仁15g			

每日1剂，水煎服，每日2次。

(4)脾胃虚寒证。治法：健脾和胃，温中散寒。主方：理中丸(《伤寒论》)加减。处方：

| 党参9g | 炒白术9g | 干姜6g | 炙甘草6g |
| 苏梗6g | 姜厚朴9g | 炒神曲9g | 荜茇6g |
| 制香附6g |

每日1剂，水煎服，每日2次。

(5)寒热错杂证。治法：辛开苦降，和胃开痞。主方：半夏泻心汤(《伤寒论》)加减。处方：

| 清半夏7g | 黄芩9g | 黄连3g | 干姜9g |
| 党参9g | 生甘草6g | 姜厚朴9g | 炒神曲9g |
| 煅瓦楞子9g |

每日1剂，水煎服，每日2次。

2.中成药治疗

(1)气滞胃痛颗粒(柴胡、炙延胡索、枳壳、炙香附、白芍、炙甘草)：疏肝理气，和胃止痛。适用于肝郁气滞，胸痞胀满，胃脘疼痛。冲服，一次1袋，一日3次。

(2)三九胃泰颗粒(三叉苦、九里香、两面针、木香、黄芩、茯苓、地黄、白芍)：清热燥湿，行气活血，柔肝止痛，消炎止痛，理气健脾。适用于气滞证，上腹隐痛，饱胀，反酸，恶心，呕吐，纳减，心口嘈杂。开水冲服，一次1袋，一日2次。有报道使用本药后出现鼻塞流涕、面部潮红、皮肤瘙痒；或全身皮肤潮红，躯干、面部、四肢顺序出现针尖大小密集红丘疹，瘙痒剧烈；或阴茎龟头出现暗紫色斑，有水疱、瘙痒。服用马来酸氯苯那敏等药症状消失。

(3)胃苏颗粒(紫苏梗、香附、陈皮、香橼、佛手、枳壳、槟榔、鸡内金)：理气消胀，和胃止痛。适用于本病气滞证。也用于气滞型胃脘痛，症见胃脘胀痛，窜及两胁，得嗳气或矢气则舒，情绪郁怒则发作加重。用于胸闷食少，排便不畅，舌苔薄白，脉弦等。用于慢性胃炎及消化性溃疡见上述症候者。冲服，搅拌至全溶，一次1袋，一日3次，15d为1疗程。

(4)达立通颗粒(柴胡、枳实、木香、陈皮、清半夏、蒲公英、焦山楂、焦槟榔、鸡屎藤、党参、延胡索、六神曲)：清热解郁，和胃降逆，通利消滞。用于肝胃郁热所致痞满证，症见胃脘胀满、嗳气、纳差、胃中灼热、嘈杂反酸、脘腹疼痛、口干口苦；运动障碍型功能性消化不良见上述症状者。每袋装6g。温开水冲服，一次1袋，一日3次。于饭前服用。

(5)枳术丸(麸炒白术、木香、砂仁、麸炒枳实)：健脾开胃，行气消痞。适用于脾虚气滞证，脘腹痞闷，食欲不振，大便溏软。口服，一次10g，一日2次。

(6)金佛止痛丸(郁金、佛手、白芍、延胡索、三七、姜黄、甘草)：行气止痛，疏肝和胃，祛瘀生新。适用于肝胃不和证，胃脘气痛，月经痛，消化性溃疡，慢性胃炎引起的疼痛。每袋装5g。口服，一次5~10g，一日2~3次，或痛时服；寒证腹痛须用姜汤送服。

(7)加味保和丸(麸炒白术、茯苓、陈皮、姜炙厚朴、枳实、麸炒枳壳、醋炙香附、炒山楂、麸炒六神曲、炒麦芽、法半夏)：健胃消食。适用于湿滞食积，脾失健运证。每100粒重6g。口服，每次6g，每天2次。

(8)养胃舒胶囊(党参、陈皮、蒸黄精、山药、干姜、菟丝子、炒白术、玄参、乌梅、山楂、北沙参)：扶正固体，滋阴养胃，调理中焦，行气消导。适用于气阴两虚证。也用于慢性萎缩性胃炎、慢性胃炎所致胃脘热胀痛，手足心热，口干，口苦，纳差，消瘦等症。口服，一次3粒，一日2次。

(9)复方田七胃痛胶囊(三七、延胡索、醋制香附、川楝子、醋制吴茱萸、白芍、甘草、白及、枯矾、煅瓦楞子、氧化镁、碳酸氢钠、颠茄流浸膏)：制酸止痛，理气化瘀，温中健脾。适用于脾胃虚弱证。也用于胃脘痛，胃酸过多；慢性浅表性胃炎见上述症状者。口服，一次3~4粒，一日3次。不良反应常见有口干、便秘、出汗减少、口鼻咽喉及皮肤干燥、视物模糊等等。与金刚烷胺、阿托品类药等合用时，可加重本药的不良反应。

(10)胃乃安胶囊(黄芪、三七、红参、珍珠层粉、人工牛黄)：补气健脾，宁心安神，行气活血，消炎生肌。适用于脾胃虚弱证。每次4粒，每天3次。用药期间不宜同时服用藜芦、五灵脂、皂荚或其制剂，不宜饮茶和进食萝卜，以免影响药效。用药期间忌食生冷油腻不易消化食物，戒烟酒。

(11)参苓白术散成方(人参、茯苓、炒白术、山药、炒白扁豆、莲子、炒薏苡仁、砂仁、桔梗、甘草)：补脾胃，益肺气。适用于脾胃虚寒证。散剂：口服，一次6~9g，一日2~3次。水丸：口服，一次6g，一日3次。片剂：口服，一次6~12片，一日2次，小儿酌减。咀嚼片：口服，一次1片，一日2~3次。颗粒：冲服，一次1袋，一日3次。胶囊：口服，一次3粒，一日3次。口服液：口服，一次1支，一日2~3次。泄泻兼有大便不通畅，肛门有下坠感者和厌食、水肿及痰火咳嗽者禁用。本药宜餐前或进食时服用。本药不宜与藜芦、五灵脂、皂荚或其制剂同时服用。本药不宜和感冒类药同时服用。用药期间不宜饮茶和进食萝卜，以免影响药效。用药期间忌食荤腥油腻、不易消化食物。

(12)虚寒胃痛颗粒(炙黄芪、党参、桂枝、白芍、高良姜、干姜、炙甘草、大枣)：温胃止痛，健脾益气。适用于脾胃虚寒证。无糖型每袋3g；低糖型每袋5g。口服，每次1袋，每天3次。

(13)香砂养胃成方(木香、砂仁、白术、陈皮、茯苓、制半夏、醋制香附、炒枳实、豆蔻、姜制厚朴、广藿香、甘草)：温中和胃。适用于脾胃虚寒证。水丸：口服，一次9g，一日2次。浓缩丸：口服，一次8丸，一日3次。胶囊：口服，一次3粒，一日3次。软胶囊：口服，一次3粒，一日3次。颗粒：冲服，一次5g，一日2次。乳剂：口服，一次10ml，一日2次。口服液：口服，一次10ml，一日2次。本药药性偏温燥，胃阴不足或湿热中阻所致痞满、胃痛、呕吐及口干舌燥者慎用。

(14)温胃舒胶囊(炙黄芪、党参、制附子、山药、炒白术、肉桂、炒山楂、陈皮、砂仁、制肉苁蓉、乌梅、补骨脂)：温胃止痛。适用于脾胃虚寒证。胶囊：口服，一次3粒，一日2次。片剂：口服，一次3片，一日2次。颗粒：冲服，一次1~2袋，一日2次。有个案报道，慢性胃炎患者服温胃舒颗粒后出现双侧眼睑瘙痒、红肿，随即出现烦躁、胸闷、心慌、呼吸困难、舌胀、活动不利、周身多处出现风团皮疹、瘙痒难忍的过敏反应，停药后予苯海拉明、氟美松治疗24h恢复正常。

(15)荆花胃康胶丸(土荆芥、水团花)：理气散寒，清热化瘀。用于寒热错杂证、气滞血瘀所致胃脘胀闷疼痛、嗳气、反酸、嘈杂、口苦及十二指肠溃疡见上述证候者。每粒80mg。口服，一次2粒，一日3次，餐前服。4周为1疗程。数患者出现恶心、呕吐、腹痛、腹泻、胃脘不适、皮疹等，可自行缓解，严重者可停药对症处理。

3.针灸疗法

针灸对胃肠道功能具有双向调节作用，尤其对胃动力具有良好的双向调节功能，可能是改善FD症状的病理基础。

(1)实证针刺。

取穴：足三里、天枢、中脘、内关、期门、阳陵泉。

操作：以毫针针刺，采用泻法；每日1次，每次20min。

(2)虚证针刺。

取穴：脾俞、胃俞、中脘、内关、足三里、气海。

操作：以毫针针刺，可加灸法，采用补法。每日1次，每次20min。

4.推拿疗法

运用各种推拿手法作用于小儿腹部，能健脾和胃。一般推拿可使内脏神经兴奋，胃肠内壁肌肉的张力增加，消化腺的分泌活跃，胃肠蠕动增进，消化功能显著改善。

(1)基本治法。

①补脾经：将小儿拇指微屈，旋推罗纹面300次，用力要柔和。

②揉板门：用拇指端揉小儿板门穴100次。

③掐揉四横纹：用拇指甲依次掐四横纹，继而揉之，反复3~5次。

④揉中脘：以中指揉中脘穴1~2min。

⑤摩腹：用手掌掌面或食、中、无名指指面在小儿腹部作逆时针方向环行抚摩5min。

⑥揉足三里：以中指揉足三里穴1~2min。

⑦捏脊：先在小儿背部由上而下推摩2~3遍，然后用捏脊法从小儿骶尾部提捏至大椎穴处，反复提捏3~5遍。

(2)辨证施治。

①脾运失健。清胃经：用拇指罗纹面着力，从拇指掌面第一节，向指根方向直推200

次。运内八卦：用拇指罗纹面着力，在小儿手掌心四周八卦穴作运法100次。按揉脾俞、胃俞：用拇指罗纹面按揉脾俞、胃俞穴各1min。

②胃阴不足。补胃经：用拇指罗纹面着力，在小儿拇指掌面近掌端第一节旋推300次。清大肠：用右手拇指桡侧面着力，自小儿虎口推至指尖200次。揉二马：用拇指端揉小儿手背无名指与小指掌指关节后凹陷处200次。

③脾胃气虚。补脾经：用拇指罗纹面着力，在小儿拇指掌面近掌端第一节旋推200次。推三关：用拇指或食、中两指罗纹面着力，沿前臂桡侧，自腕横纹推向肘横纹200次。

(3)操作程序。①保持适宜的温度。光线应充足，以利于诊察患儿的病况。患儿仰卧于治疗床上，医者坐于床旁。②补脾经。③揉板门。④掐揉四横纹。⑤揉中脘。⑥摩腹。⑦揉足三里。⑧捏脊。⑨施治辨证，手法加减。⑩操作完毕，协助患者穿好衣物，安置舒适卧位，整理床铺，清理用物，归还原处。

(4)注意事项。调节饮食，是预防治疗小儿厌食症的重要措施。定时进食，禁止吃零食，饮食生活要有规律。注意饮食卫生，防止挑食，纠正偏食。注意纠正小儿的不良情绪变化，减轻精神压力。患病后发现食欲不振，应及时检查和治疗。

5.割治疗法

割治疗法是用手术刀切开人体俞穴或某些特定部位皮肤，刺激切口内组织，或割除切口内少许脂肪，造成局部轻度创伤，形成持久刺激的一种治疗方法。本法具有健脾消食的功效，常用于治疗小儿消化不良、疳积等病症。

(1)用物准备：无菌手术刀、无菌手术剪、碘伏、利多卡因、无菌纱布等。

(2)操作方法：根据割治部位，让患儿取适当位置，以舒适并充分暴露被割治部位为宜。先用碘伏常规消毒局部皮肤。若割治较深，先用利多卡因作局部麻醉。用无菌手术刀纵行切开皮肤，长0.5~1.0cm。深度依部位而定，一般手部及背部等部位较深，可切深度0.4cm左右。切开后，用拇指挤压切口两侧，用手术剪剪去被挤出的皮下脂肪。切口小于1.0cm不必缝合，仅压迫切口片刻，控制出血。

(3)操作程序：可在以下3个部位中选用1个，一般先割1只手，若病情较重或需增强疗效，可在1周后再割另1只手。

①鱼际割治：取鱼际穴，切口长度约0.5cm，深0.4cm，剪去脂肪，压迫止血，常规包扎。

②鱼腹割治：在大鱼际内侧边缘线上，相当于食指与中指间延长线，与拇指掌指关节至掌心连线的交界点。切口长0.4cm，深0.3cm，挤压后剪去脂肪，常规包扎。

(4)注意事项：①严格执行无菌操作。术后创口保持清洁、干燥，谨防感染。②出血倾向者不可使用本法。③于疲劳、紧张、饥饿时，暂勿割治。④割治时，若患儿出现头晕、恶心等感觉，则暂停操作，让患儿平卧休息后，再确定是否继续施术。⑤割治后，若患儿出现乏力、困倦、轻度局部麻木，多能逐渐自行消失。

6.精神心理疗法

FD发病的心理因素已越来越受到重视。医生应该具备足够的同情心、耐心，给予一定的行为治疗、认知治疗或心理干预，可以配合使用一些安慰剂，大部分症状会随着时间的推移而改善。而对抑酸和促动力治疗无效且伴有明显精神心理障碍的患者，可以请心理科医生协助诊治，适当给予抗焦虑、抗抑郁药，可改善症状。

四、健康教育

(1)帮助患儿的家长认识、理解病情，指导其改善患儿生活方式，调整饮食结构和习惯，去除与症状相关的可能发病因素，提高缓解症状的能力。

(2)FD发病的心理因素已越来越受到重视。医生应该具备足够的同情心、耐心，给予一定的行为治疗、认知治疗或心理干预，可以配合使用一些安慰剂，大部分症状会随着时间的推移而改善。而对抑酸和促动力治疗无效且伴有明显精神心理障碍的患者，可以请心理科医生协助诊治，适当给予抗焦虑、抗抑郁药，可改善症状。

(3)对于临床表现各不相同的FD患儿，依据其可能存在的发病机制进行整体治疗，选择个体化方案，旨在迅速缓解症状，提高生活质量。

第二十二章　慢性营养不良

慢性营养不良属于中医之"小儿疳病"，是儿科常见的脾系疾病之一，临床以小儿形体虚弱羸瘦、饮食异常、大便不调、面色无华、毛发干枯、精神萎靡或烦躁为主要特征的慢性营养不良疾病，中医又名"疳证""疳症"。与西医学的"蛋白质−能量营养不良""维生素营养障碍""微量元素缺乏"等疾病相关。

一、西医诊断

1.诊断依据

参考西医"蛋白质−能量营养不良""维生素营养障碍""微量元素缺乏"等疾病进行诊断。

(1)蛋白质−热能营养障碍。

①多有长期喂养不当或长期偏食、营养摄入不足。常有消化系统疾病(如腹泻、肠吸收不良综合征等)；先天畸形(如唇裂、腭裂)；急、慢性传染病或慢性消耗性疾病(如肝炎、结核、痢疾、肠寄生虫病)；先天不足(如早产、多胎)等病史。②体重下降，低于同年龄、同性别参照人群正常均值的15%或2个标准差以上。③皮下脂肪减少，腹部皮褶厚度<0.8cm。④常伴活动减少、易疲劳、食欲减退、烦躁不安，头发干枯，病久者身高亦低于正常。⑤排除其他引起消瘦的疾病如糖尿病等。

具有上述第①、②、⑤或第①、③、⑤项，伴或不伴第④项，可诊断为本病。

(2)维生素营养障碍。

维生素A缺乏症：①病史：有维生素A摄入不足和慢性消化吸收障碍等病史。②眼部表现：夜盲症，结膜、角膜干燥，可出现角膜溃疡、穿孔等，角膜可见毕脱斑。③皮肤表现：皮肤干燥、角化增生、毛发枯黄。④其他表现：全身免疫力低下，易反复呼吸道及泌尿道感染。④实验室检查：血清维生素A测定<0.70μmol/L。具有病史和第②~④项中任何一项，同时具有第⑤项者，可确诊为本病。

维生素B_1缺乏症：①乏力、萎靡、呕吐、腹泻、呆滞、颈肌和四肢柔软。可有水肿、哭声嘶哑，严重者出现惊厥、昏迷或心力衰竭。②婴儿的乳母饮食有长期偏食或食精制米、淘米时过度搓洗、加碱烧煮食物等情况。③排除营养不良性水肿、肾炎、神经系统疾病、心脏病、铅中毒等。④维生素B_1治疗性试验，2d内病情好转。⑤维生素B_1负荷试验异常。口服维生素 B_1 5mg 或肌肉注射维生素 B_1 1mg，然后收集4h尿，测定尿中维生素 B_1 排出量，患儿常<50μg(正常应>100μg)。⑥血液丙酮酸、乳酸浓度明显增高。⑦红细胞酮基转移酶活性明显降低。具备上述第①~④项可临床诊断本病，同时具备第⑤~⑦中任何一项，可确诊本病。

维生素C缺乏症：①6个月至2岁人工喂养的婴幼儿。②有厌食、烦躁，或萎靡，反复感染。皮肤瘀斑、牙龈肿胀、鼻出血、血尿、关节腔出血。毛细血管脆性试验阳性。严重者可有关节肿胀，两大腿外展、小腿内弯，患肢呈假性瘫痪。肋软骨交界处可隆起呈串珠。③X线检查见骨干骺端临时钙化带增厚，骨皮质变薄，骨小梁不清。严重者可见临时钙化带下方的"坏血病线"、干骺端侧刺、骨膜下血肿。④排除其他出血性疾病、脊髓灰质炎、关节炎、佝偻病等。⑤维生素治疗1周后症状消失。⑥空腹血清维生素C含量降低(正常5~14mg/L)。⑦维生素C负荷试验异常。口服维生素C 0.5g，然后收集4h尿，维生素C排出量<5mg为不足(排出量5~13mg为正常)。具备上述第①~⑤项可临床诊断本病，同时具备第⑥~⑦中任何一项，可确诊本病。

维生素D缺乏性佝偻病：①好发于3个月至1岁婴幼儿。②初期有夜惊、易激惹、睡眠不安、多汗、枕部秃发等。激期有颅骨软化，方颅，前囟增大、闭合延迟，出牙延缓；胸部可见肋串珠、肋膈沟、鸡胸、漏斗胸；四肢腕踝畸形而呈佝偻病手镯和肢镯，下肢长骨变形而形成"X"形或"O"形腿；脊柱后突或侧弯，全身肌肉和韧带松弛，头颈软弱、无力，坐、立、行均较落后。③激期X线检查示干骺端临时钙化带模糊或消失，呈毛刷状，并有杯口状改变，骨骺软骨明显增宽，骨骺与干骺端距离加大，骨质普遍稀疏，密度减低，可有骨干弯曲或骨折。④初期血钙可正常，激期血钙减低，<1.88mmol/L(7.5mg/dl)，游离钙<0.88mmol/L(3.5mg/dl)。初期血磷正常或稍低；激期明显减低，<0.97mmol/L(3mg/dl)。血碱性磷酸酶活性在初期可升高，激期及病变严重时上升明显，可达正常值上限的8~10倍。⑤排除低血磷性抗维生素D佝偻病、远端肾小管酸中毒、维生素D依赖性佝偻病、肾性佝偻病等继发性佝偻病。⑥血清25-羟维生素 D_3 [25-(OH)D_3] 和1,25-二羟维生素 D_3 [1,25-(OH)$_2D_3$] 测定在佝偻病初期即明显降低，当25-羟维生素 D_3<20nmol/L(8μg/ml)时，即为维生素D缺乏症[正常值为25~125nmol/L(10~50μg/ml)]。具备上述第①~⑤项可临床诊断本病，同时具备第⑥项，可确诊本病。

2.鉴别诊断

(1)佝偻病：X线检查可以鉴别。体检示佝偻病有圆钝肋串珠，而维生素C缺乏者为尖锐的肋串珠，在凸起内侧可触及凹陷。②关节炎：病史不同，一般无骨膜下出血，X线可鉴别。③出血性疾病：病史不同，凝血因子检测可鉴别。

(2)低血磷性抗维生素D佝偻病：为性连锁遗传，亦可为常染色体遗传。多在1岁以后发病，2~3岁后仍有活动性佝偻病表现，血钙多正常，尿磷增加，血磷减低。采用常规剂量的维生素D治疗无效。

(3)远端肾小管酸中毒：远曲小管分泌不足，尿中大量钠、钾、钙丢失，尿液不能酸化。患儿有骨痛，骨折，有严重佝偻病表现，畸形严重，身材矮小，有代谢性酸中毒、多尿、碱性尿(尿pH>6)，血钙、磷、钾均减低，血氯增高。

(4)维生素D依赖性佝偻病：为常染色体隐性遗传病。Ⅰ型为肾脏1-羟化酶缺陷，使血清25-羟维生素D_3转变成1,25-二羟维生素D_3发生障碍，血中血清25-羟维生素D_3浓度正常；Ⅱ型为靶器官1,25-二羟维生素D_3受体缺陷，血中1,25-二羟维生素D_3浓度增高。本病除血钙、血磷减低，碱性磷酸酶增高外，可有高氨基酸尿。

(5)肾性佝偻病：由于先天或后天原因所致慢性肾功能障碍，导致血清25-羟维生素D_3转变为1,25-二羟维生素D_3减少，钙、磷代谢紊乱，血钙低，血钾高，继发性甲状旁腺功能亢进，骨质脱钙，多在幼儿期症状逐渐明显，形成侏儒。

3.相关检查

(1)体格检查：体重、体质、营养、腹部皮褶厚度、肌张力、精神状态等检查。

(2)实验室检查：相关检查项目参见诊断依据。

二、中医诊断

1.诊断要点

(1)病史及年龄特点：多见于5岁以下婴幼儿，多有喂养不当史、病后饮食失调史、寄生虫病史、消化系统疾病史、慢性消耗性疾病史、厌食及偏食史。

(2)临床表现：形体明显消瘦，严重者干枯羸瘦，腹凹如舟，饮食异常，大便不调，兼有面色无华，毛发稀疏枯黄，精神不振，或烦躁易怒，或喜揉眉擦眼，或吮指磨牙等症。

2.类证鉴别

(1)厌食：多由喂养不当，脾胃运化功能失调所致，以长期食欲不振，厌恶进食为主症，无明显的消瘦，精神尚好，病在脾胃，不涉及他脏，一般预后良好。

(2)疳证：临床必有形体消瘦，伴见面色无华、毛发干枯、精神萎靡或烦躁。饮食异常可见食欲不振，或食欲亢进，或喜食异物。疳气证和干疳证则一般没有脘腹胀满。厌食、积滞均以脾胃病变为主，一般不涉及他脏，而疳证则常涉及五脏。

(3)积滞：有伤乳伤食史，除食欲不振、不思饮食外，还伴有脘腹胀满、嗳吐酸腐、大便酸臭等症。

3.证候诊断

(1)主证。

①疳气证：形体略瘦，或体质量不增，面色萎黄少华，毛发稀疏，不思饮食，性急易怒，精神欠佳，大便不调。舌淡红，苔薄微腻，脉细，指纹淡。

②疳积证：形体明显消瘦，面色萎黄、无华，脘腹膨胀，青筋暴露，毛发稀疏结穗，

饮食异常如嗜食异物等，揉眉挖鼻，吮指磨牙，烦躁，夜卧不宁。舌淡，苔腻，脉沉细而滑，指纹紫滞。

③干疳证：形体极度消瘦，皮肤干瘪起皱，面色萎黄或苍白，头大项细，毛发干枯，目无神采，腹凹如舟，啼哭无力，精神萎靡，懒言少动，表情呆滞，不思饮食，大便稀溏或便秘。舌淡，苔剥脱或无，脉沉细弱，指纹隐伏不显。

（2）兼证。

①眼疳证：夜盲，两目干涩，畏光羞明，眼角赤烂，黑睛浑浊，白翳遮睛，眼痒。舌红，少苔，脉细。

②口疳证：口舌生疮、糜烂，口臭，面赤心烦，夜卧不宁，小便短黄，吐舌，弄舌。舌质红，苔薄黄或苔少，脉细数。

③疳肿胀证：全身浮肿，下肢为甚，面色无华，神疲乏力，四肢欠温，小便短少。舌淡嫩，苔薄白，脉沉迟无力。

三、中医适宜技术

1.辨证施药

本病治疗以健运脾胃为基本原则。根据疳证的不同阶段，采取不同的治疗方法。疳气证以和为主，疳积证以消为主或消补兼施，干疳证以补为要。注意补脾须佐助运，使补不碍滞；消积勿过用攻伐，以免伤正。对于兼证，应将脾胃本病与他脏兼证合参而治之，以平为期。同时，应强调对患儿的饮食调理，合理补充营养，纠正不良饮食习惯，并配合其他疗法，方可奏效。

（1）主证。

①疳气证。治法：调脾助运。主方：资生健脾丸（《先醒斋医学广笔记》）加减。处方：

党参9g	白术9g	山药12g	茯苓9g
薏苡仁9g	广藿香6g	砂仁3g(后下)	白扁豆9g
麦芽9g	六神曲9g	焦山楂9g	炙甘草3g

每日1剂，水煎服，每日3次。

加减：食欲不振、腹胀、苔厚腻者，去党参、白术，加苍术9g、鸡内金6g、厚朴7g；性情急躁、夜卧不宁者，加钩藤6g（后下）、黄连3g；大便稀溏者，加炮姜6g、肉豆蔻6g；大便秘结者，加火麻仁9g、决明子9g。

②疳积证。治法：消积理脾。主方：肥儿丸（《医宗金鉴》）加减。处方：

党参9g	白术9g	茯苓12g	六神曲10g
焦山楂10g	炒麦芽10g	鸡内金6g	大腹皮6g
胡黄连5g	炙甘草6g		

每日1剂，水煎服，每日3次。

加减：腹胀明显者，加枳实6g、木香5g、厚朴6g；嗜食异物者，加连翘6g、黄芩6g；食积者，加谷芽10g、莱菔子10g；胁下痞块者，加丹参9g、郁金9g；大便秘结者，加火麻仁9g、郁李仁9g；腹有虫积者，加苦楝皮12g、使君子7g、榧子7g；烦躁不安、揉眉挖鼻者，加栀子6g、莲子心3g。

③干疳证。治法：补益气血。主方：八珍汤(《正体类要》)加减。处方：

党参12g	黄芪15g	白术9g	茯苓9g
炙甘草6g	熟地黄9g	当归6g	白芍9g
川芎9g	陈皮6g	砂仁3g^(后下)	六神曲9g

每日1剂，水煎服，每日2次。

加减：四肢欠温、大便稀溏者，去熟地黄、当归，加肉桂6g、炮姜5g；夜寐不安者，加五味子6g、夜交藤9g、酸枣仁9g；舌红口干、五心烦热者，加石斛9g、乌梅6g；出现面色苍白、呼吸微弱、四肢厥冷、脉微欲绝者，急予独参汤或参附龙牡救逆汤。

(2)兼证。

①眼疳证。治法：养血柔肝，滋阴明目。主方：石斛夜光丸(《瑞竹堂经验方》)加减。处方：

石斛9g	天冬6g	地黄12g	枸杞子9g
菊花9g	蒺藜7g	蝉蜕5g	木贼6g
青葙子9g	夏枯草9g	川芎6g	苍术6g

每日1剂，水煎服，每日3次。

②口疳证。治法：清心泻火，滋阴生津。主方：泻心导赤散(《医宗金鉴》)合益胃汤(《温病条辨》)加减。处方：

黄连3g	栀子6g	连翘9g	灯心草5g
淡竹叶6g	地黄9g	麦冬9g	玉竹6g
北沙参9g			

每日1剂，水煎服，每日3次。

口疳外用药：冰硼散、珠黄散。

③疳肿胀证。治法：健脾温阳，利水消肿。主方：参苓白术散(《太平惠民和剂局方》)合真武汤(《伤寒论》)加减。处方：

黄芪12g	白术9g	炙甘草6g	党参9g
茯苓9g	猪苓9g	泽泻6g	防己6g
桂枝6g	附子6g^(先煎)	生姜5片	薏苡仁12g

每日1剂，水煎服，每日3次。

2.中成药治疗

(1)健胃消食口服液(太子参、陈皮、山药、炒麦芽、山楂)：健胃消食。用于本病疳气证。每支10ml。在餐间或饭后服用，每服剂量：1~2岁5ml，3~12岁10ml，每日2次。过敏体质者慎用。胃阴虚者(表现为口干欲饮、大便干结、小便短少)慎用。高血压、心脏病、肝病、糖尿病、肾病等慢性病严重者慎用。小儿疳症兼有食积者，应配合驱虫药。用药期间忌食辛辣、生冷、油腻食物。

(2)健脾八珍糕(党参、茯苓、薏苡仁、芡实、陈皮、白术、白扁豆、山药、莲子、粳米)：健脾益胃。用于本病疳气证。每块8.3g。每日早、晚饭前热水化开后炖服，亦可干服，一次3~4块，婴儿一次1~2块。忌食生冷油腻不易消化食物。不适用于急性肠炎腹泻，主要表现为腹痛、水样大便频繁，或发烧。糖尿病患者慎用。服药3d症状无改善，或出现其他症状时，应立即停用并到医院诊治。对本品过敏者禁用，过敏体质者慎用。本品性状发生改变时禁止使用。儿童必须在成人监护下使用。

(3)肥儿丸(肉豆蔻、木香、六神曲、炒麦芽、胡黄连、槟榔、使君子仁)：健胃消积，驱虫。用于本病疳积证。每丸3g。一次1~2丸，每日1~2次，3岁以内小儿酌减。过敏体质者慎用。本药为非补益药，不宜久服。服药1周症状未见改善或服药期间症状加重者，应谨慎。用药期间忌食生冷及不易消化食品。

(4)人参养荣丸(人参、白术、茯苓、炙甘草、当归、熟地黄、白芍、黄芪、陈皮、远志、肉桂、五味子)：温补气血。用于本病干疳证。每100丸6g。建议用法用量：每服剂量为<3岁2g，每日2次；3~6岁4g，>6岁6g，每日1~2次。过敏体质者、高血压、心脏病、肝病、糖尿病、肾病等慢性病严重者慎用。本药宜餐前服用或进食时服用。用药期间不宜同时服用藜芦、五灵脂、皂荚或其制剂。本药不宜与感冒类药同时服用。用药期间不宜饮茶和食用萝卜，以免影响药效。用药期间忌不易消化食物。用药2周后症状未改善，或用药期间出现尿少、头面及手足心热、血压增高、头痛、皮疹、发热、胃脘不适、下泻等症应谨慎。

(5)十全大补颗粒(党参、白术、茯苓、炙甘草、当归、川芎、白芍、熟地黄、黄芪、肉桂)：温补气血。用于本病干疳证。每袋15g、30g。建议用法用量：每服剂量为<3岁5g，3~6岁10g，>6岁15g，每日2次。过敏体质者，外感风寒、风热，实热内盛者，高血压、心脏病、肝病、糖尿病、肾病等慢性病严重者慎用。本药宜餐前服用或进食时服用。用药期间出现口干、便干、舌红、苔黄等应谨慎。用药2周症状无缓解，应谨慎。用药期间不宜同时服用藜芦、赤石脂或其制剂。本药不宜与感冒类药同时服用。用药期间忌食辛辣、生冷、油腻、不易消化食物。

(6)明目地黄丸(熟地黄、山茱萸、牡丹皮、山药、茯苓、泽泻、枸杞子、菊花、当归、白芍、蒺藜、石决明)：滋肾，养肝，明目。用于本病眼疳证。大蜜丸每丸重9g；浓缩丸每8丸相当于原生药3g。建议用法用量：每服剂量为<3岁3g，3~6岁6g，>6岁9g，每日2次。暴发火眼者(表现为眼白充血发红，怕光、流泪、眼屎多)禁用。过敏体质者、感冒患者、高血压、心脏病、肝病、糖尿病、肾病等慢性病严重者、脾虚便溏者、肝胆湿热内蕴者、肝经风热、肝火上扰者、年老体弱者、孕妇、哺乳期妇女慎用。儿童无其他眼病方可服用，并应慎用。某些慢性眼底病变，可配合针灸、穴位注射、静脉滴注相关药剂等综合治疗方法。用药期间不宜食用辛辣燥热、油腻肥甘、刺激性的食物。用药期间应忌烟、酒。

(7)石斛夜光丸(石斛、人参、山药、茯苓、炙甘草、肉苁蓉、枸杞子、菟丝子、地黄、熟地黄、五味子、天冬、麦冬、苦杏仁、防风、川芎、枳壳、黄连、牛膝、菊花、蒺藜、青葙子、决明子、水牛角浓缩粉、羚羊角)：滋阴补肾，清肝明目。用于本病眼疳证。大蜜丸：每丸重9g。建议用法用量：水蜜丸每服剂量为<3岁2g，3~6岁4g，>6岁6g，每日2次；小蜜丸每服剂量为<3岁3g，3~6岁6g，>6岁9g，每日2次。过敏体质者、高血压、心脏病、肝病、糖尿病、肾病等慢性病严重者、脾虚便溏者、肝经风热、肝火上攻实证者、孕妇、哺乳期妇女慎用。用于病情较重者宜配合注射用之活血化瘀、益气养血之品。本药适用于早期圆翳内障(老年性白内障)。当白内障患者视力下降到一定程度，宜及早选择手术治疗。用药期间忌食辛辣刺激性食物。用药期间忌烟、酒。

(8)冰硼散(冰片、煅硼砂、朱砂、玄明粉)：清热解毒，消肿止痛。用于热毒蕴结所致的咽喉疼痛、牙龈肿痛、口舌生疮。含片：含服，一次1~2片，一日4~5次。散剂：口腔给药，吹敷患处，每次少量，一日数次。本药含有玄明粉，可随乳汁排泄，易引起婴儿腹泻，故哺乳期妇女不宜使用。本药治疗热毒蕴结所致急喉痹、牙宣、口疮，若病属虚火上炎者慎用。本药含有辛香走窜、苦寒清热成分，有碍胎气，妊娠期妇女慎用。本药含朱砂有小毒，不宜长期大剂量使用，以免引起蓄积中毒。用药期间忌烟酒及辛辣、油腻食物。口腔内喷或敷药时请勿呼吸，儿童切勿哭闹，以防药粉进入呼吸道引起呛咳。

(9)小儿珠黄散(大黄、炒牵牛子、槟榔、黄连、化橘红、珍珠、牛黄、琥珀、朱砂、冰片)：泻火导滞，镇惊安神。用于小儿宿食夹热引起的面赤唇红，身热不安，咳嗽痰鸣，小便短赤，大便秘结，惊风抽搐。口服。一次1/2袋，一日2次，周岁以内小儿酌减。或外用。本品处方中含朱砂，不宜过量久服，肝肾功能不全者慎用。

3.刺四缝疗法

取穴：四缝穴(双侧)。

操作：用0.40mm×13mm毫针点刺后挤出黄白色液体或少许血液，然后用消毒干棉球按压针孔。每周1次，共治疗4次。注意：合并脑、内脏器官急重症、出血性疾病及传染病的患儿，有严重精神疾患的儿童不宜使用。

4.推拿疗法

(1)基本手法：揉中脘、揉板门、摩腹、捏脊、分推腹阴阳、按揉足三里、推下七节骨。

(2)疳积证：加清大肠、清脾土、运内八卦、推下七节骨、推四横纹、退六腑。

(3)干疳证：加补肾水、运水入土、补脾经。

5.针灸疗法

取穴：主穴取中脘、足三里。潮热加大椎，积滞加建里，便溏加天枢，夜啼加间使、神门，脘腹胀大加章门，呕吐加内关，便秘加支沟，虫积加百虫窝，盗汗加三阴交，四肢不温加气海。

操作：针刺，平补平泻，每日1次，10次1疗程。

6.穴位贴敷疗法

(1)疳积散敷脐。

药物：苦杏仁、桃仁、栀子、大枣、芒硝各20g。

用法：诸药共研细末备用。每晚睡前取药末20g，加葱白7根、黄酒2滴、鸡蛋清适量调匀，捏成圆形药饼，贴敷脐部神阙穴，外用纱布敷料固定，翌日清晨去除，连敷5次为1个疗程。用于本病疳积证。

(2)消疳脐敷膏。

药物：胡黄连、玄明粉、白胡椒、大黄、栀子各等份，共研细末。另将桃仁、苦杏仁、使君子仁各等份置乳钵中边研边加上述药粉，调成稠膏状，灭菌即可。

用法：治疗时用消疳脐敷膏适量填满脐部，胶布固定，每日或隔日换药1次，治疗6次为1个疗程，一般用药2~4个疗程。用于本病疳积证。

四、健康教育

(1)提倡母乳喂养，乳食定时定量，按时按序添加辅食，供给多种营养物质，以满足小儿生长发育的需要。合理安排小儿生活起居，保证充足的睡眠时间，经常户外活动，呼吸新鲜空气，多晒太阳，增强体质。

(2)纠正饮食偏嗜、过食肥甘滋补、贪吃零食、饥饱无常等不良饮食习惯。

(3)发现食欲减退，体质量不增或减轻时，要尽快查明原因，及时治疗。

(4)加强饮食调护，饮食物要富含营养，易于消化。婴儿添加辅食不可过急过快，应由少及多，由稀至稠，由单一到多种，循序渐进地进行。

(5)保证病室温度适宜，光线充足，空气新鲜。防止交叉感染。病情较重的患儿要加强全身护理，防止褥疮、眼疳、口疳等并发症的发生。

(6)伴有眼疳者补充维生素A，疳肿胀者补充优质蛋白。

(7)定期测量患儿的体质量、身高，及时了解和分析病情，观察治疗效果。

第二十三章　小儿胃炎

小儿胃炎是指由于物理、化学、生物性有害因子作用于儿童，引起胃黏膜发生炎症性改变的一种疾病。西医学将小儿胃炎分为急性胃炎、慢性胃炎和特殊类型胃炎。急性胃炎和特殊类型胃炎均因发病原因及特点的局限性而临床相对少见，小儿以慢性浅表性胃炎多见。本章主要指小儿慢性浅表性胃炎。属于中医学"胃脘痛"范畴。

一、西医诊断

1.诊断依据

（1）临床表现：本病主要表现为胃脘部疼痛，病程持续4周以上，也可表现为上腹部不适、不规律的腹痛，以上腹部或脐周为主，可有腹胀、恶心、呕吐、反酸、嗳气等表现。本病常伴有食欲差、饮食较少、吐物酸臭、晨起口气臭秽、痛苦面容、消瘦、大便秘结或泄泻等症状。

（2）根据实验室检查可以确诊。

2.鉴别诊断

临床需要与消化性溃疡、反流性食管炎、过敏性紫癜（腹型）、功能性腹痛等鉴别。临床相对少见的如急性胰腺炎、急性胆囊炎、腹型癫痫等必要时也需与小儿胃炎相鉴别。

3.相关检查

（1）胃镜检查。镜下改变以①黏膜斑、②充血、③水肿、④微小结节形成、⑤糜烂、⑥花斑、⑦出血斑点为主，以上7项中①~⑤符合1项即可诊断，⑥、⑦2项应结合病理诊断。此外，如发现幽门口收缩不良、反流增多、胆汁反流，常提示胃炎存在，应注意观察。

（2）胃黏膜组织病理检查。可见上皮细胞变性，小凹上皮细胞增生，固有膜炎症细胞浸润，腺体萎缩等改变。炎症细胞主要是淋巴细胞、浆细胞。根据有无腺体萎缩诊断为慢性浅表性胃炎或慢性萎缩性胃炎。根据炎症程度，慢性浅表性胃炎分为轻、中、重3级。如固有膜见中性粒细胞浸润，应注明"活动性"。

（3）幽门螺杆菌（Hp）相关性胃炎检查。以下2项中1项阳性可诊断为Hp感染：①胃窦黏膜组织切片染色见到大量典型细菌；②胃黏膜Hp培养阳性。以下4项中需2项或2项以上方可确诊：①¹³C尿素呼气试验阳性；②胃窦组织切片染色见到少量典型细菌；③快速尿素酶试验阳性；④血清Hp-IgG阳性，或粪便Hp抗原测定阳性。

二、中医诊断

1.诊断要点

本病主要症状为胃脘部疼痛，病程持续4周以上，也可表现为上腹部不适、不规律的腹痛，以上腹部或脐周为主，可有腹胀、恶心、呕吐、反酸、嗳气等表现。本病常伴有食欲差、饮食较少、吐物酸臭、晨起口气臭秽、痛苦面容、消瘦、大便秘结或泄泻等症状。发病常由饮食不节、情志不遂、劳累、受寒等诱因引起。上消化道X线钡餐透视、纤维胃镜及病理组织学等检查，查见胃、十二指肠黏膜炎症、溃疡等病变，有助于诊断。

2.类证鉴别

(1)痞满：胃痛与痞满的病位皆在胃脘部，且胃痛常兼胀满，痞满时有隐痛，应加以鉴别。胃痛以疼痛为主，痞满以痞塞满闷为主；胃痛者胃脘部可有压痛，痞满者则无压痛。

(2)心痛：胃处腹中之上部，心居胸中之下部，正如《医学正传·胃脘痛》谓："胃之上口，名曰贲门，贲门与心相连。"《证治准绳·心痛胃脘痛》所说："然胃脘逼近于心，移其邪上攻于心，为心痛者亦多。"心与胃的位置很近，胃痛可影响及心，表现为连胸疼痛，心痛亦常涉及心下，出现胃痛的表现，故应高度警惕，防止胃痛与心痛，尤其是防止胃痛与真心痛之间发生混淆。胃痛多发生于青壮年，疼痛部位在上腹胃脘部，其位置相对较低，疼痛性质多为胀痛、隐痛，痛势一般不剧，其痛与饮食关系密切，常伴有吞酸、嗳气、恶心呕吐等胃肠病症状，纤维胃镜及病理组织学等胃的检查异常；心痛多发生于老年，其痛在胸膺部或左前胸，其位置相对较高，疼痛性质多为刺痛、绞痛，有时剧痛，且痛引肩背及手少阴循行部位，痛势较急，饮食方面一般只与饮酒饱食关系密切，常伴有心悸、短气、汗出、脉结代等心脏病症状，心电图等心脏检查异常。

(3)胁痛：肝气犯胃所致的胃痛常攻撑连胁而痛，胆病的疼痛有时发生在心窝部附近，胃痛与胁痛有时也易混淆，应予鉴别。但胃痛部位在中上腹胃脘部，兼有恶心嗳气、吞酸嘈杂等胃失和降的症状，纤维胃镜等检查多有胃的病变；而胁痛部位在上腹两侧胁肋部，常伴恶心、口苦等肝胆病症状，B超等实验室检查多可查见肝胆疾病。

(4)腹痛：胃处腹中，与肠相连，从大范围看腹痛与胃痛均为腹部的疼痛，胃痛常伴腹痛的症状，腹痛亦常伴胃痛的症状，故有心腹痛的提法，因此胃痛需与腹痛相鉴别。胃痛在上腹胃脘部，位置相对较高；腹痛在胃脘以下，耻骨毛际以上的部位，位置相对较低。胃痛常伴脘闷、嗳气、反酸等胃失和降、胃气上逆之症；而腹痛常伴有腹胀、矢气、大便性状改变等腹疾症状。相关部位的X线检查、纤维胃镜或肠镜检查、B超检查等有助于鉴别诊断。

3.证候诊断

(1)寒邪犯胃证：常有感寒、饮冷史。胃脘冷痛，疼痛暴作，以绞痛为主，痛甚则额冷汗出，疼痛遇寒加重，得温则缓，可伴有纳呆，呕吐清水痰涎，面色白，小便清长，大便溏薄。舌淡红，苔白，脉弦紧。

(2)食滞胃肠证：多有饮食不节史。脘腹胀满，疼痛拒按，进食后痛甚，嗳腐吞酸，口气臭秽，不思乳食，恶心呕吐，吐物酸臭或呕吐不消化食物，吐后痛缓，泻下酸臭，大便不爽，夜卧不安。舌红，苔厚腻或苔厚微黄，脉实有力或脉滑。

(3)湿热中阻证：腹部胀满疼痛，痛势急迫，疼痛拒按，胃脘痞满，吐酸，口苦或黏，口臭，心烦，恶心呕吐，渴喜冷饮，大便干或大便不畅，小便黄。舌红，苔黄或黄腻，脉滑数。

(4)肝胃气滞证：脘腹胀满疼痛，攻窜作痛，痛引两胁，或两胁作胀，晨起或情绪紧张时加重，嗳气频作，得嗳气或矢气舒，反酸，胃脘饱胀，餐后尤甚，不思乳食，恶心呕吐，好动易烦，烦躁易怒，胸闷，喜太息，矢气多，大便时干时稀。舌红，苔薄白，脉弦。

(5)脾胃虚寒证：病程较长，腹部隐痛，时作时止，空腹痛甚，得食痛减，受凉加重，痛处喜按喜温，泛吐清水，食少纳呆，食后腹胀，四肢不温，少气乏力，神疲倦怠，头晕，面色白，大便溏或大便不调。舌淡、边有齿痕，苔薄白，脉沉缓。

(6)胃阴不足证：脘腹隐隐灼痛，嘈杂似饥，餐后饱胀，纳少，饥不欲食，烦渴喜冷饮，手足心热，口干，舌燥咽干，大便干结。舌红少津，苔少或花剥，脉细数。

(7)瘀阻胃络证：胃脘刺痛为主，疼痛较剧，痛处固定拒按，胃痛日久不愈，纳少，不思饮食，可见柏油样便或血便。舌暗红，或紫暗，或瘀斑，苔薄白，脉弦涩或脉细。

三、中医适宜技术

1.辨证施药

以理气和胃为基本治疗原则。首先当辨寒热虚实：属于寒者，实证治以散寒祛邪为主，虚证治以温中补虚为主；属于热者，因小儿胃炎以实热为主，又常湿热夹杂，治疗当清热利湿兼顾；病程日久伤阴者，要注意顾护胃阴。其次当辨在气在血：属于气滞者，治以疏肝理气；兼食积者，治以消食导滞。反复迁延不愈者，病久必兼瘀，治疗应注重活血化瘀。

(1)寒邪犯胃证。治法：温中散寒，理气止痛。主方：良附丸(《良方集腋》)合藿香正气散(《太平惠民和剂局方》)加减。处方：

高良姜9g	香附6g	广藿香6g	木香3g
紫苏叶6g	白术9g	大腹皮9g	茯苓9g
陈皮6g	炙甘草6g		

每日1剂，水煎服，每日3次。

加减：伴有纳呆、嗳气或呕吐者，加焦六神曲9g、鸡内金6g、丁香3g、姜半夏7g。

(2)食滞胃肠证。治法：消食导滞，行气止痛。主方：保和丸(《丹溪心法》)合消乳丸(《证治准绳》)加减。处方：

焦山楂9g	焦六神曲9g	炒麦芽9g	陈皮6g
莱菔子6g	连翘6g	半夏7g	砂仁3g(后下)
茯苓9g	木香6g	厚朴9g	炙甘草5g

每日1剂，水煎服，每日3次。

加减：食滞为主者，重用焦山楂至12g、焦六神曲至12g；乳滞为主者，重用炒麦芽至12g，加炒谷芽10g；胃脘胀痛而便秘者，加枳实9g、大黄6g、槟榔6g；呕吐者，加广藿香6g、紫苏梗6g、生姜3片。

(3)湿热中阻证。治法：清热化湿，调中行气。主方：三仁汤(《温病条辨》)加减。处方：

滑石9g(包煎)	苦杏仁7g	通草6g	白豆蔻6g
淡竹叶3g	厚朴9g	薏苡仁12g	半夏6g
炙甘草3g			

每日1剂，水煎服，每日3次。

加减：呕血黑便者，加茜草根9g、栀子炭9g、蒲黄炭6g(包煎)、紫珠叶9g；伴食滞者，加焦山楂9g、焦六神曲9g；胃痛甚者，加川楝子9g、延胡索6g；口气臭秽、舌苔黄腻者，加黄芩6g、黄连3g、槟榔6g。

(4)肝胃气滞证。治法：疏肝理气，和胃止痛。主方：柴胡疏肝散(《景岳全书》)加减。处方：

柴胡9g	香附6g	枳壳9g	陈皮6g
白芍9g	甘草6g	佛手9g	香橼3g
郁金9g	紫苏梗6g	木香3g	

每日1剂，水煎服，每日2次。

加减：嘈杂反酸明显者，加吴茱萸6g、煅瓦楞子9g(先煎)、海螵蛸9g；胁痛明显者，加川楝子、延胡索各6g；食滞纳呆者，加炒莱菔子、焦山楂、焦六神曲、炒麦芽各9g；大便不畅者，加厚朴9g、槟榔6g。

(5)脾胃虚寒证。治法：温中补虚，缓急止痛。主方：黄芪建中汤(《金匮要略》)合理中汤(《伤寒论》)加减。处方：

炙黄芪12g	桂枝6g	白芍9g	党参9g
白术9g	干姜6g	肉豆蔻6g	大茴香6g
炙甘草6g	丁香3g	生姜5片	大枣3枚

每日1剂，水煎服，每日3次。

加减：泛吐清水较多者，加吴茱萸6g、益智仁9g、姜半夏7g、陈皮6g、茯苓9g；脾胃气虚为主、寒象不重者，可以香砂六君子丸加减。

(6)胃阴不足证。治法：养阴益胃，缓急止痛。主方：益胃汤(《温病条辨》)加减。处方：

北沙参9g	麦冬6g	地黄6g	玉竹6g
太子参9g	山药12g	地骨皮9g	焦山楂9g
石斛9g	白芍9g	炙甘草5g	

每日1剂，水煎服，每日3次。

加减：口干渴甚者，加天花粉15g、知母6g、芦根12g；大便干结者，加火麻仁、瓜蒌子、芦荟各9g；胃脘灼痛，嘈杂反酸者，加煅牡蛎12g(先煎)、海螵蛸9g、吴茱萸6g。

(7)瘀阻胃络证。治法：活血化瘀，理气止痛。主方：失笑散(《太平惠民和剂局方》)加味。处方：

蒲黄炭9g^(包煎)	五灵脂9g	牡丹皮6g	延胡索6g
郁金9g	川芎6g	丹参9g	

每日1剂，水煎服，每日3次。

加减：胃痛甚者，加木香、枳壳各6g；面色少华，舌淡脉弱者，加党参、黄芪各12g；口干咽燥，舌光少苔者，加生地黄、麦冬各9g；大便色黑者，加地榆、血余炭各9g、阿胶7g(烊化兑服)、三七粉6g(冲服)、白及9g。

2.中成药治疗

(1)健儿消食口服液(黄芪、炒白术、陈皮、麦冬、黄芩、炒山楂、炒莱菔子)：健脾益胃，理气消食。用于小儿饮食不节损伤脾胃引起的纳呆食少，脘胀腹满，手足心热，自汗乏力，大便不调，以至厌食、恶食。每支10ml。建议用法用量：<3岁5~10ml，≥3岁10~20ml，每日2次。

(2)加味保和丸(白术、茯苓、陈皮、厚朴、枳实、枳壳、香附、山楂、六神曲、炒麦芽、法半夏)：健胃消食。用于饮食积滞，消化不良。每100丸6g。每服6g，每日2次。建议用法用量：<6岁，捣碎，温开水浸化服用，每日3次；≥6岁6g，每日2次。

(3)胃苏冲剂(紫苏梗、香附、陈皮、香橼、佛手、枳壳、槟榔、炒鸡内金)：理气消胀，和胃止痛。用于肝胃气滞证胃脘痛，症见胃脘胀痛，窜及两胁，得嗳气或矢气则舒，情绪郁怒则加重；胸闷食少，排便不畅及慢性胃炎见上述证候者。每袋15g。成人剂量：每服15g，每日3次，15d为1个疗程，可服1~3个疗程。建议用法用量：<3岁5g，3~6岁10g，每日3次；>6岁15g，每日2~3次。过敏体质者慎用。用药期间少食生冷、油腻、不易消化食物。

(4)气滞胃痛冲剂(柴胡、炙延胡索、枳壳、炙香附、白芍、炙甘草)：疏肝理气，和胃止痛。用于肝胃气滞证，肝郁气滞，胸痞胀满，胃脘疼痛。每袋2.5g。建议用法用量：7~14岁5g，每日2次；>14岁5g，每日3次。学龄期以前儿童用量遵医嘱。初服药时可有口干、大便干结。用药期间忌酒及辛辣、生冷、油腻食物。

(5)小儿肠胃康颗粒(鸡眼草、地胆草、谷精草、夜明砂、蚕砂、蝉蜕、谷芽、盐酸小檗碱、木香、党参、麦冬、玉竹、赤芍、甘草)：清热平肝，调理脾胃。用于肝胃气滞兼食积内热者和小儿营养紊乱所引起的食欲不振，面色无华，精神烦忧，夜寝哭啼，腹泻腹胀。每袋5g。建议用法用量：每服5~10g，每日3次。偶有恶心、呕吐、皮疹、药热，停药后即消失。对本药过敏者。糖尿病患儿禁用本药颗粒。感冒患者不宜服用。过敏体质者慎用。用药期间忌食生冷、油腻及不易消化食品。本药含盐酸小檗碱，不宜长期服用。

(6)小儿康颗粒(太子参、山楂、葫芦茶、槟榔、麦芽、榧子、白芍、白术、茯苓、乌梅、蝉蜕、陈皮)：健脾开胃，消食导滞，驱虫止痛，安神定惊。用于慢性胃炎脾胃虚寒者。用于食滞虫痢，烦躁不安，精神疲倦，脘腹胀满，面色萎黄。每袋10g。温开水送服，周岁以下小儿每次1/2袋，1~4岁小儿每次1袋，4岁以上儿童每次2袋，一日3次。

(7)醒脾养儿颗粒(毛大丁草、一点红、蜘蛛香、山栀茶)：醒脾开胃，养血安神，固肠止泻。用于脾气虚所致的儿童厌食，腹泻便溏，烦躁盗汗，遗尿夜啼。每袋2g。温开水冲服，1岁以内一次1袋(2g)，一日2次；1~2岁一次2袋(4g)，一日2次，3~6岁一次2袋(4g)，一日3次；7~14岁一次3~4袋(6~8g)，一日2次。糖尿病患儿禁服。忌食生冷油腻及不易消化食物。婴儿应在医师指导下服用。长期厌食，体弱消瘦者，及腹胀重、腹泻次数增多者应去医院就诊。服药7d症状无缓解，应去医院就诊。对本品过敏者禁用，过敏体质者慎用。本品性状发生改变时禁止使用。儿童必须在成人监护下使用。请将本品放在儿童不能接触的地方。如正在使用其他药品，使用本品前请咨询医师或药师。

(8)枳实导滞丸(炒枳实、大黄、炙黄连、黄芩、炒神曲、炒白术、茯苓、泽泻)：消积导滞，清利湿热。用于饮食积滞、湿热内阻所致的脘腹胀痛、不思饮食、大便秘结、痢疾里急后重。每袋6g。建议用法用量：7~14岁4~6g，>14岁6~9g，每日2次。学龄期以前儿童用量遵医嘱。

3.针刺疗法

取穴：一组主穴取膈俞、脾俞、上脘、建里、足三里。配穴取章门、期门、三阴交、内关。二组主穴取肝俞、胃俞、中脘、下脘、足三里。配穴取印堂、太冲、期门、梁门、天枢。三组主穴取足三里、命门、百会、气海、三阴交、涌泉、神阙、上星等。

操作：用0.35mm×40mm毫针，3组主穴交替使用。随症取配穴，有双侧穴位的，每次取单侧，双侧交替使用。采用飞针针刺，施平补平泻法，留针1min，每日1次，6d为1个疗程，中间停1d，连续2个疗程。适用于有恶心呕吐、腹痛、腹胀、食欲减退、反酸、嗳气症状者。

4.推拿疗法

补脾经，补胃经(虚证时用)，清胃经(实证时用)，揉板门，运水入土，顺运内八卦，运外八卦，推四横纹，开璇玑，推膻中，揉中脘，分腹阴阳。可用于各证。

5.艾灸疗法

(1)隔姜灸。

鲜姜切成直径2~3cm、厚0.2~0.3cm的薄片，中间以针刺数孔，然后将姜片置于神阙、中脘穴，再将艾炷放在姜片上点燃施灸。当艾炷燃尽，再易炷施灸。灸完所规定的壮数，以皮肤红润而不起泡为度。用于寒邪犯胃证、脾胃虚寒证。

(2)脐部温和灸。

将艾条的一端点燃悬于施灸部位，大约3cm高度，固定不移，使患儿局部有温热感而无灼痛。一般每处灸3~5min，灸至皮肤稍起红晕为度。医者可将食、中两指置于施灸部位两侧，这样可以通过医者手指的感觉来测知患儿局部的受热程度，以便随时调节施灸距离，掌握施灸时间，防止烫伤。

6.温针灸疗法

老姜切成0.1cm厚的姜片，在姜片中间穿一小孔，以便针柄穿过。治疗时患儿取仰卧位，穴位常规消毒，针刺后采用补法使之得气，然后把姜片从针柄末端穿过，使姜片贴于皮肤上，将2cm长的艾段插在针柄顶端，在靠近皮肤一端将艾段点燃，使针和姜片变热。每穴连续灸3壮，每日1次。适用于寒邪犯胃证、脾胃虚寒证的年长儿。

7.中药贴敷疗法

(1)脾胃虚寒贴。

药物：吴茱萸15g，小茴香30g，肉桂15g，延胡索15g，白豆蔻30g，砂仁10g。

用法：共研细末，装入纱布袋中开水浸泡。取出稍晾后，敷于中脘10~15min，每日2~3次。用于脾胃虚寒证。

(2)寒邪犯胃贴。

药物：乳香18g，没药18g，防风18g，威灵仙18g，白芷18g，当归18g，海桐皮18g，香附18g，陈皮18g，透骨草18g，川芎12g，红花12g，厚朴12g，艾叶120g。

用法：上药研细末，装入用棉布做成的15cm×25cm大小的药袋中，将药放入蒸笼内蒸20min，待稍凉后，敷于中脘部。用于寒邪犯胃证。

8.中医热熨疗法

将适量莱菔子和生姜打碎，放锅内炒热，用布包裹，温熨胃脘部，冷则更换。此方适宜于食积型胃痛，如属寒凝型则用葱白、生姜捣烂炒熨。每日1~2次，每次15~20min。

9.中药兜肚疗法

药物：荜茇、干姜各15g，甘松、山奈、细辛、肉桂、吴茱萸、白芷各10g，大茴香、砂仁、蔻仁各6g，艾叶30g(捣绒)。

用法：上药共研粗末，用柔软的棉布做成20cm×20cm的兜肚形状，内层铺少许棉花及艾绒，将药末均匀撒上，上面再铺一层棉花，然后用线密密缝好。防止药末堆积或漏出。日夜兜于胃脘部，45~60d为1疗程。此法适宜于中虚寒凝型胃脘痛。

10.中药点眼疗法

药物：火硝、冰片各等份。

用法：共研极细末，用玻璃点眼棒沾药末少许，点双侧目内眦，一般1~2min疼痛便可缓解。此药点眼后有刺激性疼痛，如能改制成点眼药水即可避免这一不良反应，并可提高疗效。此法对胃肠痉挛、胃炎、消化性溃疡、急性胃肠炎、胆囊炎等病引发的疼痛均有效，中医辨证属寒凝气滞型的胃脘痛效果显著。

11.中药灌肠疗疗法

药物：大黄30g，芍药60g，天仙子、五灵脂各15g，延胡索、煨川楝子、甘草各20g。

用法：加水2000ml，煎取250~500ml备用。于给药前嘱患者排便，取左侧卧位，抬高臀部，肛管插入直肠内20~25cm，药液温度38℃左右，每分钟80~90滴灌入，保留时间不得少于30min。此为治疗急性胃痛的方法，其中包括急性胃炎、胃窦炎、胃痉挛、胃及十二指肠溃疡等病。两条途径给药，绝大部分患者10min内即见效果。

12.指压疗法

取穴：胃Ⅰ穴，胃Ⅱ穴。

操作：胃Ⅰ穴位于第5肋骨下缘锁骨中线外一横指处；胃Ⅱ穴在第5肋骨下缘与腋前线交叉点处。在此两处按压，以压痛最敏感处效佳。每次15~20min，一日3次。适宜于胃寒性疼痛，对食积性疼痛亦有效。

13.发泡疗法

药物：生白芥子、斑蝥各等份。

用法：药物分别研成细末，和匀，用30%二甲基亚矾调成软膏，每次取麦粒大一团，置于2cm×2cm胶布中心，贴于上脘、中脘或阿是穴，3h揭去。一般泡发出后胃痛即逐渐消失。此法对肝炎、胆囊炎引起的胁痛及肋软骨炎的疼痛均有效。

四、健康教育

(1)生活与饮食习惯规律，忌暴饮暴食，忌饥饱不均，少食多餐易消化食物，进食宜细嚼慢咽；避免过食生冷、油腻、咖啡、浓茶及辛辣刺激性食物。

(2)正确喂养，不共用餐具。

(3)保持乐观的情绪，避免过度劳累与紧张。

(4)有过敏史的患儿，应避免接触或进食易引起机体过敏之物，如鱼虾、海鲜等。

(5)慎用水杨酸、肾上腺皮质激素等药物。

第二十四章　小儿肠系膜淋巴结炎

小儿肠系膜淋巴结炎是小儿腹痛的常见病因之一，临床多见于7岁以下的小儿，好发于冬春季节，常在急性上呼吸道感染中并发，或继发于肠道炎症之后。典型的临床症状为发热、腹痛、呕吐，有时伴有腹泻或便秘。中医属于"小儿腹痛"范畴。

一、西医诊断

1.诊断依据

参照《诸福棠实用儿科学》(第8版)(江载芳、申昆玲、沈颖主编，人民卫生出版社，2015年)中急性肠系膜淋巴结炎。

(1)多见于7岁以下小儿，好发于冬春季节。

(2)有上呼吸道感染或肠道感染史。

(3)典型症状：发热、腹痛、呕吐，有时伴腹泻或便秘等症状。腹痛可在任何部位，以脐周或右下腹最常见，腹痛性质不固定，可表现为隐痛或痉挛性疼痛。压痛部位靠近中线或偏高，无固定位置，少有反跳痛及腹肌紧张。偶可在右下腹扪及具有压痛的小结节样肿物。

(4)根据化验检查结果诊断。

2.鉴别诊断

(1)急性阑尾炎：典型的阑尾炎患儿有转移性右下腹疼痛，右下腹有固定压痛及反跳痛，并伴有腹肌紧张。白细胞总数及中性粒细胞数增高。二者症状相似，但是急性肠系膜淋巴结炎病情较轻，起病缓慢。

(2)结核性肠系膜淋巴结炎：该病的临床表现为起病缓慢，除腹痛、发热外，常有盗汗、消瘦、食欲不振等结核中毒症状，并伴有其他部位的结核感染。结核菌素试验或结核抗体检查等有助于鉴别。

(3)传染性单核细胞增多症：该病的临床表现为可出现肠系膜淋巴结肿大，但常伴有颈部淋巴结肿大、脾大，检查异型淋巴细胞、冷凝集素、EB病毒(人类疱疹病毒4型)效价等有助于鉴别。

(4)胆道蛔虫病：阵发性右上腹绞痛，疼痛剧烈至弯腰翻滚，有排虫或吐虫史，必要时做十二指肠引流胆汁检查，或做胆道造影检查有利于鉴别。

(5)肠蛔虫病腹痛：脐周有间歇性钝痛，或轻或重，痛时喜按，腹软无压痛，有排虫史，有嗜酸性粒细胞增高，大便检查可见蛔虫卵。

(6)嵌顿疝：阵发性或持续性腹痛、呕吐、腹软，腹股沟可见肿物，晚期肠坏死，出现中毒症状。

(7)肠套叠：多在1岁内，突然间歇性腹痛哭闹，不久出现呕吐，6h后出现血便，右上腹可摸到香肠样包块，X线下，空气或钡灌肠有杯口状缺损影。

3.相关检查

(1)化验检查：白细胞计数正常或轻度升高。

(2)腹部彩色多普勒超声：提示多发肠系膜淋巴结肿大[在同一区域肠系膜上有2个以上淋巴结显像，长轴(最长直径)≥10mm或短轴(最短直径)≥5mm，纵横比>2]，或淋巴结成集簇状排列、彩色多普勒血流成像显示淋巴结内血流信号丰富者。较重者可见腹腔积液。

二、中医诊断

1.诊断要点

参照《中医儿科学》(新世纪第4版)(马融主编，中国中医药出版社，2016年)。

(1)患儿可有外感风邪、乳食不节或不洁、情志不畅等病史或诱因。

(2)临床表现。疼痛部位：可发生在任何部位，但以脐周及右下腹为主；疼痛性质：隐痛、钝痛、胀痛、刺痛、掣痛；疼痛特点：时作时止、时轻时重、反复发作、发作后自行缓解；伴随症状：部分患者可伴发热、呕吐、腹胀、便秘或腹泻、啼哭不宁等。

2.类证鉴别

(1)肠痈：肠痈属于西医的急性阑尾炎范畴，参考西医鉴别诊断。

(2)胆道蛔虫病腹痛：阵发性右上腹绞痛，疼痛剧烈至弯腰翻滚，有排虫或吐虫史。

(3)肠蛔虫病腹痛：脐周有间歇性钝痛，或轻或重，痛时喜按，腹软无压痛，有排虫史，有嗜酸性粒细胞增高，大便检查可见蛔虫卵。

(4)嵌顿疝：阵发性或持续性腹痛、呕吐、腹软，腹股沟可见肿物，晚期肠坏死，出现中毒症状。

(5)肠套叠：多在1岁内，突然间歇性腹痛哭闹，不久出现呕吐，6h后出现血便，右上腹可摸到香肠样包块，X线下，空气或钡灌肠有杯口状缺损影。

3.证候诊断

(1)腹部中寒证：腹部疼痛，拘急疼痛，得温则舒，遇寒痛甚，痛处喜暖，面色苍白，痛甚者额冷汗出，唇色紫黯，肢冷不温，或兼吐泻，小便清长。舌淡，苔白滑，脉沉弦紧，指纹红。

(2)乳食积滞证：脘腹胀满，按之痛甚，嗳腐吞酸，不思乳食，腹痛欲泻，泻后痛减，或有呕吐，吐物酸馊，大便秽臭，夜卧不安，时时啼哭。舌红，苔厚腻，指纹紫滞。

(3)胃肠积热证：腹痛胀满，疼痛拒按，或伴发热，大便秘结，烦躁口渴，手足心热。口唇舌红，舌苔黄燥，脉滑数或沉实，指纹紫滞。

(4)气滞血瘀证：腹痛经久不愈，痛有定处，痛如针刺，或腹部癥块拒按，肚腹硬胀，青筋暴露。舌紫黯或有瘀点，脉涩，指纹紫滞。

(5)肺胃热盛证：腹痛拒按，胸闷不舒，咽红，咽痛，喉核赤肿明显或溃烂化脓，或发热，烦渴引饮，小便短赤，大便秘结。舌红，苔黄厚，脉滑数。

(6)湿热蕴结证：脐周腹痛拒按，胸闷不舒，咽红，口渴，恶心呕吐，小便短赤，大便秘结或溏滞不爽。舌红，苔黄腻，脉滑数。

三、中医适宜技术

1.辨证施药

(1)腹部中寒证。治法：温中散寒，理气止痛。主方：真人养脏汤(《太平惠民和剂局方》)加减。处方：

人参18g	当归18g	白术18g	肉豆蔻15g
白芍48g	木香42g	肉桂24g	丁香6g
香附12g	川芎15g	炙甘草12g	

每次1剂，研细末，每日取药末12g，水煎服，每日2次。

(2)乳食积滞证。治法：消食导滞，行气止痛。主方：香砂平胃散(《增补万病回春》)加减。处方：

香附6g	苍术9g	陈皮6g	厚朴9g
砂仁3g	枳壳6g	焦山楂9g	神曲9g
麦芽9g	白芍6g	甘草3g	

每日1剂，水煎服，每日2次。

(3)胃肠结热证。治法：通腑泄热，行气止痛。主方：大承气汤(《伤寒论》)加减。处方：

大黄12g	厚朴24g	枳实12g	芒硝9g(兑入)

每日1剂，水煎服，每日2次。

加减：肝热犯胃而实热腹痛者，用大柴胡汤(《伤寒论》)加减。处方：

柴胡12g	黄芩9g	芍药9g	姜半夏9g
枳实9g	大黄6g	生姜15g	大枣4枚

每日1剂，水煎服，每日3次。

(4)气滞血瘀证。治法：活血化瘀，行气止痛。主方：少腹逐瘀汤(《医林改错》)加减。处方：

| 小茴香9g | 干姜2g | 肉桂3g | 蒲黄9g^(包煎) |

小茴香9g	干姜2g	肉桂3g	蒲黄9g(包煎)
五灵脂6g	赤芍6g	当归9g	川芎6g
延胡索3g	没药6g		

每日1剂，水煎服，每日2~3次。

(5)肺胃热盛证。治法：清泻肺胃，散结止痛。主方：凉膈散(《太平惠民和剂局方》)加减。处方：

芒硝60g	大黄60g	栀子30g	连翘120g
黄芩30g	薄荷30g	甘草60g	

每次1剂，研细末，每次3~6g，加水300ml，加竹叶7片、蜂蜜少许，水煎至210ml，饭后服，每日2次。

(6)湿热蕴结证。治法：清热化湿，理气止痛。主方：消瘰丸(《医学衷中参西录》)合香连丸(《兵部手集方》)加减。处方：

玄参12g	牡蛎12g	黄连6g	木香6g
夏枯草15g	连翘9g	紫花地丁9g	延胡索6g
浙贝母6g	半夏6g		

每日1剂，水煎服，每日2次。

2.中成药治疗

(1)香砂养胃丸(木香、砂仁、白术、陈皮、茯苓、制半夏、醋香附、炒枳实、豆蔻、姜厚朴、广藿香、甘草、生姜、大枣)：温中和胃。用于胃阳不足、湿阻气滞所致的胃痛、痞满，症见胃痛隐隐、脘闷不舒、呕吐酸水、嘈杂不适、不思饮食、四肢倦怠。用于本病腹部中寒证。口服，一次9g(1袋)，一日2次。饮食宜清淡，忌酒及辛辣、生冷、油腻食物。忌愤怒、忧郁，保持心情舒畅。有高血压、心脏病、肝病、糖尿病、肾病等慢性病严重者应在医师指导下服用。儿童、孕妇、哺乳期妇女、年老体弱者应在医师指导下服用。胃痛严重者，应及时去医院就诊。服药3d症状无缓解，应去医院就诊。对本品过敏者禁用，过敏体质者慎用。

(2)平胃丸(炒苍术、制厚朴、陈皮、炙甘草、大枣、生姜)：燥湿健脾，宽胸消胀。用于脾胃湿盛，不思饮食，脘腹胀满，恶心呕吐，吞酸嗳气。用于本病乳食积滞证。每19粒重1g。口服，一次6g(1袋)，一日2次；饭前服。忌食生冷油腻不易消化食物。不适用于脾胃阴虚，主要表现为口干、舌红少津、大便干。不适用于急性肠道传染病，主要表现为剧烈恶心、呕吐、大便水泻不止、脘腹作痛，或发烧。孕妇、小儿、年老体弱者、哺乳期妇女应在医师指导下服用。对本品过敏者禁用，过敏体质者慎用。本品性状发生改变时禁止使用。

(3)香砂平胃颗粒(炒苍术、姜炙厚朴、陈皮、砂仁、醋炙香附、甘草)：健脾，温中，燥湿。用于饮食不节，食湿互滞，胃脘胀痛，消化不良。用于本病乳食积滞证。每袋装5g(无蔗糖)。开水冲服，一次1袋(5g)，一日2次。脾胃虚弱者慎用。

(4)大柴胡颗粒(柴胡、大黄、炒枳实、黄芩、姜半夏、芍药、大枣、生姜)：和解少阳，内泻热结。用于因少阳不和、肝胆湿热所致的右上腹隐痛或胀满不适、口苦、恶心呕吐、大便秘结、舌红苔黄腻、脉弦数或弦滑，胆囊炎见上述证候者。用于本病肝热犯胃而实热腹痛者。每袋装8g。开水冲服，一次1袋，一日3次。不良反应有个别患者出现腹泻。注意事项：发热 > 38.5℃(口温)或血WBC > $10×10^9$/L者不适宜单用本品治疗。本品仅适用于改善胆囊炎的临床症状，若出现腹痛加重、发热或血象升高明显等严重病情者，需在医生指导下进一步治疗。正常用药后可见大便次数增多，个别患者出现腹泻，若患者不能耐受或出现腹痛加剧、恶心、呕吐等症，可予以减量或停止使用本品。未见对急性坏疽性胆囊炎、急性梗阻性化脓性胆管炎、胆囊穿孔腹膜炎、萎缩性胆囊炎、胆源性胰腺炎的研究资料。未见对合并有心血管、肝、肾和血液系统等严重原发性疾病者的研究资料。未见对孕妇、哺乳期妇女、儿童、老年用药以及药物相互作用的研究资料。宜低脂、低蛋白饮食；忌饮酒、饱餐。

(5)少腹逐瘀丸(当归、蒲黄、醋炒五灵脂、赤芍、盐炒小茴香、醋制延胡索、炒没药、川芎、肉桂、炮姜)：温经活血，散寒止痛。用于本病气滞血瘀证。临床还用于寒凝血瘀所致的月经后期、痛经，症见行经后错、行经小腹冷痛、经血紫暗、有血块、产后小腹疼痛喜热、拒按。每丸重9g。温黄酒或温开水送服，一次1丸，一日2~3次。忌生冷食物，不宜洗凉水澡。服药期间不宜同时服用人参或其制剂。感冒发热病人不宜服用。有高血压、心脏病、肝病、糖尿病、肾病等慢性病严重者应在医师指导下服用。

(6)腹痛水(儿茶酊、薄荷油、辣椒酊、蟾酥酊)：本品为淡棕色的半透明黏稠液体；气芳香，味甜、辣，有麻舌及清凉感。温中止痛，解毒辟秽，和胃止泻。用于胃痛、腹痛、恶心腹胀，呕吐泄泻，急性胃肠炎，胃痉挛。用于本病止痛。每瓶装10ml。口服，一次5~10ml(1/2~1支)，一日2~3次，服时振摇。小儿减半服。

(7)香连丸(萸黄连、木香)：清热燥湿，行气止痛。用于泄泻腹痛，便黄而黏。用于本病湿热蕴结证。口服，一次3~6g，一日2~3次。忌食辛辣，油腻食物。按照用法用量服用，小儿、哺乳期妇女及年老体虚者应在医师指导下服用。服药3d后症状未改善，应去医院就诊。对本品过敏者禁用，过敏体质者慎用。本品性状发生改变时禁止使用。儿童必须在成人监护下使用。请将本品放在儿童不能接触的地方。如正在使用其他药品，使用本品前请咨询医师或药师。

3.推拿疗法

(1)腹部中寒证。揉一窝风，揉外劳宫，补脾经，推三关，摩腹，拿肚角等。疗程：每日1~2次，10次1疗程。

(2)乳食积滞证。补脾经，顺运八卦，推四横纹，揉板门，清大肠，揉中脘，揉天枢，分腹阴阳，拿肚角等。疗程：每日1~2次，10次1疗程。

(3)胃肠结热证。顺运八卦，清胃经，退六腑，推四横纹等。疗程：每日1~2次，10次1疗程。

(4)气滞血瘀证。补脾经，顺运八卦，推三关，分腹阴阳，摩腹，揉天枢，揉血海等。疗程：每日1~2次，10次1疗程。

(5)肺胃热盛证。清肺经，清天河水，顺运八卦，清胃，退六腑，推四横纹。疗程：每日1~2次，10次1疗程。

(6)湿热蕴结证。清补脾，清大肠，推天柱骨，揉内关，推四横纹，摩腹，捏脊。疗程：每日1~2次，10次1疗程。

4.艾灸疗法

取穴：选取胃脘部、神阙、天枢、足三里、气海、脾俞、胃俞等穴位随证加减。

操作：根据病情选择应用艾灸、雷火灸、隔姜灸、隔附子灸等疗法。每日1次，每次10~15min。

5.穴位贴敷疗法

(1)药物。

①腹部中寒证方：胡椒9g、丁香15g、小茴香30g，研细末，装瓶备用。

②乳食积滞证方：鸡内金12g、厚朴10g、苍术15g、麦芽15g、山楂15g、丁香9g、砂仁9g、肉桂9g，粉碎研磨后装瓶备用。

③胃肠结热证方：大黄、厚朴、枳实、陈皮各30g，粉碎研磨后装瓶备用。

④湿热蕴结证方：黄连9g、木香6g、苍术15g、厚朴10g，研细末，装瓶备用。

(2)用法。

每次取药末6g左右，加姜汁或料酒调匀放在专用贴敷膜上；选取神阙、天枢、中脘等穴，穴位局部常规消毒后，取药贴于相应穴位上，2~5h取下即可。

6.中药离子导入疗法

药物：各证候内服中草药方药。

用法：将药物浓煎备用。每次取药液50~100ml浸入治疗垫，置于中脘、神阙、天枢穴，通过中药离子导入治疗仪导入，使药物通过皮肤直接浸透和吸收。每日1次，每次20min。

7.中药热熨疗法

药物：各证候内服中草药方药。

用法：将选择对证的中药制成中药封包，装入无纺布袋，或者使用盐包，加热至45℃~50℃，放置于肚脐周围及小腹部热熨敷治疗，每次15~20min，每天1~2次。

8.中药泡洗疗法

药物：白胡椒6g，艾叶30g，透骨草30g。

用法：以上方药煎煮后，洗按足部，每日1次，每次15~30min，水温宜在37℃~40℃。

适用于腹部中寒证。

9.针刺疗法

取穴：足三里、合谷、中脘、天枢。

操作：一般快速进针，行平补平泻手法，捻转或提插，较大儿童可留针15min。

10.耳穴压豆疗法

取穴：胃、脾、肝、胆。实证加三焦、大肠，便秘加直肠。

操作：每次选取3~4个穴位，用王不留行籽胶布贴压选好的穴位，每日按压3~5次，每周换贴2~3次。

11.拔罐疗法

取穴：神阙穴、气海、中脘、天枢、脾俞、胃俞。

操作：选取合适的体位，按照拔罐操作技术进行操作，在以上穴位进行操作。留罐5~8min，每天1次。

12.中药灌肠疗法

药物：大黄10g(后下)，茵陈30g，枳实10g，枳壳10g，黄芩9g，蒲公英15g，金钱草30g，炙甘草6g。

用法：以上药加水适量，水煎取药液200ml，装瓶备用。每次取药液22ml，加热至38℃左右时保留灌肠，每日2次。5次1疗程。适应于本病胃肠湿热证、肺胃热盛证、湿热蕴结证。

四、健康教育

1.饮食调理

注意饮食卫生，忌过食生冷瓜果、饮料、不洁食品，防止暴饮暴食。根据病因给予相应饮食调护。食积腹痛者暂禁食，或给流质、半流质饮食，热症腹痛者，忌食辛甘厚味，虚寒腹痛宜食甘温之品。可暂时回避鱼虾、鸡蛋、牛奶等易引起肠道过敏食物。

2.情志调理

减少情志刺激，避免精神紧张，保持心情愉悦。

第二十五章　小儿泄泻

小儿泄泻(腹泻)是以大便次数增多，粪质稀薄或如水样为特征的一种常见病。本病一年四季均可发生，以夏秋季节发病率为高，不同季节发生的泄泻，其证候表现有所不同。2岁以下小儿发病率高，因婴幼儿脾常不足，易于感受外邪、伤于乳食或脾肾气阳亏虚，均可导致脾病湿盛而发生泄泻。轻者治疗得当，预后良好；重者下泄过度，易见气阴两伤，甚至阴竭阳脱；久泻迁延不愈者，则易转为疳证。

中医古有将大便溏薄而势缓者称为泄，大便清稀如水而势急者称为泻，现临床一般统称为泄泻。

泄泻，《黄帝内经》时期以"泄"称之，汉唐时期把"下利"包括其中，唐宋以后才统称"泄泻"。最早在《黄帝内经》中有了与之相类似病症的记载，如《素问·气交变大论》中有"鹜溏""飧泄""注下"等病名。《难经·五十七难》从脏腑角度提出"五泄"之说。汉唐时期，《伤寒论》将痢疾和泄泻统称为"下利"。及至宋代《太平惠民和剂局方》将泄泻与痢疾分为"泻疾证候"和"痢疾证候"，但直到陈无择的《三因极一病证方论》才开始将"泄泻"立专篇论治。明代医家对命门多有研究，重肾命的思想反映到病名的认识上，即是"肾泄""五更泄"的由来。从古至今，各医家各抒己见，以脏腑命名有肝泻、肾泄、脾肾泄、肾虚泄，以病势命名有暴泄、紧病，以病因命名有外感寒邪泻、热泄、暑泄、酒泄、湿泻、食泻、积泻、饮泻，以症状命名有滑泄(滑泻、洞肠泄)、鹜溏等。

一、西医诊断

1.诊断依据

参照《诸福棠实用儿科学》(第8版)(江载芳、申昆玲、沈颖主编，人民卫生出版社，2015年)。

(1)大便性状有改变，呈稀便、水样便、黏液便或脓血便。

(2)大便次数比平时增多。

(3)疾病分期。①急性期：病程2周以内。②迁延性期：病程2周至2个月。③慢性期：病程大于2个月。

(4)疾病分型。①轻型：无脱水，无中毒症状。②中型：轻至中度脱水或有轻度中毒症状。③重型：重度脱水或有明显中毒症状(烦躁、精神萎靡、嗜睡、面色苍白、体温不升，白细胞计数明显增高）。

2.鉴别诊断

(1)生理性腹泻：多见于6个月以内婴儿，外观虚胖，常有湿疹，生后不久即出现腹泻，除大便次数增多外，无其他症状，食欲好，不影响生长发育。近年来发现此类腹泻可为乳糖不耐受的一种特殊类型，添加辅食后，大便即转为正常。

(2)导致小肠消化吸收功能障碍的各种疾病：如乳糖酶缺乏、葡萄糖-半乳糖吸收不良、过敏性腹泻等。

(3)痢疾：痢疾常有流行病学接触史，大便稀，有黏冻或脓血，便次增多于里急后重，腹痛明显。大便常规检查红细胞、白细胞均多，可找到吞噬细胞；大便培养有痢疾杆菌生长。

(4)坏死性肠炎：中毒症状较严重，腹痛，腹胀，频繁呕吐，高热，大便糊状呈暗红色，渐出现典型的赤豆汤样血便，常伴休克，腹部X线摄片呈小肠局限性充气扩张，肠间隙增宽，肠壁积气等。

3.相关检查

大便镜检可有脂肪球或少量白细胞、红细胞。大便病原体检查可有致病性大肠杆菌或病毒检查阳性等。

二、中医诊断

1.诊断要点

(1)大便次数增多，每日超过3~5次，多者达10次以上，呈淡黄色，如蛋花汤样，或黄绿稀溏，或色褐而臭，可有少量黏液。或伴有恶心，呕吐，腹痛，发热，口渴等症。

(2)有乳食不节、饮食不洁或感受时邪病史。

(3)重症腹泻及呕吐严重者，可见小便短少、体温升高、烦渴神疲、皮肤干瘪、囟门凹陷、目眶下陷、啼哭无泪等脱水征，以及口唇樱红、呼吸深长、腹胀等酸碱平衡失调和电解质紊乱的表现。

2.类证鉴别

(1)痢疾：两者均为大便次数增多、粪质稀薄病证。泄泻以大便次数增加，粪质稀溏，甚则如水样，或完谷不化为主症，大便不带脓血，也无里急后重，或无腹痛。而痢疾以腹痛，里急后重，便下赤白脓血为特征。

(2)霍乱：霍乱是一种上吐下泻同时并作的病证，发病特点是来势急骤，变化迅速，病情凶险，起病时先突然腹痛，继则吐泻交作，所吐之物均为未消化之食物，气味酸腐热臭，所泻之物多为黄色粪水，如米泔，常伴恶寒、发热，部分病人在吐泻之后，津液耗伤，迅速消瘦，或发生转筋，腹中绞痛，若吐泻剧烈，可致面色苍白，目眶凹陷，汗出肢冷等津竭阳衰之危候。

3.证候诊断

(1)风寒泄泻证：大便色淡，带有泡沫，无明显臭气，腹痛肠鸣。或伴鼻塞，流涕，身热。舌苔白腻，脉滑有力。

(2)湿热泄泻证：下利垢浊，稠黏臭秽，便时不畅，似痢非痢，次多量少，肛门赤灼，发热或不发热，渴不思饮，腹胀。面黄唇红，舌红苔黄厚腻，指纹紫滞，脉濡数。

(3)伤食泄泻证：大便酸臭，或如败卵，腹部胀满，口臭纳呆，泻前腹痛哭闹，多伴恶心呕吐。舌苔厚腻，脉滑有力。

(4)寒湿泄泻证：大便稀薄如水，淡黄不臭，腹胀肠鸣，口淡不渴，唇舌色淡，不思乳食，或食入即吐，小便短少，面黄腹痛，神疲倦怠。舌苔白厚腻，指纹淡，脉濡。

(5)脾虚泄泻证：久泻不止，或反复发作，大便稀薄，或呈水样，带有奶瓣或不消化食物残渣，神疲纳呆，面色少华。舌质偏淡，苔薄腻，脉弱无力。

(6)脾肾阳虚证：五更时大便稀溏，完谷不化，形体消瘦，或面目虚浮，四肢欠温。舌淡，苔白，脉细无力。

三、中医适宜技术

1.辨证施药

(1)风寒泄泻证。治法：疏风散寒，化湿和中。主方：藿香正气散(《太平惠民和剂局方》)加减。处方：

藿香9g	厚朴6g	苏叶6g	陈皮6g
大腹皮9g	白芷6g	茯苓9g	白术9g
半夏曲5g	桔梗6g	甘草6g	大枣4枚
生姜3片			

每日1剂，水煎服，每日3次。

(2)湿热泄泻证。治法：清肠解热，化湿止泻。主方：葛根芩连汤(《伤寒论》)加减。处方：

葛根9g	甘草6g	黄芩6g	黄连6g
生姜3片	大枣3枚		

每日1剂，水煎服，每日3次。

(3)伤食泄泻证。治法：运脾和胃，消食化滞。主方：保和丸(《丹溪心法》)加减。处方：

神曲9g	山楂9g	茯苓12g	半夏7g
陈皮6g	连翘6g	莱菔子9g	甘草6g

每日1剂，水煎服，每日3次。

(4)寒湿泄泻证。治法：温脾燥湿，渗湿止泻。主方：桂枝加人参汤(《伤寒论》)合五苓散(《伤寒论》)加减。处方：

桂枝15g	党参15g	炒苍术9g	炙甘草6g
猪苓9g	茯苓9g	泽泻9g	陈皮9g
厚朴9g	藿香6g	炒白芍9g	炮姜12g

每日1剂，水煎服，每日2次。

(5)脾虚泄泻证。治法：健脾益气，助运止泻。主方：参苓白术散(《太平惠民和剂局方》)加减。处方：

人参9g(另炖)	茯苓10g	白术9g	桔梗6g
山药12g	甘草6g	白扁豆6g	莲子肉9g
砂仁3g	薏苡仁12g		

每日1剂，水煎服，每日3次。

(6)脾肾阳虚证。治法：温补脾肾，固涩止泻。主方：附子理中丸(《太平惠民和剂局方》)合四神丸(《证治准绳》)加减。处方：

制附子6g(先煎)	党参9g	炒白术9g	干姜9g
甘草6g	补骨脂9g	肉豆蔻6g	五味子6g
吴茱萸9g	生姜6片	大枣6枚	

每日1剂，水煎服，每日3次。

2.中成药治疗

(1)藿香正气口服液(苍术、陈皮、姜制厚朴、白芷、茯苓、大腹皮、生半夏、甘草浸膏、广藿香油、紫苏叶油)：解表化湿，理气和中。用于风寒泄泻证。每支装10ml。口服，一次5~10ml，一日2次，用时摇匀。

(2)苍苓止泻口服液(苍术、茯苓、金银花、柴胡、葛根、黄芩、马鞭草、金樱子、土木香、槟榔、甘草)：清热除湿，运脾止泻。用于湿热泄泻证。每支装10ml。饭前口服，6个月以下一次5ml，6个月至1岁一次5~8ml，1~4岁一次8~10ml，4岁以上一次10~20ml，一日3次。3d为1疗程，或遵医嘱。

(3)儿泻停颗粒(茜草藤、乌梅、甘草)：清热燥湿，固肠止泻。用于湿热泄泻证。每袋装1g。开水冲服，1~6个月一次半袋(0.5g)，7个月至2岁一次1袋(1g)，3岁一次2袋(2g)，4~6岁一次3袋(3g)，7~14岁一次4袋(4g)，一日3次。3d为1个疗程。

(4)保和丸(焦山楂、茯苓、制半夏、炒六神曲、炒莱菔子、陈皮、炒麦芽、连翘)：消食导滞和胃。用于伤食泄泻证。每8丸相当于原生药3g。口服，一次3~8丸，一日3次。

(5)小儿止泻颗粒(人参、炒白术、六神曲、罂粟壳、鸡内金、茯苓、诃子、芡实、薏苡仁、金樱子、蔗糖、淀粉)：健脾利湿，涩肠止泻。用于脾虚湿盛，肠滑久泻。每袋装6g。口服，2~3个月每次1g，4~6个月每次2g，7~9个月每次3g，10~12个月每次4g，1~2岁每次5g，3岁以上每次6g，成人每次12g，一日3次；或遵医嘱。本品含罂粟壳，不宜久服。

(6)醒脾养儿颗粒(一点红、毛大丁草、山栀茶、蜘蛛香):醒脾开胃,养血安神,固肠止泻。用于脾虚泄泻证。每袋装2g。温开水冲服,1岁以内一次1袋(2g),一日2次;1~2岁一次2袋(4g),一日2次;3~6岁一次2袋(4g),一日3次;7~14岁一次3~4袋(6~8g),一日2次。

(7)启脾口服液(人参、炒白术、茯苓、甘草、陈皮、山药、炒莲子、炒山楂、炒六神曲、炒麦芽、泽泻):健脾和胃。用于脾虚泄泻证。每支装10ml。口服,一次10ml,一日2~3次,3周岁以内儿童酌减。

(8)附子理中丸(制附子、党参、炒白术、干姜、甘草):温中健脾。用于脾肾阳虚泄泻证。每8丸相当于原生药3g。口服,一次3~10丸,一日3次。

(9)四神丸(煨肉豆蔻、盐炒补骨脂、醋制五味子、制吴茱萸、去核大枣):温肾散寒,涩肠止泻。用于脾肾阳虚泄泻证。每袋装9g。口服,一次3~9g,一日1~2次。

(10)小儿止泻安颗粒(煅赤石脂、煨肉豆蔻、伏龙肝、茯苓、陈皮、煨木香、砂仁):健脾和胃,利湿止泻。用于小儿消化不良腹泻,脾虚腹泻。每袋装6g。开水冲服,1岁以内每次服3g(1/2袋),1~2岁每次服6g(1袋),一日3次;2~3岁每次服12g(2袋),一日2次;或遵医嘱。不宜用于合并其他感染的小儿腹泻。

3.推拿疗法

(1)辨证推拿法。

①伤食泻:补脾经,清大肠,摩腹,揉板门,运内八卦等,每日1次。或顺运八卦,清胃,补脾,清大肠,运土入水,利小便,顺揉长强,推上七节骨,揉足三里,推上承山,推揉止泻灵。

②寒湿泻:补大肠,补脾经,推三关,揉外劳宫,揉一窝风,揉龟尾,推上七节骨,拿肚角等,每日1次。

③湿热泻:清脾经,清大肠,推下七节骨,清小肠,推箕门,按揉足三里,摩腹,揉脐,揉天枢等,每日1次。

④脾虚泻:补脾土,补大肠,捏脊,摩腹,推三关,运内八卦,按揉足三里,推上七节骨等,每日1次。或揉腹:顺时针方向揉3min,逆时针方向揉2min;揉气海:顺时针方向揉3min;揉百会:顺时针方向点揉2min;揉龟尾:揉250~300次。或捏脊叩督法:从长强穴上2cm至大椎穴反复捏提3~6遍,从大椎穴向下到腰俞沿督脉及两侧华佗夹脊穴叩击3~5遍,频率为160~180次/min。

(2)三字经流派推拿法。

①风寒泄泻:揉一窝风、揉外劳宫、清补大肠等。

②湿热泄泻:平肝、清胃、清天河水、清小肠等。

③伤食泄泻:清胃、清天河水、运八卦等。

④脾虚泄泻：揉外劳宫、清补大肠、清补脾、补脾等。

⑤脾肾阳虚泄泻：揉二马、揉外劳宫、清补脾、平肝等。

手法频率150~200次/min，每日操作1次。

(3)运脾土、推大肠、清小肠各100次，摩腹3min，揉天枢、揉龟尾、推七节骨各100次，捏脊3~5遍。发热加退六腑、清天河水，偏寒湿加揉外劳宫100次，偏湿热加清大肠100次，偏伤食加推板门100次，偏脾虚加揉足三里。

4.灌肠疗法

(1)辨证汤药灌肠。

根据不同证型，配取相应的中药内服汤剂，药物温度控制在36℃~37℃之间，药量按1~2ml/(kg·次)，保留灌肠。禁忌证：肛门周口及直肠疾病患者。

(2)肠炎滴肠散灌肠。

①药物：葛根12g，黄芩6g，炒白术6g，炒山药6g，炒车前子6g，黄连3g，黄柏3g，半夏3g，茯苓3g，木香3g，青皮3g，陈皮3g，甘草3g。

②制备：共研细末，用热茶滤纸包装，30g/包。

③用法：肠炎滴肠散一包加水350~400ml浸泡10min，武火煎开10~20min，文火煎熬浓缩至120~130ml过滤取汁，装瓶备用。取卧位或俯卧位，6个月至1岁10ml/次，1~2岁15ml/次，2~3岁20ml/次，3~4岁25ml/次，4~5岁30ml/次，5~15岁35ml/次，直肠滴入或直肠注入药液(插入5~10cm)，2次/d。

④功效：益气健脾，清热利湿。

⑤适应证：各种病因引起的婴幼儿腹泻。

5.敷脐疗法

(1)药物。

①风寒泻方：藿香9g，防风7g，苍术9g，茯苓12g，炮姜6g。

②湿热泻方：葛根13g，黄连7g，黄芩7g，黄柏7g，车前子9g。

③伤食泻方：丁香9g，焦山楂6g，焦神曲6g，鸡内金6g。

④脾虚泻方：党参15g，茯苓15g，白术15g，吴茱萸9g。

⑤脾肾阳虚泻方：党参15g，吴茱萸10g，肉桂10g，丁香10g，茯苓15g。

⑥风寒泻和脾虚泻方：丁香2g，吴茱萸30g，胡椒30粒。

(2)用法。

将以上药物分别按一定的比例配制成糊状药饼，根据患儿证候取一人份，放置于患儿脐部，外以医用胶贴固定，每次贴敷6~8h，每日1次。

6.针刺疗法

(1)方一。

取穴：止泻穴、足三里、三阴交。发热加曲池；呕吐加内关、中脘；腹胀加天枢；

伤食加刺四缝。

操作：实证用泻法，虚证用补法，每日1次，每次20min。

(2)方二。

取穴：主穴取天枢、大肠俞、足三里、气海、关元、中脘。寒湿困脾加神阙、三阴交、阴陵泉；肠道湿热加合谷、下巨虚；食滞胃肠加中建里；肝郁加期门、太冲；脾气亏虚加脾俞；肾阳亏虚加命门、关元。

操作：实证用泻法，虚证用补法，每日1次，每次20min。

7.耳穴贴压疗法

取穴：大肠、胃、脾、神门、交感，脾肾阳虚泻加肾。

操作：每次选3~4穴，用王不留行籽贴压，左右交替，每日按压3~4次，2~3d换1次。

8.艾灸疗法

(1)温和灸法。

取穴：取神阙、中脘、天枢及足三里等穴。如食滞明显，可加脾俞、胃俞等穴；脾肾阳虚者加肾俞。

操作：患儿取仰卧位，点燃灸条，距离皮肤2~3cm，灸至皮肤红热为度，时间为15~20min。每日1次。或选用多功能艾灸仪治疗。

(2)灵活艾灸法。

取穴：选腹部的任脉俞穴，最常用的是神阙、气海、关元、天枢。

操作：辨证施灸，如脐中疼痛不舒灸神阙；脾虚乏力、声低懒言灸气海；五更泻灸关元；寒湿泄泻灸水分。灵活运用隔物灸，如泄泻腹胀隔葱灸，寒湿困脾泻下冷冻如痰隔附子灸等。

9.电磁波疗法

脾虚泻、脾肾阳虚泻可选用特定电磁波治疗仪治疗。

10.中药穴位贴敷疗法

取穴：天枢、大肠俞、上巨虚、三阴交、关元、中脘、足三里。

中药膏制作：取白芥子、肉桂、延胡索、炮附片各1份，甘遂、细辛各0.5份，共研细末，用鲜姜汁调成稠膏状，做成1cm×1cm的小丸。

用法：将以上小药丸放在直径约5cm的胶布上，固定于上述穴位。每隔10d贴敷1次，每次敷贴4~6h，连续贴敷3次。此疗法用于脾胃虚弱型泄泻的治疗。

四、健康教育

(1)提倡母乳喂养，正确添加辅食，合理喂养。

(2)养成良好的饮食卫生习惯，做到饮食有节，起居有时，不暴饮暴食，不偏食，不食生冷不洁难化之物。

（3）注意气候变化，及时增减衣物，避免腹部受凉、饮食当风、冒受暑热、久卧湿地等。

（4）适当调整饮食，减少脂肪及难消化食物，减轻胃肠负担。轻症不禁食，给予营养丰富易消化的食物，由母乳、米汤开始逐渐增加量与浓度，给患儿口服足够的液体，以预防脱水。吐泻严重及伤食者可暂禁食4~6h，注意补充糖、盐溶液，随病情好转，逐渐增加至正常饮食。

（5）注意臀部卫生，勤换尿布，大便后及时温水清洗，揩干，扑上滑石粉，以防止红臀。已发生者可外涂紫草油、金黄膏等。

（6）对感染性腹泻患儿要注意粪便清理，消毒隔离，避免交叉感染。密切观察病情变化，及时对症用药，防止重症及变证的发生。

第二十六章　小儿便秘

小儿便秘是指排便时间延长，严重者每次排便时间可长达30min以上，便次少于3次/周，粪便干燥坚硬，重者大便困难、干燥如栗、有排便不尽感，可伴少腹胀急、神倦乏力、胃纳减退、便时肛裂出血等症，长期依赖开塞露等药为主要临床症状的疾病。流行病学调查及回顾性研究显示，我国老年人便秘患病率为18.1%，儿童的患病率为18.8%，均显著高于一般人群的8.2%；农村人口患病率为7.2%，显著高于城市人口的6.7%。中医药治疗便秘积累了丰富的临床经验，如《伤寒论》创立了蜜煎导法，所记载的麻子仁丸至今仍在临床广泛应用，取得了较好的疗效。中医认为便秘是指粪便在肠内滞留过久，秘结不通，排便周期延长；或周期不长，但粪质干结，排出艰难；或粪质不硬，虽有便意，但便而不畅的病证。基本病机为大肠传导功能失常，病位在大肠，与脾、胃、肝、肾、肺等脏腑功能失调有关。病性可概括为寒、热、虚、实四个方面。

一、西医诊断

1.诊断依据

参照《新生儿/幼儿功能性便秘(FC)罗马Ⅲ诊断标准》《儿童/青少年FC罗马Ⅲ诊断标准》。

新生儿/幼儿FC罗马Ⅲ诊断标准：新生儿至4岁幼儿至少出现以下2条症状，达1个月。①每周排便2次或小于2次；②在自己能控制排便后每周至少有1次失禁发作；③有大便潴留病史；④有排便疼痛和费力史；⑤直肠内存在大量粪便团块；⑥粪便的最大直径曾堵塞过厕所；伴发症状包括易激惹、食欲下降和(或)早饱。随着大量粪便排出，伴随症状可很快消失。

儿童/青少年FC罗马Ⅲ诊断标准：年龄至少为4岁儿童，必须满足以下2条或更多，且不符合肠易激综合征(IBS)的诊断标准；①每周排便≤2次；②每周至少有1次大便失禁；③有大量粪便潴留或有与粪便潴留有关姿势；④有排便疼痛或困难病史；⑤直肠内存在大粪块；⑥大块粪便曾堵塞厕所管道病史。确诊前至少2个月满足上述标准，并且每周发作至少1次。

2.鉴别诊断

便秘既可作为功能性疾病独立存在，也可作为症状见于多种器质性疾病，临床应注意鉴别诊断。常见引起便秘的器质性疾病有：结直肠肿瘤、肠腔梗阻或狭窄、肛裂、内痔、直肠脱垂、肛周脓肿等消化系统疾病；脊髓损伤、多发性硬化症、帕金森病、脑卒中、脑肿瘤、自主神经病变、强直性肌营养不良、淀粉样变性等神经系统及肌肉疾病；糖尿病、高钙血症、低钾血症、甲状腺功能减退、甲状旁腺功能亢进、嗜铬细胞瘤等内分泌和代谢性疾病。

常见表现为便秘的功能性疾病，主要包括便秘型肠易激综合征、功能性便秘、阿片剂诱导型便秘、功能性排便障碍(排便推进力不足、不协调性排便)等。

3.相关检查

对初诊的慢性便秘患者应在详细采集病史和进行体格检查的基础上有针对性地选择辅助检查。肛门直肠指检简易、方便，可确定是否有粪便嵌塞、肛门狭窄、直肠脱垂、直肠肿块等病变，并可了解肛门括约肌的肌力状况。大便常规和隐血试验应作为常规检查，可提供结肠、直肠和肛门器质性病变的线索。电子结肠镜检查可观察结肠和直肠黏膜情况，排除器质性病变。腹部X线平片能显示肠腔扩张、粪便存留和气液平面。消化道钡餐可显示钡剂在胃肠内运行的情况以了解其运动功能状态。钡剂灌肠可发现巨结肠。肠道动力及肛门直肠功能的检测(胃肠传输试验、肛门直肠测压法、排粪造影、球囊逼出试验、肛门测压结合腔内超声检查、会阴神经潜伏期或肌电图检查等)所获得的数据虽不是慢性便秘临床诊断所必需的资料，但对科学评估肠道与肛门直肠功能、便秘分型、药物和其他治疗方法的选择与疗效的评估是必要的。

二、中医诊断

1.诊断要点

(1)每周排便少于3次，无稀便，大便硬结或呈团块，或排便费力，或有排便不尽感，或排便时需用手法协助。

(2)可伴腹胀、腹痛、口臭、纳差及神疲乏力、头晕、目眩、心悸等症状。

2.类证鉴别

肠结：肠结多为急症，因大肠通降受阻所致；表现为腹部疼痛拒按，大便完全不通，且无矢气和肠鸣音，常伴有呕吐。便秘多为慢性疾病，因大肠传导失常所致；表现为腹部胀满，大便干结艰涩，可有矢气和肠鸣音，或有恶心欲吐，食纳减少。

3.证候诊断

(1)肠道实热证：大便干结，口干口臭，腹中胀满或痛，五心烦热，小便短赤。脉滑数，舌红，苔黄厚或燥。

(2)肠道气滞证：欲便不得出，或便而不爽，大便干结或不甚干结；腹满胀痛；肠鸣矢气；嗳气或口苦；胸胁胀满、烦躁易怒或郁郁寡欢；纳食减少。舌苔白厚，脉弦。

(3)脾胃虚弱证：大便并不干硬，虽有便意，但排便困难，用力努挣则汗出短气，便后乏力；面色萎黄或无华；神疲懒言、肢倦乏力。舌淡，苔薄白，脉虚弱。

（4）阴虚肠燥证：大便干结，便如羊粪；口干少津；形体消瘦；心悸怔忡；两颧红赤、头晕耳鸣、潮热盗汗、腰膝酸软。舌红，少苔，脉细数。

（5）脾肾阳虚证：大便干或不干，排出困难；腹中冷痛，得热则减；小便清长；四肢不温；眩晕耳鸣。舌淡，苔白厚。

三、中医适宜技术

1.辨证施药

（1）肠道实热证。治法：清热润肠通便。主方：大承气汤（《伤寒论》）或麻子仁丸（《伤寒论》）加减。处方：

大黄6g	厚朴12g	枳实6g	芒硝4g[后下]
麻仁9g	芍药6g	杏仁6g	

每日1剂，水煎服，每日3次，饭前温服。

（2）肠道气滞证。治法：顺气导滞通便。主方：六磨汤（《金匮翼》）加减或枳实导滞丸（《内外伤辨惑论》）加减。处方：

木香6g	乌药6g	枳实9g	槟榔6g
大黄6g[后下]	神曲9g	黄连3g	

每日1剂，水煎服，每日3次。

（3）脾胃虚弱证。治法：益气润肠通便。主方：补中益气汤（《内外伤辨惑论》）加减或参苓白术散（《太平惠民和剂局方》）加减。处方：

黄芪15g	白术12g	陈皮9g	升麻6g
柴胡9g	党参9g	当归6g	芒硝6g[后下]
茯苓12g	白扁豆9g	火麻仁9g	炙甘草3g

每日1剂，水煎服，每日3次。

（4）阴虚肠燥证。治法：滋阴养血通便。主方：润肠丸加减（《医方考》）或四物汤（《太平惠民和剂局方》）加减。处方：

火麻仁9g	郁李仁9g	桃仁6g	枳壳6g
肉苁蓉9g	当归9g	生地9g	芍药6g
川芎5g	炙甘草5g		

每日1剂，水煎服，每日3次。

（5）脾肾阳虚证。治法：温阳通便。主方：济川煎（《景岳全书》）加减。处方：

当归9g	牛膝3g	肉苁蓉6g	火麻仁6g
仙灵脾6g	升麻2g	枳壳3g	泽泻3g

每日1剂，水煎服，每日3次，饭前服。

2.中成药治疗

(1)三黄片(大黄、盐酸小檗碱、黄芩浸膏)：清热解毒，泻火通便。用于肠道实热证。每片重0.25g(薄膜衣片)。口服，一次1~4片，一日2次。

(2)四季三黄片(大黄、黄芩、黄柏、栀子)：消炎退热，通便利水。用于肠道实热证。每基片重0.3g。口服，一次2~8片，一日1~2次。

(3)麻子仁丸(火麻仁、苦杏仁、大黄、炒枳实、姜厚朴、炒白芍)：润肠通便。用于肠道实热证。口服，小蜜丸一次3~6g，一日1~2次。

(4)木香顺气丸(木香、砂仁、醋制香附、槟榔、甘草、陈皮、制厚朴、炒枳壳、炒苍术、炒青皮)：行气化湿，健脾和胃。用于肠道气滞证。每50粒重3g。口服，一次3~9g，一日2~3次。

(5)枳实导滞丸(炒枳实、大黄、姜汁炙黄连、黄芩、炒六神曲、炒白术、茯苓、泽泻)：消积导滞，清利湿热。用于肠道气滞证。口服，一次3~9g，一日2次。

(6)参苓白术散(人参、茯苓、炒白术、山药、炒白扁豆、莲子、炒薏苡仁、砂仁、桔梗、甘草)：补气健脾，渗湿和胃。用于脾胃虚弱证。口服，一次6~9g，一日2~3次。

(7)润肠丸(桃仁、羌活、大黄、当归、火麻仁)：润肠通便。用于阴虚肠燥证。每4丸相当于原药材1.5g，0.2g/丸。口服，一次4丸，一日3次，宜空腹服。

(8)麻仁润肠丸(火麻仁、炒苦杏仁、大黄、木香、陈皮、白芍)：润肠通便。用于阴虚肠燥证和肠胃积热便秘证。每丸重6g。口服，一次1~2丸，一日2次。

(9)金匮肾气丸(地黄、山药、酒炙山茱萸、茯苓、牡丹皮、泽泻、桂枝、炙附子、去头牛膝、盐炙车前子)：温补肾阳，化气行水。用于脾肾阳虚证。大蜜丸每丸重6g。口服，一次1丸，一日2次。小蜜丸每100丸重20g。口服，一次6g(30丸)，一日2次。

3.推拿疗法

(1)基本手法。补脾、清胃、清大肠各200~300次，按揉脾阳池500次；推下七节骨100次；腹部天枢、中脘、顺时针摩腹46次。

(2)随证加减。①肠道实热，加推拿上巨虚、大肠腧。②肠道气滞，加推拿气海、承山。③脾胃虚弱，加推拿三阴交、大横。④阴虚肠燥，加推拿阴陵泉、气海俞。⑤脾肾阳虚，加推拿关元、大赫。

4.灌肠疗法

(1)辨证汤药灌肠。

对于口服药物困难，或便秘较重者可采取口服中药予保留灌肠。用方同中药内服辨证处方，药物按小儿口服量，加水浓煎至所需量(30~100ml/次)，做保留灌肠，保留20~30min。一日1~2次。

(2)单方灌肠。

药物：番泻叶30g，或大黄10g、玄明粉10g。

用法：取番泻叶30g水煎成150~200ml；或大黄10g加沸水150~200ml，浸泡10min后，加玄明粉搅拌至完全溶解，去渣，药液温度控制在40℃，灌肠。患者取左侧卧位，暴露臀部，将肛管插入10~15cm后徐徐注入药液，保留20min后，排出大便，如无效，间隔3~4h重复灌肠。适用于腹痛、腹胀等便秘急症，有硬便嵌塞肠道、数日不下的患者。

5.耳穴疗法

取穴：便秘点、直肠下段、大肠。实证者加肺、肝、胆、心；虚证者加脾、胃、肾、肾上腺。

操作：采用王不留行耳穴压豆方法治疗，每次取穴3~5个，每天按压2~3min，5d治疗1次。

6.针刺疗法

取穴：主穴取天枢、大肠俞、足三里、上巨虚。肠道实热，加曲池、合谷；肠道气滞，加支沟、太冲。脾胃虚弱，加脾俞、胃俞；阴虚肠燥，加关元、三阴交；脾肾阳虚，加石关、大钟、照海。

操作：平补平泻手法治疗。每次20min，10次1疗程。

7.敷脐疗法

(1)硝黄贴脐敷。

药物：大黄30g，芒硝20g，炒莱菔子15g，芦荟30g。

用法：诸药焙干、研面、过细筛，分20份，装瓶备用。每取1份，以香油或植物油调成糊状，敷以脐部，贴敷贴固定。每天1次，每次4~6h。5d为1疗程，胶布过敏者以绷带缠裹。用于便秘实证。

(2)归地二仁贴。

药物：熟地、当归、火麻仁、郁李仁各30g。

用法：诸药研细末，装瓶备用。用时取药末9g，以香油或植物油调成膏状，敷以脐部，以敷贴固定。每天1次，每次4~6h。5d为1疗程，胶布过敏者以绷带缠裹。用于虚证便秘。

(3)硝皂散。

药物：芒硝9g，皂角1.5g。

用法：诸药各研细末，混合调匀，用纱布包裹敷神阙穴，胶布固定，并不时给药末滴水少许，使之湿润。清热通便，主治热结便秘。

8.中药经皮离子导入疗法

药物：大黄15g，芒硝30g，厚朴15g，枳实15g，莱菔子12g，丁香6g，肉桂6g，木香9g。

用法：药物水煎2次，浓缩成200ml备用。用消毒纱布蘸好药液，放置关元、中脘穴，用中药经皮离子导入仪通过皮肤靶向定位给药，把中药直接渗透作用于关元、中脘等部位，发挥清热导滞通便的作用。

9.穴位贴敷疗法

(1)田螺贴气海。

药物：大田螺3个，冰片少许。

用法：取田螺肉捣烂，加入冰片。上药用纱布包裹，压成饼状，敷气海穴，胶布固定。清热通便，主治热结便秘。

(2)实证便秘贴。

药物：大黄9g，芒硝9g，甘遂6g，冰片3g。

用法：诸药研细末，每次取药末6g，用温水调成药膏，外敷神阙穴、膈俞、脾俞、胃俞、三焦俞、大肠俞等。每日1次，每次6~8h，3~5d为1个疗程。

(3)虚证便秘贴。

药物：肉桂9g，大黄9g，丁香6g，木香6g，黄芪15g，当归10g。

用法：诸药研细末，每次取药末6g，调成药膏，外敷神阙、肺俞、膈俞、脾俞、肾俞、关元俞等。每日1次，每次6~8h，3~5d为1个疗程。

四、健康教育

(1)预防之法，首要在于消除病因。

(2)注意饮食的调理，合理膳食，以清淡为主，多吃粗纤维的食物及香蕉、西瓜等水果，避免辛辣厚味及寒凉生冷。

(3)应养成定时排便的习惯。

(4)避免过度精神刺激，保持心情舒畅。

(5)如出现便秘，不可滥用泻药，避免使用不当反使症状加重。

(6)热病之后，由于进食甚少而不大便者，不必急于通便，只需扶养胃气，待饮食渐增，大便自能正常。

第二十七章 小儿遗尿症

小儿遗尿症是指3岁以上小儿不能从睡眠中醒来而反复发生无意识排尿行为，每周超过一定次数，持续至少3月。中医学又称"遗溺"。婴幼儿时期，排尿的自控能力尚未形成，学龄儿童玩耍过度偶然发生遗尿，均非病态。年龄超过3岁，特别是5岁以上的儿童，睡中经常遗尿，轻者数日一次，重者可一夜数次，则为病态，方称遗尿证。本病发病男孩高于女孩，部分有明显的家族史，严重者可产生自卑感，影响身心健康和生长发育。本病病位在肾与膀胱，以肾气不足、膀胱虚寒为多见，也可与脾肺气虚、心肾失交、肝经湿热有关。此外，也有因小儿缺少教育，未养成夜间主动起床排尿的习惯，久之形成习惯性遗尿。西医学称为"儿童单症状性夜遗尿"。

一、西医诊断

1.诊断依据

(1)发病年龄在3周岁以上，频频遗尿，或5周岁以上，仍经常遗尿。

(2)睡眠较深，不易唤醒，每夜或隔数日发生尿床，甚则每夜遗尿数次者。

(3)尿常规及尿培养无异常发现。

(4)X线检查，部分患儿可发现隐性脊柱裂，或做泌尿道造影可见畸形。

2.鉴别诊断

需与遗尿症鉴别的病种有泌尿系感染，糖尿病，泌尿系畸形，尿崩症，神经源性膀胱、脊髓病变。

3.相关检查

(1)实验室检查：尿常规、尿细菌培养未见异常。

(2)泌尿系统B超或可见膀胱容量小。

(3)腰骶部核磁共振检查或X线检查或可见隐性脊柱裂。

二、中医诊断

1.诊断要点

(1)主要症状：不能从睡眠中醒来而反复发生无意识排尿行为；睡眠较深，不易唤醒。

(2)发作频率：3~5岁，每周至少有5次遗尿，症状持续3月；5周岁以上，每周至少有2次遗尿，症状持续3月，或者自出生后持续尿床，没有连续6月以上的不尿床期。

(3)实验室检查：尿常规、尿细菌培养未见异常，泌尿系统B超或可见膀胱容量小，腰骶部核磁共振检查或X线检查或可见隐性脊柱裂。

2.类证鉴别

参考西医鉴别诊断。

3.证候诊断

(1)下元虚寒证：睡中经常遗尿，多则一夜数次，面目少华，神疲乏力，肢凉怕冷，腰腿酸软，小便清长而频数。舌质淡，苔薄白，脉沉无力。

(2)脾肺气虚证：睡中遗尿，量不多但次数频，舌白神倦，懒言少动，纳少便溏，四肢欠温，或虚胖或消瘦，肌肉松软，常自汗出，易患感冒。舌淡，苔白，或舌质胖嫩，脉象细弱。

(3)肝经湿热证：睡中遗尿，尿量不多，次数也较少，但尿味臊臭难闻，尿色黄，平时性情急躁，好动出汗，或夜间磨牙，夜卧易惊，大便偏干，形体多偏瘦，或手心灼热，口中气臭。唇舌红赤，舌苔黄或黄腻，脉象滑数。

(4)脾肾两虚证：时有睡中遗尿，熟睡不易叫醒，尿清长，进食冷饮后遗尿加重，白天或有小便失禁，精神紧张时小便次数增多，自汗，动则多汗，面色萎黄或白，神疲乏力，纳呆，大便溏薄。舌质淡，舌苔白，脉沉迟无力。

(5)心肾不交证：以夜间遗尿为主，夜寐难醒，五心烦热，性情急躁，多动少静，注意力不集中，记忆力差，形体消瘦，夜卧不安，多梦，呓语，易哭易惊，盗汗。舌质红，苔少，脉细数或沉细数。

三、中医适宜技术

1.辨证施药

(1)下元虚寒证。治法：温补肾阳，固涩小便。主方：桑螵蛸散(《本草衍义》)合缩泉丸(《景岳全书》)。处方：

桑螵蛸30g	远志30g	菖蒲30g	龙骨30g
人参30g	茯神30g	当归30g	龟板30g
乌药30g	益智仁30g	山药30g	

每次1剂，研细末装瓶备用。每次6g，临睡前温水冲服。

加减：伴痰湿内蕴、困寐不醒者，加胆南星3g、半夏6g、石菖蒲9g、远志6g以化痰浊、开窍醒神；伴纳差、便溏者，加党参9g、白术9g、茯苓12g、山楂9g以健脾和中助运。

(2)脾肺气虚证。治法：益气健脾，培元固涩。主方：补中益气汤(《内外伤辨惑论》)

合缩泉丸(《景岳全书》)。处方：

党参9g	白术6g	黄芪15g	当归6g
升麻3g	柴胡6g	陈皮9g	山药12g
益智仁9g	乌药6g	炙甘草3g	

每日1剂，水煎服，每日3次。

加减：若困寐不醒者，加石菖蒲6g、远志6g清心醒神；若大便稀溏者，加炮姜6g、煨葛根9g运脾温阳；食欲缺乏者加砂仁3g、神曲9g消食和胃。

(3)肝经湿热证。治法：疏肝清热，固涩小便。主方：龙胆泻肝汤(《医方集解》)。处方：

龙胆草6g	山栀子9g	黄芩9g	生地黄20g
木通9g	柴胡10g	泽泻12g	车前子9g^(包煎)
当归8g	甘草6g		

每日1剂，水煎服，每日2次。

加减：夜惊、磨牙者加黄连3g、朱砂0.3g清心安神。久病不愈，肝肾阴亏，症见消瘦低热、盗汗、舌质红、脉细数者，可用知柏地黄丸治之，以滋阴降火。

(4)脾肾两虚证。治法：健脾益肾，固摄缩尿。主方：六君子汤(《太平惠民和剂局方》)加减合缩泉丸(《魏氏家藏方》)加减。处方：

太子参9g	茯苓12g	山药12g	白术9g
乌药6g	陈皮6g	砂仁3g^(后下)	枸杞子9g
菟丝子9g	覆盆子6g	五味子6g	炙甘草4g

每日1剂，水煎服，每日2次。

加减：食少不化者，加炒谷芽、焦六神曲各9g；大便溏薄者，加薏苡仁15g；夜尿增多者，加桑螵蛸5g。

(5)心肾不交证。治法：清心滋肾，安神固脬。主方：交泰丸(《韩氏医通》)合导赤散(《小儿药证直诀》)加减。处方：

| 黄连3g | 肉桂3g | 党参9g | 甘草6g |
| 车前子6g^(包煎) | 生地黄9g | 淡竹叶5g | |

每日1剂，水煎服，每日2次。

加减：五心烦热者，加五味子6g、酸枣仁6g、牡丹皮9g、山茱萸9g；烦躁叫扰者，加龙骨10g(先煎)、牡蛎10g(先煎)、白芍6g、龟甲9g(先煎)。

2.中成药治疗

(1)金匮肾气丸(地黄、山药、酒炙山茱萸、茯苓、牡丹皮、泽泻、桂枝、制附子、牛膝、车前子)：温补肾阳，化气行水。用于本病下元虚寒证。口服，一次10~15粒(2~3g)，一日2次。

（2）补中益气丸（蜜炙黄芪、党参、蜜炙甘草、炒白术、当归、升麻、柴胡、陈皮、生姜、大枣）：补中益气。用于脾肺气虚证。口服，一次6~8丸，一日3次。

（3）缩泉丸（山药、盐炒益智仁、乌药）：补肾缩尿。用于肾虚所致的小便频数，夜间遗尿。水丸，每20粒重1g。口服，一次3~6g，一日3次。

（4）知柏地黄丸（知母、熟地黄、黄柏、山茱萸、山药、牡丹皮、茯苓、泽泻）：滋阴清热。用于肝经湿热证。口服，一次5~8丸，一日3次。

（5）龙胆泻肝丸（龙胆草、柴胡、黄芩、炒栀子、泽泻、木通、盐炒车前子、酒炒当归、地黄、炙甘草）：清肝胆，利湿热。用于肝胆湿热证。口服，一次2~6g，一日2次。

（6）水陆二仙片（金樱子肉、芡实各半，制成每片含生药0.25g的药片或胶囊）：可滋肾健脾，缩尿。用于脾肾两虚证。口服，每次4~6粒，每日3次。

（7）泻青丸（龙胆草、酒炒大黄、防风、羌活、栀子、川芎、当归、青黛）：清肝泻火。用于肝经湿热证。每次1~3g，每日2次，竹叶煎汤加砂糖温水送服。

3.针刺疗法

（1）体针。

①方法一。

取穴：主穴取关元。配穴取百会。

操作：排空小便，取仰卧位，穴位常规消毒，用3寸毫针刺关元，向下透刺中极穴，进针2.5寸。用2寸毫针斜刺百会穴，进针1.5寸，中强刺激，平补平泻法，留针30min。要求有酸、沉、麻木、胀、痛、热及触电样感觉，放射到下腹及会阴部，针感明显者，效果显著。每日1次，7~10次为1疗程，中间休息3d，再行第2疗程。一般1~2疗程治愈。

②方法二。

取穴：主穴取百会、神门、关元、气海、中极、三阴交、肾俞、膀胱俞。

操作方法：患儿首取仰卧位，浅刺百会、神门、关元、气海、中极、水道、三阴交，留针10min；次取俯卧位，针刺肾俞、命门、膀胱俞、三焦俞，方法同上。用于下元虚寒证。脾肾两虚证加足三里、脾俞，肺脾气虚证加肺俞，心肾不交证加内关、遗尿点。

（2）电针。

取穴：主穴取关元、中极、曲骨。配穴取三阴交。

操作：令患儿先排尿，取28号1~2寸长毫针，选准穴位，消毒后垂直或稍向下刺入0.5~1寸，得气后，再接通G6805治疗机，用连续疏波，电流量以患儿能耐受感舒适为度，通电时间15~20min，每日1次，5次为1疗程，疗程间休息3d。

（3）经外奇穴治疗。

针刺夜尿穴（手掌面小指关节横纹中点处），留针15min，每日1次，7次为1疗程。

4.推拿疗法

方法一：揉龟尾100次，捏脊5遍，按揉三阴交200次，每日1次，10次为1疗程。下元虚寒者加用补肾经100次，揉丹田100次，按揉肾俞100次；肺脾气虚者加用补脾经100次，补肺经100次，推上七节100次；肝经湿热者加用清肝经100次，推六腑100次，清小肠100次。

方法二：每日下午揉丹田200次，摩腹20min，龟尾30次。较大儿童可用擦法，横擦肾俞、八髎，以热为度。7d为1疗程。

方法三：补脾土800次，补肾水800次，推三关300次。揉丹田20min，按百会50次，每日下午进行，7d为1疗程。

方法四：用手掌按摩背部，然后沿小儿脊柱自长强穴开始，用两手食指及拇指将皮肤提起，沿督脉上升，边推边捏至颈部风府穴，反复5遍，每遍捏推至3下时，将两手之间的皮肤向后提一下(走三提一)，当推至风府穴时，再用两拇指在每个椎棘突处按摩3下，尤在肾俞、关元俞及膀胱俞重点按揉。每日1次，3次为1疗程。

方法五：患儿仰卧，家长用手掌揉小儿腹部20~30次，用拇指按揉中极、关元、三阴交穴各1min。患儿改为俯卧，家长用手掌根部揉搓腰骶部20~30次，使局部有热感为好，并用拇指按揉命门、肾俞、膀胱俞，每穴1min。

方法六：补肾经、揉外劳宫各100~300次，按揉百会、揉丹田、揉关元、揉气海各1~2min，按揉肾俞(双侧)、按揉三阴交(双)各50~100次，捏脊3~5遍，最后擦腰骶部，以透热为度，上推七节骨100次。每日推拿1次，6次为1个疗程，连续治疗3个疗程。用于下元虚寒证。脾肾两虚证可加用补脾经、按揉足三里；肺脾气虚证可加用补肺经、推三关。

5.艾灸疗法

(1)隔姜饼灸。

取穴：中极、三阴交。

操作：干姜15g，水200ml，煎至100ml，滤渣取液和面粉调成糊状，再摊于3块2寸见方布上，晒干即成姜饼。治疗时将其置于选定穴上，用艾条隔饼熏灸，每日2~3次，每次30min，3d为1疗程。

(2)温和灸。

取穴：主穴取中极、膀胱俞、肾俞。配穴取肺俞、脾俞，或心俞、至阳、中极。

操作：以无烟艾灸条温和灸，背部腧穴以温灸器灸，每日1次，用于遗尿虚证。

(3)雀啄灸。

取穴：关元、中极、三阴交(双)。

操作：以艾灸条雀啄灸，每个穴位10min，以局部皮肤发红为度。隔日1次，连续3次，休息2d。治疗9次为1个疗程，疗程间间隔2d，共艾灸2个疗程。用于各个证型。

6. 耳穴压丸疗法

取穴：主穴取肾。配穴取心、皮质下、兴奋点；急躁易怒加肝，食欲不振加脾。

操作：75%酒精局部消毒，将消毒过的王不留行籽1粒，粘贴于0.7cm×0.7cm大小的方形胶布中，贴在耳穴上(一侧)，用手指按压籽粒，使局部有明显胀、热、痛等感应为止，每日按压不少于3次，每次3min左右。每周换贴1次，左右耳穴交替，换贴5次为1疗程。

7.穴位激光照射疗法

取穴：主穴取会阴、中极、三阴交。食欲不振加足三里；尿意频数加遗尿区；隐性脊柱裂加阿是穴。

操作：穴位功率密度14.3mW/cm^2，波长6328Å光束照射穴位，每日1次，每次每穴照射5min，10次为1疗程。休息10d再行第2疗程，一般1~3个疗程。

8.穴位贴敷疗法

(1)通用贴敷方。

取穴：主穴取内关、气海、中极、三阴交。配穴取肾俞、膀胱俞、复溜。

药物：麝香3g，蟾酥5g，桂枝5g，麻黄5g，雄黄5g，没药5g，乳香5g。共研细末，贮瓶备用。

操作：取药粉9g加入适量酒精调成膏状，贴在所选穴位上，每3~4d换贴1次，连续3次为1疗程。

(2)下元虚寒贴敷方。

取穴：双涌泉穴和关元穴。

药物：益智仁15g，远志10g，石菖蒲10g，覆盆子15g，吴茱萸15g，白果5g，五味子10g。共研细末，贮瓶备用。

操作：取药粉6g用醋调成糊膏状制成直径1cm大小贴敷膏，外敷贴于双涌泉穴和关元穴。每天1次，连续7d为1疗程。

(3)敷脐疗法。

①方一。

药物：五倍子、何首乌各3g。

用法：研末，醋调敷脐，每晚1次；连用5次。

②方二。

药物：覆盆子、金樱子、菟丝子、五味子、仙茅、补骨脂、山茱萸、桑螵蛸各6g，丁香、肉桂各3g，研末装瓶用。

用法：每次1g，填入脐中，滴1~2滴乙醇或白酒后，外用暖脐膏固定，3d换药1次。

③方三。

药物：五味子、桑螵蛸、补骨脂各40g。

用法：将药物研成粉末，用纱布覆盖制成敷贴，使用时用姜汁调匀，每次1贴，用辅料外敷脐部，晨起取下。每晚1次，连用7d，停2d，30d为1个疗程，共3个疗程。

④方四。

药物：丁香3粒。

用法：研为细末，醋调和匀，敷脐部，敷料固定，每晚1换。

⑤方五。

药物：丁香、肉桂、五倍子、补骨脂各等量。

用法：共研细末，白酒调敷脐部，每晚1次。

⑥方六。

药物：黑胡椒粉适量。

用法：每晚睡前将药粉填满脐中，伤湿膏固定，24h换药1次，7次为1疗程。

⑦方七。

药物：覆盆子、金樱子、菟丝子、五味子、芡实、仙茅、仙灵脾、桑螵蛸、益智仁、乌药等量。

用法：诸药配成散剂，每次取药物5g，用白酒调至糊状，敷于肚脐。每晚1次，第2d早上取下。

9.红外微波疗法

采用QHW-1型红外微波治疗仪，将探头固定于患者穴位。取气海、关元、三阴交3穴，每次治疗40min，每天1次，10d为1疗程。

10.药膳疗法

(1)煨猪腰。猪腰1只。取猪腰洗净后从侧面剖开2/3，夹进生姜3片，并抹上少许食盐，用细草纸或一般薄白纸包1~2层，然后再用黄泥(用水搅拌)裹上约0.5cm，放入柴火中煨，至香味散出，即除去泥土、纸，食熟猪腰，每日1只，连服2只为1疗程。适应于下元虚寒证。

(2)益智仁煮蛋。益智仁、山药、乌梅、枸杞子各10g，鸡蛋2个。加水500~1000ml煎煮，待蛋煮熟后将蛋壳敲破，再文火煮至药液全干，弃药，吃蛋1个，每日2次，3d为1疗程。适应于下元虚寒证和脾肺气虚证。

(3)芡实金樱粥。芡实米50g，金樱子20g。将金樱子水煎取汁100ml，再加入芡实米煮粥，加白糖适量，调味趁热喝，每日2次。适应于下元虚寒证。

(4)黄芪龙牡粥。黄芪、龙骨、牡蛎各20g，加水500ml，煮至300ml，取汁去渣。加入粳米60g，煮熟成粥后拌桑螵蛸粉10g和适量白糖，每日分2次服食。适应于脾肺气虚证。

(5)山药茯苓包子。山药粉、茯苓粉各100g，加入水适量，调成糊状，加板栗仁100g，核桃仁100g(打碎)，上笼蒸30min，再加白糖30g，黑芝麻粉100g，拌匀成馅，发面作皮，包包子，蒸熟后早晚当点心食用。适应于脾肺气虚证。

(6)益智炖膀胱。猪膀胱1个，益智仁9~15g，或糯米100g，或莲子100g。将猪膀胱切开洗净，装入上述任何一种药物，放锅内炖熟后服食。每日1次，连服5~6d。适应于肝经湿热证。

11.行为疗法

(1)膀胱锻炼。包括膀胱扩张和盆底肌锻炼法，即鼓励患儿白天多饮水，尽量延长两次排尿之间的时间间隔，训练增加膀胱贮尿量，同时日间鼓励患儿多做提肛运动或在排尿过程中中断1~10s后再把尿排尽。但膀胱锻炼法不适用于有尿潴留患儿。

(2)反射训练。晚上临睡前让患儿排尿，夜间掌握患儿排尿规律，在膀胱涨满时唤醒排尿，鼓励患儿醒后自主排尿，以站起后主动排尿为目的，可帮助摆脱仰卧位睡眠中排尿的习惯。不能怕遗尿而多次叫醒。接受治疗后，可以把叫醒时间后延。

四、健康教育

1.预防为主

避免过度疲劳及精神紧张，临睡前不宜过分兴奋；晚餐建议不吃西瓜、葡萄、甜瓜及小米稀饭等利尿食品；晚间入睡前2h，不饮水或进食液体食物；养成良好的卫生习惯，去除局部刺激因素。

2.调护措施

(1)在孩子尿床后，切忌恐吓责骂，而应安慰宽容，鼓励患儿消除怕羞、紧张情绪，建立战胜疾病的信心；若孩子未尿床，则予以口头表扬或物质奖励。

(2)睡前不要看惊险游戏、动画片、电视、电影等。

(3)避免食用含茶碱、咖啡因的食物或饮料，中药汤剂白天服完。

(4)建议多食用纤维素丰富的食物，每日定时排便，对有便秘的患儿应积极治疗便秘。

(5)不要练游泳和滑冰，这两项易诱发遗尿。

(6)避免受凉，尤其注意足部和腰腹部的保暖。

第二十八章　儿童神经性尿频

儿童神经性尿频属于中医小儿尿频症，是儿科常见的泌尿系统疾病。临床表现以尿频为主，可伴尿急，不伴有尿痛、遗尿、排尿困难、发热、浮肿等。本病病因不一。小儿大脑皮层发育尚未完善，高级中枢对骶髓排尿反射初级中枢控制功能较弱。膀胱容量小，舒缩调节功能欠佳。不良环境因素的刺激，支配膀胱的副交感神经兴奋性增高，以致膀胱逼尿肌持续收缩，膀胱括约肌松弛，排尿反射亢进而引起尿频。此外，还与前列腺素分泌过多、锌缺乏有关。好发于学龄前期和学龄期儿童。古代医籍无此病名，可参见于中医"尿频"病证。。

一、西医诊断

1.诊断依据

(1)病史：一年四季均可发病。既往无泌尿系统疾病、手术、外伤史，可有受精神刺激的病史。

(2)临床表现：以尿频为主，可伴有尿急，日间及入睡前排尿次数增加，轻重程度不一，分散注意力可减轻尿频症状，入睡后恢复正常。每次尿量较少，总尿量正常。无尿痛和排尿哭闹史，不伴有遗尿、尿潴留、尿失禁、排尿困难、发热、腰痛、浮肿、血尿、多饮等。本病病程较长，症状无进行性加重，查体无阳性体征。

(3)需要进行实验室检查进一步诊断。

2.鉴别诊断

需与神经性尿频鉴别的病种有尿路感染、儿童前列腺炎、尿路畸形、尿崩症、糖尿病、膀胱过度活动症、神经源性膀胱等。

3.相关检查

尿常规、血常规、肾功能检查正常，清洁中段尿细菌培养阴性，泌尿系统B超检查正常。必要时可做尿浓缩试验、垂体加压素试验、尿动力学检查、静脉尿路造影等检查。

二、中医诊断

1.诊断要点

临床表现以尿频为主，可伴有尿急，日间及入睡前排尿次数增加，轻重程度不一，分散注意力可减轻尿频症状，入睡后恢复正常。每次尿量较少，总尿量正常。无尿痛和排尿哭闹史，不伴有遗尿、尿潴留、尿失禁、排尿困难、发热、腰痛、浮肿、血尿、多饮等。本病病程较长，症状无进行性加重，查体无阳性体征。

2.类证鉴别

参考西医鉴别诊断。

3.证候诊断

(1)脾肾气虚证：病程日久，小便频数，淋漓不尽，入睡自止，尿液清或不清，神倦乏力，面色萎黄，食欲不振，或自汗出，易外感，甚则畏寒怕冷，手足不温，大便稀薄。舌质淡，或有齿痕，苔薄腻或薄白，脉细弱。

(2)肾虚湿热证：病程迁延，小便频数，尿意窘迫，余沥不尽，夜尿正常，尿黄浑浊，精神困惫，常伴有烦躁，口渴不欲多饮，手足心热。舌质红，苔薄黄腻，脉濡细数。

(3)肝郁脾虚证：日间小便频数，尿急，量少，尿液不清，常反复发作，平素精神抑郁或急躁易怒，胸闷太息，小腹胀满，肠鸣矢气，大便溏结不调，或伴有神疲乏力，饮食不振。苔薄白，或有齿痕，脉细弦。

三、中医适宜技术

1.辨证施药

本病临床以虚证居多，单纯实证较为少见，治疗以益气固摄为原则，多从脾、肾二脏论治。病程日久或反复发作者，多为本虚标实、虚实夹杂之证，治疗要标本兼顾，攻补兼施。若兼有湿热下注者，佐以清利湿热；若兼有肝气郁滞者，佐以疏肝理气。

(1)脾肾气虚证。治法：健脾益肾，升提固摄。主方：缩泉丸(《校注妇人良方》)合补中益气汤(《内外伤辨惑论》)加减。处方：

益智仁9g	山药12g	乌药6g	黄芪15g
白术9g	陈皮6g	升麻3g	柴胡6g
党参9g	当归6g	炙甘草3g	

每日1剂，水煎服，每日3次。

加减：纳少厌食者，加鸡内金6g、炒谷芽9g、焦六神曲9g、焦山楂9g；大便溏薄者，加炒薏苡仁9g、煨木香3g、煨葛根9g；兼肺气虚者，合用玉屏风散；兼肾阳虚者，合用济生肾气丸。

(2)肾虚湿热证。治法：温肾固摄，清利湿热。主方：缩泉丸(《校注妇人良方》)合萆薢分清饮(《医学心悟》)加减。处方：

益智仁9g	山药12g	乌药6g	绵萆薢9g
石菖蒲6g	茯苓9g	白术6g	车前子6g^(包煎)
黄柏6g	甘草6g		

每日1剂，水煎服，每日3次。

加减：烦躁口渴者，加天花粉9g、芦根9g、石斛6g；手足心热者，加莲子芯3g、胡黄连6g；腰酸明显者，加菟丝子9g、肉苁蓉6g；湿热甚者，加萹蓄6g、瞿麦6g。

(3)肝郁脾虚证。治法：疏肝解郁，健脾利水。主方：逍遥散(《太平惠民和剂局方》)加减。处方：

柴胡10g	当归8g	白芍9g	茯苓9g
白术6g	薄荷6g(后下)	生姜3片	甘草6g

每日1剂，水煎服，每日3次。

加减：胸胁胀痛者，加香附6g、郁金6g、川楝子9g；情志抑郁者，加佛手9g；脾虚较甚者，加党参9g、山药12g；大便溏结不调者，加广藿香6g、茵陈6g、厚朴9g。

2.中成药治疗

(1)缩泉胶囊(益智仁、山药、乌药)：补肾缩尿。用于本病脾肾气虚证。每粒0.3g。口服，建议用法用量：3~4岁1粒，4岁以上至5岁2粒，>5岁3粒，口服，每日3次。肝经湿热所致遗尿者慎用。用药期间忌食辛辣食物，忌饮酒。

(2)六味地黄丸(熟地黄、山茱萸、牡丹皮、山药、茯苓、泽泻)：滋阴补肾。用于本病肾虚湿热证。每8丸重1.44g。建议用法用量：3~6岁4粒，6岁以上至10岁6粒，10岁以上至12岁8粒，口服，每日3次。过敏体质者、高血压、心脏病、肝病、糖尿病、肾病等慢性病严重者、感冒发热患者慎用。本药药性滋腻，有碍消化，凡脾虚、气滞、食少纳呆者慎服。本药宜餐前服用。用药期间忌食辛辣、油腻、不易消化食物。

3.针刺疗法

取穴：主穴取中极、膀胱俞、三阴交、太溪等。肾阳虚配肾俞、关元；脾肺气虚配气海、列缺、足三里；夜梦多配百会、神门。

操作：针用平补平泻法，动作应轻柔徐缓。每日1次，7d为1个疗程。

4.耳穴贴压疗法

取穴：主穴取肾、膀胱、皮质下、三焦等。精神紧张、心神不宁加神门、心穴；湿热下注加脾、尿道、外生殖器穴；脾肺不足加脾、肺穴。

操作：用王不留行籽贴压，每日按压3~5次，每穴按压1~2min，每次贴压后保持3~7d(学龄前儿童贴敷3~4d，学龄期儿童贴敷5~7d)，贴压3次为1个疗程。

5.穴位敷贴疗法

(1)验方一。

药物：桔梗、小茴香、肉桂、五倍子、覆盆子、五味子、补骨脂、川花椒各等份。

用法：诸药烘干，研末，过200目筛，装瓶密封。每次取5~10g，以米酒调匀，敷于神阙穴。每3d换药1次，5次为1个疗程。

(2)验方二。

药物：丁香、吴茱萸、肉桂、五倍子各等份。

用法：诸药烘干，研末，过80目筛，装瓶密封。每次取3~5g，以黄酒调和成糊状，敷于神阙穴。每日换药1次，5次为1个疗程。

(3)验方三。

药物：肉豆蔻、吴茱萸、补骨脂、五味子各等份。

用法：诸药烘干，研末，过100目筛，装瓶密封。取穴为神阙、关元、中极和双侧肾俞穴，将药用蜂蜜调成糊状，敷于所取穴。敷贴3d即取掉，3次为1个疗程。

6.推拿疗法

取穴：脾经、肾、外劳宫、二马、气海、足三里、三阴交、膀胱俞、肾俞、八髎穴。

操作：补脾经300次，揉肾顶100次，揉外劳宫200次，揉二马300次，按揉气海300次，按揉足三里300次，按揉三阴交200次，按揉膀胱俞200次，擦八髎穴50次，捏脊10次。每日1次，治疗7d为1个疗程。

四、健康教育

(1)合理饮食，避免高糖、高盐等摄入过多，注意休息，加强锻炼，提高免疫力。

(2)营造舒适宽松的生活环境，避免不良环境因素和精神因素的刺激。

(3)结合心理疗法及认知行为疗法。充分了解患儿病史及性格特征，找出导致疾病发生的原因。进行排尿矫正教育，通过矫正强化法让患儿学会自我放松情绪，自我控制排尿习惯。同时改善家长的认知和教养方式，预防疾病的复发。

第二十九章 小儿泌尿道感染

小儿泌尿道感染指18周岁以下人群的泌尿道感染，是指病原体直接侵入尿路，在尿液中生长繁殖，并侵犯泌尿道黏膜或组织而引起的炎症，是小儿常见的泌尿系疾病。临床以尿频、尿急、尿痛、排尿困难或发热恶寒为主要表现。四季皆可发病，以婴幼儿、女孩多见。引发泌尿道感染的致病菌以革兰阴性杆菌多见，主要为大肠埃希菌、副大肠埃希菌、变形杆菌等，少数为肠球菌和葡萄球菌，其中大肠埃希菌是泌尿道感染中最常见的致病菌。古代医籍中无此病名，按其主要临床表现，属于中医学"淋证""尿频"等范畴。

一、西医诊断

1.诊断依据

小儿泌尿道感染的临床表现因患儿年龄不同存在较大差异。新生儿以全身症状为主，主要表现为发热、纳乳差、嗜睡、呕吐、泄泻、体质量不增，或有黄疸。婴幼儿以发热为主，常见纳差、泄泻、排尿时哭闹、顽固性尿布疹，部分可出现黄疸及神经系统症状。年长儿除发热外，往往以膀胱刺激征(尿频、尿急、尿痛)较为明显，可见排尿困难、腰腹痛、尿液混浊、肉眼血尿、肾区叩击痛等表现。

2.鉴别诊断

本病需与泌尿道感染鉴别的病种有白天尿频综合征、急性肾小球肾炎、肾病综合征、泌尿系结石、肾结核，临床当认真鉴别。

3.相关检查

(1)尿常规检查：清洁中段尿离心尿沉渣白细胞>5个/HP或未离心尿标本白细胞>10个/ml，即疑为泌尿道感染。

(2)尿细菌培养：清洁中段尿细菌培养菌落计数≥1×10^5/ml者可确诊，1×10^4~1×10^5/ml为可疑，<1×10^4/ml多为污染；经导尿或膀胱穿刺行尿培养菌落计数>1×10^4/ml者有诊断意义。革兰阳性球菌菌落计数>1×10^3/ml即应考虑泌尿道感染。

(3)血常规检查：外周血白细胞正常或升高。

(4)其他检查：反复泌尿道感染者应选做静脉肾盂造影、泌尿系B超、X线、CT扫描、排尿性膀胱尿路造影等，以了解有无泌尿道畸形和尿道动力学改变。

二、中医诊断

1.诊断要点

小儿泌尿道感染的临床表现因患儿年龄不同存在较大差异。新生儿以全身症状为主，主要表现为发热、纳乳差、嗜睡、呕吐、泄泻、体质量不增，或有黄疸。婴幼儿以发热为主，常见纳差、泄泻、排尿时哭闹、顽固性尿布疹，部分可出现黄疸及神经系统症状。年长儿除发热外，往往以膀胱刺激征(尿频、尿急、尿痛)较为明显，可见排尿困难、腰腹痛、尿液混浊、肉眼血尿、肾区叩击痛等表现。根据相关实验室检查诊断。

2.类证鉴别

需与泌尿道感染鉴别的病种有白天尿频综合征、急性肾小球肾炎、肾病综合征、泌尿系结石、肾结核等。

3.证候诊断

(1)膀胱湿热证：小便频数刺痛，点滴而下，小便黄赤或混浊，大便秘结，小腹胀满，甚则痛引脐中，哭闹不安，或伴发热。舌红，苔黄厚腻，脉滑数，指纹紫。

(2)心火炽盛证：小便频急，灼热刺痛，尿色黄赤甚则尿血，少腹拘急，口舌生疮，心烦失眠，面色红赤，口渴欲饮冷，大便秘结。舌尖红，苔黄，脉滑数，指纹紫。

(3)肝肾阴虚证：病程较久，小便淋漓，色黄短赤，低热盗汗，五心烦热，颧红咽干，夜寐不安，腰膝酸软，目眩耳鸣。舌红而嫩，苔少，脉细数，指纹淡。

(4)气阴两虚证：病势缠绵，时轻时重，尿频淋漓，腰膝酸痛，面色苍白，神疲乏力，气短懒言，五心烦热，失眠，潮热，盗汗，咽部暗红。舌淡，苔少，脉细数，指纹淡。

(5)脾肾气虚证：病程日久，小便频数，淋漓不尽，尿色混浊，神倦乏力，面色萎黄，纳差，小腹坠胀，腹痛绵绵，大便稀溏，甚则畏寒怕冷，手足不温，眼睑浮肿。舌质淡或有齿痕，苔薄腻，脉细弱，指纹淡。

三、中医适宜技术

1.辨证施药

本病多因湿热内蕴所致，治疗以清热、利湿、通淋为基本原则。病程初期，正盛邪实，正邪搏结，治疗以清热利湿为主。若病程迁延难愈，则易致正气不足，气阴两伤或脾肾气虚，形成虚实兼杂之证，治以益气养阴或健脾补肾，佐以祛邪化湿。但要注意正邪孰轻孰重，做到祛邪不伤正，养阴不助湿。

(1)膀胱湿热证。治法：清热解毒，利湿通淋。主方：八正散(《太平惠民和剂局方》)加减。处方：

车前子9g^(包煎)	瞿麦6g	萹蓄6g	滑石9g^(包煎)
灯心草3g	栀子6g	通草6g	大黄6g
甘草3g			

每日1剂，水煎服，每日2次。

加减：寒热往来者，加柴胡10g、黄芩9g；恶心呕吐者，加姜半夏7g、竹茹6g、广藿香6g；纳差者，加陈皮9g、麦芽10g；泄泻者，加苍术9g、黄连6g、焦山楂9g。

(2)心火炽盛证。治法：清心泻火，导赤通淋。主方：导赤散(《小儿药证直诀》)加减。处方：

地黄12g	甘草3g	淡竹叶6g	灯心草3g
黄连6g	黄芩9g	莲子芯6g	茯苓9g
滑石9g^(包煎)	白茅根12g		

每日1剂，水煎服，每日2次。

加减：大便秘结者，加大黄6g；大便溏薄而黏滞者，加薏苡仁12g；尿痛而急、色赤而涩者，加石韦9g、萹蓄6g、瞿麦6g。

(3)肝肾阴虚证。治法：滋阴降火，利湿通淋。主方：知柏地黄丸(《医方考》)加味。处方：

熟地黄9g	山茱萸9g	山药12g	泽泻6g
牡丹皮6g	茯苓9g	知母6g	黄柏6g
石韦6g	炙甘草6g		

每日1剂，水煎服，每日2次。

加减：小便频数者，加萹蓄6g、瞿麦6g、白茅根9g；心烦不得眠者，加酸枣仁9g、柏子仁9g、天冬6g；潮热盗汗者，加地骨皮9g、煅龙骨12g(先煎)、煅牡蛎12g(先煎)。

(4)气阴两虚证。治法：益气养阴，利湿通淋。主方：六味地黄丸(《小儿药证直诀》)合四君子汤(《太平惠民和剂局方》)加减。处方：

熟地黄9g	山茱萸12g	山药12g	泽泻6g
牡丹皮6g	茯苓9g	人参6g^(另炖)	白术9g
萹蓄6g	瞿麦6g	甘草3g	

每日1剂，水煎服，每日2次。

加减：腰膝酸软者，加续断9g、桑寄生12g；心烦、夜寐不安者，加酸枣仁9g、合欢皮6g；腰痛、舌质瘀暗者，加益母草9g、红花3g；平日易感冒者，加黄芪15g、防风9g。

(5)脾肾气虚证。治法：健脾补肾，利湿通淋。主方：缩泉丸(《景岳全书》)加味。处方：

乌药9g	益智仁9g	山药12g	白术6g
薏苡仁9g	淫羊藿9g	石韦6g	

每日1剂，水煎服，每日2次。

加减：尿液混浊者，加茯苓9g、车前子6g（包煎）；夜尿增多者，加覆盆子6g、桑螵蛸3g、海螵蛸9g；畏寒怕冷、四肢不温者，加附子9g（先煎）、肉桂5g。

2.中成药治疗

(1)八正片（瞿麦、炒车前子、萹蓄、大黄、滑石、川木通、栀子、甘草、灯心草）：清热，利尿，通淋。用于本病膀胱湿热证。片剂，每片重0.6g。口服，成人每服3~4片，每日3次。每服剂量：<3岁1片，3~6岁2片，>6岁3片，每日3次，或遵医嘱，温开水送服。个别患者偶见轻度恶心、腹泻、便溏、腹胀等。过敏体质者、心脏病、肝病、糖尿病、肾病等慢性病严重者、腹泻患者慎用。属于肝郁气滞或脾肾两虚，膀胱气化不行者不适用。本药苦寒，易伤正气，因此久病体虚者慎用，即使体质壮实者，也当中病即止，不可过量、久服。不宜在服药期间同时服用温补性中成药。用药期间忌食辛辣刺激性食物。服药3d后症状未改善，或出现其他严重症状时，应谨慎。

(2)复方石韦片（石韦、黄芪、苦参、萹蓄）：清热燥湿，利尿通淋。用于本病膀胱湿热证。片剂，每片重0.4g。口服，成人每服5片，每日3次。每服剂量：1~4岁1片，4岁以上至9岁2片，9岁以上至14岁3片，每日3次，或遵医嘱，温开水送服。过敏体质者、高血压、心脏病、糖尿病、肝病、肾病等慢性病严重者、膀胱气化不行者慎用。临床辨证属于风邪犯肺，风水水肿，肝肾不足，水湿停滞，脾肾亏虚，水湿泛溢者慎用。本药苦寒，易伤正气，体质虚寒者慎用。用药期间不宜同时服用滋补性中药。用药期间忌辛辣食物及烟、酒。服药3d症状无缓解，应谨慎。

(3)三金片（金樱根、菝葜、羊开口、金沙藤、积雪草）：清热解毒，利湿通淋，益肾。用于本病膀胱湿热证。片剂，每片重0.29g（相当于饮片3.5g）。口服，成人每服3片，每日3~4次。每服剂量：3~5岁1/2片，5岁以上至12岁1片，每日3~4次，或遵医嘱，温开水送服。过敏体质者、高血压、心脏病、糖尿病、肝病、肾病等慢性病严重者、属于肝郁气滞或脾胃两虚、膀胱气化不行者慎用。用药期间不宜同时服用滋补性中药。用药期间忌食辛辣、油腻食物及烟、酒。

(4)知柏地黄丸（知母、熟地黄、黄柏、酒炙山茱萸、山药、牡丹皮、茯苓、泽泻）：滋阴清热。用于本病肝肾阴虚证。水蜜丸：每30粒重6g。口服，成人每服30粒，每日2次。每服剂量：5~10岁15粒，10岁以上至16岁25粒，每日2次，或遵医嘱，温开水送服。过敏体质者、脾虚便溏、气滞中满者、虚寒性病证（表现为怕冷，手足凉，喜热饮）患者、高血压、心脏病、肝病、糖尿病、肾病等慢性病严重者慎用。本药宜空腹或餐前用开水或淡盐水送服。不宜和感冒类药同时服用。用药期间忌辛辣、生冷、油腻、不易消化食物。

(5)金匮肾气丸（地黄、山药、酒炙山茱萸、茯苓、牡丹皮、泽泻、桂枝、制附子、去头牛膝、盐炙车前子）：温补肾阳，化气行水。用于本病脾肾气虚证。大蜜丸：每丸重

6g。口服，成人每服1丸，每日2次。每服剂量：<6岁1/2丸，≥6岁1丸，每日2次，或遵医嘱，温开水送服。用药期间忌食生冷食物。

3.针灸疗法

(1)实证针灸。

取穴：主穴取委中、下髎、阴陵泉、束骨。小便灼热刺痛加曲池；尿血加血海、三阴交；少腹胀满加曲泉；寒热往来加内关；腰痛加耳穴，取肾、腰骶区。

操作：普通针刺，用泻法或平补平泻，每日1次，每次20min。5次1疗程。

(2)虚证针灸。

取穴：主穴取委中、阴谷、复溜、照海、太溪。腰背酸痛加关元、肾俞；多汗补复溜、泻合谷；尿频尿痛加中极、阴陵泉；低热、盗汗加中脘、照海；形寒肢冷、大便稀薄加关元、肾俞。

操作：普通针刺，用补法或平补平泻，每日1次，每次20min。5次1疗程。

4.点穴疗法

取穴：主穴取肾俞、膀胱俞、三阴交、关元。配穴取小肠俞、阴陵泉、大钟、复溜。

操作：以食指或拇指在穴位上点按30次左右，以得气为度，继而由轻到重，每次持续30min，每日1~2次。适用于各证型。

5.耳穴压豆疗法

取穴：肾、膀胱、三焦、肝、脾、心、小肠。

操作：将王不留行置于0.5cm×0.5cm的胶布，固定于上述穴位，轻者单侧，重者双侧，压贴3d更换1次，每日患儿可自行触压各穴6次，以增强疗效。适用于各证型。

6.推拿疗法

(1)实证推拿。

先用拇指、食指及中指提拿小腹部肌肉，后用掌摩之；继用拇指按揉膀胱俞、肾俞、肺俞、太溪，重点为阳陵泉、三阴交；最后揉按背部，重点为膀胱俞、肾俞、腰骶部。适用于实证。

(2)虚证推拿。

①先揉按小腹部，重点为关元、中极、气海、水道；继用拇指按揉足三里、三阴交；最后掌擦腰背部，重点为气海俞、膀胱俞。适用于虚证。

②每日下午揉丹田200次，摩腹20min，揉龟尾30次，学龄期儿童可用擦法，横擦肾俞、八髎。适用于脾肾气虚证。

7.药物外治疗法

(1)坐浴治疗。

药物：金银花30g，蒲公英30g，地肤子30g，艾叶30g，赤芍15g，通草6g，苦参10g，蛇床子10g。

用法：诸药布包水煎，煮取药液1000ml，坐浴，每日1~2次，每次15~20min。注意温度，避免烫伤。用于治疗尿频、尿急、尿痛等膀胱湿热证。

(2)外洗治疗。

药物：野菊花30g，金银花30g，黄柏15g，苦参15g，车前草30g。

用法：诸药布包水煎，煮取药液1000ml，外用温洗治疗，每日2~3次，每次15~20min。适应于外阴部感染患儿局部红肿或溃烂者。

四、健康教育

(1)加强儿童期卫生教育，养成良好的生活习惯，注意多饮水，不穿开裆裤及紧身内裤，不坐地玩耍。

(2)及时发现和处理男孩包茎、女孩处女膜伞、蛲虫感染等；及时矫治尿路畸形，防止尿路梗阻和肾瘢痕形成。

(3)患病期间饮食宜清淡，多饮水，不宜食用辛辣食物。

(4)注意保持会阴部清洁，避免继发感染，注意预防感冒。注意护理人员手卫生。

(5)消除患儿恐惧心理。

第三十章　小儿急性肾炎

急性肾小球肾炎简称急性肾炎，是一组不同病因所致的感染后免疫反应引起的急性弥漫性肾小球炎性病变，绝大多数为链球菌感染后所致，称之为急性链球菌感染后肾炎。临床以血尿、少尿、水肿和高血压为主要表现。急性肾炎是儿科常见病症，占小儿泌尿系统疾病首位，发病以3~8岁小儿为多见，2岁以下罕见，男女之比约为2:1。该病发病较急，预后一般良好。本病相当于中医的"水肿""尿血"。中医认为其病因病机有：感受风邪，小儿肺脏娇嫩，风邪犯肺，肺失通调，风遏水阻，不能下输膀胱，泛溢肌肤，发为水肿；湿热内侵，肌肤患有疮疖、湿疹等，由于风毒内归于肺，湿热内归于脾，风毒湿热外遏肌表，内归肺脾，肺失通调，脾湿内渍，脾虚不能制肾，则肾不能行五液之水，水气与邪毒并走于内，泛于肌肤，而引起水肿，热毒内传于肾及膀胱，伤及络脉，可见尿血；肺脾气虚，素体脾虚肺弱或水肿迁延日久，皆致肺虚气不布津，脾虚水湿不运，水肿难以消退，迁延日久，病证则由实转虚。

一、西医诊断

1.诊断依据

(1)病史发病前1~4周有上呼吸道感染、扁桃体炎、猩红热或皮肤化脓性感染等病史。

(2)浮肿、血尿、高血压>135/80mmHg。

(3)严重病例可于起病一周内出现下列任何一种并发症。

①心力衰竭：表现为呼吸急促，烦躁不安，肺底出现湿啰音，心率快，或出现奔马律，肝脏迅速增大。

②高血压脑病：头痛，眼花，暂时失明，重者昏迷、抽搐、血压明显增高。

③急性肾功能不全：少尿或尿闭，氮质血症，高血钾，酸中毒。

2.鉴别诊断

需与小儿急性肾小球肾炎鉴别的病种：急进性肾小球肾炎，肾炎型肾病综合征，IgA肾病，慢性肾炎急性发作，过敏性紫癜性肾炎，乙型肝炎病毒相关性肾炎，狼疮性肾炎，急性泌尿道感染。

需与小儿急性肾小球肾炎并发症鉴别的病种：急性呼吸衰竭，充血性心力衰竭，肺源性心脏病，小儿颅内高压。

3.相关检查

(1)血常规：红细胞计数和血红蛋白可稍低，系因血容量扩大、血液被稀释所致。白细胞计数正常或增高，此与原发感染灶是否存在有关。

(2)尿常规：红细胞(+~++++)不等，尿蛋白定性阳性，多在(+~++)，少数可达(+++)，尿浓缩功能受损时可见尿比重降低。

(3)血沉：血沉增快，常提示肾炎病变活动，可在2~3月内恢复正常。

(4)血清学检查：咽炎后抗双磷酸吡啶核苷酸酶抗体(ADPNase)升高，抗链球菌溶血素O(ASO)升高，后者常于链球菌感染10~14d出现，3~5周达高峰，3~6月恢复正常；脓皮病后抗脱氧核糖核酸酶抗体(ADNase-B)升高，抗透明质酸酶抗体(AHase)升高；抗链球菌胞壁M蛋白抗体阳性；早期C_3、C_4及备解素下降，6~8周多恢复正常。

(5)尿沉渣检查：尿红细胞计数>1万/ml或>5个/高倍视野(HPF)，相差显微镜下红细胞形态60%以上为变异形，还可见白细胞、肾小管上皮细胞、红细胞管型。

(6)尿蛋白定量：尿蛋白定量一般<1g/d，一般持续3~4周，恢复先于血尿的消失。

(7)血生化及肾功能检查：白蛋白、总蛋白、胆固醇、甘油三酯多在正常范围，明显少尿时可见血尿素氮(BUN)、肌酐(Scr)一过性升高，血磷升高提示肾小球滤过率(GFR)减退；还可见血钾升高、总二氧化碳结合率降低等。

(8)B超：肾脏B超急性期可见肾皮质回声增强。

(9)必要时可予超声心动图检查、肾活检等。

二、中医诊断

1.诊断要点

(1)病史：发病前多有前驱感染的病史，以呼吸道或皮肤感染为主。

(2)临床表现：①普通病例表现。急性起病，可见血尿(肉眼血尿或镜下血尿)、尿多泡沫、尿量减少、水肿(先累及眼睑和颜面部，继呈下行性累及躯干和双下肢，呈非凹陷性)、高血压、蛋白尿、发热，可伴全身不适、乏力、头痛、头晕、咳嗽、气急、纳差、恶心、呕吐、腹痛、腹泻、排尿困难等表现。②重症病例表现。可发生严重循环充血、高血压脑病、急性肾功能不全等并发症。

(3)根据实验室检查诊断。

2.类证鉴别

参考西医疾病诊断。

3.证候诊断

(1)风水相搏证：水肿大多从眼睑颜面开始继而遍及全身，来势较急，颜面为甚，皮薄光亮，按之凹陷即起，小便短少而黄赤，或有尿血，起病前常有外感病史，未解者仍可发热、恶风、头痛咽痛、咳嗽、肢体酸痛、乳蛾红肿等。苔薄白，脉浮数。

(2)湿毒浸淫证：面肢浮肿或轻或重，小便黄赤短少或见尿血，常患有脓疱疮、疖肿等疮毒，烦热口渴，大便干结。舌质红，苔黄腻，脉滑数。

(3)气虚邪恋证：本证常在恢复期或病程长者出现，肢体轻度浮肿或浮肿不显，面色少华，困倦乏力，纳少便溏，多汗易感冒。舌质淡，苔薄白，脉缓弱。

(4)水凌心肺证：全身浮肿，或有水臌，频咳气急，心悸胸闷，烦躁不能平卧，面色苍白，甚则唇甲青紫。舌质暗红，苔白或白腻，脉沉细或细数无力。

(5)邪陷心肝证：头晕、头痛，视物模糊，烦躁不安，面红口干，恶心呕吐，肢面浮肿，小便短赤，血压高，甚至抽搐、昏迷。舌质红，苔黄糙，脉弦滑。

(6)水毒内闭证：全身浮肿，尿少或尿闭，头晕头痛，恶心呕吐，昏迷惊厥。舌质淡胖，苔垢腻色黄，脉滑数或沉细而数。

三、中医适宜技术

1.辨证施药

(1)风水相搏证。治法：宣肺开腠，利水渗湿。主方：麻黄连翘赤小豆汤(《伤寒论》)合四苓散(《丹溪心法》)。处方：

麻黄6g	连翘9g	杏仁9g	赤小豆30g
桑白皮10g	茯苓9g	猪苓9g	泽泻9g
炒白术9g	生姜6g	大枣12枚	甘草6g

每日1剂，水煎服，每日2次。

(2)湿毒浸淫证。治法：清热利湿，凉血止血。主方：五味消毒饮(《医宗金鉴》)合小蓟饮子(《医方考》)。处方：

金银花20g	野菊花15g	蒲公英15g	紫花地丁15g
紫背天葵子15g	生地黄9g	小蓟6g	滑石9g(包煎)
木通6g	蒲黄6g(包煎)	藕节9g	淡竹叶6g
当归6g	山栀子6g	甘草5g	

每日1剂，水煎服，每日2次。

(3)气虚邪恋证。治法：健脾化湿。主方：参苓白术散(《太平惠民和剂局方》)加减。处方：

人参6g(另炖)	白扁豆9g	白术9g	茯苓9g
桔梗6g	莲子6g	砂仁3g(后下)	山药9g
薏苡仁15g	甘草5g		

每日1剂，水煎服，每日2次。

(4)水凌心肺证。治法：泻肺逐水，温阳扶正。主方：己椒苈黄丸(《金匮要略》)合参附汤(《正体类要》)。处方：

人参12g^(另炖) 　制附片9g^(先煎) 　防己7g 　椒目7g

炒葶苈子7g^(包煎) 　大黄7g

每日1剂，水煎服，每日2次。

(5)邪陷心肝证。治法：平肝潜阳，泻火熄风。主方：龙胆泻肝汤(《医方集解》)合羚角钩藤汤(《通俗伤寒论》)。处方：

龙胆草9g 　栀子6g 　黄芩9g 　木通6g

泽泻6g 　车前子6g^(包煎) 　柴胡6g 　当归9g

生地12g 　钩藤9g^(后下) 　霜桑叶6g 　滁菊花6g

生白芍9g 　川贝母3g 　淡竹茹6g 　茯神9g

水牛角15g^(先煎) 　生甘草5g

每日1剂，水煎服，每日2次。

(6)水毒内闭证。治法：泻水泄浊，辟秽解毒。主方：温胆汤(《三因极一病证方论》)合附子泻心汤(《伤寒论》)。处方：

半夏7g 　竹茹6g 　枳实6g 　陈皮9g

茯苓12g 　大黄6g 　黄连6g 　黄芩9g

炮附子9g^(先煎) 　甘草6g

每日1剂，水煎服，每日2次。

2.中成药治疗

(1)银黄口服液(银花、连翘、黄芩、丁香叶)：清热解毒，消炎。用于急性期风水肿、湿热肿。开水冲服，一次8~15ml，一日3次。

(2)知柏地黄丸(熟地、山药、山萸肉、茯苓、泽泻、牡丹皮、黄柏、知母)：滋阴清热。每次3g，每日2次。用于恢复期阴虚邪恋者。

(3)补中益气丸(蜜炙黄芪、党参、蜜炙甘草、炒白术、当归、升麻、柴胡、陈皮、生姜、大枣)：补中益气。口服，一次8~10丸，一日3次。用于气虚邪恋证。

3.针刺疗法

取穴：主穴取肺俞、列缺、合谷、阴陵泉、水分、三焦俞。咽痛配少商；面部肿配水沟；血压高配曲池、太冲。

操作：针刺均用泻法。

4.耳针疗法

取穴：肾、脾、膀胱、交感、肾上腺、内分泌。

操作：每次选2~3穴，轻刺激，刺后可埋针24h，每日1次，10次为1疗程。

5.穴位注射疗法

取穴：主穴取京门、膀胱俞。配穴取水道、足三里、复溜。

操作：每次选主穴、配穴各1个，每穴注入5%当归注射液0.5ml，每日1次，7~10次为1疗程。

6.推拿疗法

(1)急性期：平肝经，清肺经、胃经、脾经、小肠经，退六腑。介质用滑石粉。

(2)恢复期：平肝经，清补肾经、脾经，揉二马，清小肠。气虚者介质用葱或姜汤，阴虚者介质用滑石粉。

7.中药贴敷疗法

药物：紫皮大蒜1枚，蓖麻子60粒。

用法：共捣糊状，分2等份，分别敷于腰部及足心，外用纱布包扎固定。为避免蒸发减低药效，可用塑料膜外敷在药物上，一周为1疗程，每周换药1次。

8.中药沐浴疗法

药物：羌活、麻黄、苍术、柴胡、紫苏梗、防风、荆芥、牛蒡子、柳枝、忍冬藤、葱白各适量。

操作：以上加水煮上药，待药液煎至适量，令其冷却至40℃时沐浴，汗出即可，每日1次。

9.灌肠疗法

药物：大黄10g(后下)，黄柏10g，芒硝10g(溶入)，柴胡10g，车前草10g，益母草20g，黄芪20g，龙骨10g(先煎)，牡蛎10g(先煎)。2剂/d。

用法：每剂浓煎成100~150ml，作为一次使用，2次/d，保留灌肠。7d为1个疗程。用于水毒内闭证。

10.药膳饮食疗法

(1)冬瓜皮薏仁汤。冬瓜皮、薏苡仁各50g，赤小豆100g，玉米须25g(布包)，加水适量，同煮至赤小豆熟透，食豆饮汤。用于急性期水肿明显，或伴有高血压者。

(2)荠菜粥。荠菜250g(干品90g)，粳米60~90g。将荠菜洗净切碎，用粳米煮粥服食。用于各期之血尿。

(3)鲤鱼汤。活鲤鱼250g，将鲤鱼开膛去鳞及内脏，砂仁、豆蔻仁各3g，放葱、姜少许，再加水500~600ml，不放盐，清蒸半小时，喝汤并食鱼肉。用于各期水肿。

(4)鲫鱼冬瓜汤。鲫鱼250g，冬瓜500g。将鲫鱼洗净，去肠杂及鳃与冬瓜(去皮)同煎汤。每日2次，吃鱼饮汤。清肺利尿，消肿，适用于小儿肾炎急性期。

(5)茅根汤。干白茅根250g，白糖25g。将干品茅根洗净后切碎，放入砂锅内，加水适量，煎汤去渣，然后加入白糖，溶化后即可饮用。以上为一日量，分2~3次当茶温热饮用，连服1~2周，直至肾炎痊愈。清热利尿。适用于小儿急性肾炎。

(6)瓜皮赤豆汤。冬瓜皮、西瓜皮、白茅根各20g，玉米须15g，赤小豆200g。先把赤小豆放入砂锅内，加入温水适量，浸泡0.5~2h；再把冬瓜皮、西瓜皮、白茅根、玉米须一同放入泡赤小豆的砂锅内，再加些冷水，煎沸后改用小火再煎半小时即可。以上为一日量，煎成后去渣，分作3次，温热饮用，直至水肿消退。利水，消肿。适用于小儿急性肾炎所致的小便不利、全身水肿。

(7)胡椒蛋。白胡椒7粒，新鲜鸡蛋1个。把鸡蛋顶部用小剪刀剪个筷子头粗细的小孔，把7粒白胡椒从小孔放入鸡蛋中，再用面粉和成面团，把鸡蛋小孔封固，用湿纸把整个鸡蛋包裹起来，放入蒸笼内蒸熟或放入碗内，隔水蒸熟即可。把蒸熟的鸡蛋去壳后，将鸡蛋胡椒一起趁热吃下，每日1次，连用10次为1疗程，休息3d后再服第2疗程，一般用3个疗程。治疗小儿慢性肾炎。

四、健康教育

1.积极预防

(1)健康宣教，劳逸结合，起居规律。

(2)适当锻炼，增强体质，提高抵抗力。

(3)加强个人卫生，预防各种感染，已患感染性疾病者及时彻底治疗，建议于感染后2~3周随访尿常规。

(4)预防或慎用肾毒性药物。

2.护理调摄

(1)病初应注意休息，尤其水肿、肉眼血尿、尿少、高血压明显者应卧床休息，待症状缓解或消失后逐渐增加活动。

(2)彻底清除呼吸道、皮肤、口腔、中耳等部位感染，水肿期应保持皮肤清洁。

(3)水肿期及血压增高者，应控制水、盐的摄入量；高度水肿者和明显高血压者，应忌盐，严格控制水入量。尿少、尿闭时应限制高钾食物。

(4)急性期，尤其有水肿、尿量减少、氮质血症者，应限制蛋白质摄入量。

(5)注意能量、矿物质、维生素的供给。

(6)水肿期应每日准确记录24h出入液量，急性期应每日监测血压，以预防高血压脑病的发生。

第三十一章　小儿原发性肾病综合征

  小儿原发性肾病综合征是严重危害青少年身心健康的重病之一，是由多种原因造成肾小球基底膜通透性增高所带来的一系列临床综合征，通透性增高后，大量的蛋白尿从尿中丢失。逐渐出现临床四大特点的症状：大量蛋白尿、低蛋白血症、严重的水肿、高胆固醇血症。根据临床表现可分为单纯性肾病、肾炎型肾病和先天性肾病3种类型，多见于5岁以下的小儿，男孩多于女孩。水肿是最常见的临床表现，需结合症状以及化验检查明确诊断指导治疗。本病属于中医学"水肿"范畴。根据《素问》"风论""奇病论""评热病论"等论述，结合长期临床治疗实践，可知肾病综合征系由风湿内扰于肾，使肾固有的主封藏、司开阖等职能失常所致。其病因、病机及证候等表现，以风湿内扰证最为重要，且常伴有虚、瘀、热等表现。中医药在治疗肾病综合征方面积累了丰富经验，特别是在拮抗糖皮质激素副作用、降低疾病复发方面优势明显。开展对肾病综合征的中医药治疗，可以改善患者症状，提高患者生活质量。

一、西医诊断

1.诊断依据

  参照中华医学会儿科学分会肾脏学组2017年发布的《儿童激素敏感、复发/依赖肾病综合征诊治循证指南(2016)》原发性肾病综合征的诊断标准。

  (1)大量蛋白尿：24h尿蛋白定量≥50mg/kg或晨尿蛋白/肌酐(mg/mmol)≥2.0；1周内3次晨尿蛋白定性(+++)~(++++)。

  (2)低蛋白血症：血清白蛋白低于25g/L。

  (3)高脂血症：血清胆固醇高于5.7mmol/L。

  (4)不同程度的水肿。

  以上4项中以(1)和(2)为诊断的必要条件。

2.鉴别诊断

  需排除各种继发性肾病综合征，包括系统性红斑狼疮肾炎、过敏性紫癜性肾炎、糖尿病肾病、乙肝相关性肾炎、遗传性肾病、肾淀粉样变以及感染、肿瘤、药物等引起的继发性肾病综合征。

3.相关检查

(1)尿常规：尿蛋白明显增多，24h尿蛋白定量≥50mg/kg或晨尿蛋白/肌酐(mg/mmol)≥2.0；1周内3次晨尿蛋白定性(+++)~(++++)。

(2)血浆蛋白：血清白蛋白低于25g/L。

(3)血清胆固醇：血清胆固醇高于5.7mmol/L。

(4)肾功能检查：一般正常，单纯性尿量极少时，可有暂时性氮质血症，少数肾炎性者可伴有氮质血症及补体血症。

(5)常规彩超、X线和心电图检查。

二、中医诊断

1.诊断要点

参照中华中医药学会发布的《中医儿科常见病诊疗指南》(ZYYXH/T 247~286—2012)水肿病的诊断标准。

(1)主症表现：浮肿，身体困重，小便短少，尿浊或血尿。

(2)次症表现：面色㿠白，恶心，呕吐，纳差，腹胀，腹痛。

(3)重症表现：面色紫暗或黧黑，无尿，口有秽味，或伴胸水、腹水；频繁呕吐，四肢厥冷，面色白或口唇青紫；头痛，抽搐，谵语，嗜睡，昏迷。

2.类证鉴别

本病当与鼓胀鉴别。鼓胀往往先见腹部胀大，继则下肢或全身浮肿，腹皮青筋暴露。而水肿则以头面部或下肢先肿，继而全身水肿，一般皮色不变，腹部亦无青筋暴露。

3.证候诊断

(1)本证。

①肺脾气虚证：全身浮肿，颜面为著，面色㿠白或萎黄，神疲气短，声低懒言，自汗，纳呆，便溏，小便短少，平素易感冒。舌淡或淡胖，苔白或白滑，脉浮细。

②脾虚湿困证：全身浮肿，肢体为著，按之凹陷，面色萎黄，身体困重，倦怠乏力，或兼胸闷，腹胀，纳少，便溏，小便短少。舌淡胖，舌边有齿痕，苔厚腻，脉沉缓。

③脾肾阳虚证：全身明显浮肿，按之深陷难起，腰腹下肢尤甚，或伴胸水、腹水，畏寒肢冷，身体重着，神疲倦卧，脘腹胀满，或腰膝酸软，恶心，呕吐，纳少，便溏，小便短少不利，面色淡白。舌淡胖，舌边有齿痕，苔白滑，脉沉细无力。

④肝肾阴虚证：浮肿较轻或无浮肿，头痛，头晕耳鸣，面色潮红，五心烦热，盗汗，失眠多梦，口干咽燥，或腰膝酸软，或伴痤疮。舌红，苔少，脉细数。

⑤气阴两虚证：浮肿较轻或无浮肿，面色无华，神疲乏力，自汗、盗汗或午后低热，手足心热，头晕，耳鸣，口干咽燥或长期咽痛，咽部暗红，易感冒。舌红少津，苔少，脉细弱。

（2）标证。

①外感风邪证：恶寒，发热，头身疼痛，咳嗽，喷嚏，流涕，无汗或有汗，或喘咳气急，或咽红、喉核肿痛。舌红，苔薄白，脉浮。

②水湿内停证：全身明显浮肿，皮肤光亮，按之深陷难起，腹水明显，或伴胸水，或见胸闷、气短喘咳，或身体困重，腹满泛恶，便溏，尿少。舌淡，苔白，脉滑。

③湿热内蕴证：身体困重，身热不扬，皮肤疮疡疖肿；恶心欲呕，口黏口苦，口臭，口干不欲饮，脘腹胀满，纳呆，大便不调；腰痛，小腹坠胀，小便频数短黄，或灼热刺痛，尿血。舌红，苔黄腻，脉滑数。

④瘀血阻滞证：颜面浮肿，面色紫暗或晦暗，眼睑下发青，唇舌紫暗，皮肤粗糙或肌肤甲错，有紫纹或血纹，或胁下痞块，腰痛。舌质紫暗或有瘀点瘀斑，苔少，脉涩。

⑤湿浊停聚证：身重困倦，精神萎靡，头痛，眩晕，胸闷，腹胀，纳呆，恶心，呕吐，大便黏腻，小便短少，口黏腻。舌淡，苔厚腻，脉滑。

三、中医适宜技术

1.辨证施药

（1）本证。

①肺脾气虚证。治法：健脾益气，宣肺利水。主方：防己黄芪汤(《金匮要略》)合五苓散(《伤寒论》)加减。处方：

汉防己10g	黄芪15g	白术9g	茯苓9g
猪苓9g	泽泻15g	桂枝6g	甘草7g

每日1剂，水煎服，每日2次。

②脾虚湿困证。治法：健脾益气，渗湿利水。主方：防己茯苓汤(《金匮要略》)合参苓白术散(《太平惠民和剂局方》)加减。处方：

汉防己10g	黄芪15g	桂枝6g	茯苓9g
人参6g^(另炖)	白术9g	白扁豆9g	山药9g
薏苡仁9g	莲子肉9g	砂仁3g	桔梗6g

每日1剂，水煎服，每日2次。

③脾肾阳虚证。治法：温肾健脾，通阳利水。主方：偏肾阳虚者用真武汤(《伤寒论》)加减，处方：

茯苓9g	白芍9g	白术6g	生姜9g
附子9g^(先煎)			

每日1剂，水煎服，每日3次。

偏脾阳虚者用实脾饮(《济生方》)加减，处方：

白术12g	厚朴6g	木瓜6g	木香3g

草果仁3g	槟榔6g	附子6g^(先煎)	大腹皮6g
干姜6g	茯苓15g	炙甘草3g	生姜3片
大枣3枚			

每日1剂，水煎服，每日2次。

④肝肾阴虚证。治法：滋补肝肾，养阴清热。主方：知柏地黄丸(《医宗金鉴》)加减。处方：

熟地黄12g	山药9g	山萸肉9g	茯苓9g
泽泻6g	牡丹皮6g	知母6g	黄柏6g

每日1剂，水煎服，每日2次。

⑤气阴两虚证。治法：益气养阴。主方：参芪地黄丸(《沈氏尊生书》)加减。处方：

党参9g	黄芪15g	生地黄12g	麦冬9g
山药9g	山萸肉9g	牡丹皮6g	茯苓9g
泽泻9g			

每日1剂，水煎服，每日2次。

(2)标证。

①外感风邪证。治法：外感风寒者宣肺利水，疏风散寒；外感风热者宣肺利水，疏风清热。主方：外感风寒者用荆防败毒散(《外科理例》)，处方：

荆芥3g	防风3g	人参3g^(另炖)	羌活3g
独活3g	前胡3g	柴胡3g	桔梗3g
枳壳3g	茯苓3g	川芎3g	甘草3g

每日1剂，水煎服，每日2次。

外感风热者用银翘散(《温病条辨》)加减，处方：

连翘9g	金银花9g	桔梗6g	薄荷3g
竹叶6g	淡豆豉9g	荆芥9g	牛蒡子6g
豆豉6g	甘草6g	芦根15g	

每日1剂，水煎服，每日2次。

②水湿内停证。治法：益气健脾，利水消肿。主方：五皮饮(《太平惠民和剂局方》)加减。处方：

五加皮15g	地骨皮15g	生姜皮15g	桑白皮15g
陈皮15g	大腹皮15g	茯苓皮15g	

每次1剂，研细末，每次9g，每日2次，水煎服。

③湿热内蕴证。治法：清热利湿。主方：上焦湿热者用五味消毒饮(《医宗金鉴》)合三仁汤(《温病条辨》)加减，处方：

金银花20g	野菊花15g	蒲公英15g	紫花地丁15g

天葵子15g　　杏仁7g　　　姜半夏7g　　滑石9g^(包煎)

通草6g　　　白蔻仁6g　　竹叶6g　　　厚朴9g

薏苡仁12g　　甘草3g

每日1剂，水煎服，每日2次。

中焦湿热者用甘露消毒丹(《温热经纬》)加减，处方：

滑石12g^(包煎)　　黄芩9g　　　茵陈蒿9g　　白蔻仁6g

藿香9g　　　石菖蒲6g　　薄荷6g　　　木通6g

川贝3g　　　射干9g　　　连翘9g　　　神曲6g

每日1剂，水煎服，每日2次。

下焦湿热者用八正散(《太平惠民和剂局方》)加减，处方：

瞿麦6g　　　萹蓄6g　　　车前子6g^(包煎)　　滑石6g^(包煎)

煨大黄6g　　栀子6g　　　竹叶6g　　　木通6g

炙甘草6g　　灯心草3g

每日1剂，水煎服，每日2次。

④瘀血阻滞证。治法：活血化瘀。主方：桃红四物汤(《医宗金鉴》)加减。处方：

桃仁6g　　　红花6g　　　熟地黄12g　　川芎9g

当归9g　　　芍药9g　　　丹参9g

每日1剂，水煎服，每日2次。

⑤湿浊停聚证。治法：和胃降浊、化湿行水。主方：温胆汤(《千金要方》)加减。处方：

半夏7g　　　竹茹6g　　　枳实9g　　　陈皮6g

茯苓9g　　　龙骨9g^(先煎)　　牡蛎9g^(先煎)　　蒲公英12g

甘草6g

每日1剂，水煎服，每日2次。

2.中成药治疗

(1)五苓片(茯苓、泽泻、猪苓、桂枝、白术)：温阳化气，利湿行水。用于小便不利，水肿腹胀，呕逆泄泻，渴不思饮。用于本病肺脾气虚证。每片重0.35g。口服，一次2~3片，一日3次。

(2)参苓白术散(人参、茯苓、炒白术、山药、炒白扁豆、莲子、炒薏苡仁、砂仁、桔梗、甘草)：补脾胃，益肺气。用于脾胃虚弱，食少便溏，气短咳嗽，肢倦乏力。用于本病脾虚湿困证。每袋装1.5g。口服，一次6~9g，一日2~3次。忌不易消化食物。感冒发热病人不宜服用。有高血压、心脏病、肝病、糖尿病、肾病等慢性病严重者应在医师指导下服用。儿童、孕妇、哺乳期妇女应在医师指导下服用。服药4周症状无缓解，应去医院就诊。对本品过敏者禁用，过敏体质者慎用。本品性状发生改变时禁止使用。儿童必须在成人监护下使用。请将本品放在儿童不能接触的地方。如正在使用其他药品，使用本品前请咨询医师或药师。

(3)济生肾气丸(熟地黄、制山茱萸、牡丹皮、山药、茯苓、泽泻、肉桂、制附子、牛膝、车前子)：温肾化气，利水消肿。用于肾阳不足、水湿内停所致的肾虚水肿、腰膝酸重、小便不利、痰饮咳喘。口服，一次6g，一日2~3次。

(4)知柏地黄丸(知母、黄柏、熟地黄、制山茱萸、牡丹皮、山药、茯苓、泽泻)：滋阴降火。用于阴虚火旺，潮热盗汗，口干咽痛，耳鸣遗精，小便短赤。用于本病肝肾阴虚证。大蜜丸每丸重9g。口服，一次1丸，一日2次。忌不易消化食物。感冒发热病人不宜服用。有高血压、心脏病、肝病、糖尿病、肾病等慢性病严重者应在医师指导下服用。儿童、孕妇、哺乳期妇女应在医师指导下服用。服药4周症状无缓解，应去医院就诊。

(5)银翘解毒丸(金银花、连翘、薄荷、荆芥、淡豆豉、炒牛蒡子、桔梗、淡竹叶、甘草)：疏风解表，清热解毒。用于风热感冒，症见发热头痛、咳嗽口干、咽喉疼痛。用于本病外感风热证。每丸重3g。用芦根汤或温开水送服，一次1丸，一日2~3次。忌烟、酒及辛辣、生冷、油腻食物。不宜在服药期间同时服用滋补性中药。风寒感冒者不适用。有高血压、心脏病、肝病、糖尿病、肾病等慢性病严重者应在医师指导下服用。儿童、孕妇、哺乳期妇女、年老体弱及脾虚便溏者应在医师指导下服用。发热体温超过38.5℃的患者，应去医院就诊。服药3d症状无缓解，应去医院就诊。

(6)八正合剂(瞿麦、炒车前子、萹蓄、大黄、滑石、川木通、栀子、甘草、灯心草)：清热，利尿，通淋。用于湿热下注，小便短赤，淋沥涩痛，口燥咽干。用于本病下焦湿热者。每瓶装200ml。口服，一次15~20ml，一日3次，用时摇匀。忌服辛辣刺激性食物。不宜在服药期间同时服用温补性中成药。心脏病、肝病、糖尿病、肾病等慢性病严重者应在医师指导下服用。严格按用法用量服用，小儿、哺乳期妇女、年老体弱患者，应在医师指导下服用。服药3d后症状未改善，或出现其他严重症状时，应到医院就诊。对本品过敏者禁用，过敏体质者慎用。

3.针刺疗法

取穴：脾肾阳虚证取肾俞、腰阳关、委中、命门。肝肾阴虚证有血尿者取肾俞、太溪、复溜穴。腰膝酸软者取肾俞、腰阳关、委中、志室、太溪。

操作：每日1次，平补平泻手法，每次20min，10次1疗程。

4.耳针疗法

取穴：耳尖、神门、肺、脾、肾、三焦等穴位随症加减。

操作：用王不留行籽贴压耳穴，患者取坐位，穴位局部常规消毒后，贴于相应穴位，并进行按压1min左右。用于治疗各型水肿。

5.贴敷疗法

药物：用遂水散，甘遂、大戟、芫花各等量，共碾成极细末，装瓶备用。

用法：每次取药末1~3g，置脐内，外加纱布覆盖，胶布固定。每日换药1次，10次为1个疗程。用于治疗各型水肿。

四、健康教育

1.运动调理

为管理对象个体化选择恰当的运动方式(慢走、散步、导引、太极拳、八段锦、五禽戏等)、运动量、运动时间和频度。无高度水肿、低血容量和感染的患儿无须卧床休息，即使需卧床者也应在床上经常变换体位，以预防血管栓塞并发症。

2.辨证施膳

根据患者的证候分型、体质辨识和食物性味归经等综合判断结果给予膳食指导，同时指导管理对象控制脂肪和盐分摄入。注意饮食调摄，清淡、少盐饮食，忌食辛辣、油腻之品，保证充足的蛋白质、维生素类营养的调摄。注意补充维生素D(每日500~1000IU)及钙剂。

3.情志调理

重视情志护理，避免情志刺激，为患者辨证选择不同的音乐和娱乐活动等，保持心情舒畅，调畅情志，愉悦心情。

第三十二章　儿童紫癜性肾炎

　　过敏性紫癜是一种以IgA沉积于血管壁为特征的小血管炎，如侵犯肾脏，则称为紫癜性肾炎。过敏性紫癜是与血管自身免疫损伤有关的以小血管炎为主要病变的变态反应性疾病，以皮肤紫癜、出血性胃肠炎、关节炎及肾小球肾炎为主要特点的临床综合征。过敏性紫癜患儿中约有一半出现肾损害，此时称过敏性紫癜肾炎。其基本病变是肾小球系膜区IgA沉积、系膜细胞增生伴或不伴新月体形成。肾损害多发生于出现皮肤紫癜的3个月内(95%)，尽管有报道肾损害可出现在皮肤紫癜之前，以及在皮肤紫癜1年之后，但在6个月后出现肾损害一般不应轻易视之为紫癜性肾炎。当人体的免疫功能正常时，可以对非己抗原产生体液免疫和细胞免疫，对机体发挥免疫保护作用。当免疫功能失调时，外界细菌、病毒、海鲜、药物等等，则都可引起过敏反应、自身免疫病或免疫缺陷病等，从而损害人体的健康。这些致病因素产生的抗原与体内的抗体结合后形成免疫复合物，这些免疫复合物最易沉积于肾小球，从而启动肾脏的纤维化进程。与此同时，肾脏发生纤维化的过程中也引起了血管炎症反应，使肾小球毛细血管脆性和通透性增加，以血尿为直接表现，导致过敏性紫癜性肾炎的发生。

　　从中医角度讲，过敏性紫癜肾炎的发生是由于过敏性紫癜在病初常有外感，因过敏引起，故其病因多与风、湿、热、毒邪有关，一般将其归于"斑疹""瘀斑"类进行辨证。紫癜性肾炎其病机可认为是：患者素有血热内蕴，外感风邪或食物有动风之品，风热相搏或热毒炽盛，如灼伤血络，以致迫血妄行，外溢肌肤，内迫胃肠，甚则及肾，故有下肢皮肤紫癜、腹痛频作，甚则便血、尿血。如属虫咬后，局部红肿水泡，为虫毒浸淫所致，湿毒化热，阻于络脉，气血循行不畅，迫血妄行，故亦可出现紫癜，甚则尿血。如寒邪外侵，内滞于血络，亦可发为紫癜，气不摄血或虚火灼络，均可出现尿血。

一、西医诊断

1.诊断依据

参照《紫癜性肾炎诊治循证指南》(中华医学会儿科学分会肾脏学组发布，2016年)。

(1)诊断标准：在过敏性紫癜病程6月内，出现血尿和(或)蛋白尿。其中血尿和蛋白尿的诊断标准分别为：

①血尿：肉眼血尿或1周内3次镜下血尿红细胞≥3个/高倍视野(HP)。

②蛋白尿：满足以下任一项者：①1周内3次尿常规定性示尿蛋白阳性； ②24h尿蛋白定量>150mg或尿蛋白/尿肌酐(mg/mmol)>0.2；③1周内3次尿微量白蛋白高于正常值。

③极少部分患儿在过敏性紫癜病程6个月后，出现血尿和(或)蛋白尿者应争取进行肾活检，如为IgA系膜区沉积为主的系膜增生性肾小球肾炎，则亦可诊断为紫癜性肾炎。

(2)临床分型：孤立性血尿型；孤立性蛋白尿型；血尿和蛋白尿型；急性肾炎型；肾病综合征型；急进性肾炎型；慢性肾炎型。

(3)病理分级。

肾小球病理分级。Ⅰ级：肾小球轻微异常。Ⅱ级：单纯系膜增生。分为：①局灶/节段，②弥漫性。Ⅲ级：系膜增生，伴<50%肾小球新月体形成和(或)节段性病变(硬化、粘连、血栓、坏死)，其系膜增生可分为：①局灶/节段，②弥漫性。Ⅳ级：病变同Ⅲ级，50%~75%的肾小球伴有上述病变，分为：①局灶/节段，②弥漫性。Ⅴ级：病变同Ⅲ级，>75%的肾小球伴有上述病变，分为：①局灶/节段，②弥漫性。Ⅵ级：膜性增生性肾小球肾炎。

肾小管间质病理分级。(-)级：间质基本正常。(+)级：轻度小管变形扩张。(++)级：间质纤维化、小管萎缩<20%，散在炎性细胞浸润。(+++)级：间质纤维化、小管萎缩占20%~50%，散在和(或)弥漫性炎性细胞浸润。(++++)级：间质纤维化、小管萎缩>50%，散在和(或)弥漫性炎性细胞浸润。

2.鉴别诊断

(1)急性肾炎：该病与紫癜肾炎不同的是血清C_3多数下降；无皮疹、关节炎及肠绞痛表现；皮肤活检及肾活检有助鉴别。

(2)狼疮性肾炎：狼疮肾炎的皮疹有特征性蝶形红斑或盘状红斑，多为充血性红斑；狼疮除关节、皮疹、腹及肾表现外，尚有多系统损害包括光过敏、口腔溃疡、浆膜炎、神经系统表现、血液系统检查异常，免疫学检查示血清C_3下降，抗dsDNA阳性，抗Smith抗体阳性，抗核抗体阳性；皮肤活检：狼疮带阳性；肾活检：狼疮肾有Ⅴ型病理改变，肾小球毛细血管壁"白金耳"样改变，免疫荧光示"满堂亮"，IgG、IgM、IgA、C_3共同沉积，以IgG、IgM为主。

(3)原发性小血管炎(微型多动脉炎、韦格内肉芽肿)：临床表现除有皮疹、肾损害外，上呼吸道、肺部表现多见。皮肤或结节活检显示血管壁内皮细胞肿胀、增生、中层纤维素坏死伴炎性细胞浸润、水肿。有时伴大量淋巴细胞、单核细胞、多核巨细胞及中性粒细胞浸润，甚至形成肉芽肿病变。无免疫球蛋白沉着，免疫荧光阴性。肾活检：肾小球节段坏死伴周围炎性细胞浸润，甚至肉芽肿形成，可伴新月体，免疫荧光多数阴性，有时表现为坏死性小动脉炎。血液中可查到抗白细胞胞浆抗原自身抗体(ANCA)，微型多动脉炎以核周型PANCA为主，靶抗原为髓过氧化物酶(MPO)。韦格内肉芽肿以胞质型C-ANCA为主，靶抗原为蛋白酶3(PR_3)。

(4)IgA肾病(IgAN)：IgA肾病以反复肉眼血尿为主，少有皮疹、关节痛及腹部表现；IgAN发病以成年多见；病理检查多见IgA、IgG、IgM沉积，经典补体激活途经C_4/C_1q沉积比例明显增高。过敏性紫癜肾炎单根据肾脏病理与免疫病理的改变难以与IgA肾病相区别。大部分学者认为过敏性紫癜肾炎肾脏受累的临床、病理过程与IgA肾病很相似，故认为它们是同一疾病的两种不同表现，IgA肾病以肾脏单独受累为主，过敏性紫癜肾炎除肾脏受累外还有全身系统受损。进一步的遗传学研究发现此二病发生于同一家族中，纯合子无效C_4遗传表型(homozygous null C_4 phenotype)频率均增高，都表现为产生IgA的免疫调节异常，如IgA及大分子(多聚)IgA增高，二者患者扁桃体淋巴组织中产生IgA浆细胞/IgG浆细胞比值均上升。过敏性紫癜肾炎属于系统性血管炎，也是一种继发性IgA肾病，其在病理上与IgA肾病都以系膜病变为主，都伴有新月体形成和肾小球硬化，特别是IgA肾病患者表现为反复发作性肉眼血尿者，无论其在临床表现还是基因背景上，都较其他临床类型IgA肾病与过敏性紫癜肾炎有更多相似之处。但尽管过敏性紫癜肾炎和IgA肾病有众多相似之处，但二者仍存在明显差别。

(5)血液病所致紫癜：由于过敏性紫癜肾炎血小板计数及出血、凝血时间正常，故可与血液病所致的紫癜区别。

(6)急腹症：由于腹型过敏性紫癜易发生肾炎，尤其在紫癜出现之前，应与急性阑尾炎、出血性肠炎、肠穿孔、急性胰腺炎或肾结石等鉴别；如有咯血、肾衰要与古德帕斯丘(Goodpasture)综合征鉴别。

3.相关检查

(1)尿液检查：主要为血尿和(或)蛋白尿，多属低选择性。如有间质小管损害，可出现小分子蛋白如RBP、β_2微球蛋白、溶菌酶等增高。

(2)血液检查：血常规及出凝血试验均可正常，血小板计数和功能试验正常。ESR升高，血生化及肾功能可因临床表现类型的不同而正常，或出现相应的异常改变。

(3)血液特殊检查：血补体C_3、C_4均正常。早期IgA可升高，并可检出IgA类风湿因子。其他如IgG、IgE均可增高或正常，部分病人免疫复合物阳性。

(4)病理检查：常见局灶系膜增生病变，严重弥漫增殖和新月体形成，免疫荧光检查系膜区IgA颗粒样沉着为特征。皮肤活检有助于同IgA肾病外的肾炎作鉴别。毛细血管脆性试验：约有半数呈阳性。

(5)辅助检查：其他还应做B超、X线等检查，必要时做心电图、CT等检查。因为每个患者发病的病因不同，所以患者要及时进行检查，不可忽视。

二、中医诊断

1.诊断要点

参照《中医内科常见病诊疗指南(西医疾病部分)》(中华中医药学会发布，2008年)。

(1)肾外表现：主要是过敏性紫癜所致的皮肤、胃肠、关节等方面的症状与体征。

皮疹：对称性分布于双下肢伸侧，呈对称性，严重时可波及臀部、下腹及肘部。皮疹初为鲜红色，略高出皮面，可伴痒感及风团，并反复成批出现。

关节：1/2~2/3病人出现关节肿痛，以膝关节、踝关节多见，活动可受限，一般数天内即可恢复。

胃肠道症状：1/3病人出现阵发性腹部绞痛，脐周为主，可伴呕吐、黑便、呕血等，个别可出现肠梗阻、肠穿孔、肠套叠等。

其他：如鼻出血、咯血、心肌炎，少数伴头痛、抽搐。

(2)肾脏表现：以血尿、蛋白尿为主。

血尿：约一半病人出现肉眼血尿，均有镜下血尿。

蛋白尿：程度不等。

水肿：一般为轻~中度，非凹陷性，伴大量蛋白尿时可为凹陷性水肿。

高血压：临床较多见。

(3)其他表现：过敏性紫癜性肾炎可累及中枢神经系统、心血管系统以及胸膜外分泌腺等，而出现相应症状。

2.类证鉴别

参考西医鉴别诊断。

3.证候诊断

(1)主证。

①湿热内侵证：尿中多泡沫，小便短赤，血尿、蛋白尿；脘闷纳呆，疲倦乏力，头身困重；或颜面下肢水肿；或紫癜反复，皮损溃烂；或关节肿痛。舌质红，舌苔黄腻，脉滑数。

②阴虚火旺证：病程较长，紫癜消退，尿中多泡沫，小便短赤，血尿、蛋白尿；腰膝酸软，咽干口燥，手足心热，盗汗，头晕耳鸣，面色潮红，咽部暗红，或紫癜反复发作，量少色淡。舌质嫩红，苔少或无，脉细数。

③肺脾气虚证：病程较长，紫癜消退；尿中多泡沫，蛋白尿、血尿；或有浮肿，多汗，乏力，气短懒言，口淡不渴，平日易感冒，感染后加重；或紫癜反复发作，量少色淡。舌淡有齿痕，苔白，脉沉细。

④气阴两虚证：病程较长，紫癜消退；尿中多泡沫，小便短赤，血尿、蛋白尿；多汗，乏力，常易感冒，手足心热，盗汗，面色潮红。舌红少津，苔薄或无，脉细无力。

⑤脾肾阳虚证：病程日久，尿中多泡沫，蛋白尿、血尿；全身浮肿，尿少，畏寒肢冷，面色㿠白，神疲乏力，纳差，便溏。舌体胖，边有齿痕，苔白，脉沉细或弱。

(2)兼证。

①血瘀证：皮肤紫癜，关节疼痛，腹痛，肌肤甲错。舌质紫暗或有瘀斑，脉细涩。

或凝血功能检查中纤维蛋白原、D-二聚体增高，凝血酶原时间缩短。

②风热证：鼻塞，流涕，咳嗽，咽红，或伴发热，或皮肤紫癜，色红，细碎。舌红，苔薄白，脉浮数。

③血热证：病程短，皮肤紫癜，色赤红或紫红，量大；或腹痛，大便鲜血，小便黄或赤。舌质红或紫红，舌苔黄干，脉洪数或弦滑。

三、中医适宜技术

1.辨证施药

(1)主证。

①湿热内侵证。治法：清热利湿。主方：小蓟饮子(《济生方》)加减。处方：

生地黄9g	小蓟7g	滑石9g^(包煎)	蒲黄6g^(包煎)
藕节9g	淡竹叶7g	当归9g	山栀子9g
炙甘草5g			

每日1剂，水煎服，每日2次。

②阴虚火旺证。治法：滋阴清热。主方：知柏地黄丸(《景岳全书》)加减。处方：

熟地黄9g	黄柏6g	知母6g	山药12g
山茱萸9g	牡丹皮6g	泽泻6g	茯苓9g
丹参9g	墨旱莲9g	女贞子9g	甘草6g

每日1剂，水煎服，每日2次。

③肺脾气虚证。治法：益气健脾。主方：玉屏风散(《究原方》)合六君子汤(《医学正传》)加减。处方：

黄芪12g	防风9g	白术10g	人参6g^(另炖)
茯苓9g	陈皮6g	法半夏6g	熟地黄9g
山茱萸9g	炙甘草6g		

每日1剂，水煎服，每日2次。

④气阴两虚证。治法：益气养阴。主方：参芪地黄汤(《杂病犀烛》)加减。处方：

太子参9g	黄芪12g	茯苓9g	熟地黄9g
山茱萸9g	山药12g	泽泻6g	牡丹皮6g
白术9g	益母草12g	甘草6g	

每日1剂，水煎服，每日2次。

⑤脾肾阳虚证。治法：温阳利水。主方：真武汤(《伤寒论》)加减。处方：

茯苓9g	炒白术6g	白芍9g	制附子9g^(先煎)
黄芪9g	党参9g	当归6g	陈皮6g
车前子9g^(包煎)	炙甘草6g		

每日1剂，水煎服，每日2次。

(2)兼证。

①血瘀证。治法：活血化瘀。主方：四物汤(《仙授理伤续断秘方》)加减。处方：

熟地12g	当归10g	白芍12g	川芎8g
牛膝9g	桃仁6g	甘草6g	

每日1剂，水煎服，每日2次。

②风热证。治法：疏风清热。主方：银翘散(《温病条辨》)加减。处方：

连翘9g	金银花12g	桔梗6g	薄荷6g
淡竹叶6g	荆芥9g	甘草6g	

每日1剂，水煎服，每日2次。

③血热证。治法：清热解毒凉血。主方：犀角地黄汤(《小品方》录自《外台秘要》)加减。处方：

水牛角15g(先煎)	生地黄9g	赤芍6g	牡丹皮6g
黄芩9g	蒲公英9g	藕节9g	白茅根9g
甘草6g			

每日1剂，水煎服，每日2次。

2.中成药治疗

(1)犀角地黄丸(生地、白芍、牡丹皮、侧柏叶、荷叶、白茅根、栀子、大黄炭、犀角、水牛角)：清热解毒、凉血止血。用于患有急性发热性疾病的患者，以及疾病早期的高血压。每丸6g。口服，一次2丸，每日2次。

(2)荷叶丸(荷叶、藕节、大蓟炭、小蓟炭、知母、黄芩炭、地黄炭、棕榈炭、焦栀子、茅根炭、玄参、白芍、当归、香墨)：清热凉血、化瘀止血。用于在疾病早期有明显血尿的患者。每丸重9g。口服，一次1丸，一日2~3次。服用前应除去蜡皮、塑料球壳；本品可嚼服，也可分份吞服。

(3)百宝丹(三七、草乌、金铁锁、重楼)：活血化瘀、通络止血。用于治疗瘀血阻络所致的血尿。或用于刀枪伤，跌打损伤，月经不调，经痛经闭，慢性胃痛及关节疼痛。每粒装0.25g，每板装胶囊16粒，保险子1粒。口服，一次1~2粒，每隔4h服1次或遵医嘱。重伤者，先服保险子1粒再服胶囊。凡出血之伤，用开水吞服；未出血之伤，用白酒吞服。孕妇忌服；服药后一日内忌食蚕豆、鱼类及酸、冷等物。

(4)大补阴丸(熟地黄、盐知母、盐黄柏、醋龟甲、猪脊髓)：固本培元、滋阴降火。用于阴虚火旺，潮热盗汗，咳嗽，耳鸣遗精。口服，水蜜丸一次6g，一日2~3次。忌不易消化食物。感冒发热病人不宜服用。有高血压、心脏病、肝病、糖尿病、肾病等慢性病严重者应在医师指导下服用。儿童、孕妇、哺乳期妇女应在医师指导下服用。服药4周症状无缓解，应去医院就诊。对本品过敏者禁用，过敏体质者慎用。本品性状发生改变时禁止使用。儿童必须在成人监护下使用。请将本品放在儿童不能接触的地方。如正在使用其他药品，使用本品前请咨询医师或药师。

(5)济生肾气丸(熟地黄、制山茱萸、牡丹皮、山药、茯苓、泽泻、肉桂、制附子、牛膝、车前子)：温肾化气，利水消肿。用于肾阳不足、水湿内停所致的肾虚水肿、腰膝酸重、小便不利、痰饮咳喘。口服，一次6g，一日2~3次。

3.艾灸疗法

取穴：肾俞、复溜、足三里、脾俞、气海、腰阳关等。

操作：穴位局部常规消毒后，艾灸仪贴片贴于相应的穴位，调节温度(45℃左右，以患儿耐受为宜)，施灸时间为30min，一天1次，1周为1疗程。用于2岁以上患儿。适用于所有证型患者。

4.耳穴压豆疗法

取穴：耳尖、神门、肺、脾、肾、三焦、皮质下。

操作：将王不留行籽贴压耳穴(双侧)，每次揉按各穴15min左右，以增强刺激，一天1次，1周为1疗程。适用于所有证型患者。

5.低频脉冲疗法

取穴：关元、水道、肾俞、膀胱俞、阴陵泉、三阴交、足三里、涌泉。

操作：调节电流强度，以引起明显的震颤感而不致痛为宜，先施以弱电流消除患儿紧张情绪，再将电流调到治疗量，强度调节范围在20~60Hz，每次30min，一天1次，1周为1疗程。用于2岁以上患儿。适用于所有证型患者。

6.中药熏蒸疗法

对皮肤紫癜较多患者，可选择应用中药熏蒸床进行中药熏蒸药浴治疗。

四、健康教育

1.一般护理

包括房间、床铺、生命体征测量等。

2.饮食护理

忌食容易引起过敏的食品；忌食辛辣、海腥发物和煎炸、炙烤、油腻、硬固之品；根据患者体质制定饮食计划。

3.生活护理

嘱患儿注意休息，防寒保暖，避免因外感后引起疾病反复加重病情；患儿病期不要到公共场合活动，急性期病情重者应卧床休息，经常更换体位，防止血栓等并发症形成。

4.情志护理

加强对患儿家长的疾病宣教，减轻患儿家长及患儿紧张恐惧心理，保持心态稳定，树立战胜疾病的信心。

第三十三章 小儿夜啼

小儿夜啼是指1岁以内的哺乳婴儿，因寒、热、受惊等导致的夜间定时啼哭，甚则可通宵达旦的疾病。多见于新生儿及6个月内的小婴儿。啼哭是婴儿一种本能性反应，因为在婴儿时期尚没有语言表达能力，"哭"就是表达要求或痛苦的一种方式。如饥饿、口渴、衣着过冷或过热、尿布潮湿、臀部腋下皮肤糜烂、湿疹作痒，或虫咬等原因，或养成爱抱的习惯，均可引起患儿哭闹。这种哭闹是正常的本能性反映。有些疾病，如佝偻病、虫病、外科疾病等也可引起婴儿啼哭，均不在本节讨论范围。本病主要因脾寒、心热、惊恐、食积所致，寒则痛而啼，热则烦而啼，惊则神不安而啼，积则胃不安而啼。

一、西医诊断

1.诊断依据

婴儿难以查明原因的入夜啼哭不安，时哭时止，或每夜定时啼哭，甚则通宵达旦，但白天如常。临证必须详细询问病史，仔细检查体格，必要时辅以有关实验室检查，排除外感发热、口疮、肠套叠、寒疝等疾病引起的啼哭，以免贻误患儿病情。

2.鉴别诊断

与不适、拗哭相鉴别。小儿夜间若喂哺不足或过食，尿布潮湿未及时更换，环境及衣被过冷或过热，褓褓中夹有缝衣针或其他异物等，均可引起婴儿不适而啼哭，采取相应措施后则婴儿啼哭即止。有些小婴儿因不良习惯而致夜间拗哭，如夜间开灯而寐、摇篮中摇摆而寐、怀抱而寐、边走边拍而寐等，要注意加以纠正。

3.相关检查

一般检查均正常。

二、中医诊断

1.诊断要点

参考国家中医药管理局发布的《中医病证诊断疗效标准》(ZY/T 001.4—94，南京大学出版社，1994年)夜啼的诊断依据。

(1)入夜时(多在子时左右)啼哭不止，轻重表现不一，但是白天安静。

（2）多无发热、呕吐、泄泻、口疮、疖肿、外伤等表现。

2.类证鉴别

参考西医鉴别诊断。

3.证候诊断

（1）脾胃虚寒证：小儿面色青白，四肢欠温，喜伏卧，腹部发凉，弯腰蜷腿哭闹，不思饮食，大便溏薄，小便清长。舌淡苔白，脉细缓，指纹淡红。

（2）心热受惊证：小儿面赤唇红，烦躁不安，口鼻出气热，夜寐不安，一惊一乍，身腹俱暖，大便秘结，小便短赤。舌尖红，苔黄，脉滑数。

（3）惊骇恐惧证：小儿夜间啼哭，面红或泛青，心神不宁，惊惕不安，睡中易醒，梦中啼哭，声惨而紧，呈恐惧状，紧偎母怀。脉象唇舌多无异常变化。

（4）乳食积滞证：小儿夜间啼哭，厌食吐乳，嗳腐反酸，腹痛胀满，睡卧不安，大便酸臭。舌苔厚腻，指纹紫滞。

三、中医适宜技术

1.辨证施药

（1）脾胃虚寒证。治法：温中健脾，行气止痛。主方：黄芪建中汤（《金匮要略》）加减。处方：

黄芪15g	茯苓9g	乌药6g	炮姜6g
高良姜6g	砂仁5g	陈皮6g	桂枝15g
木香6g	香附6g	白芍12g	炙甘草12g

每日1剂，水煎服，每日2次。

加减：大便溏薄加党参10g、白术12g、茯苓9g健脾益气；时有惊惕加蝉蜕9g、钩藤6g祛风镇惊。

（2）心热受惊证。治法：清心导赤，泻火安神。主方：导赤散（《小儿药证直诀》）加减。处方：

生地30g	竹叶30g	木通30g	甘草梢30g
灯心草9g			

每次1剂，研细末，装瓶备用。用时取药末6g，水煎服，每日2次。

加减：大便秘结而烦躁不安者，加生大黄6g以泻火除烦；腹部胀满而乳食不化者，加麦芽、莱菔子、焦山楂各9g以消食导滞；热盛烦闹者加黄连、栀子各6g以泻火除烦。

（3）惊骇恐惧证。治法：定惊安神，补气养心。主方：安神定志丸（《医学心悟》）加减。处方：

茯苓12g	茯神10g	人参9g^(另炖)	远志9g
石菖蒲6g	龙齿12g^(先煎)	炙甘草6g	

每日1剂，水煎服，每日2次。

加减：睡中时时惊惕者，加钩藤9g、蝉蜕6g、菊花9g以熄风镇惊。

(4)乳食积滞证。治法：消食导滞，健脾安神。主方：保和汤(《丹溪心法》)加减。处方：

茯苓12g	半夏7g	连翘6g	陈皮9g
焦三仙各10g	炙甘草6g		

每日1剂，水煎服，每日2次。

2.中成药治疗

(1)理中丸(党参、土白术、炙甘草、炮姜)：温中散寒，健胃。用于脾胃虚寒，呕吐泄泻，胸满腹痛，消化不良。用于本病脾胃虚寒证。大蜜丸每丸重9g。口服，一次1丸，一日2次。小儿酌减。泄泻时腹部热胀痛者忌服。服药期间忌食生冷、辛辣油腻之物。感冒发热者慎用。服药3d症状未改善，或症状加重，或出现新的症状者，应立即停药并去医院就诊。有慢性结肠炎、溃疡性结肠炎便脓血等慢性病史者，患泄泻后应在医师指导下使用。对本品过敏者禁用，过敏体质者慎用。本品性状发生改变时禁止使用。儿童必须在成人监护下使用。如正在使用其他药品，使用本品前请咨询医师或药师。

(2)安神颗粒(炒酸枣仁、川芎、知母、麦冬、制何首乌、五味子、丹参、茯苓)：补血滋阴，养心安神。用于阴血不足，失眠多梦，心悸不宁，五心烦热，盗汗耳鸣。用于本病惊骇恐惧证。每袋装2g。口服，一次1袋，一日3次。感冒发热患者不宜服用。过敏体质者慎用。用药期间忌烟、酒及辛辣、油腻食物。

(3)健脾消食丸(炒白术、炒枳实、木香、草豆蔻、醋炙鸡内金、炒槟榔、荸荠粉)：健脾，消食，化积。用于小儿脾胃不健所致的乳食停滞，脘腹胀满，食欲不振，面黄肌瘦，大便不调。用于本病乳食积滞证。水蜜丸：每100粒重10g。口服，一次6g，1岁以内一次1g，1~2岁一次2g，2~4岁一次3g，4岁以上一次4g；一日2次。大蜜丸：每丸重3g。口服，1岁以内一次半丸，1~2岁一次1丸，2~4岁一次1.5丸，4岁以上一次2丸；一日2次。可嚼服或分份吞服。对本药过敏者和糖尿病患儿禁用本药蜜丸。脾胃虚弱、食积不化、大便稀溏者不宜服用。用药期间忌辛辣、生冷、油腻、不易消化等食物。

(4)保和丸成方(焦山楂、炒六神曲、姜半夏、茯苓、陈皮、连翘、炒麦芽、炒莱菔子)：消食，导滞，和胃。用于食积停滞，脘腹胀满，嗳腐吞酸，不欲饮食。用于本病乳食积滞证。保和片：薄膜衣片每片重0.4g。保和咀嚼片：素片每片重1g；薄膜衣片每片重1.05g。保和颗粒：每袋装4g、4.5g。保和丸：浓缩丸每8丸相当于原生药3g。水丸每袋装6g，或每瓶装36g，或每瓶装60g。小蜜丸每100丸重20g。大蜜丸每丸重9g。保和口服液：每支装10ml。保和液：每瓶装168ml。片剂：口服，一次4片，一日3次。咀嚼片：嚼服，一次2~4片，一日2次。小儿酌减。颗粒：开水冲服，一次1袋，一日2次。浓缩丸：口服，一次8丸，一日3次。水丸：口服，一次6~9丸，一日2次。小儿酌减。小蜜丸：口服，一次9~18g，一日2次。大蜜丸：口服，一次1~2丸，一日2次。小儿酌减。口服液：口服，规格为每支装10ml，一次10~20ml，一日2次，小儿酌减；规格为每瓶装168ml，一次10~30ml，一日3次。因肝病或心、肾功能不全所致饮食不消化，不欲饮食，脘腹胀满者不适用。过敏体质者慎用。糖尿病患者慎用本药颗粒。身体虚弱者、老年人不宜长期服用。用药期间不宜同时服用滋补性中药。用药期间忌酒，忌辛辣、生冷、油腻、不易消化食物。用药3d症状无改善或出现其他症状，应立即停用。本药含姜半夏。

(5)金匮肾气丸(地黄、山药、酒萸肉、茯苓、牡丹皮、泽泻、桂枝、炙附子、牛膝、盐车前子)：温补肾阳，化气行水。用于肾虚水肿，腰膝酸软，小便不利，畏寒肢冷。用于本病容易惊恐患儿。片剂：口服，一次2片，一日2次。大蜜丸：口服，一次1丸，一日2次。水蜜丸：口服，一次4~5g，一日2次。小蜜丸：口服，一次6g，一日2次。用药期间忌食生冷食物。本药含炙附子，用药后如出现血压增高、头痛、心悸等，应立即停药。

(6)附子理中丸(制附子、党参、炒白术、干姜、甘草)：温中健脾。用于脾胃虚寒，脘腹冷痛，呕吐泄泻，手足不温。用于本病脾胃虚寒证。片剂：口服，一次6~8片，一日1~3次。浓缩丸：口服，一次8~12丸，一日3次。水蜜丸：口服，一次6g，一日2~3次。小蜜丸：口服，一次9g，一日2~3次。大蜜丸：口服，一次1丸，一日2~3次。口服液：口服，一次10ml，一日3次。小儿酌减。性肠胃炎，泄泻兼有大便不畅，肛门灼热者不适用。感冒发热患者不宜用。过敏体质者慎用。本药含制附子，用药后如出现血压增高、头痛、心悸等，应立即停药。本药不宜长期服用。用药期间忌不易消化食物。

3.针灸疗法

(1)艾灸神阙。将艾条燃着后在神阙周围温灸，不触到皮肤，以皮肤潮红为度。每日1次，连灸7d，用于脾寒气滞证。

(2)针刺中冲。取穴中冲，不留针，浅刺出血。用于心经积热证。

4.推拿疗法

(1)辨证推拿。

①基本操作。患儿取家长抱坐或仰卧位：按揉百会100次，摩囟门1min，按揉人中100次；清肝木100次，清心火100次，揉小天心100次。患儿俯卧位：自上而下掌摩脊柱3~5遍；捏脊3~5遍，按揉膈俞、肝俞、心俞、脾俞、胃俞、肾俞、命门、腰阳关、膀胱俞，每穴约半分钟；横擦腰骶部，以透热为度。

②辨证施治。

中焦脾寒：补脾土300次，推三关50次，揉外劳宫100次；拿肚角5~8次，顺时针方向摩腹5min，振腹1min或以透热为度；捏脊3~5遍，按揉脾俞、胃俞、足三里，每穴约半分钟；横擦腰骶部，以透热为度。

心经积热：清心火300次，清肝木100次，清小肠经100次；掐总筋10次，分腹阴阳50次；揉小天心100次，揉内劳宫50次，揉神门100次；清天河水100次，退六腑50次；推涌泉100次。

惊骇恐惧：按揉百会100次，摩囟门2min；清心火100次，清肝木200次，补肾水300次；掐小天心50次；摩脊柱2~3遍。

乳食积滞：揉板门100次，补脾土100次，清胃经100次；清大肠经100次，全运内八卦50次；揉中脘100次，顺时针方向摩腹3min，揉脐及天枢100次；捏脊3~5遍，揉龟尾100次，推下七节骨100次。

(2)分阴阳，运八卦，平肝木。

揉百会、安眠(翳风与风池连线之中点)。惊恐者清肺金，揉印堂、太冲、内关；脾寒者补脾土，揉足三里、三阴交、关元；心热者泻小肠，揉小天心、内关、神门。

(3)按揉穴位。

按摩百会、四神聪、脑门、风池(双)，由轻到重，交替进行。患儿惊哭停止后，继续按摩2~3min。用于惊恐伤神证。

(4)摩腹揉脐小天心。

摩腹3min，在腹部中间，肚脐周围，用手掌或三指并拢按在腹部轻轻地摩动，顺时针摩3min。揉脐2min。用中指端或掌根揉，称揉脐，100~300次。揉小天心300次，在掌根、大、小鱼际交接处凹陷中。中指揉，称揉小天心，用指甲掐，称掐小天心；用中指捣，称捣小天心。揉100~300次；掐、捣5~20次。

5.中药外治疗法

(1)艾叶干姜热敷法。

药物：艾叶、干姜各适量。

用法：将艾叶、干姜粉炒热，用纱布包裹，熨小腹部，从上至下，反复多次。

(2)丁桂吴萸贴脐法。

药物：丁香、肉桂、吴茱萸各等量。

用法：诸药研细末，装瓶备用。每取药末3g，置于普通膏药上，贴于脐部。用于脾寒气滞证。

(3)乌药蝉衣散敷脐。

药物：用乌药、僵蚕各10g，蝉蜕15g，琥珀3g，青木香6g，雄黄5g。

用法：诸药研细末，装瓶备用。用时取药10g，用热米酒将药末调成糊状，涂在敷料上，敷脐。每晚换1次，7d为1疗程。

6.耳穴疗法

取穴：心、肝、肾、脾、神门、内分泌。

操作：用王不留行压耳法，每次选取2~3穴，左右交替，中等刺激，10d为1疗程。

7.穴位注射疗法

取穴：足三里、三阴交穴。

药物：维生素B₁100mg和B₁₂250mg。

用法：用维生素B₁100mg和B₁₂250mg，用5ml注射器注射所取穴位内，每日或隔日1次。

8.药膳食疗法

(1)生姜红糖汤。生姜10g，红糖15g。生姜切片，加适量红糖，水煎服。温中散寒。主治小儿脾胃虚寒夜啼，大便溏泄，腹中冷痛者。

(2)葱姜汤。葱白5段，生姜5片。共煮水喝。温中除寒。主治小儿脾胃虚寒夜啼，纳差便溏，腹痛喜温喜按者。

(3)猪骨干姜汤。猪骨头150g，干姜5g。同煮汤饮。温中补虚。主治小儿夜啼，四肢欠温，腹痛喜伏卧者。

(4)蛋粉粥。鸡蛋壳适量。鸡蛋壳洗净炒黄，研细末，每次1.5g，和在粥里食，一日2次。健脾益气。主治小儿夜啼，不思饮食，便溏，面色不华者。

(5)赤小豆甜饮。赤小豆、白糖适量。赤小豆加水煮烂后酌加糖，代茶饮。清心热，安神。主治小儿心热，夜卧不宁，多梦易惊，口干多饮者。

(6)莲子饮。莲子30g。煎水代茶饮。清心养神。主治小儿惊乍不安，手足心热，盗汗，口干多饮者。

(7)冰糖百合。百合30g，冰糖适量。共煮熟，服食。宁心安神。主治小儿夜眠不安，惊惕易醒，盗汗者。

(8)清心宁神茶。淡竹叶3g，辰灯心1小撮，绿茶0.5g，蝉衣1g。上4味加水1碗，煎至半碗即可。清心安神。主治小儿夜啼，手足心热或午后潮热，口干，舌红者。

(9)粟米粥。粟米30g。水煎煮粥，啜服。和胃安神。主治小儿伤食，夜寐不安，纳差，腹胀便溏者。

(10)龙眼饮。龙眼肉10g。水煎，睡前饮。宁心安神。主治小儿夜眠不安，易惊易醒，手足心热者。

四、健康教育

(1)啼哭本身是小儿求生的一种本能，反映了小儿的不安和需求，故治疗时还应辨一时性啼哭与经常性啼哭。饥、渴、冷、热、尿湿、身痒、包裹过紧、虫咬等均可产生一时性啼哭，只要去除诱因，其哭自刺激止，不属病态，无需治疗。

(2)平素调护得当，饮食有节，寒温适宜。要注意防寒保暖，但也勿衣被过暖。小而怯弱，避免异声异物，慎防惊恐。

(3)家长要积极配合治疗，夜间定时叫醒排尿。孕妇及乳母不可过食寒凉及辛辣热性食物，勿受惊吓。

(4)不可将婴儿抱在怀中睡眠，不通宵开启灯具，养成良好的睡眠习惯。

(5)注意保持周围环境安静祥和，检查衣服被褥有无异物刺伤皮肤。

第三十四章 小儿汗证

小儿汗证是儿童时期常见的疾病，同时也是许多疾病的临床表现之一。临床以安静状态下全身或局部较正常儿童汗出过多为主要表现。小儿汗证多见于体质虚弱儿童，又名"多汗"。一般包括"自汗"与"盗汗"两大类。寐则汗出、醒时汗止者称为盗汗，不分寤寐而汗出过多者称为自汗。

一、西医诊断

1.诊断依据

(1)病史：本病多见于2~6岁儿童，发病与体质因素、疾病因素、药物因素有一定的关系。

(2)临床表现：小儿在安静状态下及正常环境中，全身或局部出汗过多，甚则大汗淋漓。排除因环境、活动等客观因素及疾病引起的出汗。

(3)本病依靠相关临床表现即可诊断，必要时可行相关检查以鉴别引起小儿多汗的因素。

2.鉴别诊断

小儿多汗可作为某些疾病(如结核病、风湿热活动期、佝偻病活动期、病毒性心肌炎)的临床症状出现，应注意原发疾病的诊断与治疗。

3.相关检查

可行血常规、微量元素测定、结核菌素试验、痰涂片找抗酸杆菌、抗"O"、血沉、甲状腺功能、X线胸部摄片等检查以鉴别引起小儿多汗的因素。

二、中医诊断

1.诊断要点

参照中华人民共和国中医药行业标准《中医病证诊断疗效标准》(ZY/T 001.4—94)中医儿科病证诊断疗效标准。

(1)不因外界环境影响，在头面、颈胸，或四肢全身出汗者。

(3)昼日汗出溱溱，动则尤甚者为自汗；睡眠中汗出津津，醒后汗止者为盗汗。

2.类证鉴别

本病需与脱汗、战汗、黄汗等病种鉴别。

(1)脱汗：在急性热病或各种急危重症时，突然表现为全身大汗淋漓，伴有肢体发冷，呼吸微弱，发病急，是虚脱的表现，急需救治。

(2)战汗：多见于急性热病，表现为发热口渴，烦躁不安，并突然出现全身战栗，继而全身大汗淋漓的症状，一般表现为寒战、发热、汗出三个阶段。

(3)黄汗：汗出而染衣服，小儿内衣上留下黄色印记。

3.证候诊断

(1)肺卫不固证：自汗为主，汗出频繁，以头颈、胸背部汗出明显，动则尤甚，或伴盗汗，神疲乏力，面色少华，易患感冒。舌质淡，苔薄白，脉弱，指纹淡。

(2)营卫失调证：自汗为主，汗出遍身，恶风，或伴盗汗，可伴低热，四肢不温，精神疲倦，胃纳不振。舌质淡红，苔薄白，脉缓，指纹淡红。

(3)气阴两虚证：盗汗为主，常伴自汗，形体偏瘦，汗出较多，心烦少寐，寐后汗多，或伴低热，口干，手、足心灼热，口唇淡红。舌质淡，苔少，脉细弱或细数，指纹淡。

(4)阴虚火旺证：盗汗为主，头身汗出较多，甚则淋漓不止，形体消瘦，口渴颧红，烦躁易怒，夜寐不宁，唇燥口干，便秘尿赤。舌尖红起刺，苔少，光或剥苔，脉细数，指纹紫。

(5)湿热迫蒸证：自汗、盗汗并见，以额、心胸为甚，汗出肤热，汗渍色黄，口臭，口渴不欲饮，小便色黄。舌质红，苔黄腻，脉滑数，指纹紫。

三、中医适宜技术

1.辨证施药

小儿汗证分虚实论治，但以虚证居多，治疗原则为虚则补之、实则泻之。肺卫不固者益气固表，营卫失调者调和营卫，气阴两虚者益气养阴，阴虚火旺者滋阴降火，湿热迫蒸者清热泻脾。

(1)肺卫不固证。治法：益气固表。主方：玉屏风散(《究原方》)合牡蛎散(《太平惠民和剂局方》)加减。处方：

  黄芪15g   防风9g   白术9g   煅牡蛎12g^(先煎)

  浮小麦30   麻黄根9g   炙甘草6g

每日1剂，水煎服，每日2次。

加减：纳呆便溏者，加山药12g、白扁豆9g、砂仁3g(后下)；心悸气短、神疲乏力者，加桂枝6g、党参12g、五味子9g；畏寒肢冷者，加炮姜9g、枸杞子10g。

(2)营卫失调证。治法：调和营卫。主方：黄芪桂枝五物汤(《金匮要略》)加减。处方：

>   黄芪15g   桂枝9g   白芍9g   生姜5片
>
>   大枣6枚   浮小麦30g   煅牡蛎12g^(先煎)

每日1剂，水煎服，每日2次。

加减：精神倦怠、胃纳不振、面色少华者，加党参10g、山药12g；口渴、尿黄、虚烦不眠者，加酸枣仁10g、石斛9g、柏子仁9g；汗出恶风、表证未解者，用桂枝汤。

(3)气阴两虚证。治法：益气养阴。主方：生脉散(《医学启源》)加味。处方：

>   人参9g^(另地)   麦冬9g   五味子6g   黄芪12g
>
>   茯苓9g   北沙参9g   浮小麦30g   炙甘草6g

每日1剂，水煎服，每日2次。

加减：低热口干、手足心灼热者，加白芍9g、地骨皮12g、牡丹皮9g；精神困顿、不时汗出、面色无华者，去麦冬，加白术10g、益智仁6g、碧桃干10g；睡眠汗出、醒则汗止、口干心烦、容易惊醒、口唇淡红者，可用归脾汤加煅龙骨12g(先煎)、煅牡蛎12g(先煎)。

(4)阴虚火旺证。治法：滋阴降火。主方：当归六黄汤(《兰室秘藏》)加减。处方：

>   当归9g   黄芪15g   生地黄9g   熟地黄9g
>
>   黄连6g   黄芩9g   黄柏6g   甘草6g

每日1剂，水煎服，每日2次。

加减：食欲不振者，加炒谷芽10g、砂仁6g(后下)、焦山楂9g；自汗者，加白术10g、防风10g；舌苔厚腻者，去生地黄、熟地黄，加陈皮6g、茯苓12g、泽泻9g。

(5)湿热迫蒸证。治法：清热泻脾。主方：泻黄散(《小儿药证直诀》)加减。处方：

>   石膏15g^(先煎)   栀子6g   防风9g   藿香6g^(后下)
>
>   甘草6g

每日1剂，水煎服，每日2次。

加减：口臭、大便干燥、舌苔黄腻者，加槟榔6g、枳实9g、胡黄连6g；小便短黄者，加滑石9g(包煎)、车前草10g；汗渍色黄者，加茵陈9g、佩兰9g。

2.中成药治疗

(1)玉屏风颗粒(黄芪、炒白术、防风)：益气，固表，止汗。用于本病肺卫不固证。每袋5g。口服，每服剂量：<6岁2.5g，≥6岁5g，每日3次。过敏体质者、感冒发热患者、阴虚盗汗者、高血压、心脏病、肝病、糖尿病、肾病等慢性病严重者慎用。本药宜餐前服用。用药期间忌油腻、不易消化食物。

(2)虚汗停颗粒(黄芪、浮小麦、大枣、糯稻根须、炒牡蛎)：益气养阴，固表敛汗。用于本病气阴两虚证。每袋10g。口服，每服剂量：<4岁5g，每日2次；≥4岁5g，每日3次。过敏体质者、感冒发热患者、高血压、心脏病、肝病、肾病等慢性病患者慎用。本

药宜餐前服用。用药2周症状无缓解，应谨慎。

(3)生脉饮(人参、麦冬、五味子)：益气，养阴生津，复脉固脱。用于本病气阴两虚证。每支10ml。口服，每服剂量：<6岁5ml，≥6岁10ml，每日3次。过敏体质者、脾胃虚弱、呕吐泄泻、腹胀便溏、咳嗽痰多者慎用。本药口服制剂宜餐前服用。用药期间不宜服用藜芦、五灵脂、皂荚或其制剂。用药期间不宜饮茶和进食萝卜，以免影响药效。用药期间忌食辛辣、油腻之物。

(4)麦味地黄口服液(麦冬、五味子、熟地黄、制山茱萸、牡丹皮、山药、茯苓、泽泻)：滋肾养肺。用于本病阴虚火旺证。每支10ml。口服，每服剂量：<6岁5ml，≥6岁10ml，每日2次。过敏体质者、感冒发热患者、高血压、心脏病、肝病、糖尿病、肾病等慢性病严重者慎用。用药期间忌食辛辣、油腻、不易消化食物。

3.穴位敷贴疗法

(1)选用方剂。

①自汗方：五倍子、五味子、煅龙骨、煅牡蛎、黄芪、麻黄根，比例1:1:3:3:3:1。

②盗汗方：五倍子、煅牡蛎、丁香、五味子，比例3:10:1:1。

(2)制备方法。

以上药物按各自比例，将药物研末过80目筛，以醋或凡士林调和。

(3)操作。

取配制成药3g，置于无菌敷料中，敷于脐部神阙穴、足底涌泉穴，夜敷晨取，连用5~7d为1疗程，可用2~3疗程。

(4)注意事项。

①贴药后不要过分活动，以免药物移动、脱落。

②贴敷后皮肤有明显色素沉着为正常反应。

③贴敷后皮肤反应不明显，说明皮肤对药物耐受度较好，不影响疗效。

④皮肤对药物特别敏感、过敏性皮肤或瘢痕皮肤和以往贴敷中药过敏者，注意易出现过敏现象，严禁抓挠。

4.药浴疗法

(1)选用方剂。

①肺卫不固证方：黄芪20g、防风15g、白术15g、麻黄根10g、白矾10g。

②气阴两虚证、阴虚火旺证方：麦冬20g、地骨皮30g、糯稻根须50g、陈醋30g。

③湿热迫蒸证方：苍术30g、滑石25g(包煎)、淡竹叶20g、冬瓜仁30g。

④营卫失调证方：桂枝15g、糯稻根须20g、麻黄根10g。

(2)操作方法。

将上药入锅，加水煮40min，去渣取汁，与42℃左右的温水同入泡足器中，泡足30min，每日1次。宜临睡前操作，连用7d为1疗程。

(3)注意事项。

水温不宜过烫,防治烫伤双足。

5.推拿疗法

(1)自汗推拿。补脾经300次,补肺经300次,补肾经300次,揉肾顶300次,揉中脘300次,推三关300次,摩脐5min,捏脊3~5次。每日1次。适用于自汗。

(2)盗汗推拿。补肾经300次,揉肾顶300次,揉肾俞50次,揉二人上马50次,揉小天心50次,分阴阳100次,运内劳宫100次,清天河水100次。每日1次。适用于盗汗。

6.捏脊疗法

(1)穴位定位。

"夹脊"穴,位于腰背部,当第1胸椎至第5腰椎棘突下两侧,后正中线旁0.5寸,一侧17穴,左右共34穴。

(2)操作方法。

①让患儿俯卧于床上,背部保持平直、放松。

②施术者站在患儿后方,拇指指腹与食指、中指指腹对合,挟持肌肤,拇指在后,食指、中指在前,向上捏起皮肤,同时向前捻动。两手交替,沿脊柱两侧自长强穴(肛门后上3~5cm处)向上边推边捏边放,每捏3下将背部皮肤向上提1次,一直推到大椎穴(颈后平肩的骨突部位),算做捏脊1遍,共捏3~5次。

③最后用两拇指揉按心俞、肺俞、脾俞3~5次。

④每天捏1次,连续7~10d为1疗程。

(3)注意事项。

①操作前可在局部涂撒爽身粉或润滑油起到润滑和保护皮肤的作用。

②晨起或临睡前捏脊较适宜。

③捏脊时室内温度要适中,操作者指甲要修整光滑,手部要温暖,手法宜轻柔、敏捷,用力及速度要均等,捏脊中途最好不要停止。

④每次捏脊时间不宜太长,以3~5min为宜。

⑤捻动推进时,要直线向前,不可歪斜。

⑥本疗法适于半岁以上到7岁的患儿。年龄过小者皮肤娇嫩,易损伤表皮;年龄过大者背肌较厚,不易提起,影响疗效。

⑦局部皮肤破损者,或发热时不宜行本疗法。

7.针灸疗法

取穴:主穴取大椎、曲池、合谷;配穴取三阴交、肺俞、肾俞。

操作:用平补平泻手法,每日1次,每次留针15min,10次1疗程。

8.中药直肠推入保留给药疗法

(1)适应证。

无急性感染、肠道及肛周疾病的汗病患者。

(2)操作方法。

患儿取肘膝位，灌肠时用20ml或50ml注射器抽取适量适温方药（辨证内服汤药），在注射器顶端连接一次性灌肠软管，用石蜡棉润滑肛周及灌肠软管，将软管另一端缓慢插入肛门，将药液缓缓推入，推入时间2~5min，同时注意观察患儿耐受情况，推注后抽出灌肠软管，嘱患儿俯卧位10min左右，让药物充分吸收。

(3)注意事项。

①直肠给药深度6~10cm。

②推入液体的温度控制在36.5℃~38℃，温度过高或过低均会刺激直肠黏膜，造成局部损伤及迷走神经兴奋导致排便，不利于药物吸收。

③推注速度缓慢，以免速度过快，不利于药物保留。

④对于有肛周疾病、严重腹胀极不配合者不予应用。

9.中药外扑疗法

药物：自汗盗汗用枯矾、滑石粉适量；或用龙骨粉、牡蛎粉、五倍子粉各等量。糖尿病自汗患者采用红粉方：麻黄根30g，煅牡蛎30g，煅赤石脂30g，煅龙骨15g。

用法：上药研粉过筛为末，扑于出汗多的体表敛汗。每日1次，7d为1个疗程。

四、健康教育

1.生活起居规律，运动适度

汗出患儿腠理疏松，体表潮湿，宜用干毛巾擦拭，不宜坐卧当风。对于汗出较多的患儿可用清洁纱布或干毛巾垫于背部，防止感冒。患病期间减少剧烈活动，可以适度体育锻炼及户外活动，充足的日照，增强小儿体质。室内温度要适宜，注意个人卫生，勤换衣被。保持皮肤清洁和干燥，拭汗用柔软干毛巾或纱布，勿用湿冷毛巾，避免受凉。

2.合理调护饮食

多饮开水，合理喂养，均衡营养，饮食有节。辛香之品具发散之性，香窜刺激，不适宜本证。生冷、辛辣、煎炸、炙煿、肥腻之品、黏滑食物亦损伤胃气，饮食当慎。

3.情志调摄适宜

建议患儿宜循循善诱，防止情绪及精神紧张造成汗出。

4.病后护理得当

避免复感外邪；做好预防接种；防治急、慢性疾病。

第三十五章　小 儿 癫 痫

　　癫痫是多种原因引起的慢性脑疾患，患病率5‰~10‰，儿童是癫痫的高发时期，18岁以下儿童占全部癫痫患者的60%以上。癫痫是常见而严重的神经系统疾病，对患者的生活、学习、工作、婚姻及生育等都可能产生很大不良影响，给患者家庭和社会带来持久沉重的精神与经济负担，并因此被列入世界卫生组织全球重点防治的五大神经精神疾病之一。癫痫的治疗具有疗程长和影响因素复杂等特点，儿童患者还需注意生长发育及精神行为完善等因素，长期规范化的治疗和随访管理对于改善预后至关重要。小儿癫痫发作前可有头晕、胸闷、惊恐尖叫、恶心、腹部不适、心神不宁、幻听或幻视等不同发作前兆。以起病急骤、时间短暂、可自行缓解、醒后如常人、反复发作为特点。发作时可见多种形式，可表现为突然昏倒，项背强直，四肢抽搐；或仅两目瞪视，呼之不应；或头部下垂，肢软无力；或口、眼、手等局部抽搐而无意识障碍；或幻视；或呕吐、多汗；或言语障碍；或无意识的动作等。发作后可有朦胧、嗜睡、Todd's麻痹、头痛，或恢复正常等不同表现。反复发作可造成患儿不同程度的认知、心理、社会功能障碍。多有家族史，每因惊恐、劳累、情志过极等诱发。本病主要指西医学癫痫强直–阵挛性发作。中医还有"痫证""痫病""痫疾""羊癫风"等名称表述。

一、西医诊断

1.诊断依据

　　参照原卫生部"十一五"规划教材、全国高等医药教材建设研究会规划教材《儿科学》(第7版)(沈晓明、王卫平主编，人民卫生出版社，2011年5月)。

　　(1)既往史和家族史：患儿既往可有宫内窘迫、早产难产、产伤、缺氧窒息等围产期脑损伤病史，新生儿惊厥史，热性惊厥史，中枢神经系统感染，脑肿瘤和脑外伤，颅内出血，精神运动发育迟滞，中毒史，神经皮肤综合征，遗传代谢病等病史。家族中可有癫痫、热性惊厥、偏头痛、睡眠障碍、遗传代谢性疾病等病史。

　　(2)临床表现：临床表现为猝然仆倒、不省人事、两目上视、牙关紧闭、口唇紫绀、口吐涎沫、喉中痰鸣、惊掣啼叫、项背强直、角弓反张、四肢抽搐、二便失禁等，具有突发突止、时间短暂、自行缓解、醒后如常人、反复发作的特点。若一次发作持续时间超过30min，或多次发作时间超过30min，期间意识不恢复者，为癫痫持续状态。

发作前可有头晕、胸闷、惊恐尖叫、恶心、腹部不适、心神不宁、幻听或幻视等先兆，也可无发作前兆；发作后可有朦胧、嗜睡、短暂瘫痪、头痛或恢复正常等不同表现。部分患儿发作有明显的诱因，常见的有发热、感染、精神高度紧张(如玩电子游戏)、疲劳、睡眠不足、过度换气、情感波动、饥饿或过饱，以及视听觉刺激、预防接种等。患儿常伴不同程度的心理、行为、精神、认知等功能障碍，影响生活质量。

(3)根据辅助检查进一步明确诊断。

2.鉴别诊断

需与癫痫鉴别的病种有偏头痛，屏气发作，晕厥，睡眠障碍，癔病，抽动障碍，舞蹈病，习惯性阴部摩擦等。

(1)偏头痛：本病是小儿时期反复头痛发作的主要病因。典型偏头痛主要表现为视觉先兆、偏侧性头痛、呕吐、腹痛和嗜睡等。儿童却以普通型偏头痛多见，无先兆，头痛部位也不固定。患儿常有偏头痛家族史，易伴恶心、呕吐等胃肠症状。实际上临床极少有单纯的头痛性或腹痛性癫痫者，偏头痛绝不会合并惊厥性发作或自动症，EEG中也不会有局灶性痫性波发放。

(2)屏气发作：多发生于6~18个月婴儿。典型表现是当任何不愉快引起啼哭时，立即出现呼吸停止、青紫和全身肌张力低下。可有短暂意识障碍，一般不超过1min。再现自主呼吸后随即恢复正常。与癫痫的区别在于本病明显以啼哭为诱因，意识丧失前先有呼吸暂停及青紫，EEG无异，随年龄增大发作逐渐减少，5岁后不再发作。

(3)晕厥：是暂时性脑血流灌注不足引起的一过性意识障碍。年长儿多见，尤其青春期。常发生在患儿持久站立，或从蹲位骤然起立，以及剧痛、劳累、阵发性心律不齐、家族性QT间期延长等情况中。晕厥到来前，患儿常先有眼前发黑、头晕、苍白、出汗、无力等，继而短暂意识丧失，偶有肢体强直或抽动，清醒后对意识障碍不能回忆，并有疲乏感。与癫痫不同，晕厥患者意识丧失和倒地均逐渐发生，发作中少有躯体损伤，EEG正常，头竖直-平卧倾斜试验呈阳性反应。

(4)睡眠障碍：儿童期常见的睡眠障碍如夜惊、梦魇和梦游等。夜惊常见于4~7岁儿童，属NREM期睡眠障碍。深睡中患儿突然坐起哭叫，表情惊恐，伴有瞳孔散大、出汗、呼吸急促等交感神经兴奋表现，不易唤醒。数分钟后即再度安静入睡。次日对发作无记忆。根据其发作的自限性，EEG正常，可与癫痫区别。梦魇以学龄前或学龄期儿童居多。常发生在后半夜和眼动(REM)睡眠期，患儿因噩梦引起惊恐状发作。与夜惊不同，梦魇中患儿易被唤醒，醒后对刚才梦境能清楚回忆，并因此心情惶恐无法立即再睡。根据其EEG正常，和对发作中梦境的清楚回忆，可与癫痫鉴别。

(5)癔病：多见于年长儿，与精神因素有密切关系，癔病抽搐杂乱无规律，不伴有意识丧失和二便失禁；癔病昏厥缓慢倒下，并不受伤，面色改变，瞳孔反射正常，发作后能回忆；癔病发作与周围环境有关，常在引人注目的时间、地点发作，周围有人时发作加重；暗示疗法可终止癔病发作；癔病发作时脑电图正常。

(6)小儿抽动秽语综合征：是一种慢性神经精神障碍，又称多发性抽动症，以不自主的突然的多发性抽动，以及在抽动的同时伴有暴发性发声和秽语为主要表现。男性多见，大部分患者于4~12岁之间起病，常存在注意缺陷多动障碍、强迫障碍、行为问题等。在临床上容易与肌阵挛发作相混淆，肌阵挛多表现为双侧全面性，多发生于睡醒后，罕有发声，发作期和发作间期EEG能够鉴别。

(7)婴儿期常见非癫痫性强直样发作：婴幼儿期发生，均在清醒时发作，时间短暂，表现形式多样，如凝视、瞪眼、咬牙、咧嘴、伸颈或缩颈、头左右摇动、两臂屈曲、握拳、用力。发作可被外界刺激所中断，发作后立即恢复原来的状态。随年龄增长逐渐消失，多在一岁左右停止发生。不需治疗，发作间期及发作期脑电图正常。

(8)婴儿擦腿综合征：发作时婴儿双腿用劲内收，或相互摩擦，神情贯注，目不转睛，有时两上肢同时用劲，伴出汗。但本病发作中神志始终清楚，面红而无苍白青紫，可随时被人为中断，发作期和发作间期EEG正常，可与癫痫区别。

(9)发作性运动障碍：多于青少年期发病，在突然惊吓或者过度运动时诱发，多出现手足一侧肢体肌张力障碍，舞蹈样不自主运动，意识正常，持续1~2min缓解，既往认为是运动诱发性癫痫，现在认为不属于癫痫的范畴。

(10)诈病：为达到某种目的而伪装疾病，由于明显不符合神经解剖的特征，也相对容易识别。如有困难，通过EEG可以明确诊断和鉴别诊断。

3.相关检查

(1)脑电图(EEG)：尤其长程视频脑电监测或24h动态脑电图中出现棘波、尖波、棘慢波、尖慢波及多棘慢波等痫性放电对诊断具有重要价值，脑电图正常亦不能除外本病，必须结合临床是否有癫痫发作予以诊断。

(2)神经影像学检查：电子计算机X线体层扫描(CT)、磁共振成像技术(MRI)可发现脑结构异常，协助明确病因。单光子发射断层扫描和正电子发射断层扫描(PET)有利于病灶的定位。

(3)其他：血生化、脑脊液检查、遗传代谢病筛查等有助于鉴别诊断或寻找病因。

二、中医诊断

1.诊断要点

以突然仆倒，昏不识人，口吐涎沫，两目上视，肢体抽搐，惊掣啼叫，喉中发出异声，片刻即醒，醒后如常人为特征，以反复发作为特点。

2.类证鉴别

参考西医鉴别诊断。

3.证候诊断

(1)惊痫证：起病前常有惊吓史，发作时惊叫、吐舌、急啼、惊惕不安、神志恍惚、面色时红时白、四肢抽搐、神昏，平素胆小易惊、精神恐惧或烦躁易怒、寐中不安。舌淡红，苔白，脉弦或脉乍大乍小，指纹青。

(2)痰痫证：发作时瞪目直视、喉中痰鸣、痰涎壅盛，四肢抽搐，或局部抽动，或抽搐不甚明显，意识丧失或神志恍惚、失神，或头痛、腹痛、肢体疼痛，平素面色少华、口黏多痰、胸闷呕恶，可伴智力低下。舌淡红，苔白腻，脉滑或弦滑。

(3)风痫证：常由外感发热引起，以反复发作为特点，发作时突然仆倒、两目上视或斜视、牙关紧闭、口吐白沫、口唇及面部色青、颈项强直、全身强直或阵挛或四肢抽搐、神志不清。舌淡红或红，苔白，脉弦滑。

(4)瘀血痫证：既往产伤病史和(或)脑外伤病史和(或)颅脑感染史，发作时头部晕眩、单侧或四肢抽搐，抽搐部位固定，或肢体麻木，或头部刺痛，痛有定处，年长女孩的发作往往与月经周期有关，行经前易发作，平素易胸胁少腹胀满。舌紫暗或有瘀点，苔少，脉涩，指纹沉滞。

(5)脾虚痰盛证：发作频繁或反复发作，抽搐无力，平素面色无华，神疲乏力，时作眩晕，食欲欠佳，胸脘痞闷，泛恶易呕，咯吐痰涎，大便稀薄。舌淡，苔白或白腻，脉细软，指纹淡红。

(6)脾肾两虚证：发病年久，屡发不止，发作时多以瘛疭抖动为主要表现，平素时有眩晕、腰膝酸软，神疲乏力，少气懒言，四肢不温，睡眠不宁，大便稀溏，可伴有智力发育迟滞。舌淡或淡红，苔白，脉沉细无力，指纹淡红。

三、中医适宜技术

1.辨证施药

(1)惊痫证。治法：镇惊安神，豁痰熄风。主方：镇惊丸(《医宗金鉴》)加减。处方：

茯神15g	酸枣仁9g	龙齿9g^(先煎)	石菖蒲9g
远志9g	钩藤15g^(后下)	天麻6g	胆南星15g
半夏7g	黄连9g	麦冬15g	天竺黄15g
甘草6g	生姜6片		

每日1剂，水煎服，每日3次。

加减：发作频繁者，加蜈蚣1条、全蝎6g、僵蚕6g、白芍12g；夜间哭闹者，加煅磁石15g(先煎)、琥珀粉9g(冲服)；头痛者，加菊花9g、石决明12g(先煎)、川芎9g。

(2)痰痫证。治法：顺气豁痰，通络开窍。主方：涤痰汤(《奇效良方》)加减。处方：

石菖蒲9g	胆南星6g	陈皮6g	清半夏7g
枳壳6g	沉香3g	川芎9g	神曲9g

朱砂0.3g^(冲服)　　　天麻6g　　　青果9g　　　青礞石12g^(先煎)

每日1剂，水煎服，每日3次。

加减：点头、发作频繁者，加天竺黄9g、琥珀粉9g(冲服)、莲子芯；头痛者，加菊花9g、苦丁9g；腹痛者，加白芍12g、延胡索9g、川楝子9g；呕吐者，加代赭石12g(先煎)。

若痰火扰神，症见发作抽搐有力，意识丧失，伴急躁易怒、心烦失眠、目赤口苦、便秘溲黄、舌红苔黄或黄腻、脉滑数者，可用礞石滚痰丸(《丹溪心法附余》)加减。处方：

金礞石37g　　黄芩298g　　大黄298g　　沉香15g

每次1剂，研细末，制成水丸，每次服5g，每日2次。

(3)风痫证。治法：熄风止痉。主方：定痫丸(《医学心悟》)加减。处方：

天麻30g　　　川贝母30g　　　胆南星15g　　　姜半夏30g

陈皮21g　　　茯苓30g　　　茯神60g　　　丹参60g

麦冬60g　　　石菖蒲15g　　　远志21g　　　全蝎15g

僵蚕15g　　　真琥珀15g　　　朱砂9g

每次1剂，加工成水丸，每次6~9g，每日2~3次温水冲服。

加减：高热者，加石膏15g(先煎)、连翘9g、黄芩9g；大便秘结者，加大黄9g(后下)、芒硝9g(溶服)、芦荟9g；烦躁不安者，加胡黄连6g、淡竹叶9g；感受风寒而发病者，加防风10g、羌活9g。

(4)瘀血痫证。治法：活血化瘀通窍。主方：通窍活血汤(《医林改错》)加减。处方：

赤芍3g　　　川芎3g　　　桃仁9g　　　大枣7枚

红花9g　　　老葱3根　　　生姜9g　　　麝香0.15g^(绢包)

每次1剂，用黄酒250ml，将前7味煎至150ml，去滓，将麝香入酒内，再煎二沸，临卧服。7~8岁小儿，两晚吃1剂；3~4岁小儿，3晚吃1剂。麝香可煎3次，再换新的。

加减：头痛剧烈、皮肤枯燥色紫者，加阿胶9g(烊化兑服)、丹参9g、五灵脂6g；大便秘结者，加火麻仁9g、芦荟9g。若气滞血瘀者，宜疏肝理气、活血通络，可予柴胡疏肝散化裁。

(5)脾虚痰盛证。治法：健脾益气，化痰熄风。主方：集成定痫丸(《幼幼集成》)加减。处方：

人参9g^(另炖)　　白术9g　　　茯苓9g　　　陈皮6g

半夏9g　　　天麻6g　　　钩藤9g^(后下)　　　石菖蒲9g

当归9g　　　肉桂5g　　　白芍9g　　　白蔻仁6g

苍术12g　　　木香5g　　　龙齿12g^(先煎)　　　甘草6g

每日1剂，水煎服，每日3次。

加减：大便稀薄者，加白扁豆9g、炮姜6g。

(6)脾肾两虚证。治法：补益脾肾。主方：河车八味丸(《幼幼集成》)加减。处方：

紫河车6g^(吞服)　　　熟地黄12g　　　牡丹皮6g　　　泽泻6g

鹿茸6g^(冲服)　　　茯苓9g　　　山药12g　　　桂枝7g

制附子9g^(先煎、久煎)　　　五味子6g　　　麦冬9g

每日1剂，水煎服，每日3次。

加减：抽搐频繁者，加鳖甲9g（先煎）、白芍9g；智力迟钝者，加益智仁9g、石菖蒲9g。

2.中成药治疗

(1)小儿琥珀丸(山药、麸炒枳壳、琥珀、天竺黄、木香、人参、茯苓、胆南星、朱砂)：镇静安神，清热化痰。用于小儿癫痫，惊痫不安证。每丸重1.5g。口服，一次1丸，一日2次。

(2)琥珀抱龙丸(琥珀、朱砂、天竺黄、胆南星、檀香、炒枳壳、茯苓、炒枳实、红参、炒山药、甘草)：清热化痰，镇静安神。适用于惊痫、风痫、痰痫证，症见发热抽搐，烦躁不安，痰喘气急，惊痫不安。每丸1.8g。开水化服，每服1丸，每日2次；婴儿每服0.6丸。慢惊及久病、气虚者忌服。

(3)小儿抗痫胶囊(胆南星、天麻、太子参、茯苓、制水半夏、橘红、九节菖蒲、青果、琥珀、沉香、麸炒六神曲、麸炒枳壳、川芎、羌活)：豁痰熄风，健脾理气。用于原发性全身性强直-阵挛发作型儿童癫痫风痰闭阻证，发作时症见四肢抽搐、口吐涎沫、二目上窜，甚至昏仆。也适用于脾虚风痰闭阻之虚痫证，发作时症见四肢抽搐，口吐涎沫，两目上窜，甚至昏仆。每粒装0.5g。口服，3~6岁一次5粒，7~13岁一次8粒，一日3次。本品胶囊较大，患儿不习惯或吞服有困难者，可从胶囊中取出药粉冲服。少数患儿服药后出现食欲不振、恶心呕吐、腹痛腹泻等消化道症状，饭后服用或继续服药1~3周一般可自行消失。

(4)癫痫康胶囊(天麻、石菖蒲、僵蚕、胆南星、川贝母、丹参、远志、全蝎，麦冬、淡竹叶、生姜、琥珀、人参、冰片、人工牛黄)：镇惊熄风，化痰开窍。用于癫痫风痰闭阻。痰火扰心，神昏抽搐，口吐涎沫者。每粒装0.3g。口服，一次3粒。一日3次。

(5)医痫丸(生白附子、制天南星、制半夏、猪牙皂、炒僵蚕、制乌梢蛇、蜈蚣、全蝎、白矾、雄黄、朱砂)：祛风化痰，定痫止搐。适用于风痫、惊痫、痰痫等证，诸痫时发，两目上窜，口吐涎沫，抽搐昏迷。每100粒重6g。成人用量：每服3g，每日2~3次。建议儿童用法用量：每服<3岁1.0g，每日2次；3~6岁1.5g，每日2次；>6岁2g，每日3次。

(6)癫痫平胶囊(石菖蒲、僵蚕、全蝎、蜈蚣、生石膏、锻磁石、锻牡蛎、猪牙皂、柴胡、白芍、硼砂)：豁痰开窍，平肝清热，熄风定痫。用于风痰闭阻所致癫痫。每粒装0.3g。口服，一次2~4粒，一日2次。

(7)痫愈胶囊(黄芪、党参、丹参、柴胡、酸枣仁、远志、天麻、钩藤、石菖蒲、胆南星、当归、僵蚕、六神曲、郁金、甘草、制白附子)：豁痰开窍、安神定惊、熄风解痉。用于风痰闭阻所致的癫痫抽搐、小儿惊风、面肌痉挛。每粒装0.4g。口服，一次5

粒，一日3次。

(8)镇痫片(胆南星、茯苓、甘草、郁金、红参、莲子芯、麦冬、牛黄、石菖蒲、酸枣仁、远志、珍珠母、朱砂)：镇心安神，豁痰通窍。适用于痰痫、惊痫证，症见癫狂心乱，痰迷心窍，神志昏迷，四肢抽搐，口角流涎。每盒24片。成人用量：每服4片，每日3次，饭前服用。建议儿童用法用量：每服<3岁1片，3~6岁2片，>6岁3片，每日3次。本品含胆南星，请在医生指导下使用，不可超量服用。

(9)礞石滚痰丸(煅青礞石、沉香、黄芩、熟大黄)：逐痰降火。适用于痰痫、惊痫、风痫证，因痰火扰心致癫狂惊悸，或喘咳痰稠，大便秘结。每瓶6g。每服1~2瓶，每日1次。

(10)羊痫疯癫丸(清半夏、厚朴、天竺黄、羌活、郁金、橘红、天南星、天麻、香附、延胡索、细辛、枳壳、三棱、青皮、降香、白芥子、沉香、莪术、乌药、防风、羚羊角)：顺气豁痰，通络开窍。适用于痰痫、风痫证，症见痰热内闭，忽然昏倒，口角流涎，手足抽动。每100粒6g。成人每服3g，每日2次。儿童用法用量：每服4~10岁1g，11~15岁1.5g，每日2次。

3.针刺疗法

(1)体针方一。

取穴：主穴取人中、太冲、百会、风池、内关、足三里。风痫加风府、风门，瘀痫加三阴交，痰痫配丰隆，惊痫加神门；痫证昼发者加申脉，夜发者加照海。

操作：人中、太冲用泻法，百会、风池、内关用平补平泻法，足三里用补法。癫痫持续状态选内关、人中、涌泉，用强刺激法。可配合电针治疗。留针30min，每10min行针1次。每日针刺1次，8d为1个疗程，休息2d后可进行第2个疗程。

(2)体针方二。

取穴：实证取人中、合谷、十宣、涌泉；虚证取大椎、神门、心俞、丰隆、内关。配穴：发作期或患儿神志较差者可取印堂、内关、百会、脑户、大椎、开四关。发作间歇期可取申脉、照海、百会、鸠尾、大椎、后溪。

操作：实证针刺用泻法；虚证针刺用平补平泻法。均隔日1次。

(3)头针。

取穴：天柱透玉枕。大发作加运动区，小发作加制颤区，精神运动发作加晕听区或颞三针。

操作：针刺，用泻法。

4.敷脐疗法

药物：吴茱萸1g，黄芪2g，冰片1g。

用法：诸药研细末，用麻油调和成药膏，贴于肚脐，外用伤湿止痛膏封固，晚上敷用，早晨拭去，敷7d，休息7d，连续3个月。

5.艾灸疗法

(1)灸方一。

取穴：主穴取神阙、关元、百会、内关、足三里、三阴交、涌泉。发作时加灸百会、神门；夜间发作加照海；白天发作加申脉；痰多者加丰隆、脾俞；肝火盛者加太冲、肝俞；睡眠不好者加神门、申脉、照海；脾气暴躁者加太冲、神门。脾胃虚弱加脾俞、气海；肝肾亏虚加太溪；持续发作昏迷不醒加灸涌泉。

操作：用隔姜灸或温和灸，每周2~3次，每次灸15min，灸4~8周。

(2)灸方二。

取穴：大椎、肾俞、足三里、丰隆、间使、腰奇。

操作：每次选1~2个穴位，采用化脓灸法，隔30d灸治1次，4次为1个疗程。以上各穴可交替使用。

6.按摩疗法

(1)发作抽搐时按摩。家长可在家中按照以下按摩手法护理。首先让孩子平躺，清除口中的异物，找一块毛巾塞入口中，防止咬伤舌头，然后掐人中、合谷、内关、十宣穴。

(2)缓解期按摩。对于痰火较盛者，清心经，清肝经，清肺经，清天河水，点按丰隆，揉太冲、天柱、鸠尾穴，每穴100~200次。对于脾胃不足者，补脾土，清肝经，摩腹部，揉太冲、天柱、鸠尾，同时掐申脉和照海穴。

7.耳针疗法

取穴：胃、皮质下、神门、枕、心、脑点、肝、肾、脑干。

操作：每次选用3~5穴，留针20~30min，间歇捻针，或埋针3~7d；也可用王不留行按压刺激治疗。

8.埋线疗法

取穴：大椎、腰奇、翳风、丰隆、三阴交。

操作：无菌操作下，将羊肠线埋植在穴位的皮下组织(要注意检查羊肠线是否漏在皮肤外面，以便及时处理)，针孔覆盖消毒棉球，用胶布固定。1月后可以在原穴上继续埋植，3月为1个疗程。

9.基础治疗

就诊时已服用抗癫痫西药者，根据病情维持原有抗癫痫西药量，或酌情减量，或渐停用。

四、健康教育

1.孕期保健

孕期保持心情舒畅、避免精神刺激；防受惊恐，避免跌仆或撞击腹部；定期进行产检，避免感染疾病、营养缺乏、特殊药物等因素对胎儿的不良影响。

2.产前检查

对能引起智力低下、癫痫的遗传代谢病进行产前诊断，必要时终止妊娠。

3.安全生产

避免产伤、分娩窒息、颅内感染、颅脑外伤、颅内出血等不良因素。

4.生活护理

避免高热、情志刺激、饥饱无度、声光刺激、长时间玩电子游戏等诱发因素。不宜吃兴奋性食物如巧克力、茶等，忌食牛羊肉、无鳞鱼及生冷油腻等。嘱患儿勿单独到水边、火边、空中等危险地带玩耍，或持用刀剪锐器，以免发生意外。

5.发病护理

发现前驱症状时，迅速让其平卧，并清除周围带损伤性的物品。抽搐时，切勿强力制止，以免扭伤筋骨或造成骨折；使患儿保持侧卧位，解开颈部衣扣，用纱布包裹压舌板放在上下牙齿之间，以免咬伤舌头或发生窒息；及时清除呼吸道异物，保持呼吸道通畅。抽搐后，患儿常疲乏昏睡，应保证休息，避免噪声。

6.心理护理

平时注重与患儿以多种方式沟通，满足其感情需要，唤起与疾病斗争的信心。

第三十六章　小儿蛲虫病

蛲虫病是儿科常见的寄生虫疾病之一。多见于1~5岁小儿，临床以肛周瘙痒，夜间尤甚，肛周或大便见到蛲虫为主要特征。本病在中医学中也称为蛲虫病。

一、西医诊断

1.诊断依据

(1)临床表现。主要症状：肛周瘙痒，夜间尤甚，肛周或大便见到蛲虫。伴随症状：可有磨牙、食欲不振、面色萎黄、形体消瘦、腹痛、烦躁不安、睡眠不宁、尿频、遗尿等症状。并发症：外阴炎、阴道炎、尿道炎、肛门糜烂等。

(2)根据实验室检查可以确诊。

2.鉴别诊断

本病需与肛门湿疹、尿路感染、遗尿症、外阴炎等疾病鉴别，临床可根据实验室检查鉴别诊断，本病可检查到蛲虫卵或成虫。

3.相关检查

(1)肛门拭纸检查：镜检发现蛲虫卵或成虫。

(2)粪常规检查：粪检发现蛲虫卵。嗜酸性粒细胞可增高，达15%~30%。蛲虫幼虫在体内移行期白细胞总数可增高。

二、中医诊断

1.诊断要点

参考国家中医药管理局发布的《主要病证诊断疗效标准》(南京大学出版社，1994年)蛲虫病诊断依据。

(1)肛门瘙痒，晚间在肛门周围可见到线状白色小虫。

(2)常伴有腹痛、夜惊、尿频或遗尿等症状。

(3)肛门拭子可检查到虫卵或成虫。

2.类证鉴别

本病需与肛门湿疹、尿路感染、遗尿症、外阴炎等疾病鉴别，临床可根据实验室检查鉴别诊断，本病可检查到蛲虫卵或成虫。

3.证候诊断

(1)虫扰魄门证：肛门瘙痒，搔抓难忍，夜眠不安，易惊哭闹。舌苔薄白，脉弦滑。

(2)湿热内蕴证：肛门或会阴部瘙痒，烦躁易怒，腹胀，恶心呕吐，尿频尿急，夜寐不安。舌质红，苔黄腻，脉弦滑。

(3)脾虚虫扰证：肛门瘙痒，夜寐不安，食欲减退，形体消瘦，或见腹胀便溏。舌质淡，苔薄白，脉细弱。

三、中医适宜技术

1.辨证施药

小儿蛲虫病的治疗，以驱虫、杀虫为主。病久脾虚者，在驱虫的同时佐以益气健脾之品以扶正祛邪。本病宜采用内治法与外治法相结合治疗，防治结合，才能达到根治的目的。

(1)虫扰魄门证。治法：杀虫止痒，内外兼治。主方：驱蛲汤(验方)加减。处方：

大黄6g^(后下)　　木香6g　　槟榔6g　　芜荑6g

使君子7g　　鹤虱6g　　绵马贯众9g

每日1剂，水煎服，每日2次。

加减：腹痛者，加延胡索6g、白芍9g。

(2)湿热内蕴证。治法：杀虫止痒，清热除湿。主方：追虫丸(《普济方》)加减。处方：

黑白二丑炒黄，研细末取头末各50g，槟榔100g，太子参100g(如多便秘，改用当归100g)

制服法：上药研细末，和匀。另用苦楝根皮150g，煎浓汤泛丸，如小绿豆大，农历月初、月中各连服2d，临卧、清早各服1次。1~2岁每服20丸，3~4岁每服30丸，以后每大1~2岁加服10丸。紫苏汤下，姜汤亦可。如蛔虫较多者，每服另加炒香使君子15粒，与丸药同吃，效果更佳(如吃使君子而出现呃逆者，可用使君子壳煎汤服之而解之)。

加减：肛周溃烂者，加百部15g、苦参9g、地肤子12g；尿频者，加苍术12g。水煎送服以上丸药。

(3)脾虚虫扰证。治法：杀虫止痒，运脾养胃，内外兼治。主方：驱虫粉(验方)合参苓白术散(《太平惠民和剂局方》)加减。处方：

党参12g　　白术9g　　茯苓9g　　使君子9g

芜荑9g　　六神曲9g　　苦楝皮12g　　鹤虱9g

每日1剂，水煎服，每日3次。

加减：腹泻者，加黄连6g、车前子9g(包煎)；腹痛甚者，加陈皮9g、莪术6g、川芎9g；瘙痒甚者，加白鲜皮15g、苦参9g、地肤子9g、蛇床子9g。

2.中成药治疗

(1)驱虫消食片(槟榔、使君子仁、雷丸、鸡内金、茯苓、牵牛子、芡实、炙甘草):每片0.4g。<3岁1片,3~6岁2片,>6岁3片,一日2次。捣碎,温开水送服。用于脾虚虫扰证。

(2)消积化虫胶囊(麸炒白术、使君子、茯苓、炒牵牛子、陈皮、姜制厚朴、槟榔、山楂、甘草、神曲):消积杀虫。用于小儿脾虚胃弱,消化不良,食积停滞,腹胀肚疼及蛔虫。每粒装0.3g。口服,周岁以内一次服1粒,4岁以下一次服2粒,4岁以上一次服3粒,7岁以上一次服5粒,一日1次。

(3)小儿奇应丸(雄黄、朱砂、天竺黄、胆南星、天麻、僵蚕、冰片、黄连、雷丸、人工牛黄、琥珀、桔梗、酒制蟾酥、鸡内金):解热定惊,化痰止咳,消食杀虫。用于小儿惊风发热,咳嗽多痰,食积,虫积。每瓶装0.5g(约80粒)。口服,1岁小儿一次7粒,2~3岁10粒,4~6岁15~20粒,7~9岁30粒,10岁以上40粒,不满周岁酌减,一日3次。

3.中药蛲虫栓栓塞疗法

药物:生百部294g,鹤虱294g,苦参294g,大黄147g,白矾9g,樟脑2g。

制法:取百部、鹤虱、苦参、大黄,加10倍量水,煎煮3次,每次1.5h,合并3次煎煮液滤过,低温干燥成干浸膏,与白矾混合,粉碎成细粉,另取可可豆脂910g、蜂蜡160g,加热融化,温度保持在(40±2)℃,先加入樟脑溶解混匀,再加入上述细粉,混匀浇模,制成1000粒,每粒1.34g,含提取物0.776g。

用法:一日1粒,于夜晚睡前纳入肛门内2cm。用于虫扰魄门证。

4.中药膏敷疗法

用市售蛲虫药膏(生百部、龙胆紫),每日1次,每次挤出膏体3cm,夜晚睡前纳入肛门2cm。用于虫扰魄门证。

5.中药灌肠疗法

药物:生百部30g,苦楝皮30g,白鲜皮30g,蛇床子30g,苦参30g。

用法:上药共入500ml凉水浸泡30min,文火煎煮取汁150ml,待凉,每晚睡前保留灌肠。<3岁每次10ml,3~7岁每次15~25ml,>7岁每次30ml,疗程10~15d。用于虫扰魄门证和脾虚虫扰证。

四、健康教育

(1)加强卫生宣教,改善环境卫生,切断传染途径,特别是群居儿童更应注意。

(2)注意个人卫生,养成良好的卫生习惯,饭前、便后洗手,勤剪指甲,不吮吸手指。

(3)患儿被褥及内衣裤应勤洗换,用开水洗烫煮沸,衣被、食物、玩具等物品用开水煮沸以杀死虫卵。

(4)每天用温水清洗患儿肛门、会阴,穿满裆裤,防止小儿用手搔抓肛门。

第三十七章　小儿湿疹

　　湿疹是由多种内外因素引起的，与变态反应有密切关系，伴轻重不等的瘙痒、多种形态的皮肤损害，时有渗出以及反复发作的特点。小儿时期以婴儿湿疹最为常见，其次是儿童湿疹。其中包括一部分异位性皮炎的小儿。临床多见有：一是变态反应。泛指Ⅰ、Ⅱ、Ⅲ型超敏反应，但现在一般指的是Ⅰ型超敏反应。二是异位性皮炎。又称遗传过敏性湿疹、特应性皮炎，是与遗传和过敏体质密切相关的疾病。可以发生在任何年龄，包括婴儿期、幼儿期、儿童期及成人。家族中常有哮喘或过敏性鼻炎等病史。除皮炎症状外，常患其他变态反应性疾病，如哮喘、过敏性鼻炎、荨麻疹等。血清中可产生对花粉、真菌、昆虫、食物、细菌产物以及其他抗原的特异性IgE抗体。患儿对食物、尘螨、真菌孢子、小动物的皮毛或分泌物等过敏，血清中总IgE及周围血嗜酸性粒细胞增高，随着年龄增大，皮肤损害逐渐局限于四肢屈侧(肘窝、腋窝)，伴剧烈瘙痒，反复不愈，直至儿童期，以至延续到成人期，表现出典型的异位性皮炎临床表现。在婴儿期，异位性皮炎其临床表现与婴儿湿疹非常相像，不易区别，因此一般用婴儿湿疹为统括。三是接触性皮炎。由于皮肤或黏膜直接接触了某些外界变应原物质后，在接触部位所发生的急性炎性反应。

　　湿疹为一传统病名。近年来，国内外许多作者将湿疹归属于接触性皮炎一类，甚至认为在以往称为"皮炎–湿疹"类疾病中，除去接触性皮炎和特应性皮炎，真正能称为湿疹的疾病并不多。然而，湿疹与接触性皮炎临床表现有明显不同之处，如接触性皮炎在病因去除后，病程可呈自限性，常迅速痊愈，而湿疹病因常不清楚，病程反复。目前中医普遍以禀赋不耐，风、湿、热邪为主要病因。认为湿疹常在禀赋不耐的基础上，因饮食不节、过食辛辣鱼腥动风之品，或嗜酒伤及脾胃，脾失健运，致湿热内生，复外感风湿热邪，内外合邪，两相搏结，浸淫肌肤；或因素体虚弱，脾为湿困，肌肤失养；或因湿热蕴久，耗伤阴血，日久益甚，虚热内生而致阴虚血燥，肌肤甲错。

一、西医诊断

1.诊断依据

(1)临床分类：根据《诸福棠实用儿科学》(第7版)将湿疹分为婴儿湿疹、儿童湿疹。

①婴儿湿疹，是一种常见的、由内外因素引起的一种过敏性皮肤炎症。皮损以丘疱

疹为主的多形性损害，有渗出倾向，反复发作，急、慢性期重叠交替，伴剧烈瘙痒，病因常常难以确定。

②儿童期湿疹，是儿童时期所见湿疹，大多数属于干性，可由婴儿湿疹迁延、转化而来，也可在儿童期首次发病。

(2)诊断标准：采用赵辨主编的《临床皮肤病学》(第3版)。

①急性湿疹：皮疹为多数密集的粟粒大的小丘疹、丘疱疹或小水疱，基底潮红。由于搔抓，丘疹、丘疱疹或水疱顶端搔破后呈明显点状渗出及小糜烂面，浆液不断渗出，病变中心往往较重，而逐渐向周围蔓延，外围又有散在丘疹、丘疱疹，故境界不清。当合并有感染时，则炎症可更明显，并形成脓疱，脓液渗出或结黄绿色或污褐色痂，还可合并毛囊炎、疖、局部淋巴结炎等。

②亚急性湿疹：当急性湿疹炎症减轻之后，或急性期未及时适当处理，拖延时间较久而发生亚急性湿疹。皮损以小丘疹、鳞屑和结痂为主，仅有少数丘疱疹或小水疱及糜烂，亦可有轻度浸润，自觉仍有剧烈瘙痒。

③慢性湿疹：可因急性、亚急性反复发作不愈，而转为慢性湿疹，亦可一开始即呈现慢性炎症。表现为患部皮肤增厚、浸润，棕红色或带灰色，色素沉着，表面粗糙，覆以少许糠秕样鳞屑，或因抓破而结痂，个别有不同程度的苔藓样变，呈局限性，边缘亦较清楚，外围亦可有丘疹、丘疱疹散在，当急性发作时可有明显的渗出。自觉症状亦有明显的瘙痒，常呈阵发。在手、手指、足趾、足跟及关节等处，因皮肤失去正常弹性，加上活动较多，可产生皲裂而致皮损部有疼痛感。

2.鉴别诊断

需与下列疾病鉴别：

(1)应与其他各类病因和临床表现特异的皮炎相鉴别，如特应性皮炎、接触性皮炎、脂溢性皮炎、瘀积性皮炎、神经性皮炎等。

(2)应与类似湿疹表现的疾病相鉴别，如浅部真菌病、疥疮、多形性日光疹、嗜酸粒细胞增多综合征、培拉格病和皮肤淋巴瘤等。

(3)与少见的具有湿疹样皮损的先天性疾病相鉴别，如Wiskott-Aldrich综合征、选择性IgA缺乏症、高IgE复发感染综合征等。

3.相关检查

主要用于鉴别诊断和筛查可能病因，血常规检查可有嗜酸粒细胞增多，还可有血清嗜酸性阳离子蛋白增高，部分患者有血清IgE增高，变应原检查有助于寻找可能的致敏原，斑贴试验有助于诊断接触性皮炎，真菌检查可鉴别浅部真菌病，疥虫检查可协助排除疥疮，血清免疫球蛋白检查可帮助鉴别具有湿疹皮炎皮损的先天性疾病。皮损细菌培养可帮助诊断继发细菌感染等，必要时应行皮肤组织病理学检查。

二、中医诊断

1.诊断要点

参照国家中医药管理局颁发的《中医病证诊断疗效标准》(ZY/T 001.8—94)。

主症有发病急或缓慢；皮损潮红灼热，渗液流汁，瘙痒无休；或病程较久，皮损色暗或色素沉着，或皮损粗糙肥厚，剧痒。兼症包括身热，心烦，口渴，大便干，尿短赤；或纳少，神疲，腹胀，便溏；或口干不欲饮等。舌质红，苔薄白或黄，脉滑或数或弦缓或细弦。

2.类证鉴别

(1)股癣：股癣是真菌感染性疾病，一般首先是单侧发病，时间久了可以传染到另一侧，最初为红色斑片，皮疹逐渐向四周扩展，中央皮疹逐渐消退，周边亦丘疹、鳞屑为主，真菌镜检为阳性。湿疹为过敏性疾病，往往对称分布，急性期以糜烂、渗出、肿胀为主，慢性期以苔藓样变、鳞屑、红斑为主，均伴有瘙痒，真菌镜检为阴性。

(2)痤疮：新生儿或2岁以内的小儿，在前额、下巴以及两颊等部位容易发生，其皮损主要以红色丘疹、黑头粉刺以及脓包等形态为主，当与湿疹鉴别。

(3)毛囊炎：是毛囊细菌感染而发生的化脓性炎症，毛囊处红色丘疹，逐渐变成丘疹性脓疱，局部疼痛，主要发生在头部。

(4)其他疾病：还需要与接触性皮炎(尿布皮炎)、脂溢性皮炎、异位性皮炎等鉴别。

3.证候诊断

(1)风热蕴肤证：常见于急性湿疹初发者或慢性湿疹急性发作。病变进展快，皮损以红色丘疹为主，可见鳞屑、结痂，渗出不明显，皮肤灼热，瘙痒剧烈，可伴发热，口渴。舌边尖红或舌质红，苔薄黄，脉浮。

(2)湿热浸淫证：常见于急性湿疹。急性病程，皮损潮红，多见丘疹、丘疱疹、水疱，皮肤灼热，瘙痒剧烈，抓破后糜烂、渗出，可伴心烦，口渴，尿黄，便干。舌质红，苔黄腻，脉滑。

(3)脾虚湿蕴证：常见于亚急性湿疹。皮损以丘疹或丘疱疹为主，色暗或有鳞屑，少许渗出，瘙痒，可伴食少乏力，腹胀便溏，小便清长或微黄。舌淡胖，苔薄白或腻，脉濡。

(4)阴虚血燥证：常见于慢性湿疹。皮损干燥脱屑、粗糙肥厚、苔藓样变、抓痕，瘙痒严重，可伴口干，便干，或手足心热。舌红，苔少或剥，脉细。

(5)其他证候：临床出现畏寒肢冷，精神不振，舌淡胖或暗，苔润，脉沉弱无力等，常为阳虚证；出现畏寒，少汗或无汗，舌淡，苔薄白或白腻，脉浮紧等，常为风寒证。部分患者出现畏寒疲乏，口苦，便秘，舌暗红水滑，苔薄白或黄腻等，常为寒热错杂证。

三、中医适宜技术

1.辨证施药

(1)风热蕴肤证。治法：疏风清热止痒。主方：消风散(《外科正宗》)加减。处方：

荆芥6g	防风6g	苦参6g	蝉蜕6g
胡麻仁6g	牛蒡子6g	生地6g	丹皮6g
赤芍6g	当归6g	石膏6g(先煎)	知母6g
木通3g	甘草3g		

每日1剂，水煎服，每日2~3次。

(2)湿热浸淫证。治法：清热燥湿止痒。主方：龙胆泻肝汤(《医方集解》)加减。处方：

龙胆草6g	连翘6g	栀子9g	黄芩9g
柴胡10g	生地20g	车前子9g(包煎)	泽泻12g
当归8g	木通9g	生甘草6g	

每日1剂，水煎服，每日2~3次。

(3)脾虚湿蕴证。治法：健脾利湿止痒。主方：除湿汤(《证治要诀类方》引《是斋百一选方》方)合胃苓汤(《世医得效方》)加减。处方：

苍术10g	白术10g	厚朴10g	茯苓15g
猪苓10g	陈皮10g	泽泻10g	滑石10g(包煎)
栀子6g	防风10g	生甘草6g	

每日1剂，水煎服，每日2~3次。

(4)阴虚血燥证。治法：滋阴养血，润燥止痒。主方：养血润肤饮(《外科证治全书》)加减。处方：

当归10g	何首乌10g	白芍10g	生地15g
麦冬10g	熟地黄10g	鸡血藤15g	蒺藜9g
首乌藤10g	白鲜皮15g	陈皮10g	

每日1剂，水煎服，每日2~3次。

(5)其他证候。

①阳虚证治法。治法：温阳利湿。主方：四逆汤(《伤寒论》)或真武汤(《伤寒论》)。处方：

四逆汤：

制附片15g(先煎)	干姜6g	炙甘草6g

真武汤：

茯苓9g	芍药9g	白术6g	生姜9g
制附片9g(先煎)			

每日1剂，水煎服，每日2次。

②风寒证治法。治法：祛风散寒。主方：麻黄细辛附子汤(《伤寒论》)。处方：

麻黄7g　　　　细辛3g　　　　制附片9g^(先煎)

每日1剂，水煎服，每日2次。

③寒热错杂证。治法：调和寒热。主方：麻黄连翘赤小豆汤(《伤寒论》)合柴胡桂枝干姜汤(《伤寒论》)加减。处方：

麻黄6g　　　　连翘9g　　　　杏仁9g　　　　赤小豆30g

大枣12枚　　　桑白皮10g　　生姜6g　　　　桂枝6g

柴胡9g　　　　干姜6g　　　　甘草6g

每日1剂，水煎服，每日2~3次。

2.中成药治疗

(1)内服中成药。

①消风止痒颗粒(防风、蝉蜕、地骨皮、炒苍术、亚麻子、当归、地黄、木通、荆芥、石膏、甘草)：消风清热，除湿止痒。用于风热蕴肤型湿疹、皮肤瘙痒症。颗粒：口服。规格为每袋装3g(无蔗糖)：1岁以内一日2袋，1~4岁一日4袋，5~9岁一日6袋，10~14岁一日8袋，15岁以上一日12袋；分2~3次服用。规格为每袋装6g(无蔗糖)、每袋装15g：1岁以内一日1袋，1~4岁一日2袋，5~9岁一日3袋，10~14岁一日4袋，15岁以上一日6袋；分2~3次服用。

②龙胆泻肝丸(龙胆草、柴胡、黄芩、炒栀子、泽泻、木通、盐车前子、酒当归、地黄、炙甘草)：清利肝胆湿热。用于湿热浸淫型湿疹。用法用量：3~6g/次，口服，2次/d。少数患者可见恶心、腹痛、腹泻。过敏体质者、大便溏软者慎用。服药后大便次数增多且不成形者，应酌情减量。服药3d后症状未改善，或出现其他严重症状时，应停药。用药期间不宜同时服用滋补性中药。用药期间忌烟酒及辛辣食物。

③金蝉止痒胶囊(金银花、栀子、黄芩、苦参、黄柏、龙胆草、白芷、白鲜皮、蛇床子、蝉蜕、连翘、地肤子、地黄、青蒿、广藿香、甘草)：清热解毒，燥湿止痒。用于湿热浸淫型湿疹，亦适用于湿热内蕴所引起的丘疹性荨麻疹，夏季皮炎等皮肤瘙痒症状。用法用量：3~6粒/次，口服，3次/d，饭后服用。少数患者出现口干、食欲减退、恶心、呕吐、腹泻、头昏，停药后可消失。脾胃虚寒者慎用。

④疗癣卡西甫丸(黄连、欧菝葜根、白芝麻、菝葜)：清除碱性异常黏液质，燥湿，止痒。用于肌肤瘙痒，体癣，牛皮癣等。用法用量：10g/次，口服，2次/d。

⑤参苓白术丸(人参、茯苓、炒白术、山药、炒白扁豆、莲子、炒薏苡仁、砂仁、桔梗、甘草)：健脾，益气。用于脾虚湿蕴型湿疹；亦用于脾胃虚弱，食少便溏，气短咳嗽，肢倦乏力。水丸：口服，一次6g，一日3次。

⑥润燥止痒胶囊(何首乌、制何首乌、生地黄、桑叶、苦参、红活麻)：养血滋阴，

祛风止痒，润肠通便。用于阴虚血燥型湿疹。亦用于血虚风燥所致的皮肤瘙痒，痤疮，便秘。胶囊：口服，一次4粒，一日3次。2周为1疗程。本药不适用于因糖尿病、肾病、肝病、肿瘤等疾病引起的皮肤瘙痒。过敏体质者慎用。用药期间不宜同时服用温热性药物。用药期间不宜滥用化妆品及外涂药物。患处不宜用热水洗烫，切忌用手挤压。用药期间忌烟酒、辛辣、油腻及腥发食物。

⑦湿毒清胶囊(地黄、当归、丹参、苦参、蝉蜕、黄芩、白鲜皮、土茯苓、甘草)：养血润燥，化湿解毒，祛风止痒。用于阴虚血燥型湿疹。胶囊：口服，一次3~4粒，一日3次。片剂：口服，一次3~4片，一日3次。糖尿病、肾病、肝病、肿瘤等引起的皮肤瘙痒不适用。过敏体质者慎用。用药期间不宜同时服用温热性药物。用药期间忌辛辣、油腻及腥发食物。用药期间忌烟、酒。

(2)外用中成药。

①青鹏软膏(棘豆、亚大黄、铁棒锤、去核诃子、毛诃子、余甘子、安息香、宽筋藤、人工麝香)：藏医学认为活血化瘀，消炎止痛。用于痛风、风湿、类风湿关节炎，热性"冈巴""黄水"病变引起的关节肿痛、扭挫伤肿痛、皮肤瘙痒、湿疹。传统医学认为活血化瘀，消肿止痛。用于风湿性关节炎、类风湿性关节炎、骨关节炎、痛风、急慢性扭挫伤、肩周炎引起的关节、肌肉肿胀疼痛及皮肤瘙痒、湿疹。每支装35g。外用，取本品适量涂于患处，一日2次。请勿口服，放在儿童触及不到之处；破损皮肤禁用；孕妇禁用；运动员慎用。

②除湿止痒软膏(蛇床子、黄连、黄柏、白鲜皮、苦参、虎杖、紫花地丁、地肤子、萹蓄、茵陈、苍术、花椒、冰片)：清热除湿，祛风止痒。用于急性、亚急性湿疹证属湿热或湿阻型的辅助治疗。每支装20g。外用，一日3~4次，涂抹患处。可出现瘙痒、皮损加重、刺痛等局部刺激症状。禁止内服。忌烟酒、辛辣、油腻及腥发食物。切勿接触眼睛、口腔等黏膜处。皮肤破溃处禁用。用药期间不宜同时服用温热性药物或使用其他外用药类。本品仅为急性、亚急性湿疹证属湿热或湿阻型的辅助治疗药品，应在医生确诊后使用。第一次使用本品前应咨询医生，治疗期间应定期到医院检查。孕妇、哺乳期妇女慎用。儿童及年老体弱者应在医师指导下使用。用药7d症状无缓解，应去医院就诊。对本品过敏者禁用，过敏体质者慎用。本品性状发生改变时禁止使用。儿童必须在成人监护下使用。请将本品放在儿童不能接触的地方。如正在使用其他药品，使用本品前请咨询医师或药师。

③消炎癣湿药膏(升药底、蛇床子、升华硫、樟脑、冰片、苯酚)：杀菌，收湿，止痒。用于慢性湿疹。亦用于头癣，体癣，足癣，滋水瘙痒，疥疮等。每盒重15g。外用，洗净，涂抹患处，一日数次。不得内服。

④丹皮酚软膏(丹皮酚、丁香油)：抗过敏药，消炎止痒。用于湿疹、皮炎、蚊臭虫叮咬红肿、皮肤瘙痒症等各种皮肤疾患，对过敏性鼻炎和防治感冒也有一定效果。每支

装10g。外用，涂敷患处，一日2~3次；防治感冒可涂鼻下上唇处，鼻炎涂鼻腔内。本品为外用药，禁止内服。忌烟酒、辛辣、油腻及腥发食物。切勿接触眼睛。皮肤破溃处禁用。患处忌同时使用油脂类物质及护肤品。用药部位如有烧灼感、瘙痒、红肿等应停止用药，以清水洗净，必要时应向医师咨询。因糖尿病、肾病、肝病、肿瘤等疾病引起的皮肤瘙痒，不属本品适应范围。孕妇慎用，儿童、哺乳期妇女、老年患者应在医师指导下使用。用药7d症状无缓解，应去医院就诊。对本品过敏者禁用，过敏体质者慎用。本品性状发生改变时禁止使用。儿童必须在成人监护下使用。请将本品放在儿童不能接触的地方。如正在使用其他药品，使用本品前请咨询医师或药师。

⑤蜈黛软膏(蜈蚣、蛇床子、硫黄、白矾、浙贝母、青黛、黄柏、山慈姑、五倍子、冰片、荆芥、莪术)：清热燥湿，祛风止痒。用于风湿热邪所致亚急性、慢性湿疹的治疗。每支装20g。外用，洗净患处后涂上一薄层，然后反复按擦数次，使药物充分沾在皮肤上，一日2次。局部皮肤糜烂、红肿、灼热、疼痛及渗出严重者慎用。

⑥肤舒止痒膏(苦参、土茯苓、淫羊藿、人参、天冬、玉竹、麦冬、黑芝麻、冰片)：清热燥湿，养血止痒。用于阴虚血燥所致的皮肤瘙痒。每瓶装200g。外用，取本品5~10g，于温毛巾上抹擦皮肤，揉摩5~10min，用清水冲净即可，每天1次。本品为外用药，禁止内服。忌烟酒、辛辣、油腻及腥发食物。切勿接触眼睛、口腔等黏膜处。皮肤破溃处禁用。患处不宜用热水洗烫。因糖尿病、肾病、肝病、肿瘤等疾病引起的皮肤瘙痒，不属本品适应范围。用药7d症状无缓解，应去医院就诊。对本品及酒精过敏者禁用，过敏体质者慎用。

(3)中药提取物。

①复方甘草酸苷(甘草酸苷、甘氨酸、甲硫氨酸)：用于各期湿疹。有口服片剂、胶囊、注射液等多种剂型。用法用量：口服制剂，成人通常2~3片/次，小儿1片/d，3次/d，饭后口服；注射液制剂，成人通常1次/d，5~20ml/次，静脉注射。可依病情、年龄选用剂型及增减剂量。

②雷公藤多苷片(雷公藤多苷)：祛风解毒，除湿消肿，舒筋通络，有抗炎及抑制细胞免疫和体液免疫等作用。用于病情重、常规治疗效果欠佳病例。用法用量：口服，按体质量1~1.5mg/(kg·d)，分3次饭后服用，或遵医嘱。反复发作者病情控制后可减量维持治疗。禁忌病人：心、肝、肾功能不全者、严重贫血、白细胞减少、血小板减少患者、胃、十二指肠溃疡活动期患者、严重心律失常患者。儿童、育龄期有孕育要求者、妊娠期妇女、哺乳期妇女。用药期间应定期检查血常规、尿常规、心电图、肝肾功能，必要时停药并给予相应处理。连续使用本药不宜超过3个月。如继续用药，应视患者病情及治疗需要决定。本药不良反应较多，心血管系统可出现心悸、胸闷、心律失常、血压升高或降低、心电图异常；泌尿生殖系统可出现肾脏损害(如少尿或多尿、水肿、肾功能异常)、急性肾衰竭、月经紊乱、月经量少、闭经、精子数量减少、精子活力下降；神经系

统可出现头昏、头晕、嗜睡、失眠、神经炎；肝脏可出现黄疸、氨基转移酶升高、急性中毒性肝损伤；胃肠道可出现口干、恶心、呕吐、食欲缺乏、腹胀、腹泻、胃出血；血液系统可出现白细胞减少、血小板减少、粒细胞缺乏、全血细胞减少；皮肤可出现皮疹、瘙痒、脱发、面部色素沉着；眼可出现复视等等。因此，小儿应谨慎选用。

③昆明山海棠片(昆明山海棠)：祛风除湿，舒筋活络，清热解毒。用于病情重、常规治疗效果欠佳病例。片剂：口服，一次2片，一日3次。反复发作者病情控制后可减量维持治疗。肾功能不全者慎用。

3.中药塌渍疗法

药物：黄柏溶液、三黄洗剂。

方法：采用黄柏溶液、三黄洗剂等清热燥湿止痒功效的溶液浸湿消毒纱布4~6层后，拧至不滴水对皮损进行冷湿敷，每次20min，每天2~4次或遵医嘱。

适应证：用于炎症较重、渗出明显的皮损。

4.中药药浴疗法

药物：急性期(清热燥湿、凉血止痒)用苦参15g，白鲜皮24g，地肤子12g，马齿苋30g，黄柏10g，地榆10g，千里光30g。慢性湿疹(滋阴养血、润燥止痒)用当归12g，桃仁9g，生地15g，鸡血藤15g，蛇床子20g，土荆皮30g。

用法：根据患者的病情进行辨证施浴，选择不同的方药及药浴方法。病变范围小的，可局部洗浴；病变范围大的，可全身洗浴。水温宜调至38℃~43℃，微微发汗即可。每次20min，每天1次。

适应证：用于急性、亚急性和慢性湿疹皮损无明显渗出者。

5.中药熏蒸疗法

药物：辨证选用内服方药的药液。

方法：煎煮浓缩后放入中药熏蒸机，通过蒸汽熏蒸患处，每次20min，每天1次。

适应证：用于急性、亚急性和慢性湿疹皮损无明显渗出者。

6.火针疗法

取穴：病灶处(阿是穴)。

方法：常规皮肤消毒，点燃酒精灯，左手持酒精灯，右手持1寸毫针，酒精灯加热针体，直至针尖烧至红白，迅速浅刺皮损肥厚处，每周1次。

适应证：用于局限性慢性湿疹，皮损肥厚浸润明显者。

7.针刺疗法

取穴：主穴取大椎、曲池、合谷、风市、三阴交、阿是穴。湿热浸淫型加取阴陵泉、陶道、肺俞等；脾虚湿蕴型加取脾俞、胃俞等；阴虚血燥型加取膈俞、肝俞、血海等。

操作：常规皮肤消毒，辨证选穴。湿热浸淫型用泻法，其余用平补平泻法。针刺得气后留针0.5h，1~2d 1次。

适应证：用于急性、亚急性和慢性湿疹。

8.耳穴疗法

取穴：主穴为肺、大肠、肾上腺、神门、内分泌等。

操作：常规皮肤消毒，然后将粘有王不留行籽的胶布贴压双侧耳穴，操作者以拇指和食指置于耳郭的正面和背面进行对压，手法由轻到重，患者出现酸、胀、麻、痛或循经络传导为"得气"。每次每穴按压20s，每天2~4次。

适应证：用于急性、亚急性和慢性湿疹。

9.穴位注射疗法

药物："苦参素注射液""当归注射液"或"丹参注射液"等。

取穴：曲池、合谷、血海、三阴交等。

操作：局部常规消毒，用一次性5ml注射器抽取"苦参素注射液""当归注射液"或"丹参注射液"等，垂直刺入选定的穴位，提插捻转得气后，回抽无血注入药液，每穴1ml，每天1次。

适应证：用于亚急性和慢性湿疹。

10.刺络拔罐疗法

取穴：皮损肥厚处。

方法：常规皮肤消毒后用一次性梅花针在皮损肥厚处叩刺，以皮肤轻微渗血为度，再行拔罐治疗。每天1次。

适应证：用于慢性湿疹皮肤肥厚，苔藓样变者。

四、健康教育

1.教育患者
使患者对湿疹的发病因素、发展规律和防治方法有一定了解，以便积极配合治疗。

2.饮食禁忌
慎用鱼腥动风之品，应注意食用后及停用后的效果，但无须盲目地忌口。

3.日常护理
避免过度烫洗、肥皂及各种有害因子的刺激。对于慢性湿疹，尤其注重保湿润肤剂的长期规范使用。

4.精神调理
避免过度精神紧张及疲劳，切勿焦虑、忧郁。保持情绪安定、乐观，生活要规律，注意劳逸结合。

5.积极治疗体内的原发疾病
发现病灶应积极清除。

第三十八章　维生素D缺乏性佝偻病

维生素D缺乏性佝偻病是由于儿童体内维生素D不足，致使钙磷代谢失常的一种慢性营养性疾病，临床以正在生长的骨骺端软骨板不能正常钙化，造成骨骼改变为主要特征。本病常发于冬春季，主要见于婴幼儿，尤以6~12月婴儿发病率较高。北方发病率高于南方地区，工业城市高于农村，人工喂养的婴儿发病率高于母乳喂养者。本病轻证如治疗得当，预后良好；重者如失治、误治，易导致骨骼畸形，留有后遗症，影响儿童正常生长发育。古代医籍中的夜惊、鸡胸、龟背、龟胸、汗证、五软、五迟等病证，有与本病相关的论述，可参照其辨证论治。中医认为病因多属先天胎禀不足，肾气亏虚；后天失养，脾胃虚弱，气血亏虚，以致脏腑、筋骨、肌肉失于滋养所致。肾虚骨骼不充者，肾虚则髓海不足，精气不充，骨化不全，骨骼软弱，以致坐立行走无力，头颅软化，囟门迟闭，牙齿晚出，甚至出现鸡胸、龟背等。脾虚肌肉失养者，脾虚则气血营卫亏损，不能化精微以充养肌肉、四肢，致手足肢体失于濡养滋润而软弱无力。脾肾不足，肝阳内扰者，脾虚则肝旺，肾虚则肝失涵养，肝阳上亢，阳失潜藏，以致烦躁不安、情志乖张、夜啼、多汗、夜寐不宁。

一、西医诊断

1.诊断依据

(1)临床表现。本病根据症状、体征可以分为4期。

①初期：有多汗、烦躁、睡眠不安、夜间惊啼。多汗与室温及季节无关，常因多汗及烦躁而摇头擦枕，出现枕秃及脱发圈。还可见囟门迟闭、牙齿迟出等。

②激期：除早期症状加重外，还可见乒乓头、方颅、肋串珠、肋外翻、鸡胸、漏斗胸、龟背、手脚镯、下肢弯曲等骨骼改变。

③恢复期：经治疗后，症状逐渐好转而至消失，体征逐渐减轻、恢复。

④后遗症期：多见于3岁以后的小儿，经治疗或自然恢复，症状逐渐消失，骨骼改变不再进展，但遗留不同程度的骨骼畸形，无其他临床症状。

(2)根据实验室检查结果诊断。

2.鉴别诊断

需与维生素D缺乏性佝偻病鉴别的病种有肾性佝偻病、肾小管性酸中毒、软骨营养不良、维生素D依赖性佝偻病、先天性甲状腺功能低下、低血磷抗维生素D佝偻病。

3.相关检查

(1)初期血钙正常或稍低,血磷明显降低,钙磷乘积小于30,血清碱性磷酸酶增高。X线片可正常或钙化带稍模糊,血清25-$(OH)_2D_3$下降。

(2)激期血清钙、磷均降低,碱性磷酸酶明显增高,腕部X线片见临时钙化带模糊,干骺端增宽,边缘呈毛刷状或杯口状改变。

(3)恢复期X线片临时钙化带重现,血生化恢复正常。

(4)后遗症期理化检查均正常。

二、中医诊断

1.诊断要点

依据国家中医药管理局发布的中华人民共和国中医药行业标准《中医病证诊断疗效标准》(ZY/T 001.4—94)佝偻病的诊断依据、证候分类、疗效评定。

(1)多见于婴幼儿,好发于冬春季。

(2)发病初期有烦躁夜啼、表情淡漠、纳呆、多汗、枕秃、囟门迟闭、牙迟出或少出、肌肉松软,或有贫血、肝脾肿大等。

(3)发病极期,除初期表现外,还可见方颅乒乓头(颅骨转化)、肋串珠、肋外翻、肋软骨沟、手镯、鸡胸龟背、漏斗胸、"O"或"X"形腿、脊柱畸形。

(4)血清碱性磷酸酶增高,血清磷下降明显,钙磷乘积小于30。腕骨X线拍片检查示干骺端增宽,边缘呈毛刷状或杯口状改变。

2.类证鉴别

参考西医鉴别诊断。

3.证候诊断

(1)肺脾气虚证:形体虚胖,肌肉松软,面色少华,纳呆,大便不调,多汗,睡眠不宁,囟门开大,头发稀疏易落,可见枕秃,易反复感冒。舌淡,苔薄白,指纹淡,脉细软无力。

(2)脾虚肝旺证:烦躁夜啼,惊惕不安,面色少华或面色萎黄,头部多汗,发稀枕秃,囟门迟闭,出牙延迟,纳呆食少,坐立行走无力,夜啼不宁,易惊多惕,甚则抽搐。舌淡,苔薄,指纹淡青,脉细弦。

(3)肾精亏损证:面白虚烦,形瘦神疲,纳呆乏力,多汗肢软,筋骨萎软,立迟、行迟、齿迟,头颅方大,肋骨串珠,手镯脚镯,鸡胸龟背,下肢畸变。舌淡,苔少,指纹淡紫,脉细无力。该期已有明显骨骼畸形后遗症。

三、中医适宜技术

1.辨证施药

本病治疗，重在调补脾肾，多用补益之法，先天不足者补肾为先，后天失调者补脾为先，脾肾俱虚，病程迁延者，脾肾兼顾，同时注意益肾填精壮骨。根据脾肾亏损轻重，采用不同的治法。初期以脾虚为主，用健脾益气为主法；激期多属脾肾两亏，当予脾肾并补；恢复期、后遗症期以肾虚为主，当补肾填精，佐以健脾。本病在调补脾肾的同时，还要注意到补肺益气固表、平肝清心安神等治法的配合使用。此外，在预防护理上鼓励母乳喂养，科学合理添加辅食。注意维生素D及钙、磷的补充，增加小儿户外活动、多晒太阳。勿使患儿过早或过多坐立和行走，提倡穿背带裤。已有骨骼严重畸形后遗症患儿可手术矫正。

(1)肺脾气虚证。治法：健脾益气，补肺固表。主方:人参五味子汤(《幼幼集成》)加味。处方：

| 人参3g$^{(另炖)}$ | 白术4.5g | 茯苓3g | 五味子1.5g |
| 麦冬3g | 天门冬3g | 黄芪9g | 炙甘草2.4g |

每日1剂，水煎服，每日2次。

加减：自汗盗汗者，加浮小麦9g、龙骨15g(先煎)、牡蛎15g(先煎)固涩敛汗；大便不实者，加山药9g、扁豆9g、莲子肉9g健脾补肺；夜寐哭吵者，加夜交藤15g、合欢皮10g养心安神；易反复感冒者，加黄芪至15g、防风9g补气固表。

(2)脾虚肝旺证。治法：健脾柔肝，平肝熄风。主方：益脾镇惊散(《医宗金鉴》)加减。处方：

人参4.5g$^{(另炖)}$	白术9g	茯苓9g	朱砂0.1g$^{(冲服)}$
钩藤6g	煅龙骨9g$^{(先煎)}$	煅牡蛎9g$^{(先煎)}$	炙甘草2g
灯心草3g			

每日1剂，水煎服，每日2次。

加减：体虚多汗者，加五味子6g，加龙骨至12g(先煎)、加牡蛎至12g(先煎)生津固涩止汗；夜间哭吵者，加栀子6g、竹叶6g、夜交藤9g清心安神；睡中惊惕者，加蝉蜕6g、珍珠母12g (先煎)熄风镇惊；反复抽搐者，加全蝎3g、蜈蚣1条祛风镇痉。

(3)肾精亏损证。治法：补肾填精，佐以健脾。主方：补肾地黄丸(《活幼心书》)加减。处方：

紫河车200g	熟地黄30g	肉苁蓉15g	巴戟天15g
菟丝子30g	山茱萸60g	枸杞子60g	山药60g
酸枣仁20g	远志20g		

每次取1剂，研细末，炼蜜为丸，每次6g，每日3次，空腹用温盐水送服。

或用佝偻散(经验方),处方:

怀山药15g　　牡蛎15g　　生龟板15g　　黑芝麻15g

熟地黄9g　　牛膝9g　　制首乌12g　　山茱萸6g

生白术6g　　党参6g　　全当归6g　　益智仁3g

大枣3枚

每次1剂,共为细末,每次4.5g,每日2次。

或用紫河车1具,煅牡蛎30g,黄芪30g,蜈蚣10条,青盐10g。焙干,共为细末,分100个小包,每次温开水冲服1包,连服1个月。

加减:多汗者加黄芪15g、煅龙骨12g(先煎)、煅牡蛎12g(先煎),乏力肢软者加黄芪15g、党参10g,纳呆者加砂仁3g、陈皮6g、佛手9g,面白者加当归12g、白芍9g。

2.中成药治疗

(1)龙牡壮骨冲剂(党参、黄芪、麦冬、醋制龟甲、炒白术、山药、醋制五味子、龙骨、煅牡蛎、茯苓、大枣、甘草、乳酸钙、炒鸡内金、维生素D_2、葡萄糖酸钙):2岁以下每服半包,2~7岁每服1包,7岁以上每服2包,一日3次。可用于各证型。

(2)玉屏风口服液(蜜炙黄芪、炒白术、防风):每服1支,一日3次。用于肺脾气虚证。

(3)六味地黄丸(熟地黄、山茱萸、山药、牡丹皮、茯苓、泽泻):每服3~6g,一日3次。用于肾精亏损证。

3.针灸疗法

(1)体针治疗。

取穴:关元、气海、足三里。

操作:普通针刺,针刺取针感后加艾炷施灸,每日1次,每次10~20min。5次1疗程。

(2)艾灸治疗。

取穴:关元、气海、足三里。

操作:用艾条温灸穴位,每次每穴5min,10次1疗程。

4.推拿疗法

取穴:肾、小天心、脾、上三关。

操作:推补肾水15~20min,揉小天心5min,推补脾土5min,推上三关3min。可结合做全身推拿4~5min。

5.中医敷贴疗法

(1)多穴贴敷法。

药物:石菖蒲20g,艾叶30g,川芎12g,穿山甲3g,茯苓12g,五味子12g。

用法:将上药共研细末,鸡蛋清或麻油调配,敷贴关元、囟门;继之可于方中加牡蛎6g,并可加敷两足踝尖、涌泉;后期可于方中加乳香12g、麝香0.3g,加用命门、百会为配穴。每日一换药，连续1月为1疗程。

（2）骨缝贴敷法。

药物：生蟹足骨15g（焙干），白蔹15g。

用法：诸药捣碎，用乳汁和匀，贴骨缝上，每日贴1次。1月1疗程。

6.中药洗浴疗法

药物：草乌头、当归、地龙、木鳖子、紫草、椒目、葱须、荆芥各30g。

用法：将上药煎汤，洗浴。每日1次，每次30min，1月1疗程。

7.人工紫外线疗法

紫外线照射皮肤能使皮肤中7-脱氢胆固醇转化为维生素D_3。常用水银石英灯或紫外线灯管进行照射，每周照射3次，每次2~3min，逐渐加到20min，每一个疗程为4~6周，距离自80cm起逐渐减到60cm，有皮肤反应者可暂停。有痉挛素质的患儿，应在光疗前给足量的钙剂，如患儿兼有进行性结核病一般不宜进行光疗。

四、健康教育

（1）孕母及乳母应注意摄入富含维生素D的食物，并多晒太阳。居室应经常开窗使屋内充满阳光。

（2）小儿满月后即可常抱出户外活动，使皮肤多暴露于阳光下。户外活动时间随季节和婴儿年龄大小而定。即使冬季也应坚持在户外活动。

（3）不要过早地让小儿站立或行走，以免骨骼变形或发生畸形。

（4）平素可以选择田螺250g，放清水中，24h后加水炖熟，食盐调味，喝汤，经常煮食。或鲜牡蛎肉100g，经常和面条及调味品一起煮熟，当点心食。

第三十九章　小儿肌性斜颈

小儿肌性斜颈一般指先天性斜颈，是由一侧胸锁乳突肌挛缩造成透向一侧偏斜的病症。婴儿出生并无畸形，约10d后出现肿块，逐步转变成胸锁乳突肌挛缩而出现斜颈。先天性斜颈是一种常见病，早期诊治对预防继发性头、脸、颈椎畸形是非常重要的。

一、西医诊断

1.诊断依据

参照《临床常见疾病诊断标准》(陶天遵主编，北京医科大学、中国协和医科大学联合出版社，1993年)、《上海市中医病证诊疗常规》(第2版)(张明岛主编，上海中医药大学出版社，2003年)、《实用小儿骨科学》(第2版)(潘少川主编，人民卫生出版社，2005年)。

(1)出生后发现一侧胸锁乳突肌上有软骨样的包块，肌肉变短，失去弹性。

(2)头向患侧偏斜，下颌部指向健侧。

(3)严重时面部发育不对称，患侧面部和颅骨均较健侧为小，双眼裂水平不对称。

(4)彩色超声波检查：彩色超声波显像患侧胸锁乳突肌增粗、增厚，或可探及肌性肿块，回声增高或减低。

(5)除外其他疾患所致的斜颈。如：颈椎先天性畸形(半椎体、先天性短颈)，颈椎损伤(骨折或旋转性半脱位)，锁骨产伤骨折，炎性病变(扁桃体炎、颈淋巴腺结核、颈椎结核)引起胸锁乳突肌痉挛，自发性颈椎半脱位，视力障碍引起头部倾斜等。

(6)必要时，拍颈椎X线片以明确诊断。

2.相关检查

(1)彩色超声波检查：彩色超声波显像患侧胸锁乳突肌增粗、增厚，或可探及肌性肿块，回声增高或减低。

(2)颈椎X线片：有利于鉴别不同原因造成的斜颈，如枕颈部畸形所致的骨性斜颈和自发性寰椎旋转型半脱位引起的斜颈，一般不会产生胸锁乳突肌的挛缩和肿块，后者还多有轻微外伤或上呼吸道感染病史。

(3)CT检查：更有利于诊断，排除器质性病变。

二、中医诊断

1.诊断要点

参考西医诊断依据。

2.临床分型

（1）肿块型。①卵圆形肿块型：在临床上多数患儿肿块位于患侧胸锁乳突肌的中下段，且肿块大小不一，大者约6cm×5cm，轮廓清晰，不需触摸；小的1.5cm×1cm，需要触摸方知，肿块质地较硬，其形状为卵圆形。②条索状肿块型：在临床上患儿肿块不明显，但胸锁乳突肌变粗而短，可摸及到条索状包块。

（2）非肿块型。患侧胸锁乳突肌轻度痉挛，无肿块，头部畸形，下颌斜向健侧，患侧颜面小于正常颜面，头部活动受限。

三、中医适宜技术

1.一般推拿治疗

（1）肿块型。

①患儿及医者体位：患儿仰卧位，医者坐于患儿头顶侧，使患儿头面部转向健侧，充分暴露患侧胸锁乳突肌。

②点摩法：医者先用中指指腹点患侧翳风、缺盆、扶突穴，再用食、中、无名指指腹并拢在患侧颜面及颈部做顺时针方向摩动，以肿块处为操作重点。

③按揉法：应用拇指指腹按揉患侧胸锁乳突肌、斜方肌上1/3部分及颈后肌群，同时按揉人迎、水突、扶突、肩井及风池穴，以肿块处为操作重点。

④弹拨法：医者用食、中二指固定肿块一侧，然后用拇指对肿块反复进行弹拨。

⑤捏拿法：应用拇、食、中三指捏拿肿块。

⑥牵拉法：一手扶住患儿头后枕部，另一手扶于其下颌部，双手配合使患儿头部转向患侧至最大范围；再一手扶住患儿头后枕部，另一手按压住其患侧肩部，双手同时反方向用力，使患儿头部向健侧牵拉至最大范围。

⑦最后医者用拇指按揉法（或擦法）放松胸锁乳突肌和患侧颈肩部肌群，结束治疗。

⑧注意两侧颈部不能同时按压。

治疗每次20~30min，每日1次，每周6次。

（2）非肿块型。

患儿治疗体位、治疗时间与肿块型治疗相同。治疗手法不应用弹拨法，其余手法与肿块型相同。但点摩按揉患侧颜面、胸锁乳突肌及颈肩后部肌群的时间共为8~10min，捏拿胸锁乳突肌时间为2~3min，头颈部牵拉每种方法要连续操作6~8次，最后也应用按揉法(或擦法)放松胸锁乳突肌和患侧颈肩部肌群2~3min。

(3)按、揉、牵三法。

①按法：患儿取仰卧位，医者用拇指在患部施加垂直方向的按压，力点在患侧胸锁乳突肌突起处，力度由医生手感决定。

②揉法：患者取仰卧位，医者于患侧相同侧手拇指罗纹面吸定患处做顺时针的旋揉。

③牵法：患儿取仰卧位，医者双手捧住患儿头颈，一手拇指在患侧的胸锁乳突肌突起处固定，向健侧做弧形牵拉。

2.五步法推拿治疗

(1)患儿仰卧于治疗床上，按揉患侧胸锁乳突肌及肿块：小儿侧卧位或仰卧位，医者坐于健侧，按揉患侧胸锁乳突肌及肿块处2~3min。动作要轻柔。

(2)拿捏患侧胸锁乳突肌：顺着胸锁乳突肌肌肉由上而下反复捏拿1~2min。用力要轻，着力要深。

(3)被动运动：配合颈部被动运动，以向健侧侧弯、患侧旋转为主，反复进行数次。运动要缓慢。

(4)推抹患侧胸锁乳突肌：用拇指指腹着力，在患侧胸锁乳突肌处自上而下施推抹法20次。

(5)拿肩井：用拇指与其余四指相对用力，拿捏小儿脖子根部与肩峰连线的中央处肩井穴及周围大筋5次。

(6)操作完毕，协助患者穿好衣物，安置舒适卧位，整理床铺，清理用物，归还原处。

(7)注意事项：推拿具有舒筋活血，软坚散结的作用。本病当与骨性斜颈、姿势性斜颈、神经性斜颈相鉴别。要及时发现，及时治疗。一般在出生3个月以内开始治疗为好。当肿块消失后，应继续推拿，直至颈部活动正常为止。病程长者，经推拿治疗持续半年以上无效，可考虑手术矫正。

3.中药外敷治疗

药用：桃红四物汤(《玉机微义》转引《医垒元戎》)加减。地黄30g，当归30g，芍药15g，川芎15g，桃仁10g，红花10g。肿块型加制乳香10g、制没药10g、元胡10g；非肿块型加血竭3g、伸筋草30g、葛根30g。

功效：活血化瘀，软坚散结。

用法：中药饮片水煎取汁，温度38℃~43℃时，用4cm×5cm纱布块5层厚浸润温敷患处，每次10~15min，每日1~2次。

4.颈托矫形器治疗

将颈托加工成由健侧至患侧逐渐增高的形状，后将最高处放置于患侧胸锁乳突肌略靠后处，以保持患儿头部处于面向患侧，歪向健侧。

5.TDP加磁疗治疗

采用特定电磁波辐射器，以患区为中心照射，距离25~35cm，温热舒适感为宜，照射20min后，再给患处敷上爽身粉或滑石粉，继而打开CS-2型交直两用磁疗机开关，以1600~2000转/min的频率，将磁探头置于患侧包块部位30min。10d为1疗程，疗程间休息2d。

6.超激光照射治疗

日本产直线偏振光近红外线治疗仪，照射治疗强度100%，照射持续时间3min，间隔时间1min，光束直径10mm，B型透镜部件照射，每人照射1次，6d为1个疗程。

四、健康教育

本病除了及时得到治疗的同时，也要应该注意生活中异常姿势的纠正，家长在日常给患儿哺乳、视物、怀抱以及睡眠时有意使患儿头向健侧转动，以帮助矫正畸形。

第四十章　青少年特发性脊柱侧弯症

脊柱侧弯可大体分为先天性脊柱侧弯、特发性脊柱侧弯、神经性脊柱侧弯等，其中特发性脊柱侧弯约占85%，青少年绝大多数属于这一类型。脊柱侧弯治疗的关键是早期发现、早期治疗，以避免畸形发展严重，给患儿造成身心上的负担。

一、西医诊断

1.诊断依据

参照2009年中华医学会发布的《临床诊疗指南·骨科分册》。

(1)年龄为青少年，无外伤史，脊柱呈侧弯畸形。

(2)两肩、两肩胛、两侧髂嵴不等高。

(3)腰前屈时两侧背部不对称，即"剃刀背征"。

(4)脊柱站立位X线正位片可见侧弯，Cobb角10°以上。

(5)Adam前屈试验阳性。

2.诊断分型

按照侧弯主曲线顶点的解剖位置，结合临床，将青少年特发性脊柱侧弯症分为以下三种类型。

(1)胸椎单弧形：主弧由胸椎组成，腰椎侧弯不明显(如图1)。

(2)腰椎单弧形：主弧由腰椎组成，胸椎侧弯不明显。在青少年特发性脊柱侧弯中很少超过60°，但会引起上半身向侧方倾斜(如图2)。

(3)胸腰椎双弧形：胸椎弧顶点在胸7，并凸向右侧，腰椎弧顶点在腰1、2，胸腰椎侧弯同时发生，弯度也大体相同。胸腰椎弧度交界处的移行椎体无旋转移位(如图3)。

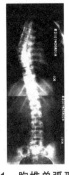　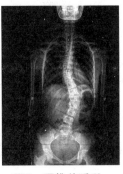　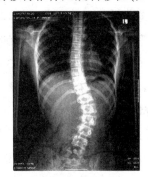

图1　胸椎单弧形　　　　图2　腰椎单弧形　　　　图3　胸腰椎双弧形

二、中医诊断

1.诊断要点

参考西医诊断依据。

2.证候诊断

(1)肾气不足证：脊柱侧弯畸形，平时神疲乏力，气短、易劳累。舌质淡红，苔薄白，脉细弱。

(2)肾阳亏虚证：脊柱呈侧弯畸形，坐久后腰部隐隐作痛，酸软无力，肢冷，喜暖。舌质淡，脉沉无力。

(3)脾肾阳虚证：脊柱呈侧弯畸形，坐久后腰部隐隐作痛，酸软无力，肢冷，喜暖，纳差，倦怠懒言，气短乏力，大便稀溏。舌质淡红，舌体胖大，脉沉无力。

三、中医适宜技术

1.辨证施药

(1)肾气不足证。治法：益气补肾。主方：补骨脂丸(《本草纲目》)加减，处方：

补骨脂120g	菟丝子120g	胡桃肉30g	乳香7.5g
没药7.5g	沉香7.5g		

每次1剂，研细末，炼蜜为丸，如梧桐子大，每服20~30丸，空腹时用淡盐水送服。

(2)肾阳亏虚证。治法：补肾壮阳。主方：右归丸(《景岳全书》)加减，处方：

熟地250g	山药120g	山茱萸90g	枸杞子120g
鹿角胶120g	菟丝子120g	杜仲120g	当归90g
肉桂60g	制附子60g		

每次1剂，研细末，制成水蜜丸，每次9g，每日3次冲服。

(3)脾肾阳虚证。治法：温补脾肾。主方：右归丸(《景岳全书》)合附子理中丸(《伤寒论》)加减，处方：

熟地250g	山药120g	山茱萸90g	枸杞子120g
鹿角胶120g	菟丝子120g	杜仲120g	当归90g
肉桂60g	制附子60g	党参150g	炒白术120g
干姜30g	炙甘草30g		

每次1剂，研细末，制成水蜜丸，每次9g，每日3次冲服。

2.中成药治疗

(1)复方补骨脂颗粒(补骨脂、锁阳、续断、狗脊、赤芍、黄精)：温补肝肾、强壮筋骨，活血止痛。用于肾阳虚亏，腰膝酸痛，腰肌劳损及腰椎退行性病变等病。用于本病肾气不足证。每袋装20g。开水冲服，一次20g，一日2次，4~8周为1个疗程。阴虚内热者(如津少口干，大便燥结等)慎用。

(2)补肾养血丸(何首乌、当归、黑豆、盐制牛膝、茯苓、菟丝子、盐补骨脂、枸杞子)：补肝肾，益精血。用于身体虚弱，血气不足，须发早白。用于本病肾气不足证。每袋装6g。口服，水蜜丸一次6g，一日2~3次。忌油腻食物。凡脾胃虚弱，呕吐泄泻，腹胀便溏、咳嗽痰多者慎用。感冒病人不宜服用。本品宜饭前服用。服药2周或服药期间症状无改善，或症状加重，或出现新的严重症状，应立即停药并去医院就诊。对本品过敏者禁用，过敏体质者慎用。

(3)右归丸(熟地黄、炮附片、肉桂、山药、酒萸肉、菟丝子、鹿角胶、枸杞子、当归、盐杜仲)：温补肾阳，填精止遗。用于肾阳不足，命门火衰，腰膝酸冷，精神不振，怯寒畏冷，阳痿遗精，大便溏薄，尿频而清。每丸重9g。口服，一次1丸，一日3次。服用前应除去蜡皮、塑料球壳；本品可嚼服，也可分份吞服。

(4)附子理中丸(制附子、党参、炒白术、干姜、甘草)：温中健脾。用于脾胃虚寒，脘腹冷痛，呕吐泄泻，手足不温。口服，一次6g，一日2~3次。忌不易消化食物。感冒发热病人不宜服用。有高血压、心脏病、肝病、糖尿病、肾病等慢性病严重者应在医师指导下服用。孕妇慎用，哺乳期妇女、儿童应在医师指导下服用。吐泻严重者应及时去医院就诊。严格按用法用量服用，本品不宜长期服用。服药2周症状无缓解，应去医院就诊。对本品过敏者禁用，过敏体质者慎用。本品性状发生改变时禁止使用。儿童必须在成人监护下使用。请将本品放在儿童不能接触的地方。如正在使用其他药品，使用本品前请咨询医师或药师。

3.正脊调曲法

(1)正脊骨法：胸腰旋转法、腰椎旋转法、提胸过伸法和腰骶侧扳法，纠正椎体和骨盆的旋转，进而改善侧弯。

①胸腰旋转法：患者骑坐在整脊椅上，面向前，双手交叉抱后枕部，略向前屈至以胸$_{12}$腰$_1$为顶点。以右侧为例，助手固定患者左髋，医者立于患者右侧后方，右手经过患者右臂前、至颈胸背部(大椎以下)，左手固定于胸腰枢纽关节右侧，右手旋转患者胸腰部，待患者放松后，双手相对同时瞬间用力，即右手向右旋转的同时左手向左推，可听到局部"咯嗒"声。左侧操作与右侧相反。

②腰椎旋转法：患者骑坐在整脊椅上，面向前，双手交叉抱后枕部，向前屈至棘突偏歪处为顶点。以棘突右偏为例，助手固定左髋，医者立于患者右侧后方，右手穿过患者右腋下至对侧肩部，左手掌固定于偏歪棘突右侧，右手摇动患者腰部，待患者放松后，双手相对同时瞬间用力，即右手向右旋转的同时左手向左推，可听到局部"咯嗒"声。左侧操作与右侧相反。

③提胸过伸法：有三种术式。一式：患者骑坐在整脊椅上，面向前，双手十指交叉

抱项部，医者站在患者后方，用一膝顶上段胸椎，双手自患者肩上伸向两侧胁部，然后双手抱两胁将患者向后上方提拉。二式：患者骑坐在整脊椅上，面向前，双手十指交叉抱项部，医者站在患者背后，双手自患者腋下穿过，向上反握其双前臂，用前胸顶患者胸背，然后双手用力，将患者向后上方提拉。三式：患者骑坐在整脊椅上，面向前，双臂前胸交叉，双手抱对侧肩，医者坐在患者背后，双手从腋下拉患者对侧肘关节，使肩胛拉开，然后将患者向后上方提起。

④腰骶侧扳法：患者取侧卧位。以左侧卧位为例，医者面向患者站立，右手或前臂置于患者右腋前，左手前臂置于患者右臀部，在患者充分放松情况下，两手相对同时瞬间用力，力的交点在腰骶枢纽关节处。右侧卧位与此相反。

(2)牵引调曲法：根据脊柱侧弯类型，使用四维整脊治疗仪辨证行四维调曲法治疗，以调椎体旋转、侧弯，恢复脊柱生理曲度。胸椎单弧形行四维调曲法，腰椎单弧形和胸腰椎双弧形先行一维调曲法，3~7d后改行四维调曲法，如腰骶角异常，配合三维牵引调曲。

①一维调曲法：患者俯卧于四维整脊治疗仪上，将上端牵引带束于胸下部，下端牵引带束于髂骨上。然后根据病情、体重等来调整重量进行纵轴牵引。牵引时间为30~40min，牵引重量为20~40kg，每日1~2次。

②四维调曲法：患者俯卧于四维整脊治疗仪上，将上半身用环套过腋下，双下肢牵引带束于膝关节上下端。后用升降板将下半身托起，胸腰段与上半身呈25°~45°角，调整牵引仪，使双下肢缓慢逐渐升起，下肢与下半身呈悬吊状，再将托板放至离下肢约30cm处，以下腹部离开托板为宜。牵引时间为20~30min，以患者耐受为度，每日1~2次。

③三维调曲法：患者仰卧于四维整脊牵引床上，将双下肢牵引带束于膝关节上下端。调整治疗仪，使双下肢缓慢逐渐升起，随时观察患者变化。角度以下肢伸直，髋关节与躯干呈90°角为标准。牵引时间为20~30min，以患者耐受为度。

4.理筋疗法

(1)中药热敷疗法或熏蒸法：辨证应用中药水煎后熨烫萎缩侧肌肉或熏蒸萎缩侧肌肉，以促进萎缩肌肉恢复，每次30min，每日1次。

(2)针刺法：取脊柱凹侧华佗夹脊穴为主，辅以辨证取穴，配合脉冲治疗仪治疗，每次20min，每日1次。

(3)推拿、捏脊法：沿脊柱两旁自腰骶开始捏拿皮肤和肌肉，捏脊松筋，以强健脾胃，配合肌肉萎缩侧滚、拿、揉、拍打等推拿手法。

(4)针刀治疗。

(5)其他外治疗法：如走罐、拔罐、红外线照射、氦氖激光照射、超声药物透入、电磁疗法、中药离子导入法等。

5.功能锻炼

以加强腰背肌及腰大肌功能锻炼为主，选用"健脊强身十八式"中的第六式双胛合拢式、第十四式前弓后箭式及第十六式过伸腰肢式进行功能锻炼。

6.弹力腰围支持疗法

治疗后选用型号合适的弹力腰围进行固定，功能锻炼及卧床时取下弹力腰围。

四、健康教育

(1)睡卧床软硬适中，避免长期久坐，纠正不良坐姿。

(2)心理调护：耐心细致向患者讲述疾病治疗及康复的过程、注意事项，消除其紧张和顾虑。

第四十一章　小儿精神发育迟滞

精神发育迟滞（mental retardation）指一组起病于18岁以前精神发育不全或受阻的综合征，特征为智力低下和社会适应困难。临床以发育阶段的技能损害为主要特征，包括认知、语言、运动和社会能力等不同程度的低下。古代医籍无此病名，可参见于中医"五迟五软""呆病""惛塞"等病证。精神发育迟滞病因复杂，一般分为两大类：一类为生物医学因素，约占90%；一类为社会心理文化因素，约占10%。

一、西医诊断

1.诊断依据

（1）病史。

①家族史：智力残疾史、精神神经疾病史、先天畸形史、遗传病史、近亲婚配史等。

②个人史：母既往不良孕产史；母孕期损伤史；先天畸形史；围生期缺氧、产伤、感染、胆红素脑病；早产、低体质量、低于胎龄儿；婴幼儿期中枢神经系统感染、颅脑外伤、中毒；婴幼儿期营养不良、内分泌及代谢疾病史；不良的心理、环境因素。

（2）临床表现。本病主要临床特征：起病于18岁以前；智商低于70；有不同程度的社会适应困难；可伴有精神症状和躯体疾病。根据CCMD-3，患儿临床表现可分为轻度、中度、重度、极重度4型。

①轻度：智商50~69；学习成绩差（在普通学校中学习时常不及格或留级）；生活能自理；无明显言语障碍，但对语言的理解和使用能力有不同程度的延迟；一般无神经系统异常体征和躯体畸形。

②中度：智商35~49；不能适应普通学校学习，可进行个位数的加、减法计算；可学会自理简单生活，但需督促、帮助；可掌握简单生活用语，但词汇贫乏；部分伴神经系统功能障碍和躯体畸形。

③重度：智商20~34；表现为显著的运动损害或其他相关的缺陷，不能学习和劳动；生活不能自理；言语功能严重受损，不能进行有效地语言交流；常伴有神经系统功能障碍和躯体畸形。

④极重度：智商在20以下；社会功能完全丧失，不会逃避危险；生活完全不能自理，大小便失禁；言语功能丧失；显著的神经系统功能障碍和躯体畸形。

(3)根据实验室检查和智力测验结果诊断。

2.鉴别诊断

本病需要与暂时性精神发育延迟、孤独症谱系障碍、儿童精神分裂症、儿童注意缺陷多动障碍、特殊技能发育障碍等相鉴别。

3.相关检查

实验室检查：染色体检查、基因检测；头颅影像及功能学检查；遗传代谢病筛查；生化、代谢功能检查；视力检查；听力检查；脑电图检查；骨龄检测。

4.智力测验和行为评定

(1)智力测试。0~3岁：格塞尔(Gesell)发展诊断量表；CDCC婴幼儿发育测验；Griffith精神发育量表；贝利婴儿发展量表(BSID)；Peabody图片词汇测验(PPVT)。3~6岁：韦氏学龄前儿童智力量表(WPPSI)；希内测试；中国比奈智力测验；Peabody图片词汇测验(PPVT)；Griffith精神发育量表。>6岁：韦氏学龄儿童智力量表(WISC-R)；瑞文渐进模型测验(RPM)。

(2)行为评定：婴儿-初中生社会生活能力量表；文阑适应行为量表(VABS)。

二、中医诊断

1.诊断要点

参考西医诊断依据。

2.类证鉴别

参考西医鉴别诊断。

3.证候诊断

(1)脾肾两虚证：智力迟钝，四肢软弱或下肢痿弱，面色淡白，手足不温，甚或五更泄泻，完谷不化，小便清长。舌淡胖，苔白滑，脉沉弱，指纹沉。

(2)心脾两虚证：神情呆滞，语言发育延迟，言语不清，口角流涎，吸吮咀嚼无力，弄舌，全身软弱无力，多梦易惊，面色萎黄，纳食欠佳，唇甲淡白，毛发稀疏萎黄。舌淡，苔薄，脉细缓，指纹色淡。

(3)肝肾不足证：目无神采，发育迟缓，身材矮小，囟门宽大，运动延迟，筋骨痿软，肢体拘紧或瘫痪，易惊，夜卧不安，面色青白。舌质淡或红，苔少，脉沉细，指纹淡。

(4)阴精亏虚证：神智异常，智能迟缓重症，难以接受教育，容貌痴愚，动作无主，摇头吐舌，言语无序，囟门迟闭，形瘦骨立，身材矮小，大便干结。舌质淡，苔少，脉沉迟，指纹沉。

(5)痰瘀阻滞证：智力低下，反应迟钝；或有失聪失语，言语延迟或不流利，吞咽困难，口角流涎，喉间痰鸣，动作不自主，关节僵硬，肌肉软弱；或有癫痫发作，多有脑炎、颅脑产伤及外伤史。舌质暗有瘀点瘀斑，苔腻，脉沉涩或滑，指纹暗滞。

三、中医适宜技术

1.辨证施药

(1)脾肾两虚证。治法：健脾益气、补肾益精。主方：保元汤(《博爱心鉴》)加减。处方：

人参6g(另炖)	白术12g	熟地黄9g	黄芪12g
茯苓9g	山茱萸9g	肉桂5g	山药12g
牛膝9g	甘草6g		

每日1剂，水煎服。

加减：呕吐者，加姜半夏7g、陈皮6g；泄泻者，加苍术10g、肉豆蔻6g；腹胀者，加木香6g、枳实9g；喉中痰多者，加法半夏7g、浙贝母5g；气息微弱者，加紫河车9g(冲服)、蛤蚧0.5g(冲服)。

(2)心脾两虚证。治法：养心健脾、益气养血。主方：调元散(《活幼心书》)加减。处方：

人参9g(另炖)	茯神10g	白术9g	山药12g
黄芪15g	当归6g	石菖蒲6g	酸枣仁9g
远志6g	益智仁9g	炙甘草6g	

每日1剂，水煎服。

加减：发迟难长者，加桑椹9g、肉苁蓉9g；纳食不佳者，加砂仁3g、鸡内金9g；四肢痿软者，加桂枝6g、杜仲9g、桑寄生10g；气虚阳衰者，加肉桂6g、附子9g(先煎)；脉弱无力者，加五味子9g、麦冬12g。

(3)肝肾不足证。治法：补肝益肾、强筋壮骨。主方：加味六味地黄丸(《医宗金鉴》)加减。处方：

熟地黄12g	山茱萸10g	龟甲9g(先煎)	五加皮9g
山药9g	茯苓9g	泽泻6g	牡丹皮6g
麝香0.2g(冲服)			

每日1剂，水煎服。

加减：语迟失聪者，加远志6g、郁金9g；口角流涎者，加益智仁9g、乌药9g；齿迟者，加紫河车9g(冲服)、龙骨12g(先煎)、牡蛎12g(先煎)；立迟、行迟者，加牛膝10g、牡蛎12g(先煎)、桑寄生15g；头项软者，加锁阳9g、枸杞子9g、巴戟天6g；易惊、夜卧不安者，加夜交藤12g、酸枣仁9g；发迟难长者，加桑椹9g、肉苁蓉6g；头颅方大、下肢弯曲者，加珍珠母12g(先煎)、龙骨15g(先煎)；纳食不佳者,加山楂9g、鸡内金9g。

(4)阴精亏虚证。治法：滋阴补肾、填精益髓。主方：龟鹿二仙丹(《医便》)加减。

处方：

鹿角胶10g^(烊化)	熟地黄12g	龟板9g^(先煎)	人参9g^(另炖)

鹿角胶10g(烊化)　　熟地黄12g　　龟板9g(先煎)　　人参9g(另炖)

枸杞子12g　　山药12g　　山茱萸12g　　菟丝子12g

茯苓9g　　牛膝9g　　石菖蒲6g　　炙甘草6g

每日1剂，水煎服。

加减：口角流涎者，加益智仁9g、乌药6g；纳食不佳者，加炒麦芽、炒谷芽各10g；气息微弱者，加紫河车9g(冲服)、蛤蚧0.5g(冲服)。

(5)痰瘀阻滞证。治法：化瘀通络、豁痰开窍。主方：通窍活血汤(《医林改错》)合二陈汤(《太平惠民和剂局方》)加减。处方：

桃仁6g　　红花6g　　川芎9g　　赤芍9g

陈皮6g　　法半夏7g　　茯苓12g　　胆南星6g

细辛3g　　炙甘草6g

每日1剂，水煎服。

加减：心肝火旺，惊叫、抽搐者，加黄连6g、合欢花9g、羚羊角30g(先煎)；大便干结者，加大黄6g、全瓜蒌9g；躁动者，加龟甲9g(先煎)、天麻9g、牡蛎12g(先煎)；关节酸痛、屈伸不利者，加伸筋草12g、牛膝9g；语迟失聪者，加远志9g、郁金9g；呕吐者，加竹茹6g、生姜5片；口角流涎者，加益智仁9g、乌药6g；易惊、夜卧不安者，加丹参9g、远志6g。

2.中成药治疗

(1)归脾丸(党参、白术、黄芪、甘草、茯苓、远志、酸枣仁、龙眼肉、当归、木香、大枣)：益气健脾，养血安神。用于心脾两虚证。浓缩丸，每8丸相当于原生药3g。<1岁3~4丸，1~3岁4~5丸，4~7岁6~7丸，>7岁8丸，一日3次。温开水送服。过敏体质者、感冒发热患者、有口渴、尿黄、便秘等内热表现者慎用。用药期间忌辛辣、生冷、油腻、不易消化食物。本品有引起消化道不适及皮疹的报道。

(2)知柏地黄丸(知母、黄柏、熟地黄、山茱萸、牡丹皮、山药、茯苓、泽泻)：滋阴清热。用于肝肾阴虚证。每30粒相当于原生药6g。3~6岁1.5g，一日3次；>6岁3g，一日2次。对本药过敏者、气虚发热及实热者、脾虚便溏、气滞中满者、虚寒性病证患者(表现为怕冷，手足凉，喜热饮)慎用。本药不宜和感冒类药同时服用。用药期间忌辛辣、生冷、油腻、不易消化食物。

(3)大补阴丸(熟地黄、知母、黄柏、龟甲、猪脊髓)：滋阴降火。用于阴精亏虚证。大蜜丸，每丸9g。<3岁2g，3~6岁4g，>6岁6g，一日2次。温开水送服。过敏体质者、感冒发热患者慎用。本药滋腻而寒凉，脾胃虚弱、痰湿内阻、脘腹胀满、食少便溏者慎用。用药期间忌不易消化、辛辣、油腻之品。用药4周症状无缓解，应谨慎。

(4)医痫丸(白附子、天南星、半夏、猪牙皂、僵蚕、乌梢蛇、蜈蚣、全蝎、白矾、雄黄、朱砂）：祛风化痰，定痫止搐。用于痰阻脑络所致的癫痫，症见抽搐昏迷、双目上吊、口吐涎沫。用于本病痰瘀阻滞证癫痫患儿。每袋3g。<3岁1g，一日2次；3~6岁1.5g，>6岁2g，一日3次。温开水送服。体虚正气不足者慎用。如服药期间出现恶心呕吐，心率过缓等不适症状，应及时就医。合并慢性胃肠病、心血管病、肝肾功能不全者忌用。本品含雄黄、朱砂，不宜过量、久服。忌食肥辛辣、肥甘厚味之品。

3.头针疗法

主穴：①四神聪、百会、本神、脑户、风池；②百会、四神聪、神庭、本神、头维、脑户、风池；③智三针、颞三针、四神聪、百会；④轻度智力障碍者可选用"智七针"（神庭、本神、四神聪）；重度智力障碍者可选用"智九针"（四神针+额五针）。语言障碍者，加语言Ⅰ、Ⅱ、Ⅲ区，颞前线；听力障碍者加晕听区、耳前三穴、颞后线；视觉障碍加视区、眼周穴位；精神行为障碍者加情感控制区；精细动作差者，加手指加强区；表情淡漠、注意力不集中者，加定神针、神庭透印堂；伴癫痫者，加额中线、制癫区、天柱透玉枕、百会透四神针；平衡协调功能差者，加平衡区或脑三针。

操作：留针30~120min，根据病情不同选择相应行针手法。

4.体针疗法

取穴：醒脑开窍可选用印堂、内关、三阴交、长强；伴语言障碍可选用上下廉泉穴、心俞、神门、通里、劳宫、哑门、翳风；伴认知、情绪、行为异常可选用合谷、太冲、丰隆、肾俞、肝俞、照海、足智三针（涌泉、泉中、泉内）；伴癫痫可选用申脉、照海、曲池。

手法：补法或平补平泻法。<3岁者，不留针；>3岁者，留针15~30min。隔日1次，体弱者每周2次，每针刺10~15次休息15d，针灸30~45次为1个疗程。

5.耳针疗法

取心、肾、肝、脾、皮质下、脑干、神门、内分泌，每次取单耳针刺。隔日1次。

6.艾灸疗法

灸足踝3壮，或灸心俞、脾俞、扶阳灸（神阙、关元、气海）、强壮穴（足三里、三阴交）各3壮。一日1次。用于脾肾两虚证、心脾两虚证。

7.穴位注射疗法

主穴：①风池、足三里；②大椎、内关；③哑门、肾俞。

配穴：风府、百会、心俞、肾俞、脾俞、肝俞、命门。

注射药物：维生素B_{12}、丹参针、麝香注射液。

操作：3组主穴交替使用，根据病情需要选择1~2个配穴。每穴每次注射药物0.3~0.5ml。隔日1次，每注射10次休息20d，30次为1个疗程。

8.推拿疗法

(1)穴位点按：重点点按百会、四神聪；合并运动功能障碍者，分证论治选取颊车、地仓、承浆、廉泉等穴位点按，运用点、按、揉等手法，具有促进吞咽、语言发育等作用。

(2)循经推按：肝肾亏虚推按足厥阴肝经、足少阴肾经、足太阳膀胱经、足少阳胆经；心脾两虚推按督脉、足太阴脾经、足阳明胃经；痰瘀阻滞推按足阳明胃经、手太阴肺经。每日1次，每次15~20min。

9.教育康复和训练疗法

特殊教育；认知障碍康复训练；多感官训练；音乐疗法；言语语言训练；日常生活能力训练；职业技能训练；感觉统合训练；心理治疗；箱庭疗法；行为矫正；作业疗法；运动疗法；早期干预治疗。

四、健康教育

1.做好预防工作

提倡婚检，把好优生关，禁止近亲结婚，避免有明显遗传疾病者生育，广泛宣传科普知识，提高优生意识；加强母孕期保健、围生期保健、新生儿筛查、儿童保健工作；优育、优教；创造良好环境，适宜有益刺激。

2.治疗期间做好调护

加强智力训练、教育；加强营养，科学喂养；重视功能锻炼；加强护理，防止意外；科学用脑，注意左右脑全面开发。

第四十二章　儿童抽动障碍

抽动障碍(tic disorders, TD)是一种起病于儿童和青少年时期、具有明显遗传倾向的神经精神性障碍。主要表现为不自主的、反复的、快速的一个部位或多部位肌肉运动性抽动和发声性抽动，并可伴有注意力不集中、多动、强迫性动作、思维或其他行为症状。本病病因尚不清楚，学界普遍认为是遗传因素和环境因素共同起作用，引起体内生物学物质发生变化，导致不同的临床表现和共患病。本病患病率男性高于女性，男女之比为(3~5):1。抽动障碍是一种慢性神经精神障碍，需较长时间治疗。大部分患儿到少年后期症状好转，也有部分患儿症状持续到成年，甚至终生。TD的发病近年有增多趋势，其临床表现多样，共患病复杂，中西医诊断与治疗需要予以规范。本病归属于中医的"慢惊风""抽搐""瘛疭""震颤"等范畴。

一、西医诊断

1.诊断依据

根据《美国精神疾病诊断与统计手册》(第4版修订本)(DSM-Ⅳ-TR，2000)。抽动障碍分为四类：

(1)短暂性抽动障碍(transient tic disorder，TTD)。

①一种或多种运动性和(或)发声性抽动；表现为突然的、快速的、反复的、非节律的及刻板的动作或发声。

②抽动一天发作多次，几乎每天发作，持续至少4周，但不超过12个月。

③18岁以前起病。

④抽动症状不是直接由某些药物(如兴奋剂)或内科疾病(如亨廷顿舞蹈病或病毒感染后脑炎)所致。

⑤不符合慢性运动或发声抽动障碍或Tourette综合征的诊断标准。

(2)慢性运动或发声抽动障碍(chronic motor or vocal tic disorder，CMVTD)

①一种或多种运动性抽动或发声性抽动，表现为突然的、快速的、反复的、非节律的及刻板的动作或发声，但在病程中不同时出现。

②抽动每天发作多次，可每天发作或有间歇，病程超过1年，但其无抽动间歇期持续不超过3个月。

③18岁以前起病。

④抽动症状不是由某些药物(如兴奋剂)或内科疾病(如享延顿舞蹈病、病毒感染后脑炎)引起。

⑤有上述抽动或发声，但不符合Tourette综合征。

(3)Tourette综合征(Tourette's disorder，TD；多发性抽动症)。

①病程中具有多种运动性抽动及一种或多种发声性抽动，然而不一定在同一时间出现，所指的抽动为突然的、快速的、反复的、非节律性的及刻板的动作或发声。

②抽动可每天发作多次(通常为阵发性发作)或间歇发作，病程超过1年，但其无抽动的间歇期连续不超过3个月。

③18岁以前起病。

④抽动症状不是由某些药物(如兴奋剂)或内科疾病(如享延顿舞蹈病、病毒感染后脑炎)引起。

(4)其他尚未界定的抽动障碍(tic disorder，not otherwise specified，TDNOS)。

包括不符合上述诊断指标的抽动障碍，发病持续不足4周或18岁以后起病者。

2.鉴别诊断

(1)肌张力障碍：也是一种不自主运动引起的扭曲、重复运动或姿势异常，亦可在紧张、生气或疲劳时加重，易与TD相混淆，但肌张力障碍的肌肉收缩顶峰有短时间持续而呈特殊姿势或表情，异常运动的方向及模式较为恒定。诊断TD还需排除风湿性舞蹈病、肝豆状核变性、癫痫、心因性抽动及其他锥体外系疾病。

(2)多种器质性疾病及有关因素也可以引起TD，即继发性TD，临床应加以鉴别。继发性TD包括遗传因素(如21-三体综合征、脆性X综合征、结节性硬化、神经棘红细胞增多症等)、感染因素(如链球菌感染、脑炎、神经梅毒、克-雅病等)、中毒因素(如一氧化碳、汞、蜂毒等中毒)、药物因素(如哌甲酯、匹莫林、安非他明、可卡因、卡马西平、苯巴比妥、苯妥因、拉莫三嗪等)及其他因素(如脑卒中、头部外伤、发育障碍、神经变性病等)。

3.相关检查

TD的诊断缺乏特异性诊断指标，主要采用临床描述性诊断方法，依据患儿抽动症状及相关共患精神行为表现进行诊断。因此，详细询问病史是正确诊断的前提，体格检查包括神经、精神检查；可选择的辅助检查包括脑电图、神经影像、心理测验及实验室检查，目的在于评估共患病及排除其他疾病。TD的辅助检查结果一般无特征性异常，仅少数TD患儿可有非特异性改变；如脑电图检查可发现少数TD患儿背景慢化或不对称等，主要有助于鉴别癫痫发作；头颅CT或磁共振成像(MRI)等神经影像学检查主要在于排除基底核等部位有无器质性病变；心理测验有助于判别共患病。

评估抽动严重程度可采用耶鲁综合抽动严重程度量表(YGTSS)等进行量化评定，其

TD严重程度判定标准：YGTSS总分<25分属轻度，25~50分属中度，>50分属重度。

二、中医诊断

1.诊断要点

参考《中医儿科学》的诊断要点。主要表现为不自主的、反复的、快速的一个部位或多部位肌肉运动性抽动和发声性抽动，并可伴有注意力不集中、多动、强迫性动作、思维或其他行为症状。

2.类证鉴别

本病当与小儿癫痫、高热惊厥、缺钙、药物中毒、癔症等病证进行鉴别。

3.证候诊断

(1)风邪犯肺证：眨眼、搐鼻、清嗓、噘嘴、摇头、干咳等头面、咽喉部抽动症状，鼻塞不通，流涕喷嚏，自觉咽痒，咽腔红赤，眼睛发痒或常揉眼睛，常因感冒等呼吸道感染而加重或反复，常有过敏性鼻炎、哮喘或反复呼吸道感染病史。舌质偏红，或舌边尖红，苔薄黄或薄白，脉浮。

(2)肝亢风动证：摇头、耸肩、挤眉眨眼、噘嘴、踢腿等运动性抽动，伴或不伴发声、秽语，抽动频繁有力，声音高亢，多动难静，烦躁易怒，头晕头痛，面红目赤。舌红，苔白或薄黄，脉弦有力或滑数。

(3)痰热动风证：摇头、耸肩、眨眼、甩肩、踢腿等，伴或不伴喉中发吭、怪叫等，秽语频发，喉中痰鸣，烦躁口渴，睡眠不安，大便秘结，小便短赤。舌质红，苔黄或厚腻，脉弦滑或滑数。

(4)脾虚肝亢证：眨眼，皱眉，耸鼻，噘嘴，腹部抽动，伴或不伴喉中"吭吭"、秽语等，精神倦怠，面色萎黄，食欲不振，夜卧不安，大便溏薄或干结，小便清长。舌淡，苔薄白或腻，脉弱或弦细。

(5)阴虚阳亢证：挤眉弄眼，耸肩摇头，肢体抽动，清嗓，头晕耳鸣，多动少静，两颧潮红，手足心热，尿频或遗尿，盗汗。舌偏红或淡红，苔薄或少苔，偏干少津，脉细数。

三、中医适宜技术

1.辨证施药

(1)风邪犯肺证。治法：宣肺解表，平肝熄风。主方：熄风静宁汤(北京宣武中医院刘初生等.中国中医药信息杂志，2002，9(5)：19~21)加减。处方：

辛夷6g	苍耳子9g	玄参9g	板蓝根12g
桑叶9g	菊花9g	蝉衣9g	僵蚕9g

葛根12g　　　钩藤9g^(后下)　　　白芍10g　　　甘草6g

每日1剂，水煎服。

加减：咽充血明显者，加连翘、薄荷各6g；常流涕、喷嚏者，加白芷、荆芥各9g；喉中有痰者，加半夏、桔梗各6g；肢体抽动明显者，加全蝎5g、蜈蚣1条；眨眼明显者，加石决明15g(先煎)、夏枯草10g；病延日久者，加红花6g、丹参12g、鸡血藤15g。

(2)肝亢风动证。治法：平肝泻火，熄风止痉。主方：天麻钩藤饮(《杂病证治新义》)或千金龙胆汤(《千金方衍义》)加减。处方：

天麻9g　　　钩藤9g^(后下)　　　石决明15g^(先煎)　　　栀子7g

黄芩7g　　　菊花7g　　　桑叶7g　　　茯神9g

白芍12g　　　甘草6g

每日1剂，水煎服。

加减：肝气郁滞者，加柴胡、枳壳各9g等；头痛头晕者，加川芎、葛根各9g；头部抽动者，加葛根、蔓荆子各9g；肢体抽动明显者，加鸡血藤、木瓜、伸筋草各10g、全蝎4g、蜈蚣1条；口角抽动者，加黄连6g、白附子9g；眨眼明显者，加夏枯草12g、木贼9g、僵蚕9g；肝火亢盛、急躁易怒者，加龙胆草10g、大黄6g；多动难静者，加生龙骨、珍珠母各15g(先煎)；异常发声者，可加蝉衣6g、僵蚕6g、玄参9g、板蓝根12g。

(3)痰热动风证。治法：清热化痰，平肝熄风。主方：黄连温胆汤(《六因条辨》)加减。处方：

半夏6g　　　橘红6g　　　茯苓10g　　　黄芩6g

黄连6g　　　栀子6g　　　枳实6g　　　竹茹12g

石菖蒲6g　　　钩藤6g^(后下)　　　甘草3g

每日1剂，水煎服。

加减：痰火较重、便秘难解者，加大黄7g、芒硝9g(兑入)；痰浊壅盛者，加白附子6g、青礞石12g(先煎)；肝风明显、抽动较重者，加天麻6g、白芍10g、全蝎3g；喉部异常发声者，加桔梗6g、青果9g、蝉衣7g、白僵蚕7g；秽语频繁者，加郁金9g、胆南星9g、白僵蚕6g。

(4)脾虚肝亢证。治法：扶土抑木，熄风定痉。主方：归脾汤(《正体类要》)合四逆散(《伤寒论》)加减。处方：

炒白术9g　　　当归9g　　　茯苓9g　　　远志9g

龙眼肉9g　　　酸枣仁9g　　　太子参9g　　　柴胡6g

白芍6g　　　枳实6g　　　炙甘草6g

每日1剂，水煎服。

加减：抽动频数者，加葛根9g、天麻6g；肝气旺者加钩藤9g(后下)、生龙骨12g(先煎)；食欲不振者，加焦麦芽、焦山楂、焦六神曲、鸡内金各10g；睡眠不安者，加珍珠母、生石决明各12g(先煎);兼心气虚者,合用甘麦大枣汤。痰热者,加黄连、胆南星各6g;肝郁气滞者,加柴胡9g、薄荷6g;痰阻气滞,经气不通,项背强直不适者,加葛根12g、鸡血藤9g、伸筋草9g;痰阻气滞,血脉瘀阻加丹参、红花、地龙各9g活血化瘀通络;冲动任性、性情执拗者可酌加黄芩9g、栀子6g、夏枯草9g。

(5)阴虚阳亢证。治法:养阴补肾,柔肝熄风。方药:六味地黄丸(《小儿药证直诀》)加减。处方:

熟地黄12g	山茱萸10g	牡丹皮9g	山药12g
茯苓12g	泽泻9g	龙骨15g^(先煎)	牡蛎15g^(先煎)
龟板10g^(先煎)	白芍10g	甘草6g	

每日1剂,水煎服。

加减:夜眠不安者,加琥珀9g、珍珠母15g(先煎);急躁易怒者,加夏枯草15g、柴胡9g;抽动明显者,加鸡血藤12g、伸筋草10g、川芎9g、丹参9g;阳亢火旺者,加知母6g、黄柏6g、夏枯草15g。

治疗多发性抽动症,常根据抽动症状或部位的不同酌加药物,如头部抽动加葛根12g、天麻9g、蔓荆子9g;肢体抽动明显,加鸡血藤12g、木瓜15g、伸筋草12g等;口角抽动加黄连6g、白附子6g;眨眼明显加菊花9g、谷精草10g、木贼9g、僵蚕6g、白附子6g;吸鼻明显加辛夷6g、苍耳子9g、白芷9g;喉部异常发声加射干9g、青果6g、锦灯笼10g、山豆根9g;多动者加石决明12g(先煎)、煅磁石15g(先煎)、生龙骨20g(先煎)、生牡蛎20g(先煎);失眠明显者加酸枣仁10g;注意力不集中、学习困难明显者加菖蒲9g、远志9g、益智仁6g;病久可加丹参10g、红花6g等。

用法、疗程:中药汤剂或单味配方颗粒剂,每日1剂,水煎分2~3次服,或分2~3次水冲服。3个月1疗程。

2.中成药治疗

(1)羚羊角胶囊(羚羊角粉):平肝熄风,清肝明目,散血解毒。用于肝风内动,肝火上扰,血热毒盛所致的高热惊痫,神昏痉厥,子痫抽搐,癫痫发狂,头痛眩晕,目赤,翳障,温毒发斑。每粒装0.3g。口服,一次0.3~0.6g(1~2粒),一日1次。

(2)羚羊角口服液(羚羊角):平肝熄风,散血镇惊。用于高热及高热引起的头痛眩晕,神昏惊厥等症。5ml/支。口服,一次5ml,一日2次。

(3)羚羊角颗粒(羚羊角):平肝熄风,清肝明目,散血解毒。用于高热惊痫。神昏痉厥,子痫抽搐,癫痫发狂,头痛眩晕,目赤翳障,瘟毒发斑。痈肿疮毒。每袋装2.5g。口服,一次2.5~5g,一日2次。

(4)六味地黄丸(熟地黄、制山茱萸、牡丹皮、山药、茯苓、泽泻):滋阴补肾。用于头晕耳鸣,腰膝酸软,遗精盗汗。本品可适用于本病阴虚阳亢证。每8丸相当于原药材3g。口服,一次4~8丸,一日3次。

(5)杞菊地黄丸(枸杞子、菊花、熟地黄、制山茱萸、牡丹皮、山药、茯苓、泽泻)：滋肾养肝。用于肝肾阴亏的眩晕、耳鸣、目涩畏光、视物昏花。本品可适用本病于阴虚阳亢证。每8丸相当于原生药3g。口服，一次4~8丸，一日3次。

(6)知柏地黄丸(知母、黄柏、熟地黄、制山茱萸、山药、牡丹皮、茯苓、泽泻)：滋阴清热。用于潮热盗汗，耳鸣遗精，口干咽燥。本品适用于本病阴虚阳亢证。每8丸相当于原生药3g。口服，一次4~8丸，一日3次。

3.针刺疗法

取穴：主穴取额中线、顶中线、顶旁1线、头部舞蹈震颤区、精神情感控制区、百会、四神聪、风池、神门、内关、太冲、合谷、印堂。配穴根据症状不同选取相应穴位。①频繁眨眼、皱眉者，配枕上正中线、额旁1线、太阳、丝竹空、攒竹；②皱鼻严重者，配迎香；③噘嘴、咧嘴者，配地仓、颊车；④异常发音、咽痒、喉中有痰者，配颞后线、天突、廉泉、申脉、照海、丰隆；⑤肢体抽动者，配顶颞前斜线；扭颈加颈夹脊；耸肩加肩髃；⑥脾气急躁者加大陵、劳宫；⑦注意力不集中者加定神针；⑧智力低下者加本神、神庭；⑨睡眠异常者加足三里、三阴交；⑩反复呼吸道感染、过敏性鼻炎者加迎香、足三里及相应背俞穴。

操作：头针刺法，常规消毒针刺部位，在所选头穴上用一次性不锈钢毫针与头皮呈15°~30°角进针，刺入帽状腱膜下，快速捻转3~5次，留针时间45min，在留针期间约每隔15min进行间歇行针。传统针刺采用穴位补法、泻法或平补平泻法，留针时间同头针。

疗程：隔日1次，3个月1疗程。

4.耳穴贴压

取穴：主穴取皮质下、神门、心、肝、胆、肾、脾、脑干、耳尖、肝阳。睡眠不实者，加心、额、枕；眨眼者，加眼；嗅鼻者，加内鼻、外鼻；清嗓者加咽喉；头面部抽动明显者，加口、面颊、额；上肢抽动明显者，加肩、肘；下肢抽动明显者，加膝、髋；躯干抽动明显者，加胸、腹；过敏性鼻炎者加风溪、肺、内鼻、外鼻。

操作：根据病情选择相应的穴位。耳郭局部用75%酒精常规消毒后，将王不留行籽固定于耳穴上，每日按压5~6次，每次按压2~3min。

疗程：左右耳交替，3d 1次，3个月为1疗程。

5.心理治疗

参照《儿童心理行为障碍》(刘智胜、静进主编，人民出版社，2007年)。可以进行认知支持疗法、心理转移疗法或行为疗法：①正性强化法；②消极训练法；③集结联系法；④自我监督法；⑤放松训练；⑥习惯逆转训练。

三、健康教育

(1)饮食要规律，不要暴饮暴食、挑食、偏食。

(2)适宜多吃的食物：蔬菜尤其是绿叶蔬菜、动物脑子及骨髓、鱼、牛奶、粗粮、核桃、莲子、百合、新鲜水果等。

(3)不宜多吃的食物：含防腐剂、添加剂、调味剂的食品，煎炸、烧烤、油腻食品及滋补品、饮料及容易使大脑兴奋的东西如巧克力、茶、咖啡等。

第四十三章　儿童多动症

儿童多动症又称注意缺陷多动障碍。是一种常见的儿童行为异常问题。临床有以下特点：一是注意力涣散，上课时思想不集中，常做小动作，作业不能按时完成，学习成绩差，但智力正常。二是多动不安，活动过度，不能安静地参加各种活动。三是情绪不稳，冲动任性，常与人打斗。四是体格检查动作不协调，翻手试验、对指试验、指鼻试验、指指试验常呈阳性。五是通常于7岁前起病，其表现与发育水平不相称，病程持续6个月以上。如果不能得到及时治疗，部分患儿成年后仍有症状，明显影响患者的学业、身心健康以及成年后的家庭生活和社交能力。国内外调查发现该症患病率为3%~10%，男女比为(4~9):1，早产儿患此病较多。因此，本病已成为当今一个重要的公共卫生问题，早期发现、早期治疗可以改善多数患儿的教育和社会心理的发展。

一、西医诊断

1.诊断依据

采用中华医学会《中国精神障碍分类与诊断标准》(第3版)(CCDM-3)儿童注意缺陷多动障碍的诊断标准。

(1)症状标准。

注意障碍，至少有下列中的4项：①学习时容易分心，听见任何外界声音都要探望。②上课不专心听讲，常东张西望或发呆。③做作业拖拉，边做边玩，作业又脏又乱，常少做或做错。④不注意细节，在作业或其他活动中常常出现粗心大意的错误。⑤丢失或特别不爱惜东西(如常把衣服、书本等弄得很脏乱)。⑥难以始终遵守指令完成家庭作业或家务劳动等。⑦做事难以持久，常一件事没做完，又去干别的事。⑧与他说话时，常常心不在焉，似听非听。⑨在日常活动中常常丢三落四。

多动，至少有下列中的4项：①需要静坐的场合难于静坐或在座位上扭来扭去。②上课时常做小动作，或玩小东西，或与同学讲悄悄话。③话多，好插嘴，别人问话未完就抢着回答。④十分喧闹，不能安静地玩耍。⑤难以遵守集体活动的秩序和纪律，如游戏时抢着上场，不能等待。⑥干扰他人的活动。⑦好与小朋友打斗，易与同学发生纠纷，不受同伴欢迎。⑧容易兴奋和冲动，有一些过火行为。⑨在不适当的场合奔跑或爬高梯，好冒险，易出事故。

(2)严重标准。对社会功能(如学业成绩、人际关系等)产生不良影响。

(3)病程标准。起病于7岁以前(多在3岁左右),符合症状标准和严重标准至少已6月。

(4)排除标准。排除精神发育迟缓、广泛发育障碍、情绪障碍等。

2.鉴别诊断

必须与以下疾患引起的多动症状进行鉴别:包括精神发育迟滞、广泛性发育障碍、儿童精神分裂症、躁狂发作和双相障碍、焦虑障碍、特殊性学习技能发育障碍、各种器质性疾患(如甲亢)和各种药物的副反应等所导致的多动症状。

3.相关检查

本病的临床表现是一些非特异性症状,可见于多种情况,诊断时,应进行父母访谈和儿童访谈,必要时进行相关的心理学评估和实验室检查。

二、中医诊断

1.诊断要点

参照中华人民共和国中医药行业标准《中医病证诊断疗效标准》(ZY/T 001.4—94)"多动症"诊断依据制定。

(1)注意力涣散,上课时思想不集中,常做小动作,作业不能按时完成,学习成绩差,但智力正常。

(2)多动不安,活动过度,不能安静地参加各种活动。

(3)情绪不稳,冲动任性,常与人打斗。

(4)体格检查动作不协调,翻手试验、对指试验、指鼻试验、指指试验常呈阳性。

(5)通常于7岁前起病,其表现与发育水平不相称,病程持续6个月以上。

2.类证鉴别

排除精神发育迟缓、广泛发育障碍、情绪障碍等。

3.证候诊断

(1)心肝火旺证:多动多语,冲动任性,急躁易怒,做事莽撞,好惹扰人,注意力不集中;面赤口渴,容易出汗,大便秘结,小便色黄。舌质红或舌尖红,苔薄黄,脉弦或弦数。

(2)痰火内扰证:狂躁不宁,冲动任性,多语难静,兴趣多变;胸中烦热,难以入睡,纳谷不香,便秘尿赤。舌质红,苔黄腻,脉滑数。

(3)肝肾阴虚证:多动难静,急躁易怒,冲动任性,记忆力差,成绩低下;五心烦热,盗汗,腰酸乏力,大便秘结。舌红或暗红,苔薄或苔少,脉细弦。

(4)心脾两虚证:神思涣散,多动而不暴躁,记忆力差,神疲乏力;形体消瘦或形体虚胖,睡眠不实,自汗盗汗,偏食纳少,面色无华。舌质淡,苔薄白,脉虚弱。

(5)肝郁脾虚证:神思涣散,注意力不能集中,小动作多,冲动任性,烦躁恼怒;神疲乏力，脘腹胀满，食少纳呆，面色不华，形体消瘦，手足不温，大便不调。舌淡红，苔白腻，脉弦缓。

三、中医适宜技术

1.辨证施药

(1)心肝火旺证。治法：清心平肝，安神定志。主方：安神定志丸(《医学心悟》)加减。处方：

茯苓9g	茯神9g	人参6g^(另炖)	炙远志6g
龙齿12g^(先煎)	石菖蒲9g	醋柴胡9g	黄芩6g
决明子6g	连翘6g	天竺黄6g	郁金6g
当归9g	益智仁6g	炙甘草6g	

每日1剂，水煎服，每日2次。

加减：急躁易怒加钩藤9g(后下)、龙胆草12g、珍珠母15g(先煎)；冲动任性、烦躁不安加栀子6g、夏枯草9g、生龙骨12g(先煎)；大便干结、数日一行加生大黄6g、枳实6g、槟榔7g；口舌生疮加西瓜霜喷搽溃疡处。

(2)痰火内扰证。治法：清热泻火，化痰宁心。主方：黄连温胆汤(《六因条辨》)加减。处方：

黄连6g	陈皮9g	法半夏7g	胆南星6g
天竺黄6g	全瓜蒌9g	枳实6g	石菖蒲9g
茯苓12g	珍珠母9g^(先煎)	竹茹6g	甘草6g

每日1剂，水煎服，每日2次。

加减：烦躁易怒加钩藤9g(后下)、夏枯草12g、石决明15g(先煎)；大便秘结加决明子9g、生大黄6g；纳少不香加莱菔子9g、槟榔6g、谷芽9g；狂躁不宁加礞石滚痰丸。

(3)肝肾阴虚证。治法：滋阴潜阳，宁神益智。主方：杞菊地黄丸(《小儿药证直诀》)加减。处方：

枸杞子10g	熟地黄18g	山茱萸9g	山药9g
茯苓12g	菊花10g	牡丹皮10g	泽泻12g
龙齿12g^(先煎)	龟板12g^(先煎)		

每日1剂，水煎服，每日2次。

加减：急躁易怒加石决明12g(先煎)、白芍9g；夜寐不安加酸枣仁10g、五味子6g；盗汗加浮小麦30g、煅龙骨15g(先煎)、煅牡蛎15g(先煎)；大便秘结加火麻仁9g、当归10g。

(4)心脾两虚证。治法：养心安神，健脾益气。主方：归脾汤(《济生方》)合甘麦大枣汤(《金匮要略》)加减。处方：

党参9g	黄芪15g	白术12g	大枣6枚

炙甘草9g	茯神12g	远志9g	酸枣仁12g
龙眼肉9g	当归9g	浮小麦30g	

每日1剂，水煎服，每日2次。

加减：注意力不集中加益智仁10g、龙骨20g（先煎）；睡眠不实加五味子9g、夜交藤12g；动作笨拙，记忆力差，舌苔腻者，加半夏7g、陈皮9g、石菖蒲7g。

（5）肝郁脾虚证：治法：疏肝健脾，益气解郁。主方：逍遥散（《太平惠民和剂局方》）加减。处方：

柴胡15g	白芍15g	当归15g	郁金10g
枳壳10g	陈皮10g	白术15g	茯苓15g
焦山楂9g	生姜15g	炙甘草6g	

每日1剂，水煎服，每日2次。

加减：情志抑郁不欢加香附9g、青皮6g、合欢皮12g；食少纳呆加谷芽、麦芽各10g；大便溏加苍术9g、煨木香6g；大便秘加决明子、柏子仁各10g；手足不温加党参10g、桂枝9g、鸡血藤12g。

2.中成药治疗

（1）朱砂安神丸（朱砂、黄连、地黄、当归、甘草）：清心养血，镇惊安神。用于胸中烦热，心悸不宁，失眠多梦。适用于本病心肝火旺证。建议用小蜜丸，每5粒重1g。口服，一次3~6g，一日1~2次。

（2）龙胆泻肝丸（龙胆、柴胡、黄芩、炒栀子、泽泻、木通、盐炒车前子、酒炒当归、地黄、炙甘草）：清肝胆，利湿热。用于肝胆湿热，头晕目赤，耳鸣耳聋，耳肿疼痛，胁痛口苦，尿赤涩痛，湿热带下。适用于本病心肝火旺证。每8丸重1.23g（相当于原生药材3g）。口服，一次4~8丸，一日2次。

（3）礞石滚痰丸（煅金礞石、沉香、黄芩、熟大黄）：逐痰降火。用于痰火扰心所致的癫狂惊悸，或喘咳痰稠，大便秘结。适用于本病心肝火旺证。每100粒重6g。口服，一次3~6g，一日1次。

（4）静灵口服液（熟地黄、山药、茯苓、牡丹皮、泽泻、远志、龙骨、女贞子、黄柏、盐知母、五味子、石菖蒲）：滋阴潜阳，凝神益智。用于儿童多动症，见有注意力涣散，多动多语，冲动任性，学习困难，舌质红，脉细数等肾阴不足，肝阳偏旺者。每支10ml。口服，3~5岁，一次半瓶，一日2次；6~14岁，一次1瓶，一日2次；14岁以上，一次1瓶，一日3次。忌辛辣刺激食物，外感发烧暂停服用，表证愈后可继服。

（5）杞菊地黄丸（枸杞子、菊花、熟地黄、制山茱萸、牡丹皮、山药、茯苓、泽泻）：滋肾养肝。用于肝肾阴亏的眩晕、耳鸣、目涩畏光、视物昏花。适用于本病肝肾阴虚证。每8丸相当于原生药3g。口服，一次8~12丸，一日3次。

（6）知柏地黄丸（知母、黄柏、熟地黄、制山茱萸、牡丹皮、山药、茯苓、泽泻）：滋阴清热。用于潮热盗汗，耳鸣遗精，口干咽燥。适用于本病肝肾阴虚证。每丸重0.18g（每8丸相当于原生药3g）。口服，一次8丸，一日3次。

(7)归脾丸(党参、炙黄芪、炒白术、茯苓、龙眼肉、制远志、炒酸枣仁、当归、炙甘草、木香)：益气健脾，养血安神。用于心脾两虚，气短心悸，失眠多梦，头昏头晕，肢倦乏力，食欲不振，崩漏便血。适用于本病心脾两虚证。每8丸相当于原生药3g。口服，一次8~10丸，一日3次。

(8)逍遥丸(柴胡、当归、白芍、炒白术、茯苓、薄荷、生姜、蜜炙甘草)：疏肝健脾，养血调经。用于肝气不舒所致月经不调，胸胁胀痛，头晕目眩，食欲减退。适用于本病肝郁脾虚证。每8丸相当于原药材3g。口服，一次8丸，一日3次。

(9)柴胡舒肝丸(柴胡、醋制香附、炒青皮、黄芩、酒炒白芍、炒枳壳、陈皮、姜制厚朴、炒槟榔、酒炒大黄、姜制半夏、炒六神曲、茯苓、豆蔻、甘草、桔梗、炒山楂、防风、薄荷、紫苏梗、木香、醋制三棱、当归、乌药、制莪术)：疏肝理气，消胀止痛。用于气郁不舒，脘胁胀闷，不思饮食，呕吐酸水。适用于本病肝郁脾虚证。每100丸重20g。口服，一次5~10g(25~50丸)，一日2次。

(10)小儿智力糖浆(龟甲、龙骨、石菖蒲、远志、雄鸡)：滋补肝肾，养阴益智。用于本病肝肾阴虚证。每支10ml。口服，4~6岁每服5ml，6岁以上至10岁10ml，10岁以上至13岁15ml，13岁以上至18岁20ml，每日3次。

(11)小儿黄龙颗粒(熟地黄、白芍、麦冬、知母、五味子、煅龙骨、煅牡蛎、党参、石菖蒲、远志、桔梗)：滋补肝肾，养阴益智。用于本病肝肾阴虚证。每袋5g。口服，6~9岁每服5g，10~14岁10g，每日2次。

3.体针疗法

(1)方一。

取穴：主穴取内关、太冲、大椎、曲池。注意力不集中配百会、四神聪、大陵；多动配定神、安眠、心俞；烦躁配神庭、膻中、照海。

操作：捻转进针，用泻法，不留针。一日1次。

(2)方二。

取穴：主穴取神门、合谷、三阴交、阳陵泉。心肝火旺者，加劳宫、太冲；痰火内扰者，加丰隆；心脾两虚者，加内关、足三里；脾虚肝亢者，加足三里、行间；肝肾阴虚者，加肾俞、肝俞。

操作：选用直径0.25mm、长25mm毫针，快速进针，留针20~30min，10~15min行针1次。隔日1次，15次为1个疗程。

4.耳针疗法

(1)方一。

取穴：心、肝、肾、神门、交感、脑点。

操作：浅刺不留针，一日1次。或用王不留行籽压穴，取穴同上。

(2)方二。

取穴：心、肝、脾、肾、神门、交感、脑干、缘中、皮质下、枕、额、肾上腺、三焦、肝阳。

操作：上述耳穴用王不留行贴压，随证取穴6~8个，隔日1次，15次为1个疗程。

5.头皮针疗法

取穴：百会、四神聪、定神针。

操作：用平补平泻。选用直径0.25mm、长25mm毫针，针体与头皮成15°~30°角快速刺入皮下，进针15~20mm后快速捻转3~5次，留针20~30min，10~15min行针1次。隔日1次，15次为1个疗程。

6.推拿疗法

(1)整体调理手法。

整体按摩推拿背部、脑部和腹部。让患儿俯卧位，在脊柱上行捏脊手法6遍，同时按揉脊柱两侧的足太阳膀胱经10min，然后让患儿平卧位，顺时针按摩腹部200次，逆时针按摩腹部200次，再进行头部按摩20min。

(2)按压腹部带脉。

让患儿平卧位，操作者食指与中指并拢，以指腹轻按带脉，避开肚脐，由左至右或反之亦可。此法可以改善胃肠蠕动，特别适合多动症容易腹泻、腹胀或便秘者。

(3)点按穴位。

取穴：神门、内关、三阴交、太溪、太冲、四神聪、心俞、脾俞、足三里。

操作：每次选取3~5个穴位，每个穴位点按3~5min，每天2次。

(4)辨证推拿。

手法：主穴运用清肝经、清天河水、清心经。

辨证推拿：①肝肾阴虚证，滋阴潜阳。手法组合：清肝经、捣小天心、揉内劳宫；补肾经，揉二马。②肝木乘脾证，平肝健脾。手法组合：揉五指节、补脾经，推三关。③痰浊扰心证，清热化痰。手法组合：揉百会、清心经、运内八卦、揉丰隆。

7.行为治疗

包括阳性强化法、消退法、厌恶疗法、暂时隔离法。

8.认知行为疗法

包括识别负性自动思维、列举认知歪曲、盘诘和检验假设、积极的自我对话、认知治疗日记。

9.感觉统合训练

主要是加强触觉学习、增强前庭–本体感觉、手脚及身体协调、触觉学习–身体协调相结合、增强运动企划能力、整体感觉统合功能。

10.脑电生物反馈治疗

基本理论是通过反馈、调整和训练以脑电频率为基础的大脑调节机制，使脑功能达到最佳状态。

四、健康教育

(1)让患儿少看电视，少上网。多动儿一般在学习时无法长时间集中注意力，总是不停地做小动作或思想开小差，但在看电视，尤其是电视广告时可以。

(2)合理安排孩子日常生活，培养孩子养成良好的生活习惯和学习习惯，遵从规律性的作息时间。

(3)训练少儿的感觉统合能力。研究表明，有半数左右患儿可见有神经系统软体征，部分患儿可有视觉-运动障碍、空间位置知觉障碍等。因此，父母在家也应注意训练少儿的感统能力。最简单的方式包括跳绳、打球、游泳等。这些运动简便易于操作，而且训练效果也很不错。如果家庭经济条件允许，也可以让少儿参加专业的感觉统合能力训练。

(4)注意护理多动儿用药期间尽量不感冒。一般少儿在感冒、发烧、精神紧张等情况下其多动症状会加重，少儿在感冒期间用药会起不到应有的作用，因此可以暂时停药，然后等孩子感冒病好了再继续用药。

(5)让多动症儿童与有同情心的小朋友多接触，参加一些运动，加强躯体活动，为患儿提供社会化的环境。

(6)家长应该了解多动症的性质和特点，熟知对患儿教育、治疗、护理的具体方法，防治歧视他们。

(7)按不同年龄与性别开展一些简单的手工劳动，多样化的体育活动，转移其病理体验及病态行为。

(8)家长应注意改善和孩子的关系，多站在孩子的角度着想，不苛求孩子，帮助他们建立自信心，千万不要根据自己的想法为孩子制定一个过高的期望，超出他们的能力范围。

(9)治疗过程中最好先设定目标，实现之后再设定新的目标，从坐得住开始，到最后孩子学习成绩有所改善。家长还需要与医生、学校保持沟通，及时反馈孩子的治疗信息。

(10)预防措施：要倡婚前检查，避免近亲结婚；选择配偶时要注意对方是否有癫痫病、精神分裂症等精神疾患。为了避免产伤、减少脑损伤的机会，预防多动症应自然顺产，因为临床中发现多动症患儿中剖腹产者所占比例较高。适龄结婚，切勿早婚、早孕，也勿过于晚婚、晚孕，避免婴儿先天不足；有计划地优生优育。这是预防多动症的重要方面。创造温馨和谐的生活环境，使孩子在轻松愉快的环境中度过童年，要因材施教，切勿盲目望子成龙。这也是有效预防多动症的方法。孕妇应注意陶冶性情，保持心情愉快，精神安宁，谨避寒暑，预防疾病，慎用药物，禁用烟酒，避免中毒、外伤及物理因素的影响。注意防止小儿脑外伤、中毒及中枢神经系统感染。注意合理营养，使孩子养成良好的饮食习惯，不偏食、不挑食；保证充足的睡眠时间，同样有助于预防多动症。

第四十四章　儿童脑性瘫痪

儿童脑性瘫痪是指自受孕开始至婴儿期非进行性脑损伤和发育缺陷所导致的综合征，主要表现为运动障碍及姿势异常。其高危因素主要发生在缺氧缺血性脑病、早产、高胆红素血症、颅内出血等一项或多项因素的新生儿，其中部分可能发展为脑瘫。属于中医的"五迟""五软""五硬"范畴。

一、西医诊断

1.诊断依据

参照《实用儿科学》(第7版)(诸福棠主编，人民卫生出版社，2005年)。

(1)引起脑性瘫痪(简称脑瘫)的脑损伤为非进行性。

(2)引起运动障碍的病变部位在脑部。

(3)症状在婴儿期出现。

(4)有时合并智力障碍、癫、感知觉障碍及其他异常。

(5)除外进行性疾病所致的中枢性运动障碍及正常小儿暂时性的运动发育迟缓。

2.鉴别诊断

(1)运动发育落后/障碍性疾病。

①发育指标/里程碑延迟：包括单纯的运动发育落后、语言发育落后或认知发育落后。运动发育落后包括粗大运动和精细运动。最新的研究认为该病也应包括睡眠模式变化的落后。小儿6周龄时对声音或视觉刺激无反应、3月龄时无社交反应、6月龄时头控仍差、9月龄时不会坐、12月龄时不会用手指物、18月龄不会走路和不会说单字、2岁时不会跑和不能说词语、3岁时不能爬楼梯或用简单的语句交流时应进行评估。爬的动作可能因孩子不需要进行而脱漏，故不应作为发育里程碑的指标。

单纯一个方面发育落后的小儿90%不需要进行医疗干预，将来可以发育正常。大约10%的患儿需要进行医疗干预。早期筛查、早期干预有利于预后。

②全面性发育落后(GDD)：5岁以下处于发育早期的儿童，存在多个发育里程碑的落后，因年龄过小而不能完成一个标准化智力功能的系统性测试，病情的严重性等级不能确切地被评估，则诊断GDD。但过一段时间后应再次进行评估。发病率为3%左右。常见的病因有遗传性疾病、胚胎期的药物或毒物致畸、环境剥夺、宫内营养不良、宫内缺

氧、宫内感染、创伤、早产儿脑病、婴幼儿期的中枢神经系统外伤和感染、铅中毒等。

③发育协调障碍(DCD)：运动协调性的获得和执行低于正常同龄人应该获得的运动技能，动作笨拙、缓慢、不精确；这种运动障碍会持续而明显地影响日常生活和学业、工作甚至娱乐；障碍在发育早期出现；运动技能的缺失不能用智力低下或视觉障碍解释；也不是由脑瘫、肌营养不良和退行性疾病引起的运动障碍所致。

④孤独症谱系障碍(ASD)：持续性多情境下目前存在或曾经有过的社会沟通及社会交往的缺失；限制性的、重复的行为、兴趣或活动模式异常。要求至少表现为以下4项中的2项，可以是现症的，也可以病史形式出现：刻板或重复的运动动作、使用物体或言语；坚持相同性，缺乏弹性或仪式化的语言或非语言的行为模式；高度受限的固定的兴趣，其强度和专注度方面是异常的；对感觉输入的过度反应或反应不足，或在对环境感受方面不寻常的兴趣；症状在发育早期出现，也许早期由于社会环境的限制，症状不明显，或由阶段性的学习掩盖；症状导致了在社会很多重要领域中非常严重的功能缺陷；缺陷不能用智力残疾或GDD解释，有时智力残疾和ASD共同存在时，社会交流能力通常会低于智力残疾水平。有些ASD患儿可伴有运动发育迟缓，易误认为GDD或脑瘫早期的表现。

(2)骨骼疾病。

①发育性先天性髋关节脱臼(DDH)：是由于遗传、臀位产、捆腿等因素造成单侧或双侧髋关节不稳定，股骨头与髋臼对位不良的一种疾病。智力和上肢运动功能正常、站立困难，骨盆X线片、CT和MRI均可诊断。

②先天性韧带松弛症：大运动发育落后，独走延迟、走不稳、易摔倒、上下楼费力，关节活动范围明显增大及过伸、内收或外展，肌力正常、腱反射正常、无病理反射、无惊厥、智力正常，可有家族史，随年龄增大症状逐渐好转。

(3)脊髓疾病。

应排外小婴儿脊髓灰质炎和脊髓炎遗留的下肢瘫痪；必要时做脊髓MRI排外脊髓空洞症、脊髓压迫症和脊髓性肌萎缩等。

(4)内分泌疾病。

先天性甲状腺功能减退症：存在反应低下、哭声低微、体温低、呼吸脉搏慢、智力低下和肌张力低下等生理功能低下的表现，因运动发育落后易与脑瘫相混淆。特殊面容、血清游离甲状腺素降低、TSH增高和骨龄落后可鉴别。

(5)自身免疫病。

多发性硬化(MS)：是以中枢神经系统白质炎性脱髓鞘病变为主要特点的自身免疫病。本病最常累及的部位为脑室周围白质、视神经、脊髓、脑干和小脑，主要临床特点为中枢神经系统白质散在分布的多病灶与病程中呈现的缓解复发，症状和体征的空间多发性和病程的时间多发性。

运动发育异常的5个早期信号：身体发软；踢蹬动作明显少；行走时步态异常；两侧运动不对称；不会准确抓握。

(6)常见的遗传性疾病。

有些遗传性疾病有运动障碍、姿势异常和肌张力改变，容易误诊为脑瘫，如强直性肌营养不良、杜氏肌营养不良（DMD）、21三体综合征、婴儿型进行性脊髓性肌萎缩（SMA）、精氨酸酶（ARG）缺乏症、异染性脑白质营养不良（MLD）、肾上腺脑白质营养不良（ALD）、家族性（遗传性）痉挛性截瘫（FSP）、多巴敏感性肌张力不全、戊二酸尿症Ⅰ型、丙酮酸脱氢酶复合物缺乏症、Rett综合征、神经元蜡样脂褐质沉积症（NCL）、家族性脑白质病/先天性皮质外轴索再生障碍症（PMD，佩梅病）、共济失调性毛细血管扩张症、GM1神经节苷脂病Ⅰ型、脊髓性小脑性共济失调、尼曼-皮克病C型、线粒体肌病和前岛盖综合征等。

3.相关检查

(1)直接相关检查。

头颅影像学检查（MRI、CT和B超）：是脑瘫诊断有力的支持，MRI在病因学诊断上优于CT。

凝血机制的检查：影像学检查发现不好解释的脑梗死可做凝血机制检查，但不作为脑瘫的常规检查项目。

(2)伴随症状及共患病的相关检查。

脑瘫患儿70%有其他伴随症状及共患病，包括智力发育障碍（52%）、癫痫（45%）、语言障碍（38%）、视觉障碍（28%）、严重视觉障碍（8%）、听力障碍（12%），以及吞咽障碍等。

①脑电图（EEG）：合并有癫痫发作时进行EEG检查，EEG背景波可帮助判断脑发育情况，但不作为脑瘫病因学诊断的常规检查项目。

②肌电图：区分肌源性或神经源性瘫痪，特别是对上运动神经元损伤还是下运动神经元损伤具有鉴别意义。

③脑干听、视觉诱发电位：疑有听觉损害者，行脑干听觉诱发电位检查；疑有视觉损害者，行脑干视觉诱发电位检查。

④智力及语言等相关检查：有智力发育、语言、营养、生长和吞咽等障碍者进行智商/发育商及语言量表测试等相关检查。

⑤遗传代谢病的检查：有脑畸形和不能确定某一特定的结构异常，或有面容异常高度怀疑遗传代谢病，应考虑遗传代谢方面的检查。

二、中医诊断

1.诊断要点

参照普通高等教育中医药类规划教材《中医儿科学》(第6版)(王萍芬主编，上海科技出版社，2007年)。

(1)小儿1~2岁还不能站立、行走，不会说话。

(2)小儿周岁前后头项软弱下垂，手臂不能握举或握之不紧，不能立、不能行，或立之不久，行之不远；皮宽肌肉松软无力。

(3)肢体强硬而不柔，拘急挛缩。

(4)有孕期调护失宜、药物损害，产伤、窒息、早产及喂养不当史。

2.类证鉴别

参考西医疾病诊断。

3.证候诊断

(1)脾肾两亏证:头项软弱，不能抬举或挺而不坚；口软唇弛，吸吮或咀嚼困难；肌肉松软无力，按压失于弹性，两足痿弱，骨软无力。面白，肢倦无力。舌淡，苔薄白，脉沉无力或指纹淡。

(2)肝肾亏虚证:肢体不自主运动，关节活动不灵，手足徐动或震颤，动作不协调。语言不利，或失听失明，或失聪。舌质淡，脉细软或指纹淡紫。

(3)肝强脾弱证:自出生之后多卧少动，颈强不柔，肢体强直拘挛，强硬失用，或动作笨拙，肌肉瘦削。烦躁易怒，遇到外界刺激后加重，食少纳呆。舌质胖大或瘦薄，舌苔少或白腻，脉沉弦或细弱，指纹沉滞。

(4)痰瘀阻络证:自出生后反应迟钝，智力低下；关节强硬，肌肉软弱，动作不自主，或有癫痫发作。肌肤甲错，毛发枯槁，口流痰涎，吞咽困难。舌质紫暗，苔白腻，脉滑沉。

(5)心脾两虚型:语言发育迟缓，智力低下，伴运动发育落后，发迟或发稀萎黄，四肢萎软无力，肌肉松弛，口角流涎，咀嚼无力，弄舌，食欲不振，大便偏干，神疲体倦，面色无华，唇甲色淡。舌淡胖，苔少，脉细弱，指纹淡。

三、中医适宜技术

1.辨证施药

(1)脾肾两亏证。治法：健脾补肾，生肌壮骨。主方：补中益气汤(《脾胃论》)合补益地黄丸(《太平圣惠方》)加减。处方：

黄芪18g	人参6g^(另炖)	白术12g	山药12g

熟地黄12g	当归6g	陈皮6g	生姜6g
肉苁蓉9g	菟丝子9g	巴戟天9g	大枣5枚
甘草6g			

每日1剂，水煎服，每日2次。

(2)肝肾亏虚证。治法：滋补肝肾，强筋健骨。主方：六味地黄丸(《小儿药证直诀》)合虎潜丸(《丹溪心法》)加减。处方：

熟地黄12g	山茱萸12g	山药15g	茯苓9g
泽泻6g	龟板9g(先煎)	黄柏6g	知母6g
陈皮9g	白芍9g	干姜6g	炙甘草6g

每日1剂，水煎服，每日2次。

(3)肝强脾弱证。治法：柔肝健脾，益气养血。主方：六君子汤(《医学正传》)合舒筋汤(《辨证录》)加减。处方：

人参9g(另炖)	白术12g	茯苓12g	陈皮6g
半夏5g	香附6g	乌药9g	羌活6g
当归9g	炙甘草6g		

每日1剂，水煎服，每日2次。

(4)痰瘀阻络证。治法：涤痰开窍，活血通络。主方：通窍活血汤(《医林改错》)合二陈汤(《太平惠民和剂局方》)加减。处方：

赤芍9g	川芎9g	桃仁6g	红花6g
半夏7g	陈皮7g	茯苓12g	炙甘草6g
大枣5枚			

每日1剂，水煎服，每日2次。

(5)心脾两虚证。治法：健脾养心，补益气血。主方：归脾汤(《济生方》)加减。处方：

白术15g	当归10g	人参6g(另炖)	茯苓9g
黄芪30g	远志9g	龙眼肉9g	酸枣仁12g
木香6g	炙甘草6g		

每日1剂，水煎服，每日2次。

2.中成药治疗

(1)补中益气丸(蜜炙黄芪、党参、炒白术、当归、升麻、柴胡、陈皮、蜜炙甘草、生姜、大枣)：补中益气，升阳举陷。适用于本病脾肾两亏证和心脾两虚证。每8丸相当于原药材3g。口服，一次8~10丸，一日3次。

(2)龙牡壮骨冲剂(党参、黄芪、山麦冬、醋龟甲、炒白术、山药、醋南五味子、龙骨、煅牡蛎、茯苓、大枣、甘草、乳酸钙、炒鸡内金、维生素D_2、葡萄糖酸钙)：强筋壮骨，和胃健脾。用于治疗和预防小儿佝偻病、软骨病；对小儿多汗、夜惊、食欲不振、消化不良、发育迟缓也有治疗作用。开水冲服，2岁以下一次5g，2~7岁一次7.5g，7岁以上一次10g，一日3次。

(3)六味地黄丸(熟地黄、制山茱萸、牡丹皮、山药、茯苓、泽泻)：滋阴补肾。适用于本病肝肾亏虚证，头晕耳鸣，腰膝酸软，遗精盗汗。每8丸相当于原药材3g。口服，一次8丸，一日3次。

(4)加味逍遥口服液(柴胡、当归、白芍、麸炒白术、茯苓、甘草、牡丹皮、姜炙栀子、薄荷)：舒肝清热，健脾养血。适用于本病肝强脾弱证。每支装10ml。口服，一次1支，一日2次。

(5)归脾丸(党参、炙黄芪、炒白术、茯苓、龙眼肉、制远志、炒酸枣仁、当归、炙甘草、木香)：益气健脾，养血安神。用于本病心脾两虚证。每8丸相当于原生药3g。口服，一次8~10丸，一日3次。

3.推拿疗法

(1)小儿脑瘫常规推拿法。

将循经推按与辨证施穴相结合，以掌不离皮肉、指不离经穴、轻重有度、先后有序为推拿手法原则，以柔克刚、以刚制柔为手法准则。在推拿过程中遵循经络循行部位(肌群)，首先运用掌根按揉、捏拿等复合手法，然后穿插拇指点按、按揉等复合手法循经点穴。根据患儿障碍情况，放松性手法和刺激性手法配合应用，突出主次。

①痉挛为主者，以推、按、揉、捏、拿等放松性手法为主，配合关节摇法、拔伸法、扳法等刺激性重手法。

②肌张力低下为主者，以点、按、滚等刺激性手法为主，配合应用推、捏、擦、搓法等。

③通过对经络和腧穴的点按揉等刺激以达到激发人体正气，调节脏腑功能，疏通经络，改善气血运行，其目的在于提高肌力，降低肌张力，纠正异常姿势，促进运动发育。每日1次，每次25~30min。

(2)捏脊及脊背六法。

在传统的小儿捏脊疗法基础上，将其手法进一步系统化、规范化，并加入了具有针对性的点、按、扣、拍等刺激性与放松性手法。操作中以患儿背部督脉、膀胱经第一、第二侧线及华佗夹脊穴(颈、腰、骶)为中心，在脊背部采用推脊法、捏脊法、点脊法、叩脊法、拍脊法和收脊法，六种手法顺次施术，由龟尾穴沿脊柱至大椎，亦可直至后发际。该疗法针对脑瘫患儿的颈、腰、背肌无力、躯干支撑无力、拱背坐、角弓反张、营养状态差、免疫力低下等表现。该疗法具有刺激经络腧穴、激发经气、调整机体脏腑功能的作用。每日1次，每次3~5min。

(3)"疏通矫正手法"推拿。

采用疏通矫正手法进行按摩，包括循经推按、穴位点压、异常部位肌肉按摩、姿势矫正。

①循经推按：在经络循行部位或肌肉走行方向，使用推法和按法的复合手法，以推为主，根据部位不同可选指推法、掌推法。可以疏通全身的经络，加速全身的血液循环，从而改善皮肤、肌肉的营养，能防止肌肉萎缩，促进运动，强筋壮骨，缓解肌肉痉挛，促进肢体活动。

②穴位点压：对全身各处重要穴位，使用点揉、按压复合手法，对腧穴有较强的刺激，具有开通闭塞、活血止痛、调整脏腑功能的作用。

③异常部位肌肉按摩：对患儿异常部位肌肉采用揉、按、滚等手法，对肌张力高的部位，用柔缓手法，可缓解痉挛，降低肌张力；对肌力低下部位，用重着手法，以提高肌力。

④姿势矫正：采用扳法、摇法、拔伸法等手法，促进脑瘫患儿肢体、关节活动，对异常的姿势进行矫正，具有滑利关节、增强关节活动、舒筋通络等作用。

每日1~2次，每次15~45min。时间长短根据年龄、体质情况而定。

(4)伴随症推拿。

根据患儿异常姿势选取穴位。

①伴语迟、语言謇涩者，推拿点揉通里、揉哑门、揉廉泉、揉语言区。

②伴流涎者，推拿点揉地仓、颊车。

③伴视力障碍者，推拿加揉睛明、揉鱼腰、揉太阳、揉四白。

④伴听力障碍者，推拿加点揉耳门、揉听宫、揉听会、揉翳风。

⑤伴体弱、厌食及营养不良者，推拿加补脾、补肺经、揉肾顶、揉板门、推四横纹、运内八卦、捏脊、揉脐、摩腹、揉足三里。

⑥伴癫痫者，推拿加揉风池、揉百会、清肝经、运太阳、揉丰隆。

每穴点按揉1~2min。每日1次，每周治疗6次。

4.针刺疗法

(1)头针。

取穴：根据患儿瘫痪肢体受累部位，采用焦氏头针分区定位，选取脑瘫患儿头针穴区。主穴：上肢的运动姿势异常取运动区的中2/5；下肢的运动异常取运动区的上1/5；平衡性差采用平衡区；足运感区。配穴：智力低下加智三针、四神聪、百会；语言障碍加语言区、说话点；听力障碍加晕听区；舞蹈样动作、震颤明显者加舞蹈震颤控制区；表情淡漠、注意力不集中者加额五针。

操作：头针选用1~1.5寸毫针，针体与头皮成15°~30°角快速进针，刺入帽状腱膜下，留针15~30min，每日1次。

(2)体针。

取穴：根据脑瘫患儿异常姿势辨证论治循经取穴，以"治痿独取阳明"为基础，扩展到三阳经，将脏腑辨证与经络辨证相结合。

①上肢部。肩内收内旋选穴：肩髃、肩贞、肩髎交替；肘屈曲选穴：曲池、手三里交替；腕掌屈选穴：阳池；拇指内收、握拳选穴：合谷、三间或三间透后溪。

②下肢部。尖足选穴：解溪、昆仑、太溪；足外翻选穴：三阴交、太溪、照海与商丘穴交替；足内翻选穴：悬钟、昆仑、申脉与丘墟穴交替；剪刀步选穴：解剪穴、血海。

③脊背部。在采用传统华佗夹脊12对穴的基础上，针对脑瘫患儿的竖头不能等情况增加颈、腰夹脊穴及骶夹脊穴。头项软加天柱、大椎、华佗夹脊(颈段)；腰背软加华佗夹脊(胸腰段)。

④腧合配穴针刺。根据腧穴的五行属性，将经络的腧穴与合穴相结合，抑木扶土，治疗痉挛型脑瘫患儿异常姿势。握拳及拇指内收取三间或三间透后溪针刺；肘关节屈伸不利取曲池、小海；足趾关节屈曲取太白、太冲；膝反张取足三里、委中与阳陵泉交替针刺。

操作：小儿针刺不可过深，难以合作的患儿不留针，能合作者可留针15~30min。体针选用1~2寸毫针，每日1次，每周治疗6次。

(3)伴随症针刺。

①伴智力低下者，加智三针、四神聪。

②伴语迟、语言謇涩者，加语言区、廉泉。

③伴流涎者，加地仓、颊车、下关。

④伴视力障碍者，加睛明、攒竹、丝竹空、鱼腰、瞳子髎、阳白。

⑤伴听力障碍者，加听宫、听会、耳门、肾俞。

⑥伴癫痫者，发作时针刺人中、内关、百会、涌泉穴；间歇期针刺印堂、间使、太冲、丰隆穴。

每日1次，每周治疗6次。

5.补肾健脑针灸综合疗法

本法以补肾填髓、健脑通络为原则进行针灸综合整体治疗，使脑瘫患儿得到更全面、更完善的治疗，提高疗效。

(1)用物准备。治疗盘，一次性使用的毫针(1寸和1.5寸两种规格)，G6805-Ⅱ型电针仪，5ml一次性注射器，胞磷胆碱钠注射液2ml，皮肤消毒液，棉签，棉球，镊子，弯盘，必要时备玩具。

(2)选穴。体针：主穴取印堂、身柱、筋缩、命门、腰阳关、内关、合谷、三阴交、太溪、太冲。配穴按瘫痪部位及伴有症状随症加减：上肢瘫取肩髃、曲池、外关、合谷；下肢瘫取环跳、阳陵泉、足三里、悬钟、丘墟；剪刀步取风市、髀关、解溪；语言障碍取廉泉、哑门、通里、照海；流涎取上廉泉、地仓；吞咽困难取上廉泉、天突；听力差者取翳风、听宫、听会；久病体弱者选五脏背俞穴。头针：四神针(位于百会穴前后左右旁开1.5寸各1针，共4针）；智三针(前发际与头部正中线交界为第1针，左右旁开3寸各1针，共3针）；脑三针(脑户穴为第1针，脑户穴左右旁开1.5寸各1针，共3针）；颞三针(耳尖直上入发际2寸为第1针，左右旁开1寸各1针，左右共6针）。穴位注射取穴：大椎、肾俞、足三里。

(3)进针法。①指切进针法：又称爪切进针法。一般用左手拇指或食指端按在穴位旁边，右手持针，用拇、食、中三指夹持针柄近针根处紧按左手指甲面将针刺入，此法适用于头针。②夹持进针法。或称骈指进针法。即用左手拇、食二指捏消毒干棉球，夹住针身下端，将指尖固定在所刺入腧穴皮肤表面位置，右手捻动针柄，将针刺入腧穴。此法适用于体针。③进针角度和深度。平刺：即横刺，是针身与皮肤表面呈15°角左右沿皮刺入。深度：是指针身刺入皮肉的深度，一般根据患者体质、年龄、病情及针刺部位而定。小儿患者宜浅刺。

(4)行针的基本手法。①提插法：当针刺入腧穴一定深度后，将针身提到浅层，再由浅层插到深层，以加大刺激量，使局部产生酸、麻、胀、重等感觉。②补泻手法：用平补平泻法，进针深浅适中，刺激强度适宜，提插和捻转的幅度中等，进针和出针用力均匀。

(5)操作程序。备齐用物，携至床旁，做好解释，再次核对医嘱；协助患儿家属松开患儿衣着，让患儿家属抱好患儿，尽量不让患儿乱动；选好腧穴后，先用拇指按压穴位，固定好要取的穴位；消毒进针部位后，选取合适的毫针，同时检查针柄是否松动，针身和针尖是否弯曲或带钩，术者消毒手指；根据针刺部位，选择相应进针方法，正确快速进针；体针进针后采用小角度捻转平补平泻手法，每穴行针6s后出针；头针四神针使针尖均向外方平刺0.8~1寸，智三针同时向后平刺0.5~0.8寸，颞三针和脑三针均向下平刺1寸左右。进针时，针与头皮呈20°~30°夹角，用夹持进针法快速刺入帽状腱膜下，进针一定深度后固定不提插，捻转针身左右旋转，每分钟捻转200次左右，捻转2~3min后留针30min；穴位注射5ml，选用5ml一次性注射器，药物为胞磷胆碱钠注射液，局部皮肤常规消毒后，用无痛快速进针法将针头刺入皮下组织，然后缓慢推进针头或上下提插，探求"得气"针感后，回抽无回血即可将药液缓缓推入，大椎注入1ml，足三里、肾俞各注入2ml，除大椎穴外，肾俞和足三里每次用一侧穴位，左右交替进行；在针刺及留针过程中，密切观察有无晕针、滞针等情况。如出现意外，紧急处理。起针：一般用左手拇(食)指端按压在针孔周围皮肤处，右手持针柄慢慢捻动将针尖退至皮下，迅速拔出，随即用无菌干棉球轻压针孔片刻，防止出血。最后检查针数，以防遗漏。操作完毕，协助患儿穿好衣裤，整理床铺，清理用物，归还原处，洗手，记录并签名。

(6)注意事项。患儿过于饥饿、疲劳、精神过度紧张时，不宜立即进行针刺。小儿囟门未合时，头顶部的腧穴不宜针刺。常有自发性出血或损伤后出血不止的患儿，不宜针刺。皮肤有感染、溃疡、瘢痕或肿瘤的部位，不宜针刺。医者在进行针刺过程中精神必须高度集中，令患儿及家属选择适当的体位，严格掌握进针的深度、角度，以防止事故的发生。大多数患儿不配合治疗，家人要做好看护。

6.艾灸疗法

艾灸适用于肌力低下及颈、腰背肌无力的脑瘫患儿，通过艾灸的温热刺激作用，以达到温经通络、强肌壮骨的作用，增强脑瘫患儿全身肌肉的力量。灸疗常规操作在针刺之后，多采用回旋灸。

取穴：腰背肌无力取肾俞(双)、命门、腰骶华佗夹脊穴；上肢无力取肩髃、曲池、手三里穴；下肢无力取足三里、悬钟穴。

操作：每穴回旋灸2~3min，穴位潮红为度。

7.中药熏洗疗法

中药熏洗是按照中医辨证施治的原则，根据脑瘫患儿的不同证型，采用不同证候的复方制剂，熏蒸或洗浴身体的异常部位，因皮肤具有吸收、渗透、排泄的特性，通过中药煎煮产生的蒸汽熏蒸患儿肌肤表面，利用洗浴时的温热和药物双重效应，从而达到舒经通络、活血柔筋，扩大关节活动度，改善肌张力，提高肌力的作用，促进脑瘫患儿运动发育，提高患儿整体康复疗效。

熏洗时室温保持在22℃~25℃温度区间内，湿度保持在50%~70%区间内，每次熏蒸10~15min，洗浴10~15min，每日1次，每周治疗6次。

8.穴位注射疗法

穴位注射法是一种针刺和药物相结合来治疗疾病的方法，可根据所患疾病，按照穴位的治疗作用和药物的药理性能，选择相适应的腧穴和药物，发挥其综合效应，达到治疗疾病的目的。一般以穴位来分，四肢可注射1~2ml，臀部可注射2ml。每日1次或隔日1次，10~15次为1个疗程。每个疗程休息1~2周。

9.经络导平疗法

经络导平疗法是根据中医的经络和阴阳学说，结合现代生物电子运动平衡理论，刺激人体经穴，运用脉冲电流，直接对机体中运行的生物电进行激励导活，从而达到通调经脉、平衡阴阳、治愈疾病的目的。每天1次，每次15~30min。

四、健康教育

(1)根据患儿病情选择运动疗法、作业疗法、言语训练、引导式教育、感觉统合训练、吞咽功能障碍的训练、益智疗法等多方面内容。

(2)教患儿家长掌握正确的脑瘫儿童的抱姿、睡姿、穿脱衣方法、喂食方法以及生活自理能力训练等。

(3)教家长适合儿童年龄合理喂养方法。

(4)根据患儿家长的心理状况，给予有针对性的初步心理疏导。

(5)加强安全防范，防止患儿在治疗、训练中发生意外伤。

(6)加强日常生活能力的训练，逐渐培养患儿自理能力。

(7)做好卫生宣教及出院指导。将医院康复与家庭康复、社区康复相结合。向家长宣传本病发生发展的特点、治疗方法及预后，指导家长学会家庭训练的手法，配合日常治疗及训练，并定期召开家长座谈会，征求意见，反馈信息，改进工作，使家长树立对患儿治病的信心，减少或消除焦虑情绪，积极配合治疗。

(8)指导家长在每次康复治疗训练前30min，避免进食过多食物，训练后要注意及时补充体液。

第四十五章 小儿脑积水

颅内蛛网膜下腔或脑室内的脑脊液异常积聚，使其一部分或全部异常扩大称为脑积水。单纯脑室扩大者称为脑内积水，单纯颅内蛛网膜下腔扩大者称为脑外积水。脑积水不是一种单一的疾病改变，而是诸多病理原因引起的脑脊液循环障碍。脑积水是由脑脊液循环障碍(通道阻塞)，脑脊液吸收障碍，脑脊液分泌过多，脑实质萎缩等原因造成。临床中最常见的是梗阻性病因，如脑室系统不同部位(室间孔、导水管、正中孔)的阻塞、脑室系统相邻部位的占位病变压迫和中枢神经系统先天畸形。按流体动力学分为交通性和梗阻性脑积水；按时限进展分为先天性和后天性脑积水，急性和慢性脑积水，进行性和静止性脑积水；按影像学分为单纯性、继发性和代偿性脑积水；按病理生理分为高压力性、正常压力性、脑萎缩性脑积水。本病属于中医"解颅病"范畴。

一、西医诊断

1.诊断依据

参照《脑积水》(宋虎杰,世界图书出版社,2001年)诊断标准。

(1)头围超过正常2个标准差。

(2)囟门扩大，逾期不闭，紧张饱满或颅缝分裂。

(3)眼球下旋如落日状，或震颤，或斜视。

(4)智能低下，语言迟缓。

(5)运动发育异常，或有肢体运动功能障碍，头痛、呕吐、眩晕或抽搐，而难以用其他疾病解释者。

(6)影像学检查证实有脑积水者。

凡具有上述(1)~(5)之一项及(6)项者，即可诊断为本病。

2.鉴别诊断

(1)慢性硬膜下积液或血肿：常有产伤史，病变可为单侧或双侧，常有视盘水肿，落日征阴性，前囟穿刺硬膜下腔吸出血性或淡黄色液体即可明确诊断，脑血管造影，CT或MRI也可鉴别。

(2)新生儿颅内肿瘤：本病常有头围增大或继发性脑积水，脑室造影或CT扫描及MR可确诊。

(3)维生素D缺乏病：头围可增大呈方形颅，前囟扩大，张力不高，且具有维生素D缺乏的其他表现。

(4)先天性巨颅症：无脑积水征，落日征阴性，脑室系统不扩大，无颅内压增高，CT扫描可确诊。

3.相关检查

(1)CT检查：提示脑实质菲薄，脑组织面积减少，脑室增宽扩大。

(2)头颅X线摄片：可见骨板变薄，颅缝分开，蝶鞍增宽。

(3)眼底检查：可见视神经萎缩或乳头水肿。

二、中医诊断

1.诊断要点

参照中华人民共和国中医药行业标准《中医病证诊断疗效标准》(ZY/T 001.4—94)。头颅呈普遍均匀性增大，且增长速度较快，骨缝分离，前囟明显饱满而扩大，头皮青筋暴露。颅部叩诊呈破壶音，头重颈肌不能支持而下垂，两眼下视。可有烦躁、嗜睡、食欲不振，甚至呕吐、惊厥。

2.类证鉴别

(1)佝偻病：头颅增大方形，囟门迟闭，并有骨软骨变形等症，无颅高压征。

(2)头大畸形：头颅增大，增长也快，有明显的智力不足，脑室造影正常。

(3)脑瘤、颅脑痈：可经X线、CT检查等鉴别。

3.证候诊断

(1)水瘀互结，壅塞脑窍证：婴幼儿可见头大、目珠下垂如落日状、双下肢活动不灵，或伴有斜视、惊厥等。学龄儿童可自诉头胀、头痛，痛有定处，固定不移，昼轻夜重，烦躁，日久可见视力减退，甚或失明，可伴有四肢抽搐，或为外伤、创伤、出血等病因所致。舌暗有瘀斑，脉涩弦或沉滑。

(2)脾虚水泛，脑窍不通证：小儿可见头颅增大而沉重，颅缝开解不合，囟门宽大，头皮光亮，叩之呈破壶音，目珠下垂如落日状，形体消瘦，肢体活动不灵，不能站立行走。学龄儿童可见头痛、头胀、抬头无力，视力减退，甚或失明，双下肢活动不灵。精神倦怠，舌淡，体胖大，苔白滑，脉濡滑，小儿可见指纹淡红。

(3)脾肾亏损，瘀阻脑窍证：小儿颅缝逐渐加宽开解，头颅明显增大呈进行性加重，伴有四肢抽搐，患儿面色淡白，神情呆钝，目无神采，极少患儿可见，眼珠下垂，呈"落日状"，头大颈细，头前倾不立，囟门逾期不合，身体瘦弱，或烦躁不安，呕吐，甚至惊厥。食欲不振，大便稀溏。舌淡，苔少薄白微腻，脉弱，指纹淡青。严重者还可见斜视、呕吐、惊厥。

三、中医适宜技术

1.辨证施药

(1)水瘀互结，壅塞脑窍证。治法：化瘀利水，通络开窍。主方：通窍活血汤(《医林改错》)合五苓散(《伤寒论》)加减。处方：

丹参9g	红花6g	桃仁6g	赤芍6g
川芎6g	全蝎5g	生地9g	茯苓9g
猪苓6g	白术9g	泽泻6g	葱白9g
生姜6g	甘草6g		

每日1剂，水煎服。

(2)脾虚水泛，脑窍不通证。治法：健脾利水，芳香开窍。主方：苓桂术甘汤(《金匮要略》)合五苓散(《伤寒论》)加减。处方：

茯苓12g	猪苓9g	桂枝9g	白术6g
泽泻9g	生黄芪12g	车前草9g	炙甘草6g

每日1剂，水煎服。

(3)脾肾亏损，瘀阻脑窍证。治法：健脾补肾，化瘀开窍。主方：金匮肾气汤(《金匮要略》)合真武汤(《伤寒论》)加减。处方：

制附子9g$^{(先煎)}$	肉桂5g	丹参9g	枸杞9g
茯苓9g	猪苓6g	桂枝6g	白术6g
泽泻6g	生黄芪15g	车前子9g$^{(包煎)}$	生甘草6g

每日1剂，水煎服。

2.中成药治疗

(1)血府逐瘀口服液(桃仁、红花、当归、川芎、地黄、赤芍、牛膝、柴胡、枳壳、桔梗、甘草)：活血化瘀，行气止痛。适用于本病水瘀互结，壅塞脑窍证。每支10ml。口服，一次1支，一日2次，或遵医嘱。

(2)脑血康胶囊(水蛭)：活血化瘀，破血散结。适用于本病水瘀互结，壅塞脑窍证。每粒内容物重0.15g。口服，一次1粒，一日3次。

(3)金匮肾气丸(地黄、山药、酒炙山茱萸、茯苓、牡丹皮、泽泻、桂枝、炙附子、去头牛膝、盐炙车前子)：温补肾阳，化气行水。适用于本病脾肾亏损，瘀阻脑窍证。每丸重6g。口服，一次1丸，一日2次。

3.针灸疗法

(1)水瘀互结，壅塞脑窍证。

取穴：人中、百会、风池、血海、三阴交。

操作：人中行泻法，余穴均为平补平泻。

(2)脾虚水泛,脑窍不通证。

取穴:人中、百会、肺俞、三焦俞、脾俞、肾俞、血海。

操作:以补法为主。

(3)脾肾亏损,瘀阻脑窍证。

取穴:人中、百会、脾俞、肾俞、血海。

操作:人中以点刺为主,余穴平补平泻。

(4)随证加减。

①伴有下肢肌肉萎缩、筋脉拘挛、关节屈伸不利、坐立行走困难或不稳等症者,加用后溪、足三里、阳陵泉,以平补平泻为主。

②伴有恶心、呕吐、耳鸣、耳聋等症者,针刺加用内关、足三里、中脘、水分、阴陵泉、听会,以泻法为主。

③伴有痴呆、反应迟钝、不能说话、不会运算、逻辑思维能力差、理解力下降为主要症状者,针刺加用四神聪、神门、后溪、照海,以平补平泻为主。

4.贴敷疗法

(1)皂艾丹红贴。

药物:皂角30g,艾叶30g,丹参15g,红花15g,冰片5g。

用法:上药研细末和蜂蜜制成膏剂,冷却后密封待用。剃光患儿头顶部头发,将药膏均匀涂抹于前额发际至双耳尖及枕骨结节以上,以盖住头皮为度,绷带包裹,胶布固定,每周换药1次,换药前将原来药物洗净。

(2)柏子南星防风贴。

药物:柏子仁、天南星、防风各30g,研细末,装瓶备用。

用法:每次取药末3g,用猪胆汁调成药膏,摊在纱布上,外敷囟门处,每日1次,保持湿润,或用医用凡士林调涂也可。

(3)南星白蔹贴。

药物:天南星、白蔹各30g,研细末,装瓶备用。

用法:用时取药末12g,用醋少许,调成稀膏,摊在纱布上,烘热后,贴敷囟门上,以绷带包扎,每日1换。

5.推拿疗法

(1)水瘀互结,壅塞脑窍证。

点按风池,点揉太阳、头维、角孙、率谷穴。滚、揉臀部及下肢后侧及下肢前侧,配合髋关节前屈的被动活动;滚臀及下肢外侧部,点揉环跳、巨髎、髀关、承扶、殷门、委中、承山、阳陵泉、解溪、昆仑穴;拿下肢,摇髋、膝、踝关节,屈伸踝关节,以平衡协调有关屈伸肌群及纠正关节畸形。

（2）脾虚水泛，脑窍不通证。

拿上肢，掐摇总筋，补脾经，清肝经，摩腹，滚法作用于腰骶臀部及下肢内外侧，捏脊，拿下肢内外侧，拿揉血海、足三里，摇髋、膝、踝关节，拔伸髋、踝关节。

（3）脾肾亏损，瘀阻脑窍证。

推上三关，退下六腑，补脾经，补肾经，分推腕阴阳，按揉手三里、足三里、上巨虚、下巨虚、阴陵泉、三阴交。

（4）随证加减。

①伴有下肢肌肉萎缩，筋脉拘挛，关节屈伸不利，坐立行走困难或不稳等症者，点按风池，点揉太阳、头维、角孙、率谷穴。滚、揉臀部及下肢后侧及下肢前侧，配合髋关节前屈的被动活动；滚臀及下肢外侧部，点揉环跳、巨髎、髀关、承扶、殷门、迈步、委中、承山、阳陵泉、解溪、昆仑穴；拿下肢，摇髋、膝、踝关节，屈伸踝关节，以平衡协调有关屈伸肌群及纠正关节畸形。

②伴有恶心、耳鸣、耳聋等症者，点按揉风池，揉太阳、头维、角孙、率谷、耳前后穴位。点按中脘、天枢。拿揉点足三里、上巨虚、下巨虚、申脉、太溪等穴位。

③伴有痴呆，语言障碍者，点按风池，点揉太阳、头维、角孙、率谷、督脉沿线穴位、颈部夹脊穴。按揉内关、神门、曲池、三阴交、悬钟等穴位。

④视物模糊者，点按风池穴，按揉睛明、四白、太阳、承泣、瞳子髎、丝竹空等。

⑤"落日目"的患儿眼球上视时可按压双侧四白穴。

⑥患儿头痛时可按揉百会、头维、印堂、风池、太阳、外关等。

6.拔罐疗法

取穴：肝俞、肾俞、脾俞、肺俞、膈俞、命门等背俞及督脉为主的穴位。

操作：拔罐5min后取罐，每天1次，治疗5~6d休息1d。

7.艾灸疗法

取穴：命门、气海、关元、脾俞、肾俞、足三里。

操作：以上穴位温和灸每日1次，每次30min。10次1疗程。适应于脾肾亏虚者。

8.穴位埋线疗法

对脾肾亏损或脾虚水泛者，选取脾俞、肾俞等穴位埋线治疗。

9.加氧经穴体外反搏疗法

对脾肾亏损，瘀阻脑窍患儿适用。

10.物理疗法

根据病情选用中药离子导入、超声理疗、经络导推等。

11.康复训练疗法

康复治疗是依据患者的运动、发育、智力、语言等功能障碍经过康复师评定其功能现状，结合现代康复理念使用现代康复手段，并制定康复计划，选择针对性的运动、作业、语言、统合等治疗方法。包括运动训练、语言训练、作业康复、引导式教育等。

四、健康教育

(1)积极开展计划生育宣传教育工作，提倡优生优育。

(2)分娩时尽可能少用胎头吸引及产钳助产，避免颅内出血、新生儿窒息。

(3)预防感染，及时治疗新生儿肺炎、败血症、化脓性脑膜炎、高热惊厥等疾病。

(4)注意保护头部，抱起患儿时需要把头部托起，防止倾倒。

(5)注意囟门的凹凸，每日测量头围，观察病情的轻重进展。

第四十六章　小儿免疫性血小板减少症

本病专指18周岁以下人群的原发性免疫性血小板减少症(ITP)。既往亦称特发性血小板减少性紫癜，是小儿最常见的免疫性出血性疾病。其主要临床特点是皮肤、黏膜出血和束臂试验阳性，血小板减少、出血时间延长和血块收缩不良。ITP分为原发性和继发性，本书特指原发性ITP。古代医籍无此病名，可参见于中医"紫癜""血证""肌衄""虚劳"等病证。

一、西医诊断

1.诊断依据

(1)病史：本病发病前1~3周常有急性感染史，如疱疹病毒、EB病毒、巨细胞病毒、细小病毒B19、麻疹病毒、流行性腮腺炎病毒、风疹病毒及肝炎病毒感染，幽门螺杆菌、肺炎支原体感染等。偶有预防接种史，部分可有家族性遗传因素。

(2)临床表现：本病多为急性起病，也可反复发作或迁延不愈，见于各年龄小儿，1~5岁多见，男、女无差异，冬、春季节多发。

大多数患儿发病前无任何症状，部分可有发热。以皮肤和黏膜出血为突出表现，多为针尖大小的皮内或皮下出血点，或为紫癜、瘀斑，少数可见血肿。皮疹分布不均，通常以四肢为多，在易于碰撞的部位更多见。常伴有鼻衄或齿衄，胃肠道大出血少见，偶见肉眼血尿。青春期女性患儿可有月经过多。少数患儿可有结膜下和视网膜出血。颅内出血少见，一旦发生，则预后不良。一般肝、脾、淋巴结不肿大，出血严重者可致贫血、肝脾轻度肿大。

有80%~90%的患儿于发病后1~6月内痊愈，10%~20%的患儿呈慢性病程。病死率为0.5%~1.0%，主要致死原因为颅内出血。

(3)临床分型：新诊断ITP，病程<3月；持续性ITP，病程在3~12月；慢性ITP，病程>12月。

(4)根据实验室检查结果诊断。

2.鉴别诊断

本病需与以下病种鉴别，过敏性紫癜、急性白血病、再生障碍性贫血、溶血尿毒综合征、湿疹血小板减少伴免疫缺陷综合征，其他疾病所导致的继发性免疫性血小板减少症。

3.相关检查

(1)血常规：至少2次以上血小板计数<100×10⁹/L，血细胞形态无异常，伴或不伴贫血。血小板计数作为诊断的首要标准，并排除可以引起血小板减少的其他疾病。

(2)凝血功能：凝血时间正常，出血时间延长，束臂试验阳性。

(3)骨髓象：新诊断ITP、持续性ITP骨髓巨核细胞正常或增多；慢性ITP骨髓巨核细胞显著增多，伴成熟障碍；核浆发育不平衡；胞浆出现空泡变性；产血小板巨核细胞明显减少。

(4)血小板相关抗体测定：血小板相关免疫球蛋白G(PAIgG)明显增多，PAIgM、PAIgA、血小板相关补体3(PAC₃)增多，特异性自身抗血小板膜糖蛋白抗体阳性。

(5)免疫因素：T细胞亚群比例失调。

二、中医诊断

1.诊断要点

(1)全身或四肢出现点状或斑块状出血，不高出皮肤，反复发作。或出血斑点略高出皮肤，色鲜红或暗红，微痒，可伴有腹痛或关节酸痛等症。

(2)可伴有低热、鼻衄或齿衄，严重者出现头痛、昏迷、便血、尿血。

(3)根据西医相关检查诊断。

2.类证鉴别

需与本病鉴别的病种有过敏性紫癜、急性白血病、再生障碍性贫血、溶血尿毒综合征、湿疹血小板减少伴免疫缺陷综合征，其他疾病所导致的继发性免疫性血小板减少症。

3.证候诊断

(1)风热伤络证：有外感病史，起病急，初有发热、微恶风寒、咳嗽、咽红肿痛等，后见皮肤瘀点瘀斑，色鲜红，或伴鼻衄、齿衄、尿血等。舌红，苔薄黄，脉浮数。

(2)血热妄行证：有外感病史，起病急，出血重，皮肤紫斑，常密集成片，多伴有鼻衄、齿衄、尿血、便血或呕血，颜面红赤，口干欲饮，心烦不宁，便干尿赤。舌红绛，苔黄干燥，脉洪数或滑数。

(3)气不摄血证：皮肤瘀点、瘀斑反复出现，色淡，或伴有衄血，头晕，心悸，面色苍白或萎黄，神疲乏力，自汗，气短懒言，纳少，唇淡。舌淡胖有齿痕，脉细弱。

(4)阴虚火旺证：皮肤瘀点、瘀斑时发时止，以下肢多发，或伴有鼻衄、齿衄或尿血，低热颧红，手足心热，盗汗，心烦，口干咽燥。舌红，少苔，脉细数。

(5)脾肾阳虚证：久病迁延，反复出血，皮肤散在瘀斑，以下肢多发，或伴有鼻衄、齿衄，精神倦怠，头晕气短，心悸乏力，畏寒肢冷，手足不温，面目虚浮或淡白，腰膝酸软，夜尿频繁，纳少便溏。舌淡胖边有齿痕，苔薄白，脉沉细。

三、中医适宜技术

1.辨证施药

本病治疗原则以止血为要，但并非见血止血，而是要针对出血主症，血热、血虚、血瘀的不同病机分别论治。实热者宜清热凉血止血，虚损者宜补气摄血、滋阴凉血。急性型首要祛风清热、解毒凉血，使血络安宁；慢性型主要补益脾肾，使血有所化，髓有所生；兼有瘀血者，配合活血化瘀法，止血而不留瘀；久病伤阴者，治以滋阴清热。当血小板数<20×10⁹/L和(或)伴活动性出血者，参照西医诊疗指南配合治疗。

(1)风热伤络证。治法：清热疏风、凉血止血。主方：银翘散(《温病条辨》)加减。处方：

金银花30g	连翘30g	薄荷15g	淡竹叶12g
牛蒡子15g	紫草15g	茜草12g	牡丹皮15g
生地黄30g	甘草12g		

每次1剂，研细末装瓶备用。每次取药末12g，加鲜生姜5片、大枣2枚，水煎服，每日2次。

加减：皮肤瘙痒者，加浮萍9g、蝉蜕6g、地肤子9g；尿血者，加小蓟9g、白茅根15g、藕节炭9g。

(2)血热妄行证。治法：清热解毒、凉血止血。主方：犀角地黄汤(《备急千金要方》)加减。处方：

水牛角30g⁽先煎⁾	生地15g	丹皮9g	赤芍6g
紫草9g	玄参9g	黄芩9g	丹参9g
川芎6g	地肤子12g	徐长卿15g	甘草6g

每日1剂，水煎服，每日2次。

加减：齿衄、鼻衄者，加栀子9g、白茅根15g；尿血者，加大蓟9g、小蓟9g；大便出血者，加地榆炭9g、槐花9g；腹中作痛者，加白芍30g、甘草10g；发热烦渴者，加石膏30g(先煎)、知母9g；瘀点成片者，加蒲黄10g(包煎)、侧柏叶9g。

(3)气不摄血证。治法：益气健脾、摄血养血。主方：归脾汤(《济生方》)加减。处方：

黄芪30g	生地30g	山茱萸30g	山药30g
茯苓30g	泽泻10g	丹皮15g	丹参10g
川芎10g	紫草15g	白术30g	人参15g
木香15g	龙眼肉30g	炙甘草7g	

每次1剂，研细末装瓶备用。每次取药末12g，加鲜生姜5片、大枣1枚，水煎服，每

日3次。

加减：出血不止者，加云南白药粉1g(水调服)、白及12g、蒲黄炭9g(包煎)；纳呆便溏者，去龙眼肉，加焦山楂10g、炒谷芽10g、陈皮6g、山药12g；神疲肢冷、畏寒恶风、腰膝酸软、面色苍白者，加鹿茸6g(研末冲服)、肉苁蓉9g、巴戟天6g。

(4)阴虚火旺证。治法：滋阴降火、凉血止血。主方：知柏地黄丸(《医宗金鉴》)加减。处方：

熟地黄24g	黄柏6g	知母6g	山药12g
山茱萸12g	牡丹皮9g	泽泻9g	茯苓12g
丹参9g	川芎9g	紫草9g	旱莲草12g

每日1剂，水煎服，每日2次。

加减：齿衄、鼻衄者，加栀子6g、白茅根12g、仙鹤草24g；低热者，加青蒿9g、银柴胡9g；盗汗者，加五味子6g、煅龙骨12g(先煎)、煅牡蛎12g(先煎)。

(5)脾肾阳虚证。治法：养血生髓、温补脾肾。主方：右归丸(《景岳全书》)加减。处方：

熟地黄18g	山药9g	山茱萸9g	枸杞子9g
菟丝子9g	鹿角胶9g(烊化兑服)	杜仲9g	当归9g
附子9g(先煎)	肉桂5g	炙甘草6g	

每日1剂，水煎服，每日2次。

加减：气虚者，加党参12g、黄芪15g；瘀斑久不消退者，加三七粉6g(水调服)、丹参9g。

2.中成药治疗

(1)升血小板胶囊(青黛、连翘、仙鹤草、牡丹皮、甘草)：清热解毒，凉血止血，散瘀消斑。用于本病血热妄行证。胶囊剂，每粒装0.45g。口服，成人每服4粒，每日3次。建议用法用量：<3岁每次1粒，3~6岁每次2粒，>6岁每次3粒，每日2次。骨髓巨核细胞减少型的血小板减少及白细胞减少者慎用。用药期间应定期复查血象。

(2)维血宁颗粒(虎杖、白术、仙鹤草、地黄、鸡血藤、熟地黄、墨旱莲、太子参)：滋补肝肾，凉血清热。用于本病气不摄血证。每袋装8g。开水冲服，成人每服1袋，每日3次。建议用法用量：<3岁每次1/3袋，3~6岁每次2/3袋，>6岁每次1袋，每日2次。气不摄血的出血证者慎用。感冒者慎用，以免表邪不解。用药期间忌食辛辣炙煿之品，以免助火生热。

(3)知柏地黄丸(知母、黄柏、熟地黄、山茱萸、山药、牡丹皮、茯苓、泽泻)：滋阴清热。用于本病阴虚火旺证。水蜜丸，每30粒6g。口服，成人每服30粒，每日2次。建议用法用量：<3岁每次10粒，3~6岁每次15粒，>6岁每次20粒，每日2次。过敏体质者、高血压、心脏病、肝病、糖尿病、肾病等慢性病严重者，脾虚便溏、气滞中满者，虚寒性病证(表现为怕冷，手足凉，喜热饮)患者慎用。本药宜空腹或餐前用开水或淡盐水送服。本药不宜和感冒类药同时服用。用药期间忌辛辣、生冷、油腻、不易消化食物。

(4)贞芪扶正颗粒(黄芪、女贞子)：补气养阴。用于本病气不摄血证、气阴两虚证。每袋装5g。口服，成人每服1袋，每日2次。建议用法用量：<3岁每次1/3袋，3~6岁每次2/3袋，>6岁每次1袋，每日2次。

(5)血康口服液(肿节风浸膏)：活血化瘀，消肿散结，凉血止血。用于本病气不摄血证。每支装10ml。成人每服1~2支，每日3~4次。建议用法用量：<3岁每次1/2支，3~6岁每次2/3支，>6岁每次1支，每日3次。个别患者服药后出现轻度恶心、嗜睡，继续服药后可自行消除。本药苦寒，易伤正气，体弱者慎用。

3.中药足浴疗法

(1)辨证足浴。

辨证论治的中草药内服汤药之药渣水煎足浴，每次20min，每日1次。

(2)经验方。

药物：黄芪60g，当归20g，仙鹤草60g，紫草30g，赤芍24g，丹皮30g，白茅根60g，地肤子30g，白鲜皮30g。

用法：研细末装瓶备用。每次取药末30g，加入2000ml热水中泡脚30min，7d 1疗程，连续2个疗程。

4.药膳食疗法

(1)取鹿衔草100g、还阳参100g、紫丹参50g，共研为细末，另取鲜猪肝50g剁细末，与上药末10g拌匀后，蜂蜜1茶匙，加水半小碗，隔水蒸熟服用。每日或隔日1次，10次为1个疗程。用于气不摄血证。

(2)黑芝麻30g(捣碎)，鸡蛋2枚(去壳)，加白糖、食盐少许，煮熟食用。每日1剂，连服10d。

(3)猪蹄1只、大枣20枚，加水炖至极烂。每日1次，吃肉饮汤。用于气不摄血证。

(4)藕节50g，洗净，加水适量煎至稠，再放入大枣200g煎至熟，捡去藕节，吃大枣，随时食用。连续吃3~5月。用于各证型。

(5)枸杞子15g，大枣10枚、鸡蛋2只，煮熟后，食蛋饮汤。每日或隔日1次。用于气阴亏虚证。

(6)鲜牛脊髓1根，不加油盐，炖汤喝。每日或隔日1次，连服1~2月。用于脾肾阳虚证。

四、健康教育

(1)急性期卧床休息，避免外伤。恢复期积极锻炼，增强体质。

(2)进食易于消化、富含营养的食物；多食花生衣；避免过食生硬及刺激性食物。保持大便通畅，不可过于用力。

(3)预防各种感染性疾病。

(4)避免使用抑制血小板功能药物等。

(5)消除患儿紧张情绪。

(6)慎做预防接种。

(7)指导患儿及家属观察皮肤等部位的出血情况。

第四十七章　小儿过敏性紫癜

过敏性紫癜(HSP)是一种以小血管炎为主要病变的全身性血管炎综合征。本病起病急骤，发病前常有感染等诱因。临床以皮肤、黏膜出现瘀斑、瘀点，对称分布，常伴关节疼痛，腹痛，严重者可出血鼻衄、齿衄、呕血、便血、尿血等为特征。本病一年四季均可发生，但以冬春季发病较多。各年龄段均可发病，以学龄儿童最多见，3~14岁为好发年龄。男孩多于女孩，男女发病比例为(1.4~2):1。古代中医医籍中的"紫癜""紫癜风""葡萄疫""肌衄"等病证与本病相似。

一、西医诊断

1.诊断依据

参照《诸福堂实用儿科学》(第7版)(胡亚美主编，人民卫生出版社，2002年)。

(1)皮肤瘀点，多见下肢及臀部，呈对称分布、分批出现、大小不等、压之不褪色，可融合成片，反复发作。

(2)常伴用胃肠道症状，如恶心、呕吐、腹痛，严重者可呕血、便血。

(3)可有关节疼痛，多为一过性，不留关节畸形。

(4)肾脏症状，如蛋白尿、血尿等。

(5)血小板计数无明显下降。

单纯皮肤紫癜者，称为皮肤型；皮肤紫癜伴有消化道症状者称为腹型；伴有关节症状者为关节型；伴有血尿和/或蛋白尿者为肾型；伴有皮肤紫癜以外两种以上表现者为混合型。

2.鉴别诊断

本病可与特发性血小板减少性紫癜、链球菌感染后肾小球肾炎、风湿性关节炎、急腹症、急性肾炎、IgA肾病等疾病相鉴别。

3.相关检查

过敏性紫癜目前尚无特异性的诊断方法，相关辅助检查仅有助于了解病情和并发症，可根据病情选择下列检查。

(1)外周血检查：白细胞正常或增加，中性粒细胞可增高。一般情况下无贫血，胃肠道出血严重时可合并贫血、血小板计数正常或升高。红细胞沉降率正常或增快，C-反应蛋白升高。凝血功能检查通常正常，抗凝血酶原-Ⅲ可增高或降低，部分患儿纤维蛋白原含量、D-二聚体含量增高。

（2）尿常规：可有红细胞、蛋白、管型，重症可见肉眼血尿。镜下血尿和蛋白尿为最常见的肾脏表现。

（3）血液生化检查：血肌酐、尿素氮多数正常，极少数急性肾炎和急进性肾炎表现者可升高。血谷丙转氨酶（ALT）、谷草转氨酶（AST）少数可有升高。少数血磷酸肌酸激酶同工酶（CK-MB）可升高。血白蛋白在合并肾病或蛋白丢失性肠病时可降低。

（4）免疫学检查：部分患儿血清IgA升高，类风湿因子IgA和抗中性粒细胞抗体IgA可升高。

（5）影像学检查。

①超声检查：超声检查对于HSP消化道损伤的早期诊断和鉴别诊断起重要作用。高频超声检查HSP急性期肠道损害显示病变肠壁水肿增厚，回声均匀减低，肠腔向心性或偏心性狭窄，其黏膜层及浆膜层呈晕环状低回声表现。彩色多普勒超声在皮肤紫癜出现前可显示受累的肠管节段性扩张、肠壁增厚、黏膜粗糙、肠腔狭窄、增厚肠壁血流丰富，也可显示肠系膜淋巴结大及肠间隙积液。HSP排除肠套叠的检查首先是腹部超声。

②X线及CT检查：HSP合并胃肠道受累时，腹部X线可表现为肠黏膜折叠增厚、指纹征、肠襻间增宽，小肠胀气伴有多数液气平面，同时结肠和直肠内无气体；CT表现为多发节段性肠管损害，受累肠壁水肿增厚、肠管狭窄、受累肠管周围常可见少量腹腔积液。当CT示多节段的跳跃性肠壁增厚、肠系膜水肿、血管充血及非特异性淋巴结肿大，应考虑HSP的诊断。在诊断HSP并发症，如肠套叠、肠穿孔、肠梗阻时，CT表现更具特征性，尤其肠系膜血管炎的诊断中，可见明显肠壁、血管壁水肿及增厚圈。注意对怀疑有肠套叠的HSP患者，行钡剂或空气灌肠对诊断和治疗意义不大，而且有可能会加重炎症，甚至导致肠穿孔，CT检查多在腹部X线及B超检查有疑问时适用。

③内镜检查：消化道内镜能直接观察HSP患儿的胃肠道改变，严重腹痛或胃肠道大出血时可考虑内镜检查。内镜下胃肠黏膜呈紫癜样改变、糜烂和溃疡。典型者为紫癜样斑点、孤立性出血性红斑、微隆起、病灶间可见相对正常黏膜。病变多呈节段性改变，主要累及胃、十二指肠、小肠和结肠，但往往以小肠为重，很少累及食管。侵犯部位以十二指肠黏膜改变最为突出，十二指肠降段不规则溃疡可能也是HSP在胃肠道的典型表现。

（6）皮肤活检：对于临床皮疹不典型或疑诊患者可行皮肤活检协助诊断。典型病理改变为白细胞碎裂性血管炎，血管周围有炎症变化，中性粒细胞和嗜酸粒细胞浸润等情况。血管壁可有灶性坏死及血小板血栓形成，严重病例有坏死性小动脉炎、出血及水肿，胃肠道及关节等有类似的病理改变。免疫荧光可见IgA、C_3、纤维蛋白、IgM沉积。

二、中医诊断

1.诊断要点

(1)发病前可有上呼吸道感染或服食某些食物、药物等病史。

(2)发病较急,紫癜多见于下肢远端及臀部,对称分布,形状不一,高出皮面,压之不褪色。可伴有荨麻疹、血管神经性水肿、游走性大关节肿痛、腹痛、便血及血尿、蛋白尿等。

(3)血小板计数多数正常或升高,出血、凝血时间、血块收缩时间均正常。

(4)应注意定期检查尿常规,可有镜下血尿、蛋白尿等肾脏损伤表现。肾组织活检可确定肾脏病变性质。

2.类证鉴别

本病可与特发性血小板减少性紫癜、链球菌感染后肾小球肾炎、风湿性关节炎、急腹症、急性肾炎、IgA肾病等疾病相鉴别。

3.证候诊断

(1)风热伤络证:起病较急,皮肤紫斑色较鲜红,呈腰部以下对称性分布,略高出皮肤,或有痒感。伴有发热,腹痛,关节酸痛等症。舌尖红,苔薄黄,脉浮数。

(2)血热妄行证:起病较急,皮肤出现瘀点瘀斑,色泽鲜红或紫红,或伴鼻衄、齿衄、便血、尿血,同时见心烦、口渴、便秘,或有发热,或伴腹痛,或伴关节疼痛。舌红,脉数有力。

(3)湿热痹阻证:皮肤紫斑色黯,或起疱,多见于关节周围,伴有关节肿痛灼热,尤以膝、踝关节多见,四肢沉重,肢体活动受限;可伴有腹痛、纳呆、渴不欲饮、大便不调、便血、尿血。舌质红,苔黄腻,脉滑数或弦数。

(4)阴虚火旺证:皮肤有青紫点或斑块,时发时止。手足烦热,颧红咽干,或午后潮红,盗汗,伴有鼻衄、齿衄。舌红,少苔,脉细数。

(5)气不摄血证:病程较长,皮肤紫斑反复发作,色淡。面色㿠白,神倦乏力,头晕目眩,心悸少寐。舌淡,苔薄白,脉细弱。

三、中医适宜技术

1.辨证施药

(1)风热伤络证。治法:疏风清热,凉血活血。主方:银翘散(《温病条辨》)加减。处方:

金银花30g	连翘30g	淡竹叶12g	薄荷18g
防风18g	牛蒡子18g	黄芩9g	生地12g

玄参12g	赤芍12g	紫草12g	丹参12g
川芎15g	淡豆豉15g	地肤子15g	徐长卿15g
桔梗18g	荆芥穗12g	甘草15g	

每次1剂，研细末，每次取药末18g，加鲜芦根30g，水煎服，每日2次。

加减：腹痛者加佛手9g、香橼皮6g、白芍12g、砂仁6g、木香6g等；关节肿痛者加秦艽12g、忍冬藤15g、牛膝15g、桑枝12g等。

(2)血热妄行证。治法：清热解毒，凉血活瘀。主方：犀角地黄汤(《千金要方》)加味。处方：

水牛角30g[先煎]	生地15g	丹皮9g	赤芍6g
紫草9g	玄参9g	黄芩9g	丹参9g
川芎6g	地肤子12g	徐长卿15g	甘草6g

每日1剂，水煎服，每日2次。

加减：血瘀明显者加积雪草30g、丹参9g、红花6g、水蛭3g、桃仁6g、泽兰6g等。

(3)湿热痹阻证。治法：清热利湿，化瘀通络。主方：四妙丸(《丹溪心法》)加味。处方：

炒黄柏25g	苍术12g	牛膝12g	薏苡仁25g
生白术15g	木瓜12g	紫草9g	桑枝12g
独活12g	甘草6g		

每日1剂，水煎服，每日2次。

加减：若关节肿痛、活动受限者，加赤芍9g、鸡血藤12g、忍冬藤12g、海风藤12g、牛膝10g；泄泻者，加葛根15g、黄连6g、马鞭草12g；尿血者，加小蓟9g、石韦9g、白茅根15g；腹痛较甚者，可配用芍药甘草汤缓急止痛。

(4)阴虚火旺证。治法：滋阴降火，凉血活瘀。主方：知柏地黄丸(《医宗金鉴》)加减。处方：

熟地黄24g	黄柏6g	知母6g	山药12g
山茱萸12g	牡丹皮9g	泽泻9g	茯苓12g
丹参9g	川芎9g	紫草9g	旱莲草12g

每日1剂，水煎服，每日2次。

加减：兼湿热者加蒲公英15g、石韦9g、车前子9g(包煎)、萹蓄9g等；

(5)气不摄血证。治法：益气健脾摄血。主方：归脾汤(《济生方》)加减。处方：

黄芪30g	生地30g	山茱萸30g	山药30g
茯苓30g	泽泻10g	丹皮15g	丹参10g
川芎10g	紫草15g	白术30g	人参15g
木香15g	龙眼肉30g	炙甘草7g	

每次1剂，研细末装瓶备用。每次取药末12g，加鲜生姜5片、大枣1枚，水煎服，每日3次。

加减：兼湿热者加蒲公英18g、石韦12g、车前子9g、萹蓄9g等；兼湿浊者加黄连6g、大黄6g、蒲公英15g、附子9g等。

2.中成药治疗

(1)丹参注射液(丹参)：活血化瘀，通脉养心。适用于有血瘀表现者。肌内注射，一次2ml，一日1~2次；静脉滴注，一次10~20ml(用5%葡萄糖注射液100~200ml稀释后使用)，一日1次。或遵医嘱。

(2)丹参酮ⅡA磺酸钠注射液(丹参酮ⅡA磺酸钠)：活血化瘀。适用于有血瘀表现者。每支2ml:10mg。静脉滴注：20~40mg，以5%葡萄糖注射液150~250ml稀释，一日1次。

(3)香丹注射液(丹参、降香)：活血化瘀。适用于有血瘀表现者。每支装20ml。静脉滴注，一次10~20ml，一日1~2次，用5%~10%葡萄糖注射液100~250ml稀释后使用，或遵医嘱。

(4)丹红注射液(丹参、红花、注射用水)：活血化瘀，通脉舒络。适用于有血瘀表现者。每支装10ml。肌内注射，一次2~4ml，一日1~2次；静脉注射，一次4ml，加入50%葡萄糖注射液20ml稀释后缓慢注射，一日1~2次；静脉滴注，一次10~20ml，加入5%葡萄糖注射液100~200ml稀释后缓慢滴注，一日1~2次；伴有糖尿病等特殊情况时，改用0.9%的生理盐水稀释后使用；或遵医嘱。

(5)清开灵注射液(胆酸、粉珍珠母、猪去氧胆酸、栀子、粉水牛角、板蓝根、黄芩苷、金银花)：清热解毒，化痰通络，醒神开窍。适合于兼有风热症状者。每支装10ml。肌内注射，一日2~4ml。重症患者静脉滴注，一日2~4支(20~40ml)，以5%葡萄糖液200ml稀释后使用。

(6)穿心莲注射液(穿心莲)：清热解毒。适合于兼有风热症状者。每支装2ml。肌内注射，一次2ml，一日2次。

(7)热毒宁注射液(青蒿、金银花、栀子)：清热、疏风、解毒。适合于兼有风热症状者。每支装10ml。3~5岁，最高剂量不超过10ml，以5%葡萄糖注射液或0.9%氯化钠注射液50~100ml稀释后静脉滴注，滴速为每分钟30~40滴，一日1次；6~10岁，一次10ml，以5%葡萄糖注射液或0.9%氯化钠注射液100~200ml稀释后静脉滴注，滴速为每分钟30~60滴，一日1次；11~13岁，一次15ml，以5%葡萄糖注射液或0.9%氯化钠注射液200~250ml稀释后静脉滴注，滴速为每分钟30~60滴，一日1次；14~17岁，一次20ml，以5%葡萄糖注射液或0.9%氯化钠注射液250ml稀释后静脉滴注，滴速为每分钟30~60滴，一日1次；或遵医嘱。本品使用后需用5%葡萄糖注射液或0.9%氯化钠注射液冲洗输液管后，方可使用第二种药物。

(8)复方丹参片(丹参、三七、冰片)：活血化瘀，理气止痛。适用于本病血瘀明显者。每片重0.27g。口服，一次1~2片，一日3次。

(9)云南白药胶囊(国家保密方，本品含制草乌，其余成分略)：化瘀止血，活血止痛，解毒消肿。适用于本病胃肠道有出血者。每粒装0.25g。口服，成人一次1~2粒，一日4次，2~5岁按1/4剂量服用；6~12岁按1/2剂量服用。

(10)蒲地兰消炎片(黄芩、蒲公英、苦地丁、板蓝根)：清热解毒，抗炎消肿。适用于本病有风热证者。每片重0.3g。口服，一次2~4片，一日4次。

(11)小儿清热宁颗粒(羚羊角粉、牛黄、金银花、黄芩、柴胡、板蓝根、水牛角浓缩粉、冰片)：清热解毒。适用于本病有风热证者。每袋装4g。开水冲服，1~2岁每次4g(1袋)，一日2次；3~5岁每次4g(1袋)，一日3次；6~12岁每次8g(2袋)，一日2~3次。

(12)银翘解毒丸(金银花、连翘、薄荷、荆芥、淡豆豉、炒牛蒡子、桔梗、淡竹叶、甘草)：疏风清热解毒。适用于本病风热伤络证。每丸重3g。口服，一次1丸，一日2~3次，以芦根汤或温开水送服。

(13)归脾丸(党参、炙黄芪、炒白术、茯苓、龙眼肉、制远志、炒酸枣仁、当归、木香、去核大枣、蜜炙甘草)：益气健脾，养血安神。适用于本病气不摄血证。每8丸约1.48g(每8丸相当于原药材3g)。口服，一次4~8丸，一日3次。

(14)知柏地黄丸(知母、黄柏、熟地黄、制山茱萸、牡丹皮、山药、茯苓、泽泻)：滋阴清热。适用于本病阴虚火旺证。每丸重0.18g(每8丸相当于原生药3g)。口服，一次4~8丸，一日3次。

(15)雷公藤多苷片(雷公藤多苷)：祛风解毒、除湿消肿、舒筋活络。有抗炎及抑制细胞免疫和体液免疫等作用。适用于本病反复发作者。每片10mg。口服，按体重每千克每日1~1.5mg，分3次饭后服用，或遵医嘱。

(16)金莲清热颗粒(金莲花、大青叶、石膏、知母、地黄、玄参、炒苦杏仁)：清热解毒，生津利咽。适用于本病热毒炽盛证。每袋装5g(无蔗糖)。口服，成人一次5g，一日4次，高烧时每4h服1次；小儿1岁以下每次2.5g，一日3次，高烧时每日4次；1~15岁每次2.5~5g，一日4次，高烧时每4h服1次，或遵医嘱。

(17)新雪颗粒(磁石、石膏、滑石、寒水石、硝石、芒硝、栀子、竹叶卷心、广升麻、穿心莲、珍珠层粉、沉香、人工牛黄、冰片)：清热解毒。适用于本病热毒炽盛证。每袋装1.5g。口服，一次1袋，一日2次，用温开水送服。

(18)防风通圣丸(防风、荆芥穗、薄荷、麻黄、大黄、芒硝、栀子、滑石、桔梗、石膏、川芎、当归、白芍、黄芩、连翘、甘草、炒白术)：解表通里，清热解毒。用于外寒内热，表里俱实，恶寒壮热，头痛咽干，小便短赤，大便秘结，风疹湿疮。每20丸重1g。口服，一次6g，一日2次。

3.推拿疗法

取穴：肾俞、三焦俞、命门、腰眼。

操作：先将两手掌互相搓热，然后同时摩擦腰背区域，重点在以上穴位，配合点按各穴位，中度用力。每穴1min，每日1次，10次为1疗程。

4.敷脐疗法

药物：取桑寄生9g、山栀子9g，研细末，装瓶备用。

操作：用时取75%酒精或温开水将脐内污垢洗净拭干，取药粉0.15g倒入脐孔（神阙穴），约填满2/3，用胶布封固，48h换药1次，5次为1疗程。适用于本病血热妄行证。

5.熏蒸疗法

(1)血热妄行和阴虚火旺型熏蒸。

药物：生地、丹皮、赤芍、紫草、黄柏各20g，当归、地肤子、苦参、红花各15g，水牛角30g。

用法：水煎20min，以药液浸洗肌肤，每日1剂，7d为1疗程。

(2)风热伤络型熏蒸。

药物：苦参、百部各20g，红花、赤芍、当归各15g，荆芥、防风各10g，地肤子30g。

用法：水煎20min，以药液浸洗肌肤，每日1剂，7d为1疗程。

四、健康教育

(1)营养支持疗法可选用维生素、电解质等。

(2)合并感染时治疗，可短期使用抗感染药物，如抗生素、抗支原体、抗病毒药物等。

(3)饮食护理。忌食容易引起过敏的食品；忌食辛辣、海腥发物和煎炸、炙烤、油腻、硬固之品；根据患儿体质制定饮食计划。

(4)情志护理。向病人介绍本病知识，减轻紧张及恐惧心理，保持心态稳定，树立战胜疾病的信心。

(5)积极控制口腔、耳鼻喉感染，积极进行扁桃体及腺样体切除术后、皮疹反复复发及紫癜性肾炎的有效治疗。

(6)加强随访。本病是自限性疾病，多数在8周内可以痊愈，但是一年内复发率有30%~40%。儿童过敏性紫癜肾脏损害85%发生在病程4周内，91%发生在病程6周内，97%发生在6个月内，因此建议对尿液分析正常患儿至少随访半年，随访半年后尿液检查无异常者少见长期肾损害发生，6个月后尿液检查仍异常者需继续随访3~5年。

主要参考文献

1.国家卫生健康委员会.手足口病诊疗指南.2018.

2.贝政平.儿科疾病诊断标准(GB 17016—1997).北京：科学出版社，2007.

3.中华医学会.临床诊疗指南：小儿内科分册.北京: 人民卫生出版社, 2006.

4.汪受传. 中医药学高级丛书：中医儿科学.2版.北京: 人民卫生出版社, 2011.

5.卫生部办公厅.甲型H_1N_1流感诊疗方案.2010.

6.田勇泉.耳鼻咽喉头颈外科学.8版.北京：人民卫生出版社，2013.

7.中华中医药学会.中医儿科常见病诊疗指南(ZYYXH/T 248—2012).

8.刘蓬.中医耳鼻咽喉科学.北京：中国中医药出版社，2016.

9.中华医学会儿科学分会呼吸学组，中华儿科杂志编辑委员会.反复呼吸道感染的临床概念和处理原则.2008.

10.汪受传, 虞坚尔.中医儿科学.9版.北京：中国中医药出版社，2012.

11.中华人民共和国国家标准.中医临床诊疗术语：证候部分(GB/T 16751.2–1997).

12.江载芳，申昆玲，沈颖.诸福棠实用儿科学.8版.北京：人民卫生出版社，2015.

13.中华医学会儿科分会呼吸学组.儿童肺炎支原体肺炎诊治专家共识.2015.

14.马融.中医儿科学.北京：中国中医药出版社，2016.

15.王雪峰.中西医结合儿科学.北京：中国中医药出版社，2016.

16.中华医学会儿科学分会呼吸学组，中华儿科杂志编辑委员会.中国儿童慢性咳嗽诊断与治疗指南(2013年修订). 2014.

17.中华医学会儿科学分会呼吸学组，中华儿科杂志编辑委员会.儿童支气管哮喘诊断与防治指南(2016年版). 2016.

18.胡亚美，江载芳.诸福棠实用儿科学.7版.北京：人民卫生出版社，2002.

19.中华人民共和国卫生部.性早熟诊疗指南(试行). 2010.

20.胡亚美.实用儿科学.7版.北京：人民卫生出版社，2002.

21.中华医学会儿科学分会消化学组，中华儿科杂志编辑委员会.中国儿童功能性消化不良诊断和治疗共识.2012.

22.中华医学会儿科学分会肾脏病学组发布.儿童激素敏感、复发/依赖肾病综合征诊治循证指南(2016). 2017.

23.中华医学会儿科学分会肾脏学组.紫癜性肾炎诊治循证指南.2016.

24.中华中医药学会.中医内科常见病诊疗指南：西医疾病部分.2008.

25.沈晓明，王卫平.儿科学.7版.北京：人民卫生出版社，2011.

26.陶天遵.临床常见疾病诊断标准.北京：北京医科大学、中国协和医科大学联合出版社，1993.

27.张明岛.上海市中医病证诊疗常规.2版.上海：上海中医药大学出版社，2003.

28.潘少川.实用小儿骨科学.2版.北京：人民卫生出版社，2005.

29.中华医学会精神病学分会.中国精神障碍分类与诊断标准.3版.2001.

30.王萍芬.中医儿科学.6版.上海：上海科技出版社，2007.

31.宋虎杰.脑积水.北京：世界图书出版社，2001.